Heinz Deuser
Arbeit am Tonfeld

Therapie & Beratung

Heinz Deuser

Arbeit am Tonfeld

Der haptische Weg zu uns selbst

Psychosozial-Verlag

Meiner Lebens- und Weggefährtin Ortrud
mit großem Dank

Arbeit am Tonfeld® ist eine eingetragene Marke.

Bibliografische Information der Deutschen Nationalbibliothek
Die Deutsche Nationalbibliothek verzeichnet diese Publikation
in der Deutschen Nationalbibliografie; detaillierte bibliografische Daten
sind im Internet über http://dnb.d-nb.de abrufbar.

2. Auflage 2024

E-Mail: info@psychosozial-verlag.de
www.psychosozial-verlag.de

Umschlagabbildung: © Deuser
Umschlaggestaltung und Innenlayout nach Entwürfen von Hanspeter Ludwig, Wetzlar
ISBN 978-3-8379-2791-7 (Print)
ISBN 978-3-8379-7380-8 (E-Book-PDF)

Inhalt

Vorwort 13

1. Wie die Arbeit am Tonfeld begann und sich entwickelte 15

1.1 Und um was es hier geht 15

1.2 Eindrücke aus den *Duineser Elegien* von Rainer Maria Rilke 17

1.3 Weitere Fragestellungen 19

1.4 Meine Muschelgeschichte 20

1.5 Das neue Objekt: das Tonfeld 22

1.6 Ton und Tonfeld 24

1.7 Die biografische Orientierung – Lebensgeschichtliches im Selbstvollzug 26

1.8 Orientierung nach der Bewegung und ihrer Erfüllung 29

1.9 Orientierung im Gestaltkreis 33

Zusammenfassung 35

2. Das Feld, der Ton, die Arbeit – Blick in die Praxis 37

2.1 Das Feld und sein Material 37
2.1.1 Die Ausgangssituation – das Anliegen, das uns bewegt 37
2.1.2 Was Tonfeld und Haptik leisten 39
2.1.3 Die »Afferenzsynthese« (Pjotr Anochin) 41
2.1.4 Das Tonfeld als unser Gegenüber – Ungewohnte Begegnungen in einer »vertauschten Welt« 43
2.1.5 Begrenzungen des Feldes und des Materials 45
2.1.6 Der Ton – Material und Stoff unserer bipolaren Beziehung 47

2.2 Die Arbeit am Tonfeld – Praxis und Bedeutungen 50
2.2.1 Was heißt »Arbeit am Tonfeld«? 50
2.2.2 Das Tonfeld als haptisches Erfahrungsgegenüber 54
2.2.3 Risiken und (soziale) Vermittlungen 54
2.2.4 Einheit und Zueinander 56
2.2.5 Die Haptik stellt uns in unsere Realität – Realfunktion der Haptik 57
2.2.6 Bedürfnisse nach vitalem Ausgleich und vitaler Verselbstständigung 59

2.3 Das Tonfeld als unser Gegenüber im haptischen Kontakt 60

2.4 Tonfeld und Ton – Lebensfeld und Welt 62

2.5 Fantasien und Vorstellungen am Tonfeld 64
2.5.1 Was wir wahrnehmen 65
2.5.2 Wahrnehmungen in Verhinderungen 67

3. Tonfeld und Haptik – Grundlagen 75

3.1 Vom Fühlen zur Gestalt 75
3.1.1 Sich selbst begegnen im Tonfeld-Dialog 76
3.1.2 Bewegung wird Gestalt 79
3.1.3 Die symbolisierte Bewegung 81
3.1.4 Phänomenologien der Bewegung 82

3.1.5 Lebendige Fixierungen –
das Tonfeld als Lebens- und Entwicklungsfeld 85
3.1.6 Phänomenologien unserer Verwirklichung 88
3.1.7 Gestaltung als schöpferisches Prinzip 89
3.1.8 Kriterien der »erfüllten Gestalt« 91

3.2 Die Aktualgenese – Im Werden unserer Gestalt 94
3.2.1 Was sie umfasst 94
3.2.2 Von der Vorgestalt zur Endgestalt 96
3.2.3 Markierungen im aktualgenetischen Verlauf 97

3.3 Zwischen Bewegung und Wahrnehmung – Entwicklungen im »Gestaltkreis« nach Viktor von Weizsäcker 102

3.4 Die Haptik – unser Beziehungssinn 106
3.4.1 Was uns bewegt und berührt 106
3.4.2 Haptischer Dialog, Bewegung und »implizites Wissen« 107
3.4.3 Realfunktion der Haptik und des haptischen Geschehens 109
3.4.4 Das Tonfeld als gelebter Raum 109
3.4.5 Die Ereigniswelt der Haptik
ist unsere Erfahrungs- und Handlungswelt 113
3.4.6 Haptik und Leiberfahrung – Mittlerschaft unserer Hände 115
3.4.7 Wir erleben uns in haptischen Bezügen 122
3.4.8 Das »Zu-uns« führt zur Gestaltung 123
3.4.9 Mitteilungen und Erfahrungen in unserer Bewegung 125
3.4.10 Der sensomotorische Akt
in der schöpferischen Erfahrung 127

3.5 Im Regelkreis von Efferenz und Reafferenz 128

4. Die Lebens- und Handlungssituationen im Setting der Arbeit am Tonfeld 135

4.1 Fragen zu uns 135
4.1.1 Wie es beginnt 135
4.1.2 Beweggrund und Anlass,
die Arbeit am Tonfeld aufzunehmen 137

4.1.3 Die drei informationsverarbeitenden Systeme im haptischen Verbund 138

4.2 Das leibliche Beziehungsfeld unserer innersensomotorischen Bewegungsdynamik 138
4.2.1 Aktive Bereitschaften – der haptische Vagus-Nerv 139
4.2.2 Vom Nervus vagus zum Nervus haptikus 141
4.2.3 Bahnungen im Aufbau von Gleichgewicht 143
4.2.4 Leibliche Wahrnehmungen im haptischen Bezug 143
4.2.5 Leibliche Entsprechungen und Homöostasen (Gleichstand) 145

4.3 Das sensomotorische Beziehungsfeld zu unserem Gegenüber 147
4.3.1 Von der leiblichen Eigenwahrnehmung zur Fremdwahrnehmung 147
4.3.2 Der sensomotorische Dialog: Was wir fühlen, fordert uns heraus zur Entscheidung 148
4.3.3 Die gleichgewichtigen Verlagerungen und Stabilisierungen im Gleichgewicht 148

4.4 Selbsterfahrung, Sprache und Kommunikation in unserer Bewegung 151
4.4.1 Nichts geht mehr 151
4.4.2 Erfüllungen und neuer Aufbruch 154
4.4.3 Vermittlungen zur eigenen Verwirklichung 154

4.5 Unsere Hände 155
4.5.1 In unseren Händen 155
4.5.2 Unsere Hände: Mittler zwischen innerer und äußerer Welt 157
4.5.3 Die Hände: Ihre lebendige Aktion 158
4.5.4 Die Hände: Organe unserer Entfaltung 160

4.6 Unsere Situation 161
4.6.1 Was meint »Situation« 161
4.6.2 Phänomenologien in der Abfolge der Situationen 163
4.6.3 Überdauernde Anlagen und Forderungen 165

4.7 Zwischen Biografie und Geschichte 166

5. Die zehn Handlungs- und Lebenssituationen in der Arbeit am Tonfeld 171

Handlungssituation 1: Im Arbeitsraum – Wir finden uns ein in einem neuen Raum 171

HS 1.1 Orientierungen und erste Bestimmungen 171
HS 1.2 Von dem, wie wir bisher sind, zu dem, wie wir uns jetzt begegnen 175
HS 1.3 Loslösungen 178
HS 1.4 Wir wollen in unserer Welt gefunden werden 179
HS 1.5 Der Aufbau von Gemeinsamkeit 181

Handlungssituation 2: Im Gegenüber zum Tonfeld – Wir finden uns ein zu uns selbst 186

HS 2.1 Die neue Realität mit uns 186
HS 2.2 Mit uns »allein sein« 188
HS 2.3 Halt zu uns 189
HS 2.4 Vom Halt in der Gegenseitigkeit zum Halt in der Bipolarität 189

Handlungssituation 3: Wir überschreiten uns auf das Tonfeld 191

HS 3.1 Die haptischen Phasen unserer Verlagerung 191
HS 3.2 Der haptische Raum 195
HS 3.3 Hilfestellungen zu den Phasen unserer Verlagerung 199
HS 3.4 Verlagerungen und Verteilung im Gleichgewicht 200
HS 3.5 Wir kommen auf dem Tonfeld bei uns an 203
HS 3.6 Die Basissinne im Prozessgeschehen der Haptik am Tonfeld 204
HS 3.7 »Was soll ich tun?« – Die Haptik holt uns zu uns ein 207
HS 3.8 Sensomotorische Entfaltungen 208

Handlungssituation 4: Haptisch Bezug nehmen in das Feld 213

HS 4.1 Von rhythmisch-gegenseitigen Pulsationen zu sensorisch-haptischen Bedürfnisorientierungen 213
HS 4.2 Das Sich-Entfalten in das Feld kann blockiert sein – Unterstützung durch Hilfsobjekte 214
HS 4.3 Vitale Entdeckungen im Feld 217

HS 4.4 Vitale Sammlungen 219
HS 4.5 Wozu Wasser gut ist und was wir mit ihm offenbaren 221
HS 4.6 Wasserverteilungen und homöostatischer Ausgleich 222
HS 4.7 Positionierungen außerhalb des Tonfeldes 227
HS 4.8 Wir erschließen unser Feld in eigenen Örtlichkeiten 227

Handlungssituation 5: Vitale Verselbstständigungen 233
HS 5.1 Aneignungen des Materials 233
HS 5.2 Aktionselemente in der Haptik 241
HS 5.3 Die Anlage von Symmetrien und Aufbruch 243
HS 5.4 Dienstfunktionen haptischer Aggression und Destruktion 250
HS 5.5 »Weg-und-da«-Aktionen zur Versicherung realer Objektkonstanz 254

Handlungssituation 6: Ausgleich und Beweglichkeit im Beziehungsfeld der Eltern 256
HS 6.1 Orientierungen im Beziehungsfeld der Eltern 256
HS 6.2 Verankerungen in den Polen des Gleichgewichtes 258
HS 6.3 Wie Feldorientierung anfängt: Örtlichkeiten auf dem Feld und eigene Zentrierungen 259
HS 6.4 Das Tonfeld als Bewegungsraum 261
HS 6.5 Zusammenfassung: Freistellungen im Beziehungsfeld der Eltern 263

Handlungssituation 7: Aufbruch aus dem Beziehungsfeld der Eltern 265
HS 7.1 Aus dem Streben nach Ausgleich wird Gegenseitigkeit 265
HS 7.2 Zentrierungen im Feld: Das eigene Werk 274
HS 7.3 Konstruktionen – Konstrukte: Was erscheint? 275
HS 7.4 Zu sich selbst heraustreten 276
HS 7.5 Die personale Präsenz im »Ich« 278
HS 7.6 Orientierung und Stärkung in zentralen Polungen 280

Handlungssituation 8: Aufbau der eigenen Lebensbasis 281
HS 8.1 Aus der Orientierung auf dem Feld wird Orientierung zu uns selbst – die eigene Situation 281

HS 8.2 Die Tonfeldarbeit als »Nischenerfahrung« 283
HS 8.3 Erfahrungen zu uns 286
HS 8.4 Die Frage nach Sinngehalt und Authentizität 288
HS 8.5 Wir finden uns wieder 290
HS 8.6 Rückbindungen an die vitale Basis 294

Handlungssituation 9: Wir behaupten uns 296
HS 9.1 Der Sprung mit 18 Jahren – Was Arbeiten von Kindern und Jugendlichen von denen Erwachsener unterscheidet 296
HS 9.2 Aus Widerständigem wird Gegenständliches 297
HS 9.3 Was heißt »Behauptung«? 298
HS 9.4 Die Phasen der Behauptung 299
HS 9.5 »Behauptung« und Destruktion 301
HS 9.6 Vom »Gegen-Stand« zur Tat und zur Übernahme der Tat 302
HS 9.7 Erscheinungsformen der Behauptung 303

Exkurs: Aufbruch zu sich selbst als Individuationsprozess – Parallelen zur Analytischen Psychologie C. G. Jungs 311

HS 9.8 Ablösungen zum eigenen Stand – Entscheidungen zur Reafferenz unserer Bewegung 315
HS 9.9 Behauptung als Ankommen bei uns selbst 317
HS 9.9 Emotionale Freistellungen 319

Handlungssituation 10: Überschreitungen zu uns selbst 320
HS 10.1 Das Erschrecken zu sich selbst 320
HS 10.2 Gelebtes Leben – Einsichten zur dritten Lebensphase 321
HS 10.3 Bei sich selbst ankommen 324
HS 10.4 Einsichten im Ankommen – Das Andere als uns zugehöriger »Schatten« 327
HS 10.5 Erinnerungen in sphärischen Bewegungen 330
HS 10.6 Zentrierung in uns selbst – Separation und Gründung 332

Nachlese 333

6. Die Begleitung am Tonfeld 337

6.1 Begleitung im Feld der Intersubjektivität 337
6.1.1 Im »mitsorgenden Voraus« 339
6.1.2 Zweckmäßigkeiten 342

6.2 Unser Begleiter – unser mitmenschlicher Part 343

6.3 Orientierungen der Begleitung – Eine Reminiszenz auf Wilhelm Dilthey 344

6.4 Haptische Diagnostik 348
6.4.1 Bedürfnisanalyse und Entwicklungsanalyse 349
6.4.2 Der Begleiter als »Daseinspartner« 352

6.5 Das Schlussgespräch – Schöpferische Rekonstruktion von Handlungserleben und Handlungsentwicklung zum Verstehen 353

Literatur 357

Vorwort

Die Protestbewegung der 1960er Jahre ergriff wohl jeden, sei es aktiv, sei es passiv, sei es revolutionär, sei es konservativ oder sei es in einer schlichten Ratlosigkeit gegenüber sich selbst. So ging es meiner Frau und mir. Sie war Lehrerin mit Beamtenstatus auf den nicht zu leugnenden Wunsch ihres Vaters hin nach finanzieller Sicherheit. Ich studierte Germanistik und Pädagogik, weil ich angetan war von der Welt der Literatur mit ihren vielen Lebensentwürfen und weil ich auf begeisterte Professoren stieß, die ihre Sache mit eigener Leidenschaft vertraten und vermittelten. Den Lebensbezug, den sie darstellten, fand ich immer besonders spannend. Es ging um menschliche Wahrheiten, die da ihren ganz spezifischen Ausdruck erhielten.

Irgendwie suchten wir nach uns selbst – was auch immer das bedeuten mochte. Die erste Eigenheit war, dass wir uns zusammentaten und heirateten. Ein freies Miteinanderleben war anders nicht möglich. Wir wurden dann 1971 zu einer Tagung nach Todtmoos-Rütte eingeladen, wo Dr. Maria Hippius und Prof. Dr. Karlfried Graf Dürckheim ein Zentrum aufgebaut hatten für Zen-Meditation und »Geführtes Zeichnen«, bei dem es auf der Basis der Jung'schen Tiefenpsychologie zu ganz eigenen Erfahrungsprozessen kam. Die Tagung hatte den kryptischen Titel »Negative Transzendenz«; das war aber nicht so wichtig. Ich entdeckte in den Darstellungen des Geführten Zeichnens und ihrer Sinnfolge eine »Seelensprache«, die Rilke wohl in seinen *Duineser Elegien* meinte, wenn er von der Auferstehung der Dinge in uns selbst als einer menschlichen Verpflichtung sprach. Da gab es »Bäume« und »Brunnen«; sie enthielten, wie alles andere, für den Einzelnen eine besondere Bedeutung. Ich hatte mir Rilke als Wahlautor beim Abitur ausgesucht. Seine Gedanken sprachen mich sehr tief an. Ich wusste aber nicht, wie das gehen sollte – Auferstehung der Dinge in uns selbst ... Und hier fand ich es. Meine Frau machte ihre eigenen Erfahrungen im »Geführten Zeichnen«.

Dann stand für uns nach der Tagung fest: Das wollten wir vertiefen. Unser Aufbruch nach Rütte war einer zu uns selbst. Ortrud las sich in die Gedanken von C. G. Jung, Erich Neumann und Jean Gebser ein und gab Seminare. Anregungen zu einer Werkausgabe E. Neumanns ergaben sich daraus.

Für mich kam es dann – im gleichen und im Folgejahr – zu einer Schlüsselsituation in Frankreich. Ein altes Schloss oder Herrenhaus wurde zur Verfügung gestellt, darin zu leben und es wiederherzustellen. Ich blieb ein gutes Jahr und kehrte dann nach Rütte ins Zentrum zurück, »im Gepäck«: meine Entdeckung der Arbeit am Tonfeld. – Die Protestbewegung der 60er Jahre verteilte sich auf die Individualität und Lebensgeschichte von etwa 15 jungen Leuten, zu denen ich mich auch zählte. Wir wollten dort im alten Schlossgemäuer als Gruppe zusammenleben, und dazu mussten wir erst einmal mit dem alten Gemäuer und Dach kämpfen, um überhaupt für jeden ein eigenes Zimmer zu schaffen. Zur Hauptsache aber wurden die vielen Einbrüche, die jeder aufgrund seiner Biografie erlebte. Die Gemeinschaft erlaubte das Mit-sich-Sein. Sie drohte aber auch nahezu jeden Tag daran zu zerbrechen. Es kam zu Experimenten. Einzelerfahrungen waren zugleich ein katalytisches Moment in der Gruppe. Einer war damals Schauspieler, und er spielte mit uns in einem abgesteckten Raum beispielsweise eigene Szenen aus dem Alltag. Oder: Auf großen Papierrollen wurde gemalt. Oder: Einer war Konzertmeister, er regte uns an, mit Holzstäben, Steinen, Trommeln usw., verteilt im ganzen Haus, Musik zu machen.

Zu bedenken ist: Es gab zu der Zeit noch keine Gestalttherapie, kein Psychodrama, keine Musiktherapie. Aber wir brauchten und suchten den schöpferischen Ausdruck, um uns zu artikulieren und zu verständigen. Was wir taten, war Kommunikation, die anders nicht möglich war. Mir fiel Rilke wieder ein und »die Forderung der Dinge«. Und mit meiner Frage: Gibt es Möglichkeiten, uns mit Dingen so zu verbinden, dass wir uns in ihnen verstehen und durch sie uns mitteilen können? Da lag auf dem Tisch eines Tages eine handtellergroße Muschel, die jede(r) mit verbundenen Augen ertasten, wahrnehmen sollte. Dies war, wie ich später genauer beschreiben werde, für mich die Entdeckung und der Beginn der Arbeit am Tonfeld.

Heinz Deuser
Herbstanfang 2017

1. Wie die Arbeit am Tonfeld begann und sich entwickelte

1.1 Und um was es hier geht

Das Tonfeld ist wohl das einzige Objekt, das so beschaffen ist, dass wir sein Greifen – das heißt uns in unserem Greifen – begreifen können. Die Weise, *wie* wir das Objekt Tonfeld wahrnehmen, rückt selbst in die Wahrnehmung. Was sonst ganz im Hintergrund bleibt, rückt in den Vordergrund: Wir können wahrnehmen, wie wir wahrnehmen; und in dieser Wahrnehmung erscheint uns das Tonfeld. Das Tonfeld ist bestimmt von unserer Bewegung, in der wir es wahrnehmen, und wir selbst sind eingebunden in diese Bestimmung. Wir werden selbst bestimmt darin: Wir kommen zu uns in unserer Wahrnehmung bzw. in dem, was wir wahrnehmen. Und das bedeutet, dass unsere Wahrnehmung ein Akt unserer Selbstverwirklichung und unserer Selbsterfahrung ist. Unser Außenbezug wird zum Innenbezug, in dem wir uns äußern, und unser Innenbezug erfüllt sich im Außenbezug.

Alles Wahrnehmen ist – wie der Name sagt – insbesondere in der Haptik ein Akt des Nehmens. Wir fühlen dann: Das war jetzt falsch. Oder: Das war jetzt richtig. An der Wahrheit unseres Nehmens selbst ist nicht zu rütteln; denn was wir uns genommen haben, ist evident, es ist unsere Wahrheit. Es gehört auch zu unserer Wahrheit, dass wir in dem, was wir tun, ausgerichtet sind auf uns und auf das, was uns zu uns begegnet – beides macht von Setting zu Setting unsere Entwicklung aus.

Unsere Wahrnehmung ist, wie soeben angedeutet, *bipolar*: Wir sind in ihr einerseits ausgerichtet auf uns und andererseits ausgerichtet auf das, was uns begegnet – hier das Tonfeld. Das Tonfeld lässt sichtbar werden, *wie* wir uns äußern und ausrichten. Es ist das Bedürfnis der Bewegung unseres ganzen Leibes und der Sinnesorganisation in unserer Bewegung am Tonfeld, dass wir leiblich mit uns unser Gleichgewicht finden und dass wir entsprechend in dem, was uns begegnet, unseren Ausgleich finden. Jean Piaget (1896–1980; Schweizer Entwicklungspsychologe und Epistemologe) spricht von »Äquilibration«, von »Assimilation« und von »Akkomodation«. Die »intelligente Leistung« im Weltbezug, die Piaget beschrieb, wird hier zur Leistung des Selbstbezugs, in dem wir uns im Dialog mit uns und unserer Welt (hier dem Ton und Tonfeld) verwirklichen und gestalten. Das Tonfeld bietet hier das reale, sinnenstarke Gegenüber, zu dem hin wir uns im haptischen Dialog äußern und an dem wir uns zukommen in unseren eigenen Bedingungen (Voraussetzungen) und Möglichkeiten (hier und jetzt).

In unseren Händen wird das Tonfeld zum Ereignis, in dem wir uns dialogisch begegnen. Wir sind *zu uns* nach zwei Richtungen hin und von zwei Richtungen her aufgefordert – auf uns und Gegenüber hin sowie von uns und unserem Gegenüber her. Diese »Entzweiung« (G. F. W. Hegel) gilt es zusammenzuführen. Das bedeutet, dass wir uns zu uns einholen und in beiden Polen, unserem inneren und unserem äußeren, leiblich unseren Stand finden. Was allerdings nur eine vorübergehende Lösung sein kann – denn: Einmal zu uns eingefunden, lässt unsere Bewegung uns erneut aufbrechen. Doch haben wir uns erst einmal zu uns eingefunden, führt uns der Aufbruch in unsere Entwicklung. Wir gewinnen unsere Konstanz, und das Tonfeld mit *seinen* Bedingungen und Möglichkeiten (gemäß seinen Maßen und seinem Material) wird zum Ort und Feld unserer je aktualen Gestaltung und je weiteren Entwicklung.

Unser Gegenstand bzw. Gegenüber »Tonfeld« gewinnt sein Leben und seinen Wert dadurch, dass wir uns an ihm vorfinden – immer wieder nichts ahnend und offen für alles – und uns in ihm von Mal zu Mal tiefer und tiefer begreifen können in all unserer physisch-leiblichen und sensorischen Realität. Das Tonfeld ist uns fortwährend Spiegel und zugleich handfestes Gegenüber. Ohne uns liegt es gleichsam verschlossen, statisch, beziehungslos auf dem Tisch mit einer Schale Wasser. Es fällt aus dem Zusammenhang mit anderen Dingen heraus.

Andere, uns vertraut gewordene Gegenstände des Lebensalltags haben längst ihre Bedeutung bekommen, und wir können sie dementsprechend nutzen. Ein Stuhl zum Beispiel ist in seinem Kontext längst eine klare Sache – wir können uns auf ihn setzen, oder ein anderes Mal erscheint er als »Thron« in symbolischer Bedeutung. Das Tonfeld ist dagegen ganz frisch: Es hat den Wert, den *wir* ihm geben, und dann auch den Wert, in dem wir uns begegnen. Es erscheint als offener, zunächst noch undefinierter Beziehungspart: Es ist da als unser Gegenüber, das (im Vollzug der Arbeit am Tonfeld) dazu dient, dass wir uns von ihm her zukommen, uns von ihm her verstehen und bestimmen. Wir sind dadurch, dass es uns vorliegt, aufgefordert, uns zu bestimmen. Was ist damit gemeint?

Wenn wir vor dem Tonfeld sitzen, fühlen wir uns angesprochen, zu uns und zu unserem Gegenüber, und beides steht in einem wechselseitigen Zusammenhang. Diesen Zusammenhang gilt es wechselseitig zu klären. Wir sollen tätig werden und uns in dieser Tätigkeit aufgreifen und nach Möglichkeit erfüllen. Das Tonfeld ist (zunächst) nicht sofort zum Greifen da. Es ist da und dient dazu, dass wir unsere Beziehung zu ihm finden und in/aus dieser Beziehung unsere Beziehung zu uns selbst entdecken. Diese kann dann das Greifen aufnehmen und einschließen. Seine Zweckbestimmung sind wiederum wir selbst.

»Arbeit am Tonfeld« – ob ich sie zum Raum der Pädagogik oder des Therapeutischen zähle, zur eigenen Aufklärung oder zur eigenen Verwirklichung: In all dem kann die Arbeit eine Hilfe sein. Sie kann neue Orientierungen schaffen und Einsichten vermitteln über uns und unsere Stellung zu den Dingen, die uns umgeben, sowie über unser Angewiesensein auf Mitmenschlichkeit. Es geht um ein Wieder-zueinander-Finden von uns und dem, worauf wir bezogen sind, sei es innerlich, sei es äußerlich.

Nach diesem ersten »Vorgeschmack« thematischer Art auf die Arbeit am Tonfeld möchte ich in diesem kleineren Kapitel Einiges zur ihrer Entstehungsgeschichte erzählen und ihre Entwicklung nachzeichnen, gleichsam als eine Prozessrekonstruktion, wie wir sie im Einzelverlauf an jede Sitzung mit der Arbeit am Tonfeld anschließen. Schließlich klärt sich manches Phänomen in seiner Bedeutung, wenn wir es einfügen in seine Entstehung und betrachten von seiner Entstehung her.

1.2 Eindrücke aus den *Duineser Elegien* von Rainer Maria Rilke

Begonnen hat alles in den letzten Jahren der Schulzeit mit meiner Begeisterung für die *Duineser Elegien* von Rilke. Gerade ihr (zunächst) Nicht-Verstehen und das doch Berührtsein von ihnen forderten mich heraus – wie manche vielleicht das (erst einmal) Nicht-Verstehen und doch tiefe Bewegtsein der Arbeit am Tonfeld. – Elegien sind Trauergesänge. Rilke setzt sich hier mit dem Abschied und mit den Verpflichtungen auseinander, die wir Menschen gegenüber den Dingen unserer Welt haben, da wir teilnehmen an ihrer Vergänglichkeit ebenso wie am Überdauern. Er spricht vom Verlangen der Dinge, bei all ihrer Hinfälligkeit in uns selbst Dauer zu gewinnen, indem wir sie aufnehmen und uns so tief einprägen, dass ihr Wesen in uns »unsichtbar« wieder aufersteht in einer intimen und dauernden Umwandlung. Er beschreibt dies in bewegenden Bildern. Die Elegien bezeichnen aber nicht nur Trauer – sie enthalten auch Freude, Dankbarkeit und Leidenschaft.

Ich fand darin viel mehr als nur eine literarische Aussage – eher eine verdichtete Erfahrung und Wahrnehmung. Später tauchte für mich dieser Gedanke bei Viktor von Weizsäcker mit dem Begriff des »Pathischen« wieder auf. Er bezeichnet damit einerseits das Leiden, das wir in der Struktur unserer Vergänglichkeit haben, andererseits die Leidenschaft, die durch diese begrenzten Momente, durch die Kurzlebigkeit, auch beinahe greifbar wird als Lebenswirklichkeit. – Rilke beschreibt eine Beziehung und einen Beziehungsdialog, in dem wir selbst zu uns und die Dinge zu sich kommen sollen. Sie sollen ihre Sprache gewinnen in uns. Wie stand es um eine Praxis?

In einem Brief an seinen Verleger erläutert Rilke selbst diese Aussage:

> »So gilt es, alles Hiesige nicht nur nicht schlecht zu machen und herabzusetzen, sondern gerade um seiner Vorläufigkeit willen, die es mit uns teilt, sollten diese Erscheinungen und Dinge von uns in einem innigsten Verstand begriffen und verwandelt werden. Verwandelt? Ja, denn unsere Aufgabe ist es, diese vorläufige, hinfällige Erde uns so tief, so leidend und leidenschaftlich einzuprägen, dass ihr Wesen in uns unsichtbar wieder aufersteht. Wir sind die Bienen des Unsichtbaren [...]. Die Erde hat keine andere Ausflucht, als unsichtbar zu werden: in uns, die wir mit einem Teil unseres Wesens am Unsichtbaren beteiligt sind, Anteilscheine (mindestens) haben an ihm, und unseren Besitz an Unsichtbarkeit mehren können während unseres Hierseins – in uns allein kann sich diese intime und dauernde Umwandlung des Sichtbaren in Unsichtbares, vom Sichtbar- und Greifbar-Sein nicht länger Abhängiges vollziehen, wie unser eigenes Schicksal in uns fortwährend zugleich vorhandener und unsichtbarer wird. Die Elegien stellen diese Norm des Daseins auf: Sie versichern, feiern dieses Bewußtsein« (Rilke, 1935, S. 33ff.).

Was ist da gemeint: Seelenbilder als Naturbilder?

Einige Jahre später (1971) wurde ich eingeladen zu einer Tagung in Todtmoos-Rütte (Schwarzwald), durchgeführt von der »Existentialpsychologischen Bildungs- und Begegnungsstätte«, die begründet worden war und geleitet wurde von Prof. Dr. Karlfried Graf Dürkheim und Dr. Maria Hippius. Es wurden dort Bilder vorgestellt von psychischen Prozessverläufen, wie wir sie heute aus der Kunsttherapie kennen. Hier traf ich ungeahnt auf die Innenwelt, von der Rilke gesprochen hatte! Da gab es »Brunnen«, »Wiesen«, »Bäume«, »Friedhöfe«, »Schalen«, »Becken«, »Häuser«, »Kirchen« und urtümliche, bedeutungsvolle Vorgänge: Da fraß ein grüner

Drache eine Sonne, und es entstanden zwei Sonnen, eine weiße und eine schwarze. Hier drückten Menschen ihre Innenwelt aus und benutzten dafür die Dinge der Welt und der Natur.

Ist es etwa so, dass wir uns nicht die Natur einprägen sollen in einer Art Merkakt, sondern dass wir uns in der Natur, mittels ihrer uns »zu uns« *verstehen* sollen? So also, als liege in ihr und in den Dingen *die* Sprache, mit der wir *uns selbst* wahrnehmen und begreifen können – und darüber dann auch die Dinge: welch ein Dialog! Eine solche Sprache enthielte dann lebendige, »natürliche« Anstöße, Trost und Hoffnung. Wir nähmen teil am Werden der Natur und könnten im Gegenzug in ihr unserem Werden Sprache geben und es verstehen. Bei alledem blieben die Dinge, was sie sind, und wären doch ihrer Zufälligkeit enthoben über der eigenen Anschauung. In den Zeichnungen hatten sie Rang und Namen bekommen: »Ein Blatt steht im Wind.« Eine starke Senkrechte, und doch porös, traf dünn auf eine Waagerechte. Eine Verheißung?

Von dieser Frage und den Möglichkeiten in Rütte war ich so angeregt, dass ich beschloss, dort für längere Zeit zu bleiben. Ich lernte in Rütte an mir selbst Prozesse beim Zeichnen kennen. Ich erfuhr, wie sich die Bewegungen der Hände auf dem Papier zu Gestaltbildern verdichteten, und sah die eigentümliche Dynamik ihrer Sinnbildung. Ich tauchte gleichsam in meine Seele ein und war tief berührt von den Vorgängen.

Mir schien allerdings noch ein Glied zu fehlen. Ich wollte wissen, was geschieht, wenn wir wirklich etwas aus dieser Welt begreifen – die Erinnerung an die *Duineser Elegien* war noch lebendig. Wenn wir mit den Dingen unserer Welt »insgeheim« – wie Rilke sagt – verknüpft sind, dann könnte die Beobachtung, *wie* wir ihre Dinge begreifen, Hinweise darüber geben.

Schließlich waren da noch die Träume. Es gibt keine eigene Traum*sprache*, wie es Englisch oder Chinesisch gibt. Träume äußern sich in Bildern, die wir unmittelbar einsehen als die unseren, weil wir sie kennen aus unserer Umwelt und unserem Umgang. Sinn muss nicht in die Bilder hineingelegt werden, sondern sie selbst setzen eigenwillig Sinn als unverschlüsselte Sinnbild-Sprache. Eine Schale spricht als Schale, ein Brunnen als Brunnen. Was ist, wenn im Traum eine Schale zerbricht und eine Wiese entsteht? An welchen Ordnungen nehmen wir da teil?

1.3 Weitere Fragestellungen

In mir tauchte eine Fülle von Fragen auf. Was macht ein Bild zu *diesem* Bild mit *dieser* Bedeutung? Auf jeden Fall eine Entscheidung. So hätte nach dem obigen Beispiel die Schale auch zum Früchtekorb werden können. Was leitet da die Entscheidung? »Irgendwie« geht es um eine eigene Lebensrealität, in der wir uns verstehen. Unsere Realität manifestiert sich in solchen Bildern. Doch zweifelsohne können Bilder auch die Realität verstellen. Und: Was macht sie zum »guten« und was zum »schlechten« Bild? Kriterium ist offensichtlich der Realitätsgewinn oder dessen Verlust. Was aber ist die Realität? Der reale Bezug muss bei unserem Bezug zu den Dingen liegen. – Das brachte mich auf den Umgang mit den Dingen im *haptischen* Begreifen: In der Haptik nehmen wir unser Objekt auf und begreifen zugleich uns selbst darin. Was macht unser Greifen mit den Dingen, und wie erscheinen (uns) die Dinge in unserem Greifen?

1.4 Meine Muschelgeschichte

Damals hatte ich – davon war schon ein wenig die Rede – eine etwa faustgroße versteinerte Muschel. Ich experimentierte damit, indem ich sie verschiedenen Freunden in die Hand gab zum tastenden Ergreifen und Begreifen bei *geschlossenen* Augen. Ich wollte beobachten, was dabei abläuft und geschieht. Was ich dann sah, war, dass die Art und Weise, *wie* jemand den Gegenstand ergriff, nicht nur sein Verhältnis zu diesem Gegenüber bestimmte, sondern auch den Gegenstand selbst. Der eine ergriff die Muschel heftig, und sie wurde ihm zur Waffe oder zum Faustkeil. Ein Anderer nahm sie zärtlich, und sie wurde erinnert als Häschen, das er ganz früher einmal als Schatz in der Hand gehalten hatte. Ein Nächster fand eine Landkarte darin, ein Anderer spürte die Muschel einfach schwer und eigen, wenn er sie in den Händen wog. – Immer hatte das Tun etwas erwartungsvoll Bedeutsames und dieses Bedeutsame lag ungeklärt in der eigenen Lebensgeschichte. Die »Muschel« ließ es zum Erleben werden. Ein jeder assimilierte die Muschel in seine Erfahrungen und gegenwärtigte *sich* in ihnen. Die »Muschel« erschien nicht als diese Muschel, sondern als aktuales Ereignis und als (Wieder-)Begegnung einer Lebenssituation. Sie wurde zu etwas, das unser eigenes Gewordensein aufnahm und nun präsentierte.

Die Haptik macht klar, dass *wir in den Dingen leben*, die wir greifen, und dass *wir uns darin in* unserer *Realität erleben*. In unserem Berührtsein holen wir sie und uns ein. In der Haptik zeigt sich unsere tiefe ontische Verknüpfung mit den Dingen, auf die Rilke verwies. Wir artikulieren uns in den Dingen, die wir greifen, mittels der Sprache unserer Bewegung. Die Dinge nehmen unsere Bewegung auf und wir nehmen sie auf in unserer Bewegung. Wir rücken in der Haptik in eine aktive Teilhabe. Entscheidend ist, welche Realität wir dabei finden können. Wir machen das, was wir greifen, zu einem Etwas; und in diesem Etwas erscheint unsere Bewegung, in der wir es greifen. So erschien damals die Muschel als Faustkeil, als Küken, als Landkarte, als Verletztes, das zu Heilung aufforderte oder zu weiterem Verletzen in den Händen animierte usw. – und in all dem bewegte den Greifenden dieses Etwas, das hervorging aus seiner Bewegung, als Schlüsselerleben seiner eigenen Lebensgeschichte.

Die Haptik eröffnet, so entdeckte ich, die Innenseite unserer Wahrnehmungen, unsere Subjektivität, in der wir mit unserer Leiblichkeit, mit unserer Seele und mit unserem Selbstverständnis verbunden sind mit dem, was uns begegnet. Letztendlich eröffnet Haptik unsere Welt, in der wir uns lebendig und vital erfahren und da sind. In diesem haptischen Geschehen bietet sich der Gegenstand des Greifens, hier die Muschel, nicht in seiner Geschichte an, als Versteinerung zum Beispiel, oder in seiner Bedeutung, sondern in *unserer* Geschichte, in Bedeutung für *uns*. Der Gegenstand unseres Greifens wird zu unserem Lebensfeld, in dem wir uns antreffen in unserer Geschichte. – Dies wird in den späteren Ausführungen noch sehr deutlich werden. – Nicht von ungefähr fand der eine in seinem Ertasten einen Faustkeil, ein Anderer einen Schatz. Unmittelbare Wirklichkeit und Lebenserinnerung fließen im Greifen zusammen und realisieren sich in der entsprechenden Auffassung bzw. dem sich anbietenden Sinnbild.

Was ich damals in diesem Vorgang höchst real entdecken und erfahren konnte, war der unmittelbare – durch keine vorab bestimmte Zweckfunktion oder Erkenntnis verstellte – Zugang, in dem ein jeder sein Objekt aufgriff. Die Wahrnehmung der Muschel war vorbestimmt vom Bewegungsimpuls, mit dem die Hände sie aufgriffen. Und die Bewegung vollendete, sättigte sich, bis sie erfüllt war, bis sich dem Greifenden die Situation klar vorstellte.

Das verwies mich auf ein Weiteres: Die Muschel war ja nicht nur Tastobjekt. Sie war überhaupt ein Gegenüber, das wir für uns – in seiner Weise, da zu sein – bestimmten. Sie war ein Gegenüber, das wir haptisch-sensorisch in unserer (Lebens-)Geschichte verorteten. Unsere Geschichte ist also das große Wahrnehmungsorgan, in dem wir aufnehmen und gestalten, was uns begegnet. Und: *Was* wir wahrnehmen, schließt *uns* individuell mit ein. – Der »Gestaltkreis« Viktor von Weizsäckers (s. dazu im Weiteren vor allem *Kapitel 3.3*) war mir damals noch nicht in seiner existenziellen Bedeutung bewusst. Auf sie stieß ich erst, als das Tonfeld zum Gegenüber wurde und zu klären war, ob die Spuren unserer Hände auf/in dem Material Bewegungsspuren oder Wahrnehmungsspuren sind. – Die Zeitachse schien mir aus den Fugen zu geraten; das Muschelexperiment zeigte zweifellos: Was vergangen war, erschien in Wirklichkeit als nicht vergangen, sondern bestimmte die Gegenwart, nahm Früheres auf als Gegenwart und verwies auf eine mögliche Zukunft. Ich erkannte, dass wir nicht nur eine Geschichte *haben*, sondern dass wir uns in ihr fortwährend verwirklichen, indem wir, was uns begegnet, darin aufnehmen und uns darin verstehen können. Als Innenseite unserer Wahrnehmung wurde (gestrig und vorgestrig) Erlebtes gegenwärtig und bot sich für die Zukunft an.

Aber: Hier sah ich in der Muschel einen Mangel. Mir wurde klar: Wenn wir uns in solcher Weise in unserem haptischen Tun wiederfinden können, müsste die Möglichkeit gegeben sein, unsere Geschichte weiterzuführen. Dies gab die Muschel allerdings nicht her. Sie vermittelte zwar das Erkennen, dass etwas so oder so gewesen war in unserer Geschichte und uns betroffen hatte; sie konnte aber keine Wandlung vermitteln, nur *Möglichkeit* von Zukunft über die erkennende Einsicht. Soll Möglichkeit zur Wirklichkeit mutieren, müsste der Gegenstand, das Gegenüber, aus einem Material sein, das Wandlung tatsächlich zulässt.

An den Tastübungen mit der Muschel bei geschlossenen Augen fiel mir ferner auf, wie sehr die Objektbestimmung abhängig, ja vorbestimmt war von der Art und Weise der Bewegungen der Hände. Doch nicht nur der Gegenstand erschien entsprechend dem Begreifen, zugleich erschien der Begreifende selbst darin: In der Art, wie getastet und gegriffen wurde, im Bewegungsspiel der Finger zueinander und zur Handinnenfläche, in der Führung der Daumen, im Auslassen bestimmter Handpartien usw. erkannte ich alte Kindheitserfahrungen wieder, Verhinderungen wie Sehnsüchte.

Und ein Weiteres noch: Im Tasten der Muschel war ein jeder ganz bei sich, er trug sein Dasein, besser: sich in seinem Dasein vor. Hier stand daher an, zum Verstehen dieses Geschehens nicht eine Sprache der Psychologie zu finden, sondern der Phänomenologie: Wie können wir erscheinen und wie erscheinen wir, dass wir uns in unseren Intentionen und Bedürfnissen zu erfüllen vermögen?

1.5 Das neue Objekt: das Tonfeld

Ich suchte nun ein Objekt, das nicht nur unsere Bewegung erscheinen lässt und selbst darin erscheint, sondern das es auch zulässt, dass wir eine zunächst gesättigte, hier und jetzt stimmige Gestalt in dann nächsten Bewegungen weiterentwickeln können. Das gesuchte Objekt musste also so beschaffen sein, dass wir uns in unserer Bewegung von Mal zu Mal erfüllen, das heißt, uns in Bewegung und Gestaltung entdecken, erkennen, runden können. Genau all dies bietet das Tonfeld (mit einem »sprechenden« Material, dem formbaren Ton) auf ideale Weise. Es ist ein Objekt, das wir – zweifach bedeutsam – wahr-nehmen können; es bildet in seinem Material ab, wie wir es wahrnehmen, und wir können in ihm die Gestaltungen unserer Bewegung vollenden. Es bietet noch mehr als ein bloßes Tastobjekt, das wir als Ganzes in unsere Bewegung assimilieren: Wenn wir es wahrnehmen, verlagern wir uns gleichzeitig, dem Bedürfnis unserer Sinne entsprechend, in das Feld hinein, das heißt: Wir gewinnen unser Feld; es erscheint als Beziehungs- und Begegnungsfeld zu uns, in dem wir *uns* antreffen, wahrnehmen und aufnehmen in unserem Tun, und es erscheint zugleich als Beziehungs- und Begegnungsfeld, in dem wir ein fremdes Anderes, das Tonfeld als unser Gegenüber und unsere (Er-)Lebenswelt, antreffen, wahrnehmen und aufnehmen.

Da wir in unserer Bewegung, in der wir das Tonfeld wahrnehmen, zugleich uns selbst objektivieren und wahrnehmen, richtet uns unser Tun bipolar aus: zum einen auf uns und unsere Gestaltung bis hin in unsere leibliche Verselbstständigung und leibliche Organisation – und zum anderen auf die Gestaltung unserer Welt (hier des Tonfeldes), in die wir uns einlassen und in der wir uns zu uns einholen.

Das Ganze, zu dem wir uns vorfinden in unserem Tun, erhielt den Sammelnamen »Arbeit am Tonfeld«. Das Tonfeld ist zum einen ein flaches, umrahmtes Feld mit Boden in den Maßen 38 x 42 x 3 cm. Es ist gefüllt und ausgestrichen mit Tonerde, die etwa zehn Kilo wiegt; diese Tonmenge kann im umfassenden Greifen gerade noch gehoben werden.

Wer arbeitet, sitzt – oder steht, wenn es um den eigenen Stand geht – vor dem Tonfeld, eventuell etwas erhöht, damit er keine Mühe hat, sich einzulassen. Seitwärts steht eine Schale mit Wasser. Das Element Wasser kann in der Arbeit wichtig werden, insofern sich mit ihm haptische Intentionen in Eigenberührungen und Fremdberührungen intensivieren können. Ansonsten werden Hilfsobjekte nur bei entsprechenden Bedürfnissen angeboten; so zum Beispiel wenn jemandem das Tonfeld nicht berührbar erscheint oder der Zugang Hilfe braucht. Der Begleiter sitzt rechts oder links von dem Tonfeld, oder er kann bei Kinderarbeiten rechts und links in Front des Kindes mit seinen Händen das Feld abstützen; das Kind arbeitet dann gleichsam in den Armen des Begleiters.

Nach einer kurzen Einweisung – etwa: »Nehmen Sie das Tonfeld mit geschlossenen Augen wahr und lassen Sie Ihre Hände tun, was sie tun möchten« – beginnt der Betreffende, sich in Beziehung zu begeben zu seiner Vorlage und das Feld zu begreifen. Gearbeitet wird, wie gesagt, – wenn möglich ‚– mit geschlossenen Augen. Warum? Der Primat der Haptik ist angesprochen und das Eintauchen in ein leibliches Sinnenfeld. Die Reduktion auf die unmittelbare leibliche Berührung entlastet oft. Vorstellungen stellen sich ein mit der Berührung. Die Bewegung, in der wir zu uns Halt finden, erhält ihren Raum. Ist es nicht möglich, die Augen zu schließen, fixiert das Sehen diesen Raum, bietet Halt und ermöglicht den haptischen Zugang: »Da ist …« – und zu diesem Da können wir uns beziehen. Notabene: Kinder und Jugendliche sollten ihre Augen nicht schließen. Der Drang zu sich erscheint bei ihnen noch unmittelbarer als bei Erwachsenen, und ihren offenen Augen präsentiert sich das Tonfeld mit seinem Material als reale Bühne ihres Tuns.

Die Darstellung im Feld hat passend zu sein, das heißt, dass wir im haptischen Tun im Tonfeld das rechte Verhältnis finden gegenüber unseren Intentionen und den Anforderungen der jeweiligen *Handlungssituation* (hierzu später umfassend in *Kapitel 5*), in der wir mit dem Tonfeld Beziehung aufnehmen. Wir können uns dann weiter im haptischen Dialog (zwischen Akteur und Tonfeld) in gegenseitiger Bestimmung gestalten, bis wir Ausgleich in unserer Bewegung gefunden haben: Die Hände bzw. die Bewegungsimpulse kommen zur Ruhe. Wir erleben uns im *Regelkreis unserer Beziehung* (dazu ausführlich in *Kapitel 3.5*), in der wir nach Ausgleich in unserer Bewegung streben und in Bezug auf unser Gegenüber nach entsprechendem Halt und entsprechender Korrespondenz, das heißt: In unserer Selbstgestaltung bei der Arbeit am Tonfeld erfahren wir uns zu unserem Gegenüber. Wir erfahren unser »Gegenüber«.

1.6 Ton und Tonfeld

Der Ton des Tonfeldes ist der Handlungs- und Beziehungsstoff, in dem wir unser Gegenüber nach den Bedürfnissen unserer Bewegung wahrnehmen. Er stellt das verbindende Element dar, in dem wir unsere Beziehung nach unseren Bedürfnissen gestalten können. In dieser Beziehung gestalten wir uns und unser Gegenüber. Das Gegenüber ist zum einen das Tonfeld selbst, das für unser Tun bereitsteht, und zum anderen ist es die Art und Weise, in der wir das Feld für uns nehmen und nehmen können. Das Material weckt unsere Bedürfnisse samt deren Verhinderungen und lässt sie erscheinen. Es korrespondiert leiblich-sinnenhaft, spricht uns an und berührt uns. Seiner Konsistenz nach ist der Ton sowohl fest als auch geschmeidig. Er ist ein flexibles Element, das unserer eigenen Bewegung nachgibt, mit jeder Bewegung mitgeht und sie wiedergibt. Er bietet zudem unserer Bewegung Halt. Leiblich-sinnenhaft berührt er uns und weckt in seiner Berührung möglicherweise ganz frühe Bedürfnisse nach Versorgung.

Das mit Ton ausgestrichene Tonfeld erscheint zunächst als neutrale, botschaftsfreie Vorlage, zu der für den weiteren haptischen Gebrauch erst einmal Kontakt aufzunehmen ist: Welchen Halt bietet es uns, um unsere Möglichkeiten aufzuspüren und im Feld umzusetzen? Mit anderen Worten: Erst die Halt vermittelnde Versicherung seiner (primären) Objektkonstanz (das Material steht wirklich und verlässlich zur Verfügung, und zwar mit fast grenzenlosen Möglichkeiten seinerseits) und seine sinnenstark erlebbare Präsenz erlauben dann Weiteres. Beides – Halt und Versicherung zu gewinnen – ermöglicht das Material, das uns leiblich-vital in den Händen begegnet und anspricht. Mit der Erfahrung der primären Objektkonstanz wird das Material zu *unserem* Stoff. Wir können uns in ihm sinnlich-vital entfalten und erleben, das heißt, wir können uns vital sättigen. Als Vorlage korrespondiert es mit unserer Lebens- und Bewegungsintention, in der wir uns in ihm realisieren und mit Lust aufgreifen können. Es ist der Stoff unserer Verwirklichung.

Wir begegnen uns in ihm nicht nur in unseren Empfindungen, sondern auch in dem, was wir tun. Er vermittelt uns die Weise, wie wir wahrnehmen; jede Art und Weise unserer Hände, das vorliegende Tonfeld aufzunehmen, erzeugt im Tonmaterial eine Spur, und diese Spur kann selbst aufgenommen und weiterentwickelt werden. Die Bewegungsspuren, die im Ton erscheinen, sind zugleich Wahrnehmungsspuren, in denen wir das Tonfeld, und nicht nur das Tonfeld, sondern auch, wie gesagt, jedwedes Gegenüber wahrnehmen. Zugleich können wir uns wahrnehmen in unseren Intentionen und Bedürfnissen, uns zu entfalten, uns zu nehmen usw. Die Fremdwahrnehmung wird so zur Selbstwahrnehmung: Wir *nehmen* uns wahr, indem wir das Tonfeld wahrnehmen. »Uns wahr-*nehmen*« bedeutet aber, dass wir uns einholen in unseren Möglichkeiten und Bedingungen. Die Wahrnehmung des Tonfeldes hat zum Antrieb unsere eigene Verwirklichung. Das Tonfeld mit seinem Material erscheint ebenso fremd wie uns eigen, und das Eigene gilt es aus dem fremden Anderen herauszuschälen. Das bietet das Material an. Es lässt uns den Halt erfahren in seinem Widerstand und seiner zugleich einladenden Verfügbarkeit dazu. Wir können uns den Halt zu eigen machen.

Ebenso geht es mit der Verfügbarkeit des Materials für unser Greifen: Wir können uns zufriedenstellen und uns erfüllen durch seinen sinnenhaften Gebrauch; dieser wird sogleich die Basis zu weiterer und weiterer Gestaltung. Und dann die Gestaltung selbst, in der wir uns als Gestalter und schöpferischer Urheber verstehen können und die nur möglich ist, weil das Material wiedergibt, was wir tun. Der Ton ist passendes Material – wir müssen uns seiner »nur« bedienen können. Das aber bedeutet, dass wir unserer Bewegung folgen, uns darin aufnehmen und verstehen können. Denn: Was uns in dem Material begegnet, ist bestimmt von unserer Bewegung. Das Material bietet sich uns an – wir müssen es allerdings für uns wahrnehmen und wirklich *nehmen* können.

Das Tonfeld wird in unserer Wahrnehmung zu einem Feld, das eine Entsprechung hat zu unserer Umwelt: der Welt, in der wir leben und uns erfahren. Laborartig gestalten wir am Tonfeld unser Lebensfeld. Dabei fangen wir mit den ersten Erfahrungen an: Aus den ersten Objekt- und Aktionserlebnissen wächst uns primäre Objektkonstanz zu. Das Material wird uns sicher, wird zu unserem Stoff, sodass wir uns in unserer Bewegung auf ihm und in ihm vollziehen können. Gewinnen wir dann unsere eigene vitale Gewissheit, können wir es für unsere Gestaltung nutzen. Das gilt für die Arbeiten mit Kindern ebenso wie für die Arbeiten Erwachsener. Wir wiederholen aktualgenetisch unseren Bildungs- und Gestaltungsprozess (s. u. dazu mehr in *Kapitel 3.2*) bzw. wir legen ihn uns im haptischen Gebrauch des Materials an. Konkrete Beispiele finden sich in den Praxisberichten dieses Buches.

1.7 Die biografische Orientierung – Lebensgeschichtliches im Selbstvollzug

Die Haptik lebt vom Zueinander, in dem wir uns erleben: Dieses Erleben ist leiblich-sinnenhaft aktual; es richtet uns aus auf unser Gegenüber, es richtet uns aber auch aus auf unsere Geschichte. Wir können in unserer Bewegung am Tonfeld auf Schlüsselstellen unserer biografisch erlebten Geschichte treffen. In dem, was wir in Händen haben (den Ton) oder was uns in unseren Händen begegnet (z. B. das Tonfeld), können wir uns zu unserer Geschichte erfahren: Das Tastobjekt gegenwärtigt einen Vorfall, ein Ereignis unserer Geschichte, indem es uns das Geschehnis konkret vorstellt: Wir finden uns mit dem Objekt einbezogen in alte bewegende Ereignisse. Wir erleben aufs Neue das, was geschah und was damals nicht erfüllend zu vollenden war, gleichsam als eine »offene Gestalt«. Hier zeigte sich ein Unterschied zwischen dem Tastobjekt Muschel und dem Tonfeld.

Während sich in der Wahrnehmung der Muschel oft eine alte Beziehungssituation mit ihren Forderungen meldete und gegenwärtigte, wenn sie im Erspüren, Berühren, Assoziieren zum Beispiel zum geliebten Häschen wurde, gegenwärtigt uns das Tonfeld einen Bewegungsvollzug, der in alten Vorkommnissen der Biografie verhindert oder nicht ermöglicht worden ist. Jetzt am Tonfeld ergeht so etwas wie ein Ruf an unsere Bewegung und in unserer Bewegung an *unsere* Geschichte, das heißt, nicht an die Geschichte, die wir hatten, sondern an die Geschichte, die wir selbst *sind* und in der wir uns bildeten oder nicht bilden konnten im Umgang mit dem, was wir zu unserer Geschichte angetroffen haben. Die Biografie fordert nun auf zum Selbstvollzug.

Die Bewegung unserer Hände und wir in dieser Bewegung am Tonfeld finden Halt am Gegenüber oder keinen Halt, und *beides* enthält bereits unsere biografische Geschichte, wie sie einfließt in unsere Bewegung, in der wir auffassen, was uns begegnet. Beide Male, sowohl bei der Muschel wie auch beim Tonfeld, erfahren wir uns zu uns selbst. Bei der Muschel steht die Selbstwahrnehmung im Vordergrund, bzw. das Erlebnis des Objektes, wie es uns erschien (alt, runzelig, verletzt usw.). Am Tonfeld sind wir zu uns aufgefordert in unserer *Bewegung*. Was erscheint, erscheint als Bewegungsanlass, und dieser Anlass erscheint als Aufforderung unserer eigenen Bewegung. Wir fordern uns in unserer Bewegung zu uns selbst heraus: zur Bewegung im Leib in seiner ganzen Gestalt, zur Bewegung der Hände im Dialog mit dem Feld und seinem Material sowie zur gestaltenden Bewegung, aus der auch optisch erscheint und schließlich sich verstehend erschließt, was Anlass und Thema unserer Bewegung hier und jetzt ist.

Die Haptik und insbesondere ihre Verrichtung in der Arbeit am Tonfeld erlauben eine besondere Art der Wahrnehmung des »zu uns«. Was wir erleben, richtet uns aus auf uns. Was uns im eigenen Vollzug begegnet, kann uns in eine ganz besondere zugehörige Verbindung zu uns selbst versetzen und in ein nicht auslotbares Verstehen: In dem, was uns im eigenen Vollzug begegnet, treffen wir *uns* an. Wir sind es, denen widerfährt und die ausmachen (transitiv wie intransitiv), was im eigenen Vollzug begegnet. Wir erleben *uns* gleichsam als die letzte Konsequenz von dem, was wir wahrnehmen, sei es in unserem Bewegen, sei es in dem, was uns bewegt. Wir werden uns unserer selbst inne in dem Geschehen unserer Hände, wie wenn alle Bewegung *in uns* ankomme als Verheißung unserer eigenen Möglichkeit.

Mit anderen Worten: Wir finden uns selbst als Zweck unseres Tuns. Das »Zu uns« lässt uns sagen: »Ich bin der, der das getan hat und der sich in dem, was er tat, wiederfindet.« – Dass jemand sich zukam in seinem Wandel, wurde ihm selbst zur Gestalt, indem er sagte: »Ich bin mein eigener Gekreuzigter.« Das Beispiel, in dem jemand sich als »Unsinn« fand, gehört ebenfalls hierher. Biografie wird zur Arbeit und erscheint als Leidenschaft in der eigenen Bewegung (s. dazu ein konkretes Beispiel in *Kapitel 5: HS 10.1*).

Das »Zu uns« erweitert die eigene Lebens- und Daseinsdimension. So auch, wenn uns plötzlich im Anderen ein eigenes Lebensereignis entgegenkommt und wenn wir es einbeziehen können in unsere Lebensbedingung.

Beispiel

Ein älterer Mann hatte sich aus dem Tonfeld etwas Material genommen, und mit einem Mal hielt er es weit von sich weg. »Ich habe das Gefühl, das sieht mich an.« – Der Begleiter: »Ich glaube, das kennen Sie.« Dann die Erzählung des Mannes: Es war Krieg und Sirenenalarm. Alles lief in den Kellerraum, nur er wurde als Kind vergessen. Er stand am Fenster und sah, wie ein Flugzeug schießend in die Straße flog. »Wissen Sie, ich sah das Auge des Piloten. Da erfasste mich eine grenzenlose Leidenschaft. Ich hatte das Gefühl, ich sitze in dem Flugzeug.«

So wird am Tonfeld aus einer schweigenden Vergangenheit etwas lebendig im eigenen Vollzug. Vielfach taucht bei diesem Mann am Tonfeld die Erinnerung an Kriegstote auf. Ein Stück Ton wird in Umrissen zu einer menschlichen Gestalt. Sie wird behaftet mit etlichen Ausstülpungen. Der Mann ist inzwischen Priester und Prediger. Als Junge begleitete er nachts den Dorfpriester, der im Steinbruch Erschossenen den letzten Segen gab. – Wozu wir uns wesentlich vorgefunden haben, ist als unsere Lebenswirklichkeit immer noch lebendig, wenn auch längst vergessen. Unsere Bewegung selbst dringt auf Erinnerung und auf Frieden mit uns selbst. Da wir uns immer von einem Anderen zu uns erfahren – das Augenscheinlichste ist unser Leib –, gehört auch das Andere, durch das wir uns erfahren, zu uns und unser Umgang mit ihm zu unserer Geschichte. Wir sind schließlich die Antwort auf unser Leben und wir leben in dieser Antwort.

Ein Weiteres sind unsere schicksalhaften eigenen Lebensbedingungen, zu denen wir uns angetroffen haben. Ein jeder hat seine Bedingung, an der er sich zu sich erfuhr und immer noch erfährt.

Ein bedeutsames Thema sind auch die umfassend tiefen Erfahrungen, dass wir mit dem, was uns umgibt und ausmacht, in einer fraglosen Einheit stehen, in der wir uns gegeben sind gleichsam als Zeuge dieser Einheit. Innere Antwort und äußere Antwort werden, uns übersteigend, eins. Solches Erleben kann nur als religiös bezeichnet werden. Zumeist beruhen solche Grunderfahrungen tiefer Verbundenheit – Karlfried Graf Dürckheim spricht von »Seinsfühlungen« – auf einer ansonsten desolaten Lebenssituation, bzw. wir treffen uns an in Lebens- und Entwicklungsübergängen. Das, worin wir uns antreffen, sind zum einen Halt bietende Lebenssituationen, in denen wir uns mit unseren Händen mit einem Mal wieder begreifen.

Zwei Beispiele
Ein Großvater, jüdischer Rabbi, führt die junge Enkelin in den Raum, in dem die Thora aufgehoben wird – eine Antwort auf das eigene Überleben im KZ.

Oder: Eine Frau, Ende 30 – ihr Mann hatte sie und ihr Kind verlassen. Sie strich über das Tonfeld und wurde mit einem Mal ganz still. Eine Erinnerung stieg auf und meldete sich: Als fünfjähriges Mädchen war sie mit Großvater an einer Rosenhecke entlanggegangen, und Großvater hatte ihr eine Rose geschenkt.

Zum anderen kann auch aus dem Hintergrund der Handlungssituation, in der wir berührt sind, ein ganz eigenes Erleben und eine ganz eigene Erinnerung auftreten: »Ich sitze am Bach und sehe, wie das Wasser in der Sonne glitzert, wenn es über einen Stein fließt.« Eine Entzweiung geht zusammen.

Auch beim Begleiter können sich solche haltenden Bilder einstellen, wenn das Ausdrucksverhalten der Hände dessen, den er begleitet, sich nicht auf die Objektwahrnehmung beziehen, sondern weiter auf ein Umfeld, in dem ein eigener Daseinsgrund gefunden wird, das heißt, das Objektverhalten enthält unser Weltverhalten mit seinen Verhinderungen und seinen Bedürfnissen. Es wacht in der Beziehung zum Tonfeld und seinem Material im eigenen Gestus auf, als »innere Lebensgeschichte«, wie es Alice Bernhard-Hegglin treffend nennt, mit all ihren qualitativen Bedürfnissen nach uns selbst. Sie kann bei der rechten Einstellung vernommen und wahrgenommen werden (vgl. Bernhard-Hegglin, 1998, S. 14). Diese »Einstellung« richtet das Augenmerk auf das Zwischen, den haptischen Beziehungsraum, aus dem wir uns haptisch-sinnenhaft zukommen.

1.8 Orientierung nach der Bewegung und ihrer Erfüllung

Unsere Äußerungen in das Tonfeld werden zu Äußerungen unserer Entwicklung. Wir äußern uns in unserer Bewegung, und da unser Tun (greifbar und optisch) erscheint, können wir uns dann darin wiederfinden. Wir holen uns darin ein, das heißt, wir nehmen uns *wahr* (im wörtlichsten bzw. tiefsten Sinne des Wortes). Da diese Bewegung eine Bewegung ist zu uns und uns zu uns vorstellt, können wir sie erst im Rückbezug aufnehmen. Wir erkennen uns also im Rückbezug. Unser Ich fühlt sich darin als Urheber des ganzen Geschehens, trotzdem kommt es sich erst in seinen Ergebnissen zu. Die Ergebnisse zeigen in ihren Gestaltbildungen den Entwicklungsprozess an, wie es dazu gekommen ist, und richten das Ich darin aus. Das Material gibt nicht nur unser Tun wieder, sondern unsere Bewegung drängt selbst zu ihrer Gestalt und damit zu einem Uns-Bewusstwerden!

Beispiel
Eine Frau, Anfang 50, hatte – mit geschlossenen Augen – im Tonfeld einen »Turm« gebaut, auf dem sie dann selbst als Figur stand und mit weit ausgebreiteten Armen in »die Ferne« schaute. Der Turm sollte dann noch »Fenster« haben. Sie stieß mit dem Finger vorsichtig-spitzig, aber doch gezielt kleine Löcher in den Turm. Als Nächstes – immer noch mit geschlossenen Augen – sollte der Turm eine »Treppe« haben. Sie griff wieder Material und legte einen stufenartigen Aufbau an den Turm, der oben spitz ausging. – Mit offenen Augen dann rückte die Gestaltung von ihren vorherigen Vorstellungen und Absichten ab und stellte sich vor als innerpsychische Gestaltung, die zutiefst sie selbst betraf: Auf dem Turm stand eine Figur mit weit ausgebreiteten Armen, »die um Hilfe schrie«, denn den Turm hinauf kam keine stufige »Treppe«, sondern eine »Schlange«, und die »Fenster« erschienen als Verletzungen durch die Schlange. Die Szenerie war bedrohlich.

Unsere Bewegung, in der wir uns gestalten, ist schöpferisch. Die Teile – Turm, Figur, Fenster, Treppe – passen in das Ganze, in dem diese Frau in ihrer Bewegung bewegt war. Und diese Bewegung drang auf Gestalt. In der »Schlange« meldete sich ihre eigene Vitalkraft, vor der sie sich zuvor gerettet hatte auf den großen Vaterturm. Wütend griff sie alles zusammen, und als sie wieder aufschaute, erkannte sie in den Stücken auf dem Boden des Tonfeldes ganz viele Schlangen: Da wollte etwas aufgenommen und erkannt werden. Die Bewegung zeigte sich beharrlich.

* Dieses markante Beispiel greife ich später noch zweimal auf: s. Kapitel 2.5 und HS 10.4.1 (Beispiel 2).

Und ein Weiteres fiel mir auf, was entscheidend wurde für die Begleitung. Die »Fenster« in den Turm formte sie mit einem eigentümlich spitzigen Handgestus, der in der Schlange und ihrem Kopf wiederzuerscheinen schien. Sollte sich die Bewegung als Bewegung, die die »Fenster« erzeugte, ihrer Qualität nach dynamisch im Bild der »Schlange« erfüllen? Dann war die Schlange die *Bewegungsgestalt für die Bildung* der »Fenster«. Die Bilder repräsentierten dann Bewegungen: Die »Fenster« im Turm waren ja hervorgebracht durch Stechbewegungen, als deren Konsequenz die »Schlange« erschien.

Diese meine Beobachtung hatte nicht nur Folgen für die Arbeit am Tonfeld, sondern darüber hinaus für die Bedeutung jedes haptischen Tuns: Wir bringen in unserer Bewegung eine Gestalt hervor, die *uns* mittels unserer Bewegung orientiert, leitet und ausrichtet. Bewegung manifestiert sich in Gestalt, in der wir *uns* zukommen. So fand ich es dann immer wieder bestätigt. *Der Bildprozess im Tonfeld repräsentiert den Handlungsprozess unserer Hände, und die Bildgestalten zeigen sich als manifestierte Bewegungen.*

Mit anderen Worten: Wir begegnen in der Arbeit am Tonfeld unserer Bewegung, und dieser Vorgang ist intendiert von unserer Bewegung. In unserer Bewegung sind wir auf ein Bewusstwerden von uns selbst angelegt. Wir sind zu uns selbst schöpferisch in unserer eigenen Bewegung. Bewegung dringt in ihrer Gestaltung auf Vorstellung und damit auf Bewusstwerdung. Letzteres ist als Faktor anzusehen, der uns Menschen von Tieren unterscheidet und uns als Menschen auszeichnet. Kein Tier kann sich in seiner Bewegungsspur aufnehmen. Wir sind in unserer Bewegung auf Entwicklung angelegt.

Seit nun meine Aufmerksamkeit sich darauf richtete, sah ich, dass Bewegung stets nach Gestalt drängt und sich in der Gestalt austrägt. Sie gliedert uns ein in einen Lebensvorgang: Bewegung wird Gestalt. Gestalt meint hier nicht nur die gerichtete und geordnete spezifische Bewegungsbahn, die als kinästhetisches Ganzes im Feld dem Betreffenden erfahrbar wird, sondern meint greifbare und erlebbare Absicht einer Erfüllung: Bewegung drängt danach, in ihrer Gestalt sichtbar zu werden. Die Bilder *bedeuten* nicht Bewegung, sie *sind* unsere eigene Bewegung. Was uns in unserer Bewegung bewegt, tragen wir in unserer Bewegung aus. Im weichen Material des Tonfeldes wird es zum Handlungsobjekt. Bilder oder Bildgestaltungen sind also ursprünglich Bewegungen sowie Erscheinungen von Bewegungsqualitäten. Die Entsprechungen zwischen Bewegung und Gestalt sind verblüffend: Bewegung fordert uns heraus zur konkreten vitalen Lebensenergie, in der wir uns über unser Tun verwirklichen. Tiergestaltungen beispielsweise offenbaren ihre wahre Bedeutung für die Prozessorientierungen unserer Bewegung auf den Feldern der Entwicklung, der Handlung und der Beziehung. Das gilt für die Sinnabfolge und den Sinnzusammenhang unseres Tuns sowie für die Entwicklungsdynamik unserer Bewegung.

Beispiel
Es wurde zum Beispiel ein zu eng erscheinender »Ring« durchbrochen. Der Betreffende hatte in der Folge aus seinem Material einen »Löwen« in der Hand. »Er soll größer werden!« Er häufte nun viel Material darüber, eine »Krake« bildete sich. Die »Krake« wurde in der Folge aufgebrochen. In der Mitte wurde eine kleine Kugel gefunden. »Die ist kostbar!«

Könnte es sein, dass sich in den Gestaltungen die entsprechenden Handlungen in ihrer Bewegung und ihrer Konsequenz zeigen – der Aufbruch des den »Löwen« umschließenden Kreises? Aus dem Verlangen, sich auf den Löwen zu stützen, wurde ganz im Gegenteil die »Krake«. Und ihr Aufbruch schließlich gab die eigene Kostbarkeit frei, auf die er sich stützen konnte? Sicherlich ein Akt der eigenen Verselbstständigung aus selbst gewählten Bindungen im Elternhaus.

Es gibt drei Arten von Gestaltungen für unsere Bewegung: zum einen solche, die zu einem Tun herausfordern über ihren qualitativen Ausdruck, so zum Beispiel die enge Höhle, die Aufbruch verlangt; die Fratze, die Negatives verheißt und Stellungnahme erfordert; der dunkle Turm, der Fenster braucht usw. Zum anderen solche, in denen sich dieses Tun selbst darstellt und vorstellt – so zum Beispiel der »Löwe«, in dem sich das Aufbrechen manifestiert, oder die »Krake«, die das Überdecken präsentiert. Und schließlich Gestalten, in denen wir ganz zu uns finden und bei uns ankommen. Immer sind diese Gestaltungen aktual zu verstehen: Der »Löwe« steht nicht *für* Aufbruch, die »Krake« nicht *für* Überdecken! Das *tun* sie *jetzt* in dieser Bewegungsfolge.

Die erste soeben beschriebene Gestaltart von Bildern nenne ich »Primärgestalt«. Sie stellt noch die *Bedingung* dar, an der wir uns vorfinden, also noch keine Selbstentwicklung. Weitere Gestaltbildungen zeigen danach unsere *eigene Möglichkeit*. Vergleichbar spricht C. G. Jung vom »natürlichen Symbol« und »vereinigenden Symbol«.

Die Aussage der Bildgestaltungen und die Orientierung an ihnen haben ein Ziel: Wer am Tonfeld arbeitet, soll sich selbst in seiner Bewegung erfüllt zukommen, das heißt, erfühlen und verstehen, was ihn bewegt, was »Thema« ist, es aufnehmen und gestalten und sich selbst dabei als Urheber und Gestalter erleben. Diese Gestalt(ungen) nenne ich »erfüllte Gestalt«. Vier Kriterien gehören zur »erfüllten Gestalt« (s. ausführlich hierzu *Kapitel 3.1.8*): (1.) Die Bewegung erfüllt sich in ihr. Wir kommen zur Ruhe. (2.) Wir werden frei zu uns an der Gestalt. (Sie darf also nicht faszinierend oder bindend erscheinen.) (3.) Wir können uns neu in ihr ausrichten. (4.) Wir binden uns mit ihr ein in einen sozialen, menschlichen Kontext. – Der Bewegungsvollzug ist orientiert im Regelkreis der Beziehung von Eigenberührung und Fremdberührung, von Efferenz und Reafferenz (hierzu ausführlicher und konkret in *Kapitel 3.5*).

Wir können an dem oben genannten kleinen Prozessbeispiel verschiedene Deutungsperspektiven wahrnehmen: Zunächst ist festzuhalten, dass sich die Handlung selbst deutet, da sie sich erfüllt oder nach Erfüllung strebt. Hervorgehoben werden kann sodann die Sinnabfolge in den einzelnen Ereignissen, die sich gestalten: die schöpferischen Sinnbezüge in der Bewegung, die Verselbstständigung im Entwicklungsgeschehen, die Krisenbewältigung im Handlungsprozess, sowie der Alltags- und biografische Bezug des Geschehens. – Eine Deutung bietet die spätere nacherzählende Rekonstruktion des Geschehens (s. u. dazu in *Kapitel 6.5: Das Schlussgespräch*).

1.9 Orientierung im Gestaltkreis

Die Gestaltbildungen, die im Tonfeld erscheinen, haben nicht nur eine allgemeine Symbolbedeutung oder eine individuelle Handlungsbedeutung (gemäß dem Beispiel oben: nach dem Aufbruch des »Ringes« entstand ein »Löwe«). Sie sind auch *Bewegungsgestalten*, in denen wir das Tonfeld oder das Material im Gestus unserer Hände wahrnehmen. Es sind *Wahrnehmungsgestalten* sowohl unserer Bewegung als auch unserer Wahrnehmung selbst. Als Gestalt umfassen sie beides: unsere Bewegung und unsere Wahrnehmung. Im Vollzug unserer Bewegung nehmen wir uns wahr. Wir vollziehen uns. Im Vollzug unserer Wahrnehmung begegnen wir uns in unserer Bewegung und nehmen zugleich ein Anderes wahr, das wir mit unseren Händen berühren. In der entstehenden bzw. entstandenen Gestalt verschmelzen Selbstbezug und Weltbezug.

Treffend erweist sich die Bezeichnung Felix Weinhandls für die Gestalt als ein »Beziehungsganzes« (vgl. Weinhandl, 1978, S. 304): Wir berühren (das Tonfeld und seinen Ton) und sind selbst (von dem einen und anderen) berührt, leiblich wie seelisch. Unsere bipolare Empfindungs- oder Erlebensqualität präzisiert sich zur Gestalt; in ihr werden wir uns gegenständlich in unserem Weltbezug und unser Weltbezug wird uns gegenständlich als Bezug zu uns. Wir schaffen uns unsere Welt. Der Prozess dieser Vergegenständlichung zeigt sich letztendlich als unser Entwicklungsprozess. Die Bildgestalten selbst sind Zeugnisse und Sprache dieser Entwicklung, in der wir uns verstehen können und in der wir auch verstanden werden: Die Haptik hat in den Bildgestalten eine Sprache als Verknüpfung zu uns und als Verknüpfung zur Welt. Die Grammatik dieser Sprache ist der Sinnzusammenhang, in den wir anthropogenetisch – im Werden als Mensch – und individualgenetisch – im Werden als dieser Mensch – gestellt sind und in dem wir uns vollziehen.

Die Einheit von Bewegung und Wahrnehmung, die Viktor von Weizsäcker als »Gestaltkreis« beschrieben hat, erscheint im praktischen Handlungsvollzug. Subjekt und Objekt werden hier einander gegenständlich in entsprechender Gestalt. Das Material des Tonfeldes lässt diesen Prozess sichtbar werden. Als Subjekt unseres Tuns werden wir uns zum Objekt, und das Objekt, das wir aufgreifen, wird uns zum Subjekt. Eigenes Dasein ist zu klären als gegenseitiges Zueinandersein. Ausgang der Klärung ist zum einen unser Handlungs- und Entfaltungsdrang und zum anderen ebendieses Angerührtsein, in dem wir uns zu uns und unserem Gegenüber vorfinden und erleben und das wir als unser *movens* (lat.: uns Bewegendes) wahr- und übernehmen (vgl. Merleau-Ponty, 1966, S. 302). Was wir dann tun, ist nichts anderes, als das Tonfeld wahrzunehmen. Die Gestalt, die uns im weichen Material entgegenkommt, ist also, wie gesagt, nicht nur Bewegungsgestalt, sondern auch *Wahrnehmungsgestalt.* Das Loch, das unsere Finger bohren, ist zweifellos ein Bewegungsbild – ebenso zweifellos aber auch ein Wahrnehmungsbild, denn mittels des Loches nehmen wir auch das Tonfeld wahr. Was wir wahrnehmen, wird *movens* unserer Bewegung – und unsere Bewegung wird *movens* unserer Wahrnehmung.

Die Gestalt im Tonfeld vertritt beides, nur die Richtung unserer Auffassung ist unterschiedlich: Einmal nehmen wir *uns selbst leiblich* wahr in der Gestaltung unserer Bewegungen, ein anderes Mal nehmen wir uns in der Gestaltung *unseres Gegenübers* wahr. Es kann einem bei diesem Purzelbaum ganz schwindlig werden, denn um uns ganz, also in beiden Bereichen zu verstehen, müssen wir dauernd unseren Standpunkt und unsere Perspektive ändern. Wir *haben* uns allerdings ganz zu uns im Erleben unserer Identität, wobei das »zu uns« dann unseren leiblichen Selbstbezug einschließt und unseren Fremdbezug auf das Andere hin, das uns im Tonfeld begegnet. Die »gegenseitige Verborgenheit« und das »Grundverhältnis« von Eigen- und Fremdwahrnehmung – wir können uns immer nur auf das eine ausrichten und doch ist das eine zugleich Grund für das Andere – lassen es zu, dass wir in unserer Bewegung etwas vollziehen können, was wir nicht wahrnehmen müssen, und dass wir etwas wahrnehmen können (optisch z. B.), was dann unsere weitere Bewegung bestimmt.

Die Arbeit am Tonfeld schildert mit jeder Gestaltbildung einen Lebensprozess, in dem wir uns sowie uns in unserer Welt zukommen. Da wir nicht über Instinkte in die Welt eingepasst sind, sondern uns an unseren eigenen Taten und Gestaltungen orientieren, müssen wir immerzu der Frage nachgehen, wer wir sind und sein können. Das bedeutet, dass wir ständig in einen Prozess eingebunden sind, in dem wir uns selbst entdecken: Eigentlich sind wir ständig auf der Suche nach uns selbst und der uns gemäßen Beziehung. So erfahren wir Leben.

Zusammenfassung

Ich habe den Verlauf der Genese der »Arbeit am Tonfeld« erzählt und dabei schon manch thematische Akzente dieser Arbeit skizziert. Der Weg führte von meinem tiefen Berührtsein durch die *Duineser Elegien* R.M. Rilkes zur facettenreichen Wahrnehmung einer versteinerten Muschel. Schließlich war das Tonfeld da, und ich entwickelte eine Orientierung im Handlungsverlauf der facettenreichen Begegnungen am Tonfeld. Eine nur biografische Orientierung erwies sich als untauglich bzw. unzureichend. In den Bildgestalten, die in der Arbeit am Tonfeld erschienen, sah ich zunächst archetypische Sinnbildungen des kollektiven Unbewussten, Urbilder, in deren Geschehen sich die Bewegung der Hände bildsprachlich ausformte und nach ihrer Erfüllung suchte. Das Verhältnis von Bewegung und Wahrnehmung führte zu Erkenntnissen in den Bahnen des »Gestaltkreises«. Schließlich wurde der Bildprozess eingegliedert in den strukturellen Verlauf der Anthropogenese: Immer geht es ja um das Verständnis von Beziehung bzw. Begegnung, in der wir Menschen uns zu verwirklichen suchen.

2. Das Feld, der Ton, die Arbeit – Blick in die Praxis

2.1 Das Feld und sein Material

2.1.1 Die Ausgangssituation – das Anliegen, das uns bewegt

Wenn wir die Arbeit am Tonfeld aufnehmen, suchen wir zumeist für uns nach Antworten auf psychosoziale oder leibliche Befindlichkeiten oder Lebenslagen. Verhältnisse und Standpunkte sind zu klären gegenüber dem, was uns bewegt und vielleicht sogar umtreibt. Die Anforderungen, die uns begegnen, seien sie äußerer oder innerer Art, fordern nicht nur ein neues Verhalten, sondern verlangen auch ein neues Selbstverständnis. Wir werden mit etwas nicht fertig, bzw. etwas lässt uns nicht los und wir fühlen uns zu uns herausgefordert. Beziehungen sind neu zu bestimmen. Kinder und Jugendliche fallen auf durch ihr unangepasstes Verhalten, ob es ihre soziale Eingliederung betrifft oder ob Entwicklungsverzögerungen sich melden. Das gilt auch für ein geistig behindertes Kind. Besser ist von »mentaler Retardierung« zu sprechen. Nicht immer ist klar – bei Fragen zur passenden Einschulung zum Beispiel –, ob nicht eine psychosoziale Verwahrlosung die Bedingung für ebendiese oder jene Art Verhalten und (Nicht-)Teilhabe am sozialen Leben ist, ob emotionale Einbrüche oder Traumatisierungen die Ursache oder ob es endogene Faktoren sind, wie genetische Abweichungen, neuronale Störungen bei frühen Versorgungen oder operativen Eingriffen. Immer aber gibt es Möglichkeiten der Förderung.

Hier bietet die Arbeit am Tonfeld mit ihrem Setting ein dynamisches Entwicklungs-, Klärungs- und Generierungsmodell sowohl für Kinder und Jugendliche als auch für Erwachsene. Wir können uns hier in unserer Entwicklung aufgreifen. Das gilt auch für physische Beeinträchtigungen. Wirkfaktor ist unsere Bewegung am Feld, wobei die Haptik das entsprechende Sinnengebiet dazu umfasst. Die Haptik ist unser elementarer Beziehungssinn, in dem wir uns äußern, in dem wir uns zukommen und in dem wir uns in unseren Sinnen sensomotorisch-leiblich verstehen. Das betrifft den passenden Ausgleich mit uns und unserer Welt, den wir leiblich erfahren, und das betrifft durch unsere Hände zugleich unsere gleichgewichtige Bewegungsorganisation, in der wir uns zentrieren und positionieren. Die Haptik richtet uns aus auf wechselseitige Kommunikation: In der Haptik greifen wir uns zu uns selbst auf, über ein Anderes, sei es über unsere leibliche Befindlichkeit, sei es die Befindlichkeit vor Ort am Tonfeld, durch die wir uns zukommen. Dann ist da noch die wechselseitige Beziehung zwischen unserer Bewegung und unserer Wahrnehmung, in der wir uns bipolar, aktiv wie passiv, emotional bestimmen und fühlen. Die mitmenschliche Beziehung ist angesprochen, weil wir uns in alldem zu uns selbst verstehen wollen. So kann die Haptik als Beziehungssinn bezeichnet werden, und zwar hinsichtlich der Beziehung zu uns und unseren Gefühlen, die wir vielleicht verloren haben, wie der Beziehung zu unserem mitmenschlichen Umfeld.

Im Setting der Arbeit am Tonfeld können wir uns wieder erleben in unseren Bezügen, denen zu uns und denen zu unserer Welt, und wir können *uns mit uns selbst* am Anderen, dem Tonfeld, nährend, befriedend, erfüllend ausgleichen. Wir können *uns* wiederherstellen, denn wir erfahren uns in der Haptik *zu uns selbsttätig* sowie uns real und authentisch erlebend (»Das da sind wir!«) in einem urprimären, urnatürlichen Narzissmus. Was Erik H. Erikson (1902–1994; dt.-amerik. Psychoanalytiker; bekannt insbesondere durch das von ihm entwickelte »Stufenmodell der psychosozialen Entwicklung«) schreibt, zeigt sich grundlegend im haptischen Geschehen der Arbeit am Tonfeld:

> »Der kindliche Narzissmus, von dem es heißt, er kämpfe so tapfer gegen die Einbrüche einer enttäuschenden Umwelt, wird in Wirklichkeit durch die Bereicherung der Sinnenwelt und der Ermutigung genährt, die ihm eben aus dieser Umwelt zuteil werden. Eine ausgebreitete, schwere Verarmung des kindlichen Narzissmus (der Basis eines staken Ichs) muss letzten Endes als Zusammenbruch jener kollektiven Synthese betrachtet werden, die jedem Neugeborenen und seiner Mutter einen überindividuellen Rang verleiht als ein von der Gemeinschaft anvertrautes Pfand« (Erikson, 1966, S. 40).

Weil wir uns sinnenhaft und mental in unserem Verstehen zukommen von einem Anderen her, in dessen Bezug wir uns wahrnehmen – das haptische Verhältnis zum Ton des Feldes ist ganz intim –, können wir uns sensitiv erfüllen in unserer Bewegung. Das gilt menschlich-individuell, für Kinder wie für Erwachsene.

Der Anlass, warum wir ans Tonfeld kommen, ist, dass wir uns mit uns selbst nicht stimmig fühlen. Und in dieser Nicht-Stimmigkeit begegnen wir uns. Wir können uns hier jedoch nicht abgeben an eine Instanz, die »es weiß«, so wie man ein Auto übergibt zur Reparatur. Ans Tonfeld kommen wir zutiefst mit der Frage nach uns selbst, und die können wir für uns nur selbst auszuloten, erspüren, gestalten, verstehen. Da wir uns sowohl in unserem Mangel, unserer Unstimmigkeit, als auch in unserem Bedürfnis, es zu durchdringen und zu erlösen, präsentieren und zeigen, können wir in unserer Not von der Begleiterin oder dem Begleiter verstanden werden. Wir können so verstanden werden, dass wir selbst damit beginnen können, uns zu uns selbst zu verstehen.

Mit anderen Worten: Wir sind von etwas umgetrieben, wir fühlen uns mit uns selbst und unserer Welt unstimmig, festgefahren, nicht im Gleichgewicht und Einklang; Lebenssituationen sind nicht mehr oder kaum zu bewältigen, Perspektiven fehlen; und trotzdem bewegt uns auch ein Anderes: Etwas drängt uns, den abgebrochenen Dialog zu uns wieder aufzunehmen. Wir wollen Lebenssinn und auch Lebensfreude wiedergewinnen. Natürlich geht es in den Arbeiten mit Kindern um konkretere Anlässe wie Bettnässen, ADHS, Schulverweigerung usw.; aber letztlich zeigt sich, dass das Ganze eine Einbettung fordert in die eigene Lebensorganisation mit ihren menschlichen Entfaltungs- und Entwicklungsbedürfnissen, die eventuell schon früh versagt wurden. Die Arbeit am Tonfeld ist grundsätzlich und intentional nicht symptomorientiert, sondern sehr tief entwicklungsorientiert.

2.1.2 Was Tonfeld und Haptik leisten

Die schier unendlichen Möglichkeiten unserer Hände finden ihren Stoff und ihr Gegenüber in den umfänglichen Möglichkeiten, die das Tonfeld mit seinem Material bietet. Das Tonfeld wird uns zur Welt unseres sinnenhaft-haptischen Begreifens. Und die Haptik führt uns dabei ganz und gar auf uns selbst zurück. Darüber bestimmt sich der primäre Narzissmus: Wir begegnen *uns* in *unseren* Möglichkeiten, den Möglichkeiten zu handeln und den Möglichkeiten, uns in unserem Handeln zu verwirklichen. Das fordert uns heraus, uns zu verwirklichen. Wir sind von uns selbst zu uns selbst herausgefordert und erscheinen und begegnen uns darin. Wie wir erscheinen, begegnen wir uns – und wie wir uns begegnen, so erscheinen wir. Die Haptik führt uns zurück auf unsere generell menschlichen und persönlich-individuellen Bedingungen und Möglichkeiten, das heißt: Wir finden uns vor zu uns, wie wir noch nicht da sind, aber möglich sind – und wir finden uns vor zu uns in den Bedingungen zu diesen Möglichkeiten. Da alles noch unrealisiert ansteht, zugleich aber unsere Realität und Wirklichkeit ausmacht, erscheint uns die Anfangssituation vor dem Tonfeld so aufregend. Wenn wir uns dann in unserem Vorfinden realisieren können, heißt das, dass wir uns in der Einheit eines Geschehens begreifen, in dem wir uns wechselseitig zukommen: aktiv »ein-greifend« ins Tonfeld und sein Material – sowie reaktiv »auf-fassend/auf-greifend«: das Feld und sein Material. Ein Kernsatz der Arbeit am Tonfeld lautet: *Das haptische Geschehen wird zum anthropologischen Geschehen im individuellen Vollzug.*

Unsere Exzentrizität, von der Helmuth Plessner (1892–1985; dt. Philosoph und Soziologe; Hauptvertreter der philosophischen Anthropologie) sagt, dass sie die »für den Menschen charakteristische Form seiner frontalen Gestelltheit gegen das Umfeld« ist (Plessner, 1980–1985, Bd. 4, S. 364), erhält am Tonfeld ihren personalen Ort. Das »noch nicht in Funktion gesetzte Subjekt« nimmt sich entgegen: Wir greifen *uns* in der Haptik auf in unserem Gegenüber (Tonfeld). Die Arbeit am Tonfeld beginnt am frühesten Moment unserer Genese. Das Zu-Uns verlangt nach Ausgleich, tiefer Stimmigkeit in uns selbst. »Dieses Individuum ist in das in seine eigene Mitte Gesetztsein gesetzt, durch das Hindurch seines zur Einheit vermittelten Seins. Es steht im Zentrum seines Stehens« (ebd., S. 362). Was hier so kompliziert beschrieben ist, findet aktuell im haptischen Geschehen statt, indem wir uns in der bipolaren Gegenseitigkeit zum Tonfeld bestimmen und dabei uns selbst als zentrierte Mitte finden und verstehen.

Helmuth Plessner sagt dazu:

> »Der Mensch als das lebendige Ding, das in die Mitte seiner Existenz gestellt ist, weiß diese Mitte, erlebt sie und ist darum über sie hinaus. Er erlebt die Bindung im absoluten Hier-Jetzt, die Totalkonvergenz des Umfeldes und des eigenen Leibes gegen das Zentrum seiner Position und ist darum nicht mehr von ihr gebunden« (ebd., S. 364).

Wir werden im haptischen Geschehen hineingenommen in einen Vorgang, in dem wir *uns* erleben und im Tonfeld objektivieren. Damit lösen wir uns heraus aus aller Anonymität und auch aus aller ebenso isolierten Verbesonderung. Wir werden zu uns selbst beweglich. Das Material mit seinem Widerstand fordert uns zum einen vital und sinnenhaft als »Stoff« oder

Libido heraus, zum anderen steht es uns als eigene Kraft entgegen, und wir sind selbst zu unserer Eigenheit herausgefordert.

Die Situation des Settings ist exklusiv: Nur wir sind da und das Tonfeld und unser Begleiter und eine Schale mit Wasser. Wir sind da mit uns. Im haptischen Geschehen wird dann aus diesem Mit-Uns ein Zu-Uns im Wandel unserer bipolaren Gegenseitigkeit.

2.1.3 Die »Afferenzsynthese« (Pjotr Anochin)

Der Übergang von einer Zuständlichkeit in die andere ruft nach Pjotr Anochin († 1974; russ. Neurophysiologe) eine »Afferenzsynthese« hervor (Anochin, 1967, S. 39ff.). Sie entsteht über ein Reizgeschehen (z. B. das Betreten des Arbeitsraumes oder eine neue Handlungssituation), das eine »integrierte Reaktion vorbereitet, die einstweilen noch latent bleibt und noch nicht in Erscheinung tritt« (ebd., S. 40); P. Anochin untersuchte dessen neurophysiologische Grundlage. Dieses Geschehen benannte zur gleichen Zeit Lüder Deecke (* 1938; dt. Neurologe, Neurowissenschaftler) in seiner Dissertation an der Albert-Ludwigs-Universität Freiburg 1966 als »Hirnpotentialänderungen bei Willkürbewegungen und passiven Bewegungen des Menschen: Bereitschaftspotential und reafferente Potentiale« (in: Deecke & Kornhuber, 1965).

Dieses Potenzial liegt der Arbeit am Tonfeld als Möglichkeitsenergie unserer Gestaltung zugrunde, kann aktuell geladen und aktiv werden. Der Vorgang selbst und sein Erleben könnten auch als »Afferenzgestaltung« bezeichnet werden; denn er zielt ab auf eine »organische Einheit« und spannt unsere Bedürfnisse und Anliegen, in denen wir uns vortragen, ein in leiblich-biologische Vorgänge, die bis in unser umfängliches phylogenetisches Erbe reichen (Anochin, 1967, S. 48ff.). Zugleich spannt sie uns ein in das Hier und das Jetzt unserer Situation am Tonfeld. »Sie stellt eine notwendige Komponente jeden Verhaltensaktes dar, dessen Sinn immer darin besteht, ausgehend vom gegenwärtigen Zustand, für den Organismus möglichst günstige Existenzbedingungen herbeizuführen« (ebd., S. 45). Ihr wesentlicher Bestandteil ist die »Motivationserregung«. Sie bezieht sich zuerst auf Sicherheit und Selbstgewissheit in der neuen Situation. Wir finden uns dazu vor in unserer Weise: gemäß unseren (Vor-)Erfahrungen, unseren latenten oder aktuellen Bedürfnissen.

In der »Afferenzsynthese« entsteht der »Augenblick der Ausbildung des zielgerichteten Verhaltens«. Diese Motivation kann sich dann im haptischen Dialog unserer Hände entfalten. Sie bekommt ihren Stoff im

Material des Tonfeldes. Was sie »besorgt« bis hin zur Blockade des Impulses, sind die vorauseilenden Erwartungen in den erworbenen Erfahrungsmustern unserer Bewegung. In ihnen »wissen« wir schon, was alles kommen wird, und dieses »Wissen« tun wir ebenso wie den Impuls dazu kund im Gestus unserer Hände. Für die Afferenzsynthese besagt dies, dass die Situationsreize und deren Beantwortung verbunden sind mit lebensgeschichtlich früheren Erfahrungen. P. Anochin spricht von der »Ausnutzung des Gedächtnisapparates« (ebd., S. 47). Nicht die konkrete frühere Erfahrung rückt (inhaltlich) in unsere Wahrnehmung, sondern die Erfahrung(squalität) ihrer Wahrnehmung. Die Afferenzsynthese ist die Basis des »Vorgestalterlebens«, das Erich Wohlfahrt und Friedrich Sander für die »Aktualgenese« (s. u. ausführlich: *Kapitel 3.2*) darstellten.

Die biografisch früheren Erfahrungen, die jetzt in ihr virulent werden, sind Erfahrungen, in denen wir uns erfüllt oder nicht erfüllt erlebten. Sie stellen die vitale Basis und den vitalen Grund für unsere Bewegung dar, in der wir sozusagen in die Welt gehen, das heißt: Wir können uns freudig oder neugierig mit unseren Händen auf das Tonfeld einlassen. Wir können uns aber auch abriegeln oder erstarren. Einlassen, Berühren und Eingreifen können unmöglich oder doch nur unter großem Risiko möglich sein. Unser Leib kann zum unbeweglichen Schutzschild werden, in dem wir uns bergen oder abschirmen. Kinder können sich verstecken hinter einem Redeschwall. Oder wir können unsere Bewegung abbrechen. Unsere Vitalität zeigt Brüche bzw. einen Bruch. Melchior Palágyi (1859–1924; ungar.-jüd. Philosoph, Mathematiker, Physiker, Literatur-, Erkenntnis- und Wahrnehmungstheoretiker) sprach von vitalen »Bewegungsphantasmen« (s. auch *Kapitel 3.4.2*), in denen wir uns in unserer Bewegung äußern und über die wir nicht willentlich verfügen können (Palágyi, 1924, S. 113ff.). Üblicherweise bestimmen sie den Vollzug unserer Bewegung. Er ordnet sie einer »niederen Phantasie« zu und nennt sie »Berührungsphantasie«. Sie beruht auf dem lebendigen »Berührungsempfinden«, in dem wir uns zu unseren Erfahrungen bipolar – also aktiv und passiv in unserer Bewegung – verhalten und verstehen. So spricht M. Palágyi auch von »virtueller Bewegung«. Es handelt sich um eine Art räumlich-leibliches Vorbewusstsein oder um eine ordnende Vorerwartung in unserer Bewegung, in dem wir zum Beispiel einen Raum, wie etwa den Arbeitsraum Tonfeld, betreten.

Das Wissen, das in dieser Bewegung virulent wird, stammt aus biografisch alten Erfahrungen und Zuordnungen und resultiert aus dem Verhältnis und Zusammenhang von efferenten Impulsen und reafferenten Rückmeldungen, durch welche wir den Raum zu uns bestimmen. In der haptischen Arbeit dieses Settings treffen wir uns bipolar zu uns im Vollzug unserer Bewegung an: (1.) zu uns in den lebensgeschichtlich erworbenen Bedingungen, die unsere Bewegung bestimmen, und (2.) zu uns in der Intention und den Bedürfnissen unserer Bewegung, uns im Tonfeld zu verwirklichen. Hemmung bzw. Verhinderung sowie Drang bzw. Intention stehen gegeneinander bzw. ringen im haptischen Prozess um *die* Gestalt, die jetzt und hier stimmig, jetzt und hier möglich ist und uns entspricht.

2.1.4 Das Tonfeld als unser Gegenüber – Ungewohnte Begegnungen in einer »vertauschten Welt«

Stellen Sie sich vor: Was Ihnen in die Hände kommt und was Sie greifen wollen, sei dick eingehüllt in eine weiche, formbare Masse von Tonerde. Was derart verborgen eingehüllt ist, kann jedwedes sein, was Ihnen begegnet: Sei es ein Ding, sei es ein Mensch, den Sie berühren oder umarmen oder den Sie an sich ziehen. Was Ihnen nun begegnet als Objekt, ist Ihr eigenes Greifen. Dieses Objekt gibt wieder, was Sie tun. Es gibt *Sie* wieder in Ihrem Tun, und Sie bleiben bei *sich* in der Handlung. Thema sind Sie in Ihrem Greifen, Thema ist nicht die Leistung Ihres Greifens wie etwa die, eine Tasse hochzuheben, Kaffee einzuschütten usw. Was Sie tun, bekommt Selbstzweck, in dem Sie *sich* finden. Das Objekt Tonfeld liefert dazu die räumliche und haptische Realität. Es erscheint als bloßes Gegenüber.

Normalerweise ist es ja im Alltag umgekehrt: Sie greifen etwas, und der Akt Ihres Greifens fließt ganz in das Objekt, und Ihr Tun muss zweckmäßig sein in Bezug auf das Objekt und seinen Gebrauch. Wenn Sie eine Kaffeekanne über den Tisch schlabbern, ist das nicht zweckmäßig. Sie – der Verursacher – werden zwar zum Subjekt einer Handlung; der Handlungszweck ist aber das Füllen einer Tasse, vielleicht noch Ihre Geschicklichkeit bei diesem Tun.

Und am Tonfeld? Eine Kanne als Gestaltidee hingegen, die im Ton verborgen ist, zeigt ihre Bedeutung und vielleicht ihr Innenleben, das sie durch Sie hat! Und was sie zeigt, ist die Bedeutung, die sie *für Sie* hat, und die richtet sich nicht auf die Kanne als solche; denn sie ist, wie gesagt, verborgen. Sie richtet sich darauf, was für Sie bedeutend ist und was Sie als bedeutend suchen. Wenn Sie es finden, sind Sie glücklich; wenn Sie es nicht finden, werden Sie weitersuchen. Vielleicht ist, was Sie da greifen, gar keine Kanne. Vielleicht sind Sie es? In jedem Fall: Was sie wird, wird sie durch Sie, und Sie können sich an ihr wahrnehmen.

Was Sie dann in Bezug auf das Tonfeld tun, hat – wie gesagt – Selbstzweck. Es geht Ihnen nicht so, wie es Rilke in seiner zurückgenommenen, sphärischen Art in den *Duineser Elegien* ausdrückt: »Oh, wie seltsam entgeht doch der Trinkende seiner Handlung.« Sie erleben sich selbst zu sich. Und: Was Sie tun, bleibt erhalten. Es tritt Ihnen als Ihre Bewegungsgestalt entgegen. Im Bezug zu ihr bleiben Sie sich selbst offen. Worauf Sie sich im Gegenüber beziehen und womit Sie sich konfrontiert erleben, sind immerzu *Ihre* Spuren, in denen Sie greifen, sich zukommen, sich wahrnehmen, sich zeigen. Sie gehen in Ihr eigenes Tun ein, denn Sie treffen *sich* darin an und all das, was Ihnen begegnet. Das klingt nach Allmacht und nach Ohnmacht und einem Idealbild von Ihnen. Sie begegnen dem Ist und dem Soll Ihrer Bedürfnisse. Sie begegnen nicht nur Spuren. Diese haben einen Inhalt: Die Spuren Ihrer Bewegung erscheinen als Spuren Ihrer Bedürfnisse, in denen sie sich aufgreifen können. Sie finden sich in ihnen berührt, veranlasst durch das haptisch-sensomotorische Geschehen. Kurz gesagt: Das Tonfeld erscheint als haptisches Objekt, das Halt und Orientierung bietet, und als Feld, in dem Sie sich ausbreiten können.

Und: Es steht für jedwedes Etwas, an dem und zu dem Sie sich erfahren. Es steht für Ihre Welt. Seine Funktion ist es, greifbar zu sein und zu vermitteln, wie Sie sich in Ihrem Greifen finden. Als Objekt und als Vorlage zu Ihrer Wahrnehmung führt es Sie auf Sie selbst zurück; denn was Sie unversehens wahrnehmen, ist die Art, wie Sie wahrnehmen. Zum Objekt Ihrer Wahrnehmung werden die Spuren und die Abdrücke, in denen Sie wahrnehmen bzw. in denen Sie sich in Ihrer Wahrnehmung ausrichten oder verhindert sind. Sie können wahrnehmen, *wie* Sie wahrnehmen. Die Bewegung, in der Sie wahrnehmen, lässt zwar *etwas* erscheinen, wie Viktor von Weizsäcker ausführt (v. Weizsäcker, 1986, S. 168); sie erscheint normalerweise (als Bewegung) *nicht selbst*. Hier, in der Arbeit am Tonfeld, rückt sie selbst *als Vorgang und als Resultat* der Begegnung und der Auseinandersetzung in Ihre Wahrnehmung. Sie selbst erscheinen bipolar bewegt, sowohl zu sich und zu dem Tonfeld als auch zu sich und dem, was Sie tun. In diesen doppelten Bewegungsvollzug finden Sie sich eingebunden. Die Bewegung(en) am Tonfeld ist (sind) Resultat von dem, was Sie aktiv bzw. passiv drängt. Aktivisch enthält die Bewegung Ihre Intention, sich auszugleichen und zu erfüllen; passivisch enthält sie Ihre inneren und äußeren Bedingungen, die nach Ausgleich verlangen. Die inneren Bedingungen sind lebensgeschichtlicher Art (erworbene Phantasmen), die äußeren erscheinen als Forderungen einer »Handlungssituation« (s. dazu umfänglich *Kapitel 4*). Sie begegnen Ihren Handlungs-, Bewegungs- und vitalen Lebensbedingungen. Und damit sind Sie verwiesen auf Ihre Möglichkeiten. Während Sie begegnen, zeigen Sie sich auch in Ihrer Bewegung und können auf den erfüllenden Vollzug in Ihrer Bewegung vom Begleiter angesprochen werden, um sich darin zu sich selbst zu verstehen.

Das verweist auf ein Weiteres: Sie begegnen sich im Tonfeld nicht nur in Ihrem Selbstbezug, ihrem Ausgleich mit sich und ihrer Entfaltung, sondern Sie begegnen sich auch in Ihrer Geschichte, Ihrer biografisch individuellen, als diese Person. Unter welchen – lebensgeschichtlich gewordenen – Bedingungen, guten oder schlechten, finden Sie sich vor in Ihrer Bewegung? Und wieder ist es dann Ihre Bewegung, die Sie auffordert und herausfordert, sich in Ihren Bedingungen aufzugreifen, sich – mit ihnen, trotz ihrer, über sie hinaus – zu entfalten und zu entwickeln. Das Tonfeld wird zum Ort Ihrer hier und jetzt aktuellen Herausforderung, in der Sie sich zu sich selbst stimmig verstehen können.

Worin Sie bewegt sind und was Sie bewegt, das bisher Psychische und Unbewusste, »erscheint« und wird buchstäblich zum Phänomen (griech.: phainómenon = das Erscheinende). Was darin erscheint, sind Sie selbst und Ihre Weise des Tuns, jetzt und hier. Das sinnenhaft Leibliche sorgt dafür, dass das Erscheinen Sie gegenwärtigt. Was da geschieht, geschieht in der haptischen Sensomotorik und ist ein Klärungs- und Zentrierungsprozess zu sich selbst, ist ein Bewusstseinsprozess, und zwar hin zu einem Selbstbewusstsein, in dem Sie sich bipolar, zu sich *und* zu Ihrem Gegenüber, dem Tonfeld, (buchstäblich) »wahr-nehmen«. Dieses Geschehen wird vermittelt durch den Begleiter.

2.1.5 Begrenzungen des Feldes und des Materials

Das Tonfeld und sein Material führen uns bereits durch ihre Begrenzung von Anfang an zu uns zurück. Das Zu-Uns bedeutet Aufbruch, Möglichkeit und Grenze. Das Tonfeld ist als haptisches Gegenüber definitiv begrenzt in seinen Ausmaßen (38 x 42 x 3 cm), und zu seinem Material (zehn Kilo Tonmenge) wird nichts – zusätzlich zum Vorhandenen – mehr hinzugegeben. Das setzt unserem Tun schon eine äußere, quantitative Grenze. Aber das Ganze ist tiefer angelegt. Wir stoßen – selbstverschuldet – an die Begrenzung unseres Feldes, an den Boden, der kein Material mehr bereithält. Oder alles Material ist aufgebraucht. Wir fühlen uns zu uns gehindert und zugleich herausgefordert. In dieser Schwellensituation sind wir zu uns gefragt. Wir stoßen an uns. Das Zu-Uns verlangt neue, gegenseitige Perspektiven und in diesen neue Orientierungen. Es gilt, in den Grenzen zu uns wieder den eigenen Handlungsraum zu finden, und dazu müssen wir uns in unseren Grenzen überschreiten. Für Allmacht und Ohnmacht ist unser Maß zu finden. Es gilt dann, an dieser Grenze und über sie hinaus, das eigene Feld zu entdecken, den eigenen Raum – und mit dieser erlebten Realität zu leben.

Ist das Material aufgebraucht, steht vitale, schöpferische Vitalität an. Was so einfach gesagt ist, verlangt als emotionalen Hintergrund ein hohes Maß an Halt und Vertrauen. Das Zu-Uns wird zum Maß und zum Ergebnis unserer Grenzen. Bedingungen unserer Lebensgeschichte lassen uns einen tiefen Mangel spüren. In diesem Mangel gilt es, uns zu finden und neu in unserer Bewegung zu polen. Hier hat der Begleiter zu vermitteln. Der ohnmächtige Anspruch verlangt zu uns selbst wieder den Dialog. Am liebsten würden wir mit einem Hammer die umgebenden Grenzen aufschlagen. Doch damit hätten wir noch nicht unsere Grenzen aufgebrochen. Oder: Wir können anheben, mit den Fingernägeln den Boden aufzukratzen, doch treffen wir uns darin nicht an. Wir blieben uns verzweifelt verborgen. Der alte Weg – mit seinen häufigen Wiederholungen – geht so wie bisher nicht weiter. Dieses »so« steht nun zur Disposition, sonst treten wir auf der Stelle: »Aber wie dann?« Dem gilt es, sich zuzuwenden.

Die Umgrenzung des Tonfeldes kann uns wiederum den Halt, die Sicherheit und den Rahmen geben, uns zu finden, was auch meint, dass wir zu uns aufbrechen können. Es kann auch sein, dass dieses Zu-uns-selbst-Finden im Innenraum des Tonfeldes nicht möglich ist. Kinder fühlen sich manchmal – durch den begrenzten Raum des Feldes – eingeschränkt in ihrer Wirksamkeit und schaffen sich daher außerhalb des Feldes einen eigenen Raum.

Oder: Das Tonfeld insgesamt kann uns möglicherweise überfordern. Es drängt uns, das ganze Feld beiseite zu schaffen, um dann auf dem Tisch unseren eigenen stimmigen Bereich zu finden. – Oder: Kinder können das Feld hochheben und sich in ihrer Kraft spüren. Heranwachsende und Erwachsene können sich ihm entgegenstellen und sich behaupten. Wir können uns nehmen oder es von uns wegrücken. Je nach Intention wird es in seinem Rahmen zu unserem Aktionsfeld, zu unserem Bewegungsfeld, zu unserem Vitalfeld. Wir begegnen, erleben und gestalten immerzu *uns* in der Konfrontation mit ihm.

Für all diese Alternativen gilt: In seiner Begrenzung zeigt uns das Tonfeld immer wieder Möglichkeiten unserer Bewegung auf, in denen wir uns entsprechend bestimmen können. Es macht ja grundsätzlich unsere Individualität aus, dass wir uns in unseren Grenzen und Bedingungen entscheiden müssen, dass wir uns in unseren Möglichkeiten aufgreifen und entfalten. Grenzen sind Markierungen im Überschreiten oder im Bei-sich-Bleiben gegenüber dem Anderen. Im haptischen Geschehen haben unruhige Kinder oft das spontane Bedürfnis nach Grenzen, in denen sie sich zukommen: Die Hände graben sich ein, eine »Garage« wird für das »Auto« gebaut usw.

Die Haptik lebt von lebendigen Grenzen. Sie liegen unserem Werden, unserem Wandel, unserem Aufbruch und unseren Übergängen zugrunde. Bestimmt wird diese Grenze von uns selbst im Bedürfnis unserer Bewegung. Wir finden uns zu ihr vor in unserer Geschichte sowie zu unserer weiteren Entwicklung. Sie erscheint als Entelechie-Prinzip zur Entdeckung und Verwirklichung unserer Möglichkeiten im jeweiligen Hier und Jetzt – am Tonfeld von Setting zu Setting.

Sicher könnte im Kontext des bisher Gesagten das Tonfeld durchaus auch etwas größer oder kleiner sein. Sein Maß war einmal der Rahmen eines bei einem französischen Schreiner von mir zufällig auf der Suche nach einem passenden haptischen Objekt entdeckten Kellerfensters, der keine Verwendung mehr fand.

2.1.6 Der Ton – Material und Stoff unserer bipolaren Beziehung

Das Tonfeld ist ausgestrichen mit Ton, und die Eingangseinladung lautet einfach nur: »Versuchen Sie, nach Möglichkeit mit geschlossenen Augen das Feld wahrzunehmen.« Eine spezifische Gestaltung ist nicht angesagt. Wir finden uns am Tonfeld vor, gelockt zu Impulsen, die nicht der mentale Wille kreiert, zu Impulsen, in denen wir uns – ihnen folgend – äußern und die wir dann aktiv durch unser Tun und passiv durch unser (wahrnehmendes) Erleben aufnehmen in die Bewegung unserer Hände. Am Beginn eines Settings am Tonfeld sammeln wir uns zunächst einmal zu uns und richten uns dann auf das Tonfeld aus, meistens jedenfalls (später richten wir uns auf unsere Gestaltungen aus, in denen wir uns auf das Tonfeld einlassen).

Wenn wir unsere Hände auf das Tonfeld legen, realisieren wir uns leiblich-sinnenhaft zu dem, was wir berühren und was uns berührt. Das Sinnenfeld der Haptik umfasst uns: Wir erleben und finden uns bipolar angesprochen zu uns, denn wir berühren und sind zugleich berührt: Uns berührt etwas sowohl leiblich-sinnenhaft wie zugleich auch seelisch-emotional. Und wir stoßen in diesem Berührtsein auf ein konkretes Gegenüber, eben das Tonfeld und sein Material. Ein reales Etwas erscheint im Erleben und das Erleben, das uns bewegt, wird zum realen Etwas. Die Wirklichkeit wird zu unserer Wirklichkeit. Jetzt fehlt nur noch als Drittes der mitmenschliche Pol, durch den wir uns in unserer Wirklichkeit aufgreifen, gestalten, erfüllen und verstehen können. Diesen Pol stellt der Begleiter.

Mit diesem Moment unserer Berührung stellen wir uns in die gegenseitige Berührung zu uns selbst im Bezug zum Tonfeld. Wir treffen auf ein Anderes, auf unser Gegenüber, von dem her wir uns zukommen und auf das wir uns ausrichten. Die Situation hat drei Züge. Der erste ist tatsachenbestimmt: Wir handeln nach dem, was uns berührt, sei es emotional, sei es sinnenhaft. Der zweite ist fremdbestimmt: Wir lassen uns ein auf das Tonfeld mit seinen Bedingungen und Möglichkeiten. Der dritte ist selbstbestimmt: Wir greifen uns in dem Anderen auf. Alle drei Züge wirken im Geschehen zusammen, lassen sich aber unterscheiden. Wir greifen uns aktiv auf in dem, wie wir uns und unserem Gegenüber begegnen. Das kann beflügeln und vital zu Weiterem anregen, kann aber auch erschrecken. Dem gestalterischen, bewegenden Drang zu uns stehen möglicherweise der Schreck und die Scheu zu uns entgegen, die immer zugleich als Scheu gegenüber anderem erscheint. Oder: Wir fühlen uns eingebunden im realen wechselseitigen Miteinander mit dem, was wir tun; dann erleben wir uns in unseren vordrängenden Bedürfnissen, erleben uns in ihnen haptisch-sinnenhaft-lebendig, begegnen sodann uns selbst in den Spuren und Gestaltungen im Material durch uns. Wir fühlen und finden uns zu uns mit einem Mal im sensomotorischen Dialog unserer Hände lebhaft herausgefordert und motiviert in unserer Bewegung. Das haptisch-gegenseitige Geschehen nimmt uns auf. Der Ton wird zum haptischen Material, in dem wir das Tonfeld und uns selbst greifen und in der gegenseitigen Beziehung gestalten.

Das Material Ton hat vier »Eigenschaften« bzw. Angebote: Erstens zeigt und vermittelt es unsere Beziehung zum haptischen Objekt (hier dem Tonfeld). Zweitens ist der Ton ausreichend fest, sodass er unseren Händen Halt und zugleich Widerstand bietet. Drittens ist er dank seiner formbaren Konsistenz unserem vitalen Greifen und Gestalten frei verfügbar. Und er ist viertens zugleich so »flüssig«, dass er unsere Bewegung aufnimmt und erscheinen lässt. Unser Tun verrinnt nicht spurlos wie in Sand, verschwindet nicht spurlos wie in Wasser.

Wir erfahren uns in unserem Tun durch das Material bzw. mittels dieses Materials Ton hindurch sinnenhaft-leiblich bewegt und können darin aufgreifen, was uns bewegt. Der Ton ist gleichsam das Medium unseres Tuns, sodann des Was und Wie unseres Tuns, sowie drittens unserer Wahrnehmung von Was und Wie. Er ist Träger unserer Bewegung, nimmt sie auf und gibt sie wieder. Und in ihm begegnen wir uns in unserer Vitalität und in den Äußerungen unserer vitalen Libido. *Fazit*: Das Material, in dem wir uns vital zeigen und verwirklichen, macht das Tonfeld zum erlebnis- und ausdruckreichen Sinnenfeld von Leib *und* Seele.

Das Material bietet in unserer Bewegung sowohl qualitativ wie quantitativ die Entsprechung zu dem, was uns bewegt. Vitales in unserer Bewegung, in unserem Greifen und Formen verlangt nach Fülle, Anrührendes nach sensorischer Feinheit. Wir *vollziehen uns* darin in unserer Bewegung – und wir *begegnen uns* darin in unserer Bewegung – und wir *erfüllen uns* in unserer Bewegung.

Und dann ist da im Material die leibliche Korrespondenz: Es bietet sich an für unsere vitalen Sinnenbedürfnisse, die immer zugleich Leibbedürfnisse sind. Ein jeder kennt das »Matschen«, insbesondere oft zu beobachten bei Kindern! Aber was teilen sie darin mit? Kommen sie sich zu oder präsentieren sie sich nur? Entdecken sie sich vielfältig in den Bedürfnissen ihrer Sinne oder verlieren sie sich? Die Berührung kann die Sinne öffnen und sich fortsetzen über die Haut bis ins Gewebe zu den Knochen. Wir können das Material als den Stoff unserer Sinne erleben, Schwere, Widerstand und Gewicht. Es wird zum Sinnen-, Handlungs- und Beziehungsstoff, in dem wir uns verrichten und erleben und unsere passende Beziehung und Erfüllung gewinnen können zu dem, was uns von innen und von außen her bewegt. Unsere Bewegung kann sich im Tonmaterial durchaus erfüllen und sättigen, geht aber nie in ihm auf. Es bleibt für weitere Bewegung verfügbar und initiierend für nächstes Tun. Das gilt auch für uns selbst: Wir erfüllen uns zwar, doch richtet uns diese Erfüllung zugleich weiter aus. So weist uns, was wir tun, über uns hinaus in einem »fortrollenden Werden« (v. Weizsäcker, 1986, S. 103).

Während das Tonfeld insgesamt das Gegenüber stellt, dem wir begegnen und in das wir uns einlassen, begegnen wir in seinem Material der Art und Weise, wie wir dies tun und tun können. Wir werden uns in dieser Begegnung, in diesem Uns-Einlassen selbst gegenständlich. Da wir *uns* objektivieren im Material des Feldes, können wir uns auch darin aufgreifen in unseren individuell-biografischen sowie anthropogenetischen Bedingungen und Möglichkeiten. Das Zu-Uns drängt uns sowohl in unserer Bewegung wie in dem, was wir bewegt leiblich-sinnenhaft wahrnehmen.

Das Tonmaterial spiegelt uns selbst – im je Werdenden und Gewordenen. Es ist haptischer Stoff für unsere Hände und Sinne sowie haptischer Stoff unserer Geschichte und unseres Werdens darin. Es weckt Bedürfnisse in uns und bietet darin selbst die Möglichkeit zur Erfüllung an. Es berührt uns und fordert uns seelisch und haptisch-leiblich heraus, egal ob es uns einlädt oder uns abstößt. Es ist Stoff, in dem wir uns antreffen, den wir verwenden, um *uns* zu verwirklichen; es ist Stoff unserer Beziehung, und zwar der zu uns, der zu unserem Gegenüber und der zu dem, was wir tun und wie wir uns darin fühlen. Es verkörpert unsere vitale Libido, unseren sinnenhaften

Antrieb und seine Präsenz, in Bewegung und Wahrnehmung, in denen wir uns aufgreifen, gestalten und verstehen.

Unser Tonfeldbezug – das heißt generell unser Welt- bzw. Außenbezug – ist unmittelbar an unseren Selbstbezug geknüpft. Von solcher Gegenseitigkeit lebt die Haptik. Das gilt einerseits für unsere Stellung in unserer Evolution als Mensch und andererseits für unsere ganz individuelle, lebensgeschichtliche Verwirklichung darin: Mensch- und Selbstverwirklichung hier und jetzt. Die Bewegung, das Berühren und Sich-berührt-Fühlen unserer Hände im Tonfeldereignis treffen auf unseren allmenschlichen Drang und unser ureigenes Bestreben, uns jetzt stimmig zu äußern und zu entfalten im haptisch geweckten Handlungsdrang unserer Hände.

Das Zu-Uns lässt uns aufgreifen, was wir brauchen. Wir holen uns zu uns selbst ein in dem, was wir tun. Was ansteht, betrifft die Architektur und den Aufbau unseres Werdens. Versäumtes, nicht Mögliches, Abgebrochenes meldet sich zur Erfüllung dieses Ganzen. Was derart aktuell, gegenwärtig begegnet, kann auf die Vergangenheit verweisen oder auf Zukünftiges. Mit anderen Worten: Das Material, in dem wir uns begegnen, erlaubt es, dass wir jetzt für uns erwerben und im wörtlichen Sinne begreifen können, was damals oder auch jetzt lebens- bzw. entwicklungsgeschichtlich für uns nicht möglich war bzw. ist. Ein Mangel zeigt sich als Aufforderung zum Ausgleich, und das Material Ton im Feld bietet sich als Gegenüber zu uns zu diesem Ausgleich an.

Fazit: Es geht in der Arbeit am Tonfeld um den (Wieder-)Gewinn einer Kohärenz mit uns selbst, um die Aufhebung von Lebensbrüchen und um ein neues Selbstverständnis darin.

2.2 Die Arbeit am Tonfeld – Praxis und Bedeutungen

2.2.1 Was heißt »Arbeit am Tonfeld«?

Ein Tisch im Raum, ein Stuhl davor, auf dem Tisch ein flacher Kasten in den Maßen 38 x 42 x 3 cm, flach mit Tonmasse ausgestrichen, seitwärts neben dem Feld steht eine Schale mit Wasser. Dazu werden wir von jemandem – der Begleiterin, dem Begleiter – erwartet, begrüßt und auf unser Anliegen hin angesprochen. Das ist der Empfang zur Arbeit am Tonfeld. Das karge Setting – das Tonfeld selbst mit seinem Material, die ganz offenen Möglichkeiten seines Gebrauchs und seiner Nutzung – sowie die Reduktion auf die Haptik und ihre Wahrnehmung fordern besonders heraus. Oft mildert es die vielleicht erste Überraschung und Unsicherheit, wenn wir eingeladen werden, auf dem Stuhl vor dem Tonfeld (unseren) Platz zu nehmen. Wir haben dann schon mal unseren eigenen Ort. *Wie* wir uns zu ihm einfinden, *wie wir uns* hier und jetzt *zu uns einfinden*, sagt bereits manches über unsere Bedürfnisse, sowie über unseren momentanen leiblich-vitalen und emotionalen Halt bzw. Nicht-Halt, mit dem wir uns auf die neue Situation einlassen können – da gibt es Variablen: von lustvoll bis widerwillig, ängstlich bis resolut, neugierig bis ratlos blockiert. Später wird dieses alles zum Thema im haptischen Bedürfnis unserer Hände, in dem wir uns sinnenhaft-leiblich zu uns selbst verstehen und aufnehmen.

Unsere je ganz eigene Geschichte beginnt, wenn wir den Arbeitsraum erstmals betreten: Wir erleben uns zu uns und zu dem, was uns begegnet und wie wir darauf reagieren; dazu gibt es in diesem Buch verschiedene Beispiele aus der Praxis. Im Tonfeld dann mit seinem Material (dem zähweichen Ton) können wir uns in unserem aktuellen Erleben aufgreifen. Wir mögen zum ersten Mal dem Tonfeld begegnen oder es schon über viele Male kennen – der Anfang, in dem wir jeweils (neu) beginnen, ist immer eine aufregende Herausforderung, die nach Orientierung sucht (dazu ausführlich: *Kapitel 5, Handlungssituation 1*). Es ist das offene und (noch) unbestimmte Zu-Uns, das nach Klärung verlangt und nach entsprechendem Halt für diese Klärung. Hier ereignet sich am Tonfeld übrigens (ganz am Anfang und später immer wieder – wie auch immer wieder im Leben) etwas Urmenschliches, und zwar jeweils dann, wenn noch Unbekanntes in der Nähe ist, wenn wir uns dem Unbekannten nähern, wenn wir dazu Orientierung und Klärung suchen, wie diese Annäherung gelingen kann: Um sie zu wagen, braucht unser leib-seelisch-geistiges System als Mensch ein sicheres Ufer (das ist mit »Halt« gemeint), um sich mit diesem Rückhalt dem anderen Ufer nähern zu können. Was da jetzt ansteht – Bestreben und Halt, Antrieb und Rückhalt –, drücken wir aus und zeigen es in unserem leiblichen Gestus, in unserem Verhalten zur aktuellen Handlungsoption des Tonfeldes, sowie zum Raum, zum Begleiter – ja, zur offenen, noch ungewissen Gesamtsituation.

Wir sind zur Arbeit am Tonfeld gekommen, weil wir mit uns – wie auch immer – nicht im Lot sind; etwas soll geschehen, was noch nicht ist, noch nie war oder war und abgespalten wurde. Weit vorausgeschaut: Weil uns das, was geschehen soll, ausmacht, können wir es nur selbst finden. Es geht um unsere ganzheitliche Wiederherstellung, nicht als Reparatur, sondern als Selbsttätigkeit. Jetzt zeigt das Setting erstmals seinen Sinn: Die Reduktion auf die Haptik – basierend auf dem taktilen Ursinn des Menschen – führt uns in unserer Bewegung auf uns selbst hier und jetzt zurück. Mit unseren Händen erfahren wir uns selbsttätig. Das Material und das Tonfeld werden zu Polen, in denen wir uns zukommen, wiederfinden, befrieden, versöhnen, aus einer Lebensblockade lösen können etc.

Und da ist jemand – die Begleiterin, der Begleiter – mit uns da, durch die wir uns in dem, was wir tun, mehr und mehr verstehend begegnen. Wir selbst sind Ausgang und Ziel unseres Tuns. Dazwischen bewegen, fühlen, erleben, gestalten wir uns zu uns in personal individueller und mitmenschlicher Position – zu uns, die wir aufbrechen, und zu uns, die wir ankommen. Zu beiden Polen nehmen wir uns – je vertrauter uns die Arbeit am Tonfeld wird – sinnenhaft-leiblich (aktiv wie passiv erlebend) und mental (verstehend) wahr. Dieses Wahr-Nehmen wird zu unserem schöpferischen Akt. Wobei, dies sei noch angemerkt, »mental« hier nicht nur rational verstanden ist, sondern umfassend seelisch-geistig.

Dazu aber müssen wir uns zuerst vital und sinnenhaft-leiblich wahrnehmen können. Hierzu bietet sich als Vorlage und als haptisches Objekt das Tonfeld mit seinem Material an. Wir treffen uns dabei sowohl in den Möglichkeiten unserer Bewegung an als auch in den bisher lebensgeschichtlich entstandenen (aber nicht auf Ewigkeit angelegten) Bedingungen zu ihrem Vollzug. Wir erfahren uns zu beidem jetzt und hier in unserer Bewegung bewegt. Entsprechend zeigen wir uns in unserem leiblichen Gestus und entsprechend erfahren wir uns motiviert in unseren Händen. Wir zeigen uns in unseren haptischen Bedürfnissen. »Uns zeigen« heißt, dass wir uns in unseren Anliegen (wortlos) im haptischen Tun unserer Hände und ihren Gestaltungen mitteilen – vor, am und im Tonfeld.

Das »Tonfeld« verweist uns nicht auf eine uns längst bekannte Nutzung, wie zum Beispiel auf die eines »Sandkastens«, in dem man spielen oder etwas bauen kann. Es hat am Anfang der Arbeit am Tonfeld zunächst eine gänzlich offene und zugleich für uns wegweisende Funktion. Wir treffen auf unsere inneren und auf unsere äußeren Bedingungen und Möglichkeiten. Frage ist, wie wir auf sie eingehen und für uns entscheiden können.

Mit seinem Material ist das Tonfeld für unser Erleben ein herausforderndes Gegenüber und zugleich ein Mittler zu uns, wir finden uns im Kontakt mit dem Tonfeld leiblich bewegt: emotional und mental. Im haptischen Geschehen bezieht es uns immerzu auf uns selbst. Wir werden hier am Tonfeld uns selbst zum Dialogpartner, auf den wir uns ausrichten. Ton und Feld erscheinen – in ihrer Mittlerfunktion – als unser Beziehungspart, in den bzw. durch den wir bei uns anzukommen gerufen sind: Wir sind durch Feld und Ton sowie in unserer Bewegung – im Dialog mit ihnen – und in dem, was uns bewegt, aufgefordert, »uns in die Hand zu nehmen«, uns zu entdecken und zu verwirklichen.

Als unser Gegenüber erscheint das Tonfeld als unsere Welt und unser Bewegungsfeld. Ob es uns aufnimmt oder ob es uns abstößt – beides wird zur Herausforderung an uns. Bei diesem Geschehen müssen wir es nicht bei dem, was erschienen ist, belassen, sondern lauschen weiter in unsere eigenen (wahren) Bedürfnisse hinein und geben jedem Wunsch nach. Wir können den Wunsch verspüren, offene Stellen zwischen Ton und Rahmen oder Unebenheiten auf der Fläche auszustreichen, oder liegen gebliebene Tonkrümel zu entfernen, bis wir uns auf der ganzen Fläche ausbreiten können. Wir suchen mittels solcher Aktionen Ausgleich zu dem, was *uns* störend bewegt, und darüber gleichen wir uns mit uns selbst aus und eignen uns unser Feld an. Das Tonfeld bietet seine Realität an für unsere Möglichkeiten, uns zu äußern, uns zuzukommen und uns zu verwirklichen. Mit dem flexiblen Material Ton ist es selbst flexibel in unserem Zu- und Aufgreifen *zu uns*.

Das Zu-Uns, sein Halt und seine Sicherheit vermitteln und gestalten sich im »Wahr-Nehmen« des Tonfeldes mit seinem Material durch unsere Hände. In ihnen begegnen wir sinnengesteuert unseren Impulsen, in denen wir uns haptisch äußern und zukommen. Was wir tun und greifen, in dem begreifen wir uns zu uns auf. Mithilfe des Begleiters werden aus unseren Impulsakten Akte, in denen wir uns zu uns verstehen. Was wir tun, wird zu unserer Sprache. Das formbare Material stellt gleichsam den Sprachstoff, in und mit dem wir uns gestalten. Über das Instrumentarium der Haptik können wir uns aneignen und einverleiben, was uns zu uns selbst bisher mangelt. Ich drücke dies gerne so aus: Wir können uns in dem, was wir tun, sättigen und mit uns ausgleichen und so »unsere Sprache« finden, uns vital zu entfalten.

Es gilt bei all dem, wie Viktor von Weizsäcker formuliert: »dass die Wirklichkeit nur einsetzt, wenn sie als Möglichkeit, doch nicht als Notwendigkeit vorbestimmt ist« (v. Weizsäcker, 1986, S. 151) – wir greifen uns beim haptischen Geschehen am Tonfeld in unseren Möglichkeiten auf, und zwar in unserer Bewegung, und stoßen als Erstes auf unsere (bisherigen lebensgeschichtlich geformten) Bedingungen. Die »Arbeit« besteht darin, dass wir uns in unseren Bedingungen wahrnehmen, annehmen, dann überschreiten und uns in all unseren Möglichkeiten erkunden, erspüren, annehmen und erfüllen.

Was wir antreffen, weckt unsere je individuellen Bedürfnisse und ist ganz individuell bestimmt. So verlangt beispielsweise eine Unebenheit im Material bei dem einen danach, sie zu glätten. Jemand Anderer mag sich durch die Unebenheiten des Materials stattdessen belebt fühlen. Ein Dritter bemerkt sie gar nicht oder stellt sie allenfalls nur fest. Ein Vierter findet darin einen spezifischen Ort, der an etwas ganz Bestimmtes erinnert, leidvoll und/oder als Chance etc.

Der haptische Prozess wird zu *unserem* Prozess. Worin wir uns mitteilen, hat eine Sprache und eine Grammatik, sonst könnten wir uns weder mitteilen, noch verstehen.

2.2.2 Das Tonfeld als haptisches Erfahrungsgegenüber

Der Finger »bohrt ein Loch«, bohrt noch ein Loch, »schafft Verbindungen« ... Dies lädt ein zu weiteren taktilen Experimenten. Unsere Bewegungen verselbstständigen sich auf einmal im Material des Feldes und werden zu einem eigenmotorischen Sinn- und Zweckgeschehen: Aus Verbindungen werden plötzlich »Flüsse«. In ihnen schwimmt ein Tier; oder auf ihm fährt ein Schiff – gleichsam *topoi* in unserer Bewegung. Diese Verselbstständigungen des Tuns der Hände finden zu eigenen Erfahrungs- und Erlebnisbildern. »Da ist ...!« Sensorische Berührungen führen in die Bedürfnisse der Sinne oder zeigen uns Bedürfnisse in unserer Bewegung an. Handlung und Material erhalten eine qualitative Bestimmung. Das Material selbst begegnet als kalt, als einladend usw. Wir erleben uns im haptischen Geschehen über das dingliche Feld- und Materialerleben hinaus in Physiognomien, die uns als Tatsachenwelt seelisch und sinnenhaft anrühren und entsprechend ausrichten. Beispielsweise erscheint zum einen die dingliche Qualität »kalt«, in der das Material uns begegnet, und zum anderen die Qualität »kalt«, in der wir uns befinden und fühlen: Wir werden von dem, was uns begegnet, »kalt« berührt.

Leitlinie für uns ist bei all dem unser Fühlen, in dem wir uns zu uns erleben. Darin eingeschlossen sind (irgendwann, ganz früh uns beigebrachte) soziale Wertvorstellungen, in denen wir uns »zu uns« (?) vermittelt worden sind. Sie betreffen das gesamte Feld unserer motorisch-sinnenhaften Äußerung (so z. B. unser Verhältnis zu haptischer Aggression und Destruktion). Sie betreffen unseren wahren Halt und unsere wirkliche Orientierung *zu uns selbst* und dann auch zu unserem Umfeld. Es stellt sich hier und jetzt die Frage nach dem Aufbruch aus (nur) erlernten Wert- und Unwertvorstellungen. Anlass, Durchdringung und Erprobung hierzu bieten sich im haptischen Setting der Arbeit am Tonfeld.

2.2.3 Risiken und (soziale) Vermittlungen

Folgen wir unserer Bewegung, hat dies durchaus Risiken. Wir müssen uns immerhin in dem Sinnengebiet der Haptik neu bestimmen und unseren

Stand gewinnen. Das beginnt schon damit, dass wir uns überschreiten sollen, wollen wir uns auf das Tonfeld als Realsymbol von uns selbst in unserer Bewegung einlassen. Wir brauchen (leiblich) bei uns selbst einen verlässlichen Stand und im Tonfeld einen verlässlichen Pol, dass wir auch dort unseren Stand gewinnen können. Nur dann können wir uns auch verlässlich zu uns selbst fühlen. Das »verlässlich« ist ganz wörtlich gemeint, denn wir müssen, um unsere Erfahrung aufzugreifen, in unserer Bipolarität beweglich sein. Unser Halt verlangt Beweglichkeit und unsere Beweglichkeit sucht Halt. Derart erleben wir unsere räumliche Präsenz.

Dies alles drängt den Begleiter in seine vermittelnde Funktion. Er ist Ansprechpartner, mitsorgender Begleiter auf der Reise zu uns selbst. Durch ihn können wir uns jetzt am Tonfeld passend und erfüllend zu uns verstehen, bzw. einsehen in unseren Bedingungen und Möglichkeiten dazu.

Die Szenerie eines solchen Verstehens ist leiblich-sinnenhaft. Das bipolare Zu-Uns an einem Anderen (dem Tonfeld) verlangt nach Stimmigkeit. Wir wollen ankommen bei uns. Dazu haben wir alle Hände voll zu tun und dazu werden wir angesprochen: vom einladenden Material und von unserem uns zugewandten Partner, dem Begleiter. Wir verstehen uns nun zu uns: erstens als im Gelingen und in unserer Erfüllung oder auch im Misslingen und der Nichterfüllung. Letzteres führt in die Frage: Was stand dagegen? Welche Möglichkeiten konnten wir nicht finden? Sodann: Wie steht es zweitens um unsere Ausblicke und Möglichkeiten im Alltag? Und drittens: Welche Stützen hatten wir lebensgeschichtlich zu unserem Halt ins Leben? Und welchen Halt müssen wir uns selbst suchen? Alles *Nicht* ist Aufforderung an uns selbst, unser Leben selbstständig in die Hand zu nehmen.

Im Halterleben am Tonfeld stellen sich Fragen aus dem seelischen Lebenshintergrund, insbesondere nach dem bisherigen Erleben von *Selbstgewissheit, Selbstvertrauen, Selbstsicherheit.* Diese Fragen tauchen auf mit oder ohne Inhalt wie eine Bestandsaufnahme. Wir können erinnern, was möglich war, was wir entbehrt haben, wonach wir uns gesehnt haben. Solch empfindendes Erinnern kennen Kinder bereits. Eine Wende wird gesucht. Wie gewiss aber sind wir jetzt und hier zu uns? Was können *wir* tun? Es geht um Aufbruch aus biografisch mangelndem Hintergrund hinsichtlich Sättigung, Erfüllung, Selbstvertrauen. Wir können uns jetzt neu ergreifen. Das sind zum Beispiel Bedürfnisse der Basissinne, der vitalen Entfaltung, der Suche nach neuem Anfang, wider alle vorherigen Meinungen dagegen. Dies gilt insbesondere für Kinder, die häufig keinen Verbündeten mehr haben, der ihnen »was« zutraut.

Das Setting der Arbeit am Tonfeld erlaubt immer einen neuen Anfang, in dem die eigene Bewegung sich erfüllen kann, sofern wir denn darauf angesprochen werden. Und dazu zeigen wir uns im Verlangen unserer Bewegung, in unserer leiblichen Haltung, in der Gestik unserer Hände, im Bedürfnis unserer Sinne. Das Tonfeld und der Begleiter nehmen uns auf in unserem Anliegen. Das bedeutet für uns in unserem (motorischen, emotionalen, sensorischen) Spannungsfeld eine Entlastung. Wir können (wieder) frei werden zu unserer leiblichen Beweglichkeit und zu befreit fließenden Handlungsimpulsen (zu den Funktionen einer Begleitung s. ausführlich *Kapitel 6*).

2.2.4 Einheit und Zueinander

Die Haptik lässt aus der Beziehung zwischen uns und dem Tonfeld eine Doppelbeziehung werden: die zu uns im Bezug auf uns und die zu uns im Bezug auf das Tonfeld. Zur ersten fühlen wir uns herausgefordert in unserer Entfaltung; sie hat Selbstzweck. Die zweite bestimmt uns zu den äußeren Bedingungen dieser Herausforderung; sie hat Sachzweck und betrifft die Handlungssituation, in der wir uns in Bezug auf das Tonfeld antreffen. Wollen wir uns zum Beispiel auf das Tonfeld verlagern, sind wir aufgefordert, auf der Tonfeldfläche einen Halt zu finden: Jetzt erleben wir uns mit dieser Aufgabe konfrontiert und in unseren inneren, vorausschauend strategischen Bedenken und Erwartungen angesprochen. Es ist diese innere und äußere Realität, auf die wir uns einlassen. Wir können hier vom »Realprinzip der Haptik« sprechen. Es fordert uns im inneren wie äußeren Zusammenhang mit uns und stellt uns in unseren realen Welt- und Selbstbezug mit seinen Möglichkeiten und seinen Verhinderungen.

Da wir uns zu uns am Tonfeld eingebunden in die Haptik des Berührens, Greifens und Bewegens erfahren, müssen wir »aufbrechen«, ganz wörtlich verstanden: Wir öffnen uns einerseits auf ein Anderes hin, lassen uns auf das Tonfeld ein, und andererseits begegnen wir *uns selbst* darin, sowohl im Wie als auch im Was unseres Tuns. Was wir leiblich-sinnenhaft in unseren Händen berühren, hat eine reale Gewissheit: »Das ist …!« – eine reale Tatsache. Sie wird zum haptischen Objekt. Es erscheint gleichsam zugehörig dem Weltaußenraum. Sodann erscheint es in einer Eigenheit, korrespondiert mit unseren Bedürfnissen oder widersetzt sich: mutet »hart« an und verschließt sich der Berührung, wünschten wir »es« uns doch »weich« und aufnehmend. Was uns derart entgegenkommt, erscheint gleichsam zugehörig dem Weltinnenraum.

Mit anderen Worten: Was uns da in unseren Händen berührt, erscheint sowohl im seelisch Inneren als auch im weltlich Äußeren, also bipolar. Wir erfahren in unserer Bewegung bewegt, was im Inneren und im Äußeren konkret ansteht. Inneres gewinnt im Tonfeld seine äußerliche, sinnenhaft-vitale Realität. Äußeres Geschehnis gewinnt berührende Bedeutung für uns. Beide Wirklichkeiten durchdringen sich. Anders gesagt: Uns begegnet unsere innere Welt, wenn wir unsere äußere Welt ergreifen, und: Was uns umgibt, realisieren und begreifen wir in inneren Vorgängen, nach denen wir uns gestalten. Ganz Subjektives hat sein objektives Pendant, und ganz Objektives sein subjektives. Wir erfahren uns mit unserer Außenrealität in unserer Innenrealität und mit unserer Innenrealität in der Außenrealität.

Zugleich eröffnet sich uns durch die Haptik eine neue Dimension. Sie erschließt uns die Dimension der Beziehung und der Begegnung, in der und aus der wir leben und die wir durch uns gestalten. Die Weise, wie wir berühren, und die Weise, wie wir berührt sind, gestalten sich über unsere Hände zu einem Beziehungsgeschehen und einem Beziehungsprozess, in dem wir uns selbst finden und in dem wir antreffen, was uns umgibt. Dieser Beziehungsprozess verläuft in einem biologischen Regelkreis, das heißt: Das Tonfeld wird in unseren Händen zu einem Beziehungspol, der unsere (von uns ausgehenden) efferenten Bewegungsimpulse aufnimmt und der sie uns reafferent über unsere Gestaltung zurückmeldet. In diesem Regelkreis vollzieht sich der haptische Handlungsprozess, in dem wir uns orientieren, entfalten und gestalten, wobei die Abfolge dieser drei mehrfach variieren kann.

Die Arbeit am Tonfeld in ihrem äußerlich recht kargen Setting wird zu einer überschaubaren intensiven Laborsituation: Indem wir uns hier klären in unserer aktuellen Situation, setzen wir nicht nur einen psychischen Prozess in Gang, sondern einen tief existenziellen, in dem wir uns zu uns verstehen.

2.2.5 Die Haptik stellt uns in unsere Realität – Realfunktion der Haptik

Die Haptik holt uns ein zu uns: »Was auch immer wir tun, in dem begegnen wir uns selbst« – »Wir treffen uns an zu uns selbst« – dies sind Zentralsätze der Haptik. Wir können nicht »einfach nur so« etwas machen, sondern: Mit einem Mal finden wir uns darin vor und sind zu uns gefragt, wir sollen mit uns zusammenkommen. Damit beginnt unsere Selbstgestaltung. Die Haptik holt uns ein. Wir greifen uns im Gegenüber auf zu uns. Wir können nicht mehr in eine »ideelle Ferne« rücken (Cassirer, 2010). Am realen Gegenüber erfahren und zeigen wir uns in der Wahrheit und Realität zu uns, und zwar in Beziehung zu uns selbst. Mit »Wahrheit« ist gemeint die Bestimmung durch unsere Bewegung. Diese kann aktuell nicht anders sein, als sie eben ist. In ihr bestimmt und zeigt sich bipolar zum Tonfeld im leiblich-gestischen Vollzug die Realität zu uns in den Bedingungen und Bedürfnissen unseres inneren und äußeren Lebensraumes.

Dies alles erlaubt es, von der »Realfunktion« der Haptik zu sprechen: Wir realisieren uns erstens in den Bedingungen und Möglichkeiten zu uns, zweitens personal zu uns selbst und drittens erleben wir uns in der lebendigen Wirklichkeit zu uns. Dazu verlangt die Haptik ein geeignetes Gegenüber (wie das Tonfeld), auf das wir uns polen und an dem wir uns verwirklichen können. Das kann als »haptisches Realprinzip« bezeichnet werden. Ein solches stabiles Gegenüber ist Garant jeglicher vitalen Verselbstständigung.

Die Haptik fordert uns auf zu uns selbst und zu unserem eigen- und selbstständigen Stand. Dieser Stand steht in Korrespondenz zu unseren vital-leiblichen Bedürfnissen und ist selbst ein solches Bedürfnis. – Da wir in diesem Setting *uns* begegnen in den vielfältigen Möglichkeiten der Vorlage Tonfeld, die zugleich unsere Möglichkeiten sind, können wir uns entdecken, erfühlen, verwirklichen und erfüllen. Die Vorzeichen stehen gut: Erstarrtes und auf Eis Gelegtes können wieder lebendig werden. In unseren sensorischen Erfahrungen treffen wir auf unsere Entfaltung und können uns darin aufgreifen. Motorische Akte hinterlassen im Tonfeld Spuren, in denen wir uns begegnen und die uns einbinden in unsere Bewegung. Gleiches gilt für Affekte, in denen wir auf das Material einschlagen: Wir treffen auf ein Gegenüber, aber treffen auch auf uns, und wir treffen auf das, was wir tun und wie wir es tun. Das meine ich mit der Formulierung: *Die Haptik holt uns ein zu unserer Realität.* »Realität« bedeutet und schließt ein sowohl das Erleben von leiblichem Zu-uns–Sein als Subjekt als auch das Erleben unseres Gegenüber-Seins zu einem haptischen Objekt, von dem wir uns zukommen.

Damit wir uns einholen können, sind wir angewiesen auf Voraussetzungen: Da ist zunächst die Grunderfahrung von Kohärenz im narzisstischen Gefühl der Selbstwirksamkeit. Es ist zum einen geknüpft an entsprechende soziale Vermittlung und ist im haptischen Bezug auf das Tonfeld als haptisches Objekt womöglich erst noch aufzubauen. Es ist andererseits geknüpft an haptische Entfaltung. Dazu gehört die Internalisierung einer verlässlichen Objektbeziehung: Das Gegenüber (Tonfeld und Material) erscheint als haptisches Objekt eingebunden in die Erlebnisse unserer Bewegung, zum Beispiel der Wechsel von Verbindung und Lösung zum Objekt. Dazu gehört zweitens der gleichgewichtige Halt in unserer Bewegung (zu uns und zum Gegenüber) sowie die Aktivierung bzw. Belebung der Basissinne. Sodann gehört zu einem solchen Kohärenzgefühl drittens das ideale Selbstgefühl mit dem Glauben, der Hoffnung und der Erwartung von möglichem Halt und Ausgleich. Aaron Antonovsky († 1994; israel.-amerik. Soziologe, Vater der Salutogenese) sah darin die Grundlage der Salutogenese im Gegensatz zur Pathogenese (Salutogenese bezeichnet die Wissenschaft der Entstehung und Erhaltung von Gesundheit; lat. *salus* bedeutet gesund, Gesundheit, griech. *génesis* heißt Entstehung; Salutogenese ist das Gegenstück zur Pathogenese, griech: *páthos*, krank, Krankheit).

Das Tonfeld vermittelt alle drei Grunderfahrungen und erscheint darin in unserer Bewegung. Das Zu-Uns, in dem wir es erfahren, zeigt unseren realen Stand und verweist uns auf unsere Bedingungen und unsere Möglichkeiten. Zu dieser unserer Realität gehört auch unsere Erwartung; denn wenn wir uns zukommen wollen, müssen wir uns dazu auch erwarten wollen, bevor Realisierung zu uns selbst geschehen kann.

Wir realisieren uns und zeigen uns zu dem, was wir tun, in unseren Bedürfnissen, den Verhinderungen dazu, den Sehnsüchten. Uns realisieren heißt, dass wir uns zeigen und öffentlich machen in unseren intimsten und privatesten Seiten. Indem wir das tun, geschieht etwas Merkwürdiges: Es kommt zu einer tiefen Begegnung von Mensch zu Mensch zwischen Begleiter und dem, der sich zu sich am Tonfeld zeigt. Indem der Begleiter uns aufnimmt in dem, was wir tun, und in unserer Hier-und-Jetzt-Realität, fühlen wir uns entlastet. Es schafft eine gemeinsame Realität im Zueinander. Das Ich wird angesprochen als Du und kann sich darin selbst begegnen. Das gilt für den am Tonfeld Arbeitenden und auch für den Begleiter und macht beider Beziehung aus. Es gilt, nicht einen bedürfnisadäquaten Beziehungsraum zu schaffen, sondern einen selbstadäquaten.

2.2.6 Bedürfnisse nach vitalem Ausgleich und vitaler Verselbstständigung

Ein Mangel, in dem wir uns spüren, ist ein Mangel zu uns. Entsprechend erscheinen die Bedürfnisse, ihn auszugleichen, als Bedürfnisse zu uns. Waren soeben (s. o. *Kapitel 2.2.5*) die haptischen Primärbedürfnisse angesprochen als Grundlage und Voraussetzung zur haptischen Entfaltung und zum haptischen Prozess, so geht es jetzt um bipolare Mangelerfahrungen, die die Objektbeziehung betreffen und uns selbst in unserer Subjektbeziehung. Es geht also nun um die passenden oder unpassenden Inhalte sowie um die passende oder unpassende mitmenschliche, soziale Vermittlung, die wir zu uns bisher erfahren haben. Früh schon erscheint zum Beispiel die Frage, ob unsere Motorik und unsere Berührungen (mehr oder weniger) ins Leere gehen oder ob sie aufgefangen und zur eigenen Erfahrung des Zu-Uns werden. Dies gilt ebenso für das Greifen wie für das Nehmen. Nehmen erscheint als ein Etwas-greifen-zu-Uns. Dabei kann das Nehmen-Können im Fokus stehen, oder das Sich-etwas-Nehmen, oder das Sich-etwas-Herausnehmen. Das Nehmen-Können kann sich auf die Fähigkeiten im haptischen Gebrauch der Hände beziehen. Das Nehmen kann aber auch das Nicht-nehmen-Können als Hintergrund haben. Jetzt sind wir jedoch nicht zur analytischen Bedeutung einer bisherigen Praxis gefragt, sondern zu einer aktuellen Möglichkeit von uns selbst. Das Nehmen wird zu einem Akt von uns, hier und jetzt. Wir finden uns zu uns herausgefordert oder aber zu uns gehindert.

Die Welt des Tonfeldes mit seinem Material bietet dazu die mögliche Vorlage und die mögliche Gelegenheit. Wie wir sie aufgreifen, beschreibt uns selbst. Der haptische Vollzug lässt uns aber beispielsweise nicht nur die Greifbewegung als unsere Äußerung oder unsere Verhinderung erleben, als *unseren* Vollzug und *unsere* Zuständlichkeit. Sie lässt uns uns zugleich leiblich bewegt, lebendig oder unlebendig erleben und erscheinen: Wir reagieren auf das Material in unseren Sinnen und erleben es, indem wir es vital berühren und zugleich von ihm berührt werden, und zwar immerzu zu uns. Dieses unaufkündbare Zu-Uns lässt im Berühren und Greifen sowie im Berührtwerden gegenwärtig Bedürfnisse erwachen, wie etwa, sich (endlich einmal) mit beiden Händen zu nehmen, was da ist. Ja, Gier kann entstehen. Die Finger unserer Hände werden gleichsam zu »Zähnen«, die ins Material eindringen und die Innenhände nähren; was geschieht, ist: *Wir* nähren *uns*. Je stärker Mangel erlebt wurde in einem menschlichen Heranwachsen, umso intensiver und gieriger kann die Intensität solchen Tuns aufbrechen. Haben wir uns zu uns gesättigt und verwirklicht in unseren Möglichkeiten, wird diese Gier im haptischen Geschehen am Tonfeld nicht mehr erscheinen.

2.3 Das Tonfeld als unser Gegenüber im haptischen Kontakt

Das Tonfeld begegnet uns zunächst als *bloße Vorlage* (s.o. auch *Kapitel 2.1.4*). Als Erstes ist zu prüfen und festzustellen, worauf wir uns einlassen. Kinder stellen zum Beispiel die Konsistenz des Materials fest, seine Tiefe im Feld. Erwachsene besichtigen oder umfahren es. Es wird dabei Halt und Orientierung zur Gegenseitigkeit gewonnen, auf die wir uns dann einlassen können. Aus der bloßen Vorlage wird so etwas, das da ist *für uns*. Das Tonfeld erscheint in seinem Bezug zu uns – was wir sensomotorisch und sensorisch erahnen – in Korrespondenz zu unserer Bewegung und zu den Bedürfnissen unserer Bewegung. Es erscheint als haptisches *Gegenüber.* Lassen wir uns ein und verlagern wir uns – taktil und mental – in dieses Gegenüber, gewinnen wir darin einen Haltepol und einen eigenen Stand. Das Tonfeld wird zu unserem *sinnenhaft-leiblichen Gegenpol.*

Was uns hier – wir betreten bei der Arbeit am Tonfeld umfänglich den Raum der Haptik – begegnet, sind Beziehungsganzheiten, Beziehungsverhältnisse in unserer Bewegung. Die Beziehungspole, die uns als Beziehungsganzheit im Wechsel und Wandel erscheinen, sind wir selbst in unserer Leiblichkeit und das Tonfeld als dinglich eigenes Anderes in Bezug zu uns. Es erscheint als haptisches Objekt, als sinnenhaftes Gegenüber, als Bewegungsfeld, als Beziehungsfeld – je nach den Handlungssituationen (dazu *Kapitel 5*), in denen wir uns befinden und erleben. Das Tonfeld und sein Material rücken damit in eine generelle Bedeutung: Wir treffen in ihm auf einen Beziehungspol, in dem wir das entsprechende Bedürfnis in unserer Bewegung erfüllen können. Wir rücken in kategoriale Bedingungen, die uns zu unseren individuellen und allgemein menschlichen Möglichkeiten herausfordern, uns zu entfalten.

Das Tonfeld wird zum (Gegen-)*Pol unserer Bedürfnisse.* Das betrifft erstens unsere leibliche Eigenwahrnehmung: und zwar in der Erwachsenenarbeit bezüglich der Selbstorganisation und Selbstvergewisserung im Druck und Gegendruck von Ellbogen, Unterarmen und Händen in deren Auflage auf dem Tonfeld, sodann bezüglich unserer Basissinne (Hautsinn, Gleichgewicht und Tiefensensibilität), zu denen uns das Material anspricht; hier wird das Tonfeld dann zu unserem *Sinnenfeld*: Sein Material macht mit Wasser Geräusche und wir können uns darin in unseren Sinnen erleben. – Zweitens werden wir uns dann mit den Bedürfnissen unserer Basissinne in das Tonfeld verlagern und uns gleichgewichtig polen. – Haben wir darin Halt gefunden, werden wir uns drittens haptisch entfalten; wir entdecken in Bezug auf das Material das Instrumentarium der Haptik: Greifen, Stechen, Bohren usw. sowie unser eigenes Erleben und Vermögen darin. – Viertens wird das Feld nun zu unserem *Bewegungsfeld*, in das wir uns gleichgewichtig ausrichten. In Kinderarbeiten werden zum Beispiel sensomotorische Fließverteilungen von Wasser zu »Flüssen«, »Wegen« und »Spuren«. Haptische Aktionen im Feld werden zu Orten verknüpft. Aus »da« und »da« werden »hier« und »da«. Anlagen entstehen nach unserem Körperschema: oben – unten, rechts – links, mittig. – Das Bewegungsfeld wird fünftens zum eigenen *Lebensraum mit eigenen Bedeutungen.* Wir stoßen auf virtuelle Muster oder Phantasmen unserer Bewegung, in denen wir uns zu uns erfahren. Erste Gestaltungen aus unserer Bewegung werden spürbar und sichtbar. Da ist beispielsweise ein »hoher Berg«, der »nicht besteigbar« ist, eine Ebene mit »nur Geröll« usw. – Und dann ist da sechstens das widerständige Material selbst, mit dem wir konfrontiert sind und das wir uns als Beziehungs- und Bedürfnisstoff aneignen zu unserer eigenen vitalen Verselbstständigung: Wir greifen nicht mehr nur ins Tonmaterial hinein, sondern greifen uns selbst darin in unseren Bedürfnissen. Das Tonfeld bietet sich somit als vitales Gegenüber zu unserer eigenen Vitalität an. Sein Material erscheint als unser Lebenstagebuch sowie als unser Erlebensstoff für Andrängendes, aus dem wir uns nehmen, in den wir eindringen, den wir durchdringen und den wir uns aneignen, um schließlich in unsere Selbstständigkeit gegenüber der Selbstständigkeit und Eigenheit des Materials zu finden.

Im Zuge weiterer Verselbstständigung – wir nehmen, darum geht es, wie gesagt, in der Arbeit am Tonfeld zutiefst, *uns selbst auf*, wenn wir das Tonfeld auffassen – ist nicht mehr ausgeglichener Halt im Tonfeld gefragt, in den wir uns gleichgewichtig polen können, sondern subtiler: poliger Halt und sicherer Widerstand, in dem wir uns *zu uns selbst abstoßen und auseinandersetzen*. Das Material, das wir greifen, soll nun zum Gegenüber werden, an dem wir uns zu uns erfahren können. Aus dem Bedürfnis nach Ausgleich in unserer Bewegung wird das Bedürfnis nach eigener Positionierung in unserem Feld. Wir suchen und erfahren im Feld unsere Position. Das Tonfeld wird zum *eigenen Positionsfeld*. Hier nun gilt es, uns zu begreifen, uns zu erleben, uns zu verstehen *zu uns selbst*.

2.4 Tonfeld und Ton – Lebensfeld und Welt

Im Wechselbezug der Haptik – ich und mein Gegenüber, Berühren und Berührt-Werden – erfahren wir das Tonfeld als unsere Welt, und zwar als objektive und als subjektive »Tatsache«; wir erfahren und erleben es im haptischen Vollzug, indem wir ihm als Außen weltlich-sinnenhaft und als Innen seelisch-fühlend begegnen. Wir »leben« darin, indem wir uns einlassen. Eine kleine Betrachtung Wilhelm von Humboldts († 1865; Gelehrter, Staatsmann, Bildungsreformer) mag dies verdeutlichen:

> »Was also der Mensch notwendig braucht, ist bloß ein Gegenstand, der die Wechselwirkung seiner Empfänglichkeit mit seiner Selbstthätigkeit möglich mache. Allein, wenn dieser Gegenstand genügen soll, sein ganzes Wesen in seiner vollen Stärke und seiner Einheit zu beschäftigen, so muss er, der Gegenstand, schlechthin die Welt seyn, oder doch (denn dies ist eigentlich allein richtig) als solcher betrachtet werden. [...] Von ihm geleitet, flüchtete

> sich die Betrachtung aus der Unendlichkeit der Gegenstände in den engeren Kreis unserer Fähigkeiten und ihres mannigfaltigen Zusammenwirkens; das Bild unserer Thätigkeit, die wir sonst nur stückweise uns in ihren äußeren Erfolgen erblicken, zeigte sich uns hier wie in einem zugleich erhellenden und versammelnden Spiegel, in unmittelbarer Beziehung auf unsere innere Bildung« (Humboldt, 2002, S. 237ff.).

Als haptisches Gegenüber und als Feld ist das Tonfeld mehrdimensional bestimmt: Es erscheint haptisch eingebunden in unsere individuelle Geschichte. Wir erfahren uns an ihm zu uns, wir begegnen uns in ihm und zu ihm in unserer bipolaren Realität. Es ist reales Gegenüber und dank seines Materials optimale Voraussetzung dafür, dass wir uns tätig erfahren und in unserem Tun uns zukommen können. Damit erlangt unser Tun *Selbstzweck*: Wir verstehen uns *zu uns*.

Am Tonfeld finden wir uns vor zu uns, was immer auch ein sinnenhaft, außenweltlich Anderes einschließt, von dem her wir uns auf uns verwiesen erleben. Dieses Andere gehört zu uns und macht unser Sosein aus. Über dieses Andere *zu uns* angesprochen, werden wir – mithilfe des Begleiters – uns selbst zu einem Gegenüber und zu einem Du. Wir lernen, uns zu uns in dem, was wir tun, im mitmenschlichen Bezug und in unserer mitmenschlichen Einbindung zu verstehen und einzusehen. Die Handlungsoptionen, die das Tonfeld mit seinem Material uns bietet, bedeuten individuell und allmenschlich unsere eigene Verwirklichung. Wir sitzen vor dem Tonfeld, sehen es – und da ist so ein Gefühl, dass es jetzt etwas von uns erwartet, dass wir haptisch Kontakt mit ihm aufnehmen, dass wir zu antworten haben, dass wir uns zu dieser »Ansprache« des Tonfeldes und zu unserer Antwort hier antreffen. Dieser Bezug und dieser Dialog am Tonfeld haben ihr motorisches (aktives) und wahrnehmendes (aufnehmendes) Zentrum in uns selbst, mit dem wir personal korrespondieren.

Welt (außen) und Selbst (innen) – Weltaußenraum und Weltinnenraum – gewinnen am Tonfeld reale Repräsentanz. Die Weise, in der es erscheint, ist Resultat und zugleich »Vorgang des Verstehens durch das Leben über sich selbst«, wie es Wilhelm Dilthey formulierte (Dilthey, 1958, S. 87). Die Objektivierung unseres Tuns, das spürbar und sichtbar wird in dem, was unsere Hände erschaffen, und der Dialog mit ihm in unserem Tun werden zu unserer eigenen Lebensgeschichte, in der wir uns in unserem Werden erleben und verstehen. Dilthey († 1911; dt. Theologe, Gymnasiallehrer, bedeutender Philosoph der zweiten Hälfte des 19. Jhs.) bezeichnete dies als »Handlungskreis« (Dilthey, 1982, S. 98), in dem wir durch unser Tun am Widerstand unserer doppelgesichtigen Welt bzw. in dialogischer

Korrespondenz mit ihr verwiesen werden auf uns selbst und auf unser eigenes Erfassen unserer Lage und Situation.

2.5 Fantasien und Vorstellungen am Tonfeld

In der Arbeit am Tonfeld fließen die haptische Orientierung in unsere Bewegung und das haptische Tun in unsere Wahrnehmung. In den Gestaltungen im Tonfeld begegnen wir uns in unserem Bewegungsvollzug. Indem wir uns zu uns bewegt erfahren in dem, was wir tun, werden aus der bloßen Ausdrucksmotorik unserer Hände und aus dem bloßen Niederschlag der Bewegungsimpulse im Material ein lebendiger Gestus und eine lebendige Gestaltung, in der wir uns zu uns selbst begegnen zu unserer Identität: Wir kommen uns zu. Und es gibt in unserer Bewegung auch immer wieder einmal eine Zäsur: Wir fallen aus unserer Bewegung, um uns dann wieder situativ aufzunehmen. Unsere Bewegung verweist uns immerzu auf uns selbst zurück.

Im Zuge unserer Bewegung können sich begleitend Vorstellungen einstellen, wie etwa: »Das ist …«, oder: »Das kommt mir vor wie …« Solche Vorstellungen sind mentale Vorstellungen unseres Tuns bzw. von dessen gestalterisch Gewordenem im Tonfeld. Die Frage ist: Wer ist ihr Subjekt oder Sender, wer ist Objekt oder Empfänger dieser Vorstellungen? Beides gilt für uns. Wir sind Empfänger, denn wir kommen uns darin zu und können uns darüber zu uns selbst orientieren. Was sich uns vorstellt, sind Impulse unserer Bewegung, die im Material erscheinen und in denen wir uns dann aufgreifen. Die gleiche Funktion haben Träume. In der Haptik werden sie zu sinnenhaften Tatsachen. Zugleich aber sind wir Subjekt. Denn wir sind Autor unserer Bewegung. In der Selbstbewegung sind wir sowohl aktiv wie auch passiv zu uns und zu unserem Anderen, hier dem Tonfeld. Für dieses gilt im haptischen Geschehen das Gleiche: Es erscheint als Subjekt – es berührt uns, und von ihm her kommen wir uns zu. Zugleich empfängt es uns in dem, was wir tun. Dass Bewegung Gestalt wird, ist das Wunder des Schöpferischen, das kein Tier erlebt. Was uns leiblich-seelisch bewegt, erscheint als Vorstellung, sei es als unsere Vorstellung (sie kann aus der Tatsachenwelt in unsere Fantasiewelt [ab]rücken), sei es als Vorstellung unserer Bewegung. Wir können uns darin zu uns selbst aufgreifen. Der Begleiter kann auch noch einladen: »Machen Sie dieses doch noch deutlicher«, oder: »Geben Sie dem doch mal Gestalt« usw. – Da wir uns erst zukommen in unserer Bewegung, können wir uns in Vorstellungen von uns selbst täuschen.

Beispiel
Maria, Anfang 50, hatte sich bei geschlossenen Augen vorgestellt, sie stünde auf einem Berg, schaue in die Weite und breite die Arme aus, um ganz und gar Freiheit zu spüren. Für den Abstieg vom Berg baute sie noch eine Treppe an einer Seite.

All diese gedanklich-bildlichen Vorstellungen meinte sie mit geschlossenen Augen auch tatsächlich zu gestalten. Als sie dann die Augen öffnete und sah, was ihre Hände gestaltet hatten, erschrak sie: Auf einem Berg stand eine menschliche Figur, in der sie sich selbst erkannte. Sie rief um Hilfe – denn was sie sich als »Treppe« vorgestellt hatte, erschien als »Schlange«, die sie von unten her bedrohte.

Was sie jetzt sah, machte sie wütend. Das passte ihr überhaupt nicht. Sie schloss wieder die Augen, griff alles zusammen und knetete es mächtig durch. Als sie danach wieder anschaute, was da jetzt sich zeigte, erkannte sie in dem ganzen Material physiognomisch einen »Wolfskopf«. Das wollte sie nicht wahrhaben. Es sollte doch »ein lieber Hund« sein. Als sie dann versuchte, ihn »lieber« zu machen, wurde er immer »böser«. Der »Wolf«, ihr Vitalbezug, setzte sich durch und der war ihr, wie sie dann erzählte, durch den wenig präsenten Vater verstellt. Der Hilfeschrei richtete sich nicht gegen den »Wolf«, sondern an den »Wolf«.

* *Die Namen der in den* Beispielen *dieses Buches genannten Personen sind durchweg geändert, beziehen sich aber alle auf reale Geschehnisse.*

Was uns im Tonfeld begegnet, konfrontiert uns mit unserer Realität als der Realität zu uns selbst. Da sind zum einen unsere Vorstellungen, in denen wir uns selbstbildlich einschätzen – zum Beispiel stellen wir uns die Freiheit auf unserem »Berg« vor –, und da sind zum anderen die tatsächlichen Symbolisierungen unserer Bewegung, die sich Gestalt werdend uns vorstellen im Tonfeld: Die Freiheit auf dem Berg erscheint als Flucht.

2.5.1 Was wir wahrnehmen

Das Setting der Arbeit am Tonfeld ist, wie gesagt, eine klar vorgegebene Laborsituation: Da ist ein greifbares Gegenüber Tonfeld. Da sind unsere Hände, die greifen. Da sind wir, die dieses Greifen aufgreifen können. Und da ist noch jemand, der Begleiter, der uns dazu anspricht. – Jetzt können wir nicht nur fühlen und sehen, wie wir das machen, sondern wir treffen uns zugleich in dieser inneren und äußeren Situation an. Wir finden uns aufgefordert zu uns. Die Haptik, unsere eigene Sinnentätigkeit, wird zur Methode. Es gilt, uns selbst darin wahrzunehmen, Reize zu empfangen, in denen wir uns dann selbsttätig äußern, artikulieren und uns darin fühlen können. Die Haptik lebt vom Bedürfnis unserer Verwirklichung. Aufbau und Vollzug und der eigene Stand in dieser menschlichen Verwirklichung sind das praktische Anliegen dieser Arbeit. Das gilt immer wieder besonders für die Arbeit mit Behinderten. Das gilt generell für die Arbeit mit Kindern, Jugendlichen und Erwachsenen. Sie können zu sich behindert sein. Nur die Koordinationen sind jeweils für einen jeden andere.

Der haptische Raum ist der Sinnenraum, in dem wir aufgefordert sind zu uns, in dem wir uns nach unseren Möglichkeiten aufgreifen und entfalten können. Da wir uns im haptischen Geschehen von einem Anderen her (hier dem Feld und seinem Inhalt) verstehen, ist das gelungene Zu-Uns immer zugleich das gelungene Zum-Anderen. Wir lernen im haptischen Aufbau, uns von uns aus auf ein Anderes zu beziehen. Solch gegenseitiger Beziehungsaufbau, das eigene Erleben und die eigene Stabilisierung darin, sind gerade in der Arbeit mit Behinderten die Basis für die praktische Weltentdeckung. Aber eben nicht nur da. Haptik heißt praktisches, sinnenhaftes Entdecken. Im reduzierten Setting der Arbeit am Tonfeld entdecken wir uns selbst und stellen uns frei in unseren Möglichkeiten. Und das ist sowohl bestimmt *von* wie bestimmend *für* unsere Entwicklung. Wir entdecken und erleben nicht nur den Sachbezug im Selbstbezug, sondern wir entdecken und erleben im Sachbezug des Materials unseren Selbstbezug sowie unsere individuelle und soziale Kommunikation, in der wir uns zu uns verstehen.

Das beginnt in der Arbeit am Tonfeld mit den prüfenden oder vitalen Aktionen, in denen wir das Tonfeld zu uns und unseren Bedürfnissen bestimmen. Leben lernen basiert darauf, dass wir uns erleben in unserer Bewegung. Das gilt schon fötal: Aus dem Stoßen an Grenzen wird vitale Kräftigung – und später individuelle Beziehung. Haptisches Geschehen basiert auf Bewegung, in der wir – am Tonfeld – in unseren Händen auf etwas stoßen. Auslösender Reiz – vereint in Bewegung und Empfindung – ist im Tastsinn gegeben (vgl. Palágyi, 1924, S. 184). In welcher Erfahrung wir uns dann »wahr-nehmen«, bestimmt im (doppelten Sinn) unsere individual- und anthropogenetische Entwicklung. In ihr (Status quo) und zu ihr (entelechisch) greifen wir uns auf.

2.5.2 Wahrnehmungen in Verhinderungen

Wenn wir vor dem Tonfeld sitzen, spüren wir uns in Verhinderungen. Wie gleichsam durch einen Geburtskanal sollen wir zu uns heraustreten. Das »Etwas«, woraus wir heraustreten sollen, erscheint als schemenhaftes Hemmnis. Es ist völlig unbestimmt, aber in ihm nehmen wir uns deutlich zu uns wahr. Wir nehmen uns wahr zwischen Möglichkeit und Impuls einerseits sowie Hemmung und Zurückhaltung andererseits. Wir fühlen uns zurückgehalten bzw. gehemmt in unserer Bewegung. Das verweist uns auf uns zurück. Ein solches unmittelbares räumlich-leibliches Empfinden ist zu unterscheiden von einem Gefühl von Obacht oder Vorsicht gegenüber einem Neuen, das uns achtsam sein lässt, von dem wir nicht wissen, was es ist und was da auf uns zukommt usw. Auch eine solche Vorsicht kann uns wohl in unserer Bewegung hindern und lähmen, aber wir erfahren uns hier schon in einem Beziehungszusammenhang, in den wir gestellt sind. In der bloßen Bewegungshemmung finden wir uns gleichsam noch außen vor einem solchen Zusammenhang. Was uns plötzlich gleichsam befällt, hat Abstufungen der Intensität: Es kann mehr oder weniger als Hemmung auftreten, die uns zurückhält und verhindert. Oder es kann als Blockade auftreten, bis hin zu einer Bewegungsblockade, bei verborgenen Traumatisierungen etwa. Solche Abstufungen treten auf auch im Maße unseres Drangs, in dem wir uns äußern wollen.

Was als Hemmung erscheint, erscheint als Hemmung zu uns. Sie kann uns selbst betreffen in der Bipolarität zu uns (z. B. die bipolaren Pole unserer Präsenz, sei es die Präsenz zu uns selbst: Wie leiblich gegenwärtig sind wir zu uns in dieser Situation? Oder sei es unsere Präsenz zum Aufbruch: Wie bereit sind wir oder können wir sein, uns überschreiten zu können auf unser Gegenüber?). – Oder sie kann uns betreffen in unserem Beziehungsverhältnis zum Tonfeld, das durch uns vorweg durch unsere Bewegung bestimmt ist. – Schließlich kann eine solche Hemmung oder Blockade eine mangelnde Vermittlung betreffen und demzufolge eine mangelnde Auseinandersetzung zu uns selbst.

Das haptische Realitätsprinzip verlangt nach einem konkreten Gegenüber, das uns bewegt und herausfordert. Genau dies bietet uns und unserer Bewegung die Eigenart des Tonfeldmaterials in seinem vorhandenen, aber nicht unauflöslichen Widerstand. Er fordert uns sinnenhaft und vital heraus, und zwar de facto dazu: mit *unseren* Verhinderungen (Widerständen) umzugehen, *uns* so zu klären und *selbst* beweglich zu werden. In jeglichem Nehmen des Materials nehmen wir *uns selbst* im Aufbruch wahr, entwickeln *uns* und stellen *uns frei* im Weltinnen- und Weltaußenraum.

Bildgruppe A:
Handlungs- und Lebensthemen am Tonfeld

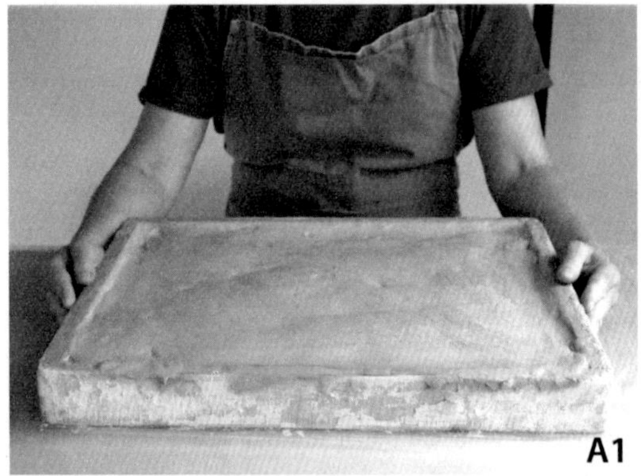

A1 *Mich einfinden in die Gegenseitigkeit*

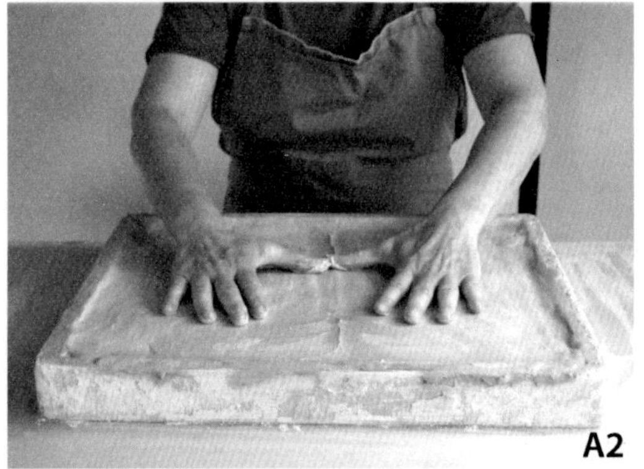

A2 *Mich einfinden in die Beziehung*

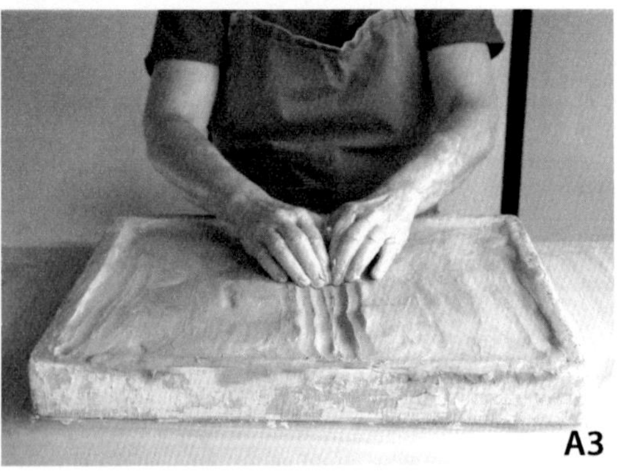

A3 *Die Beziehung aufnehmen*

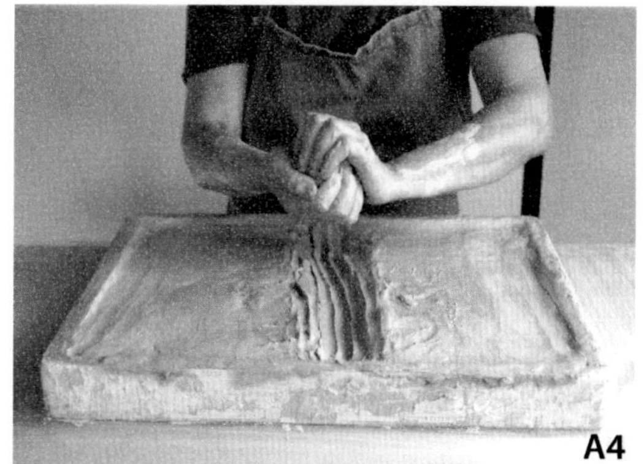

A4 *Mir nehmen und den eigenen Halt sichern*

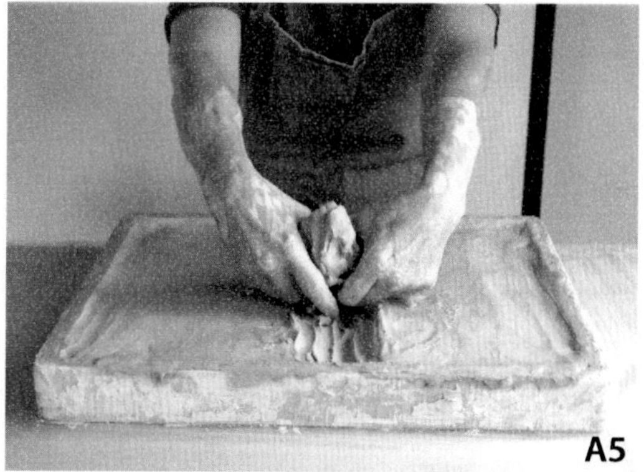

A5 *Wie kann ich mit der eigenen Möglichkeit umgehen?*

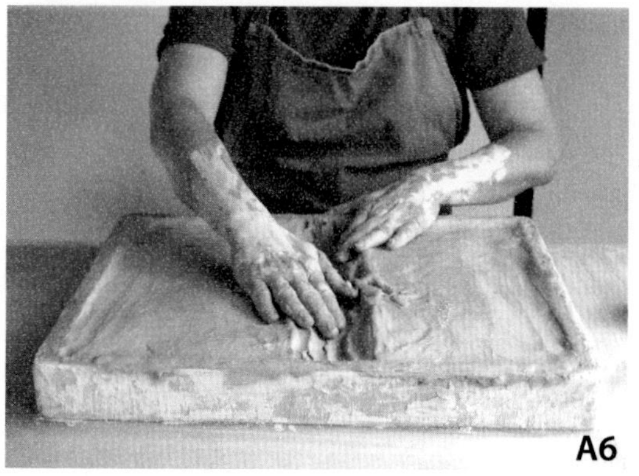

A6 *Orientierungen im haptischen Dialog*

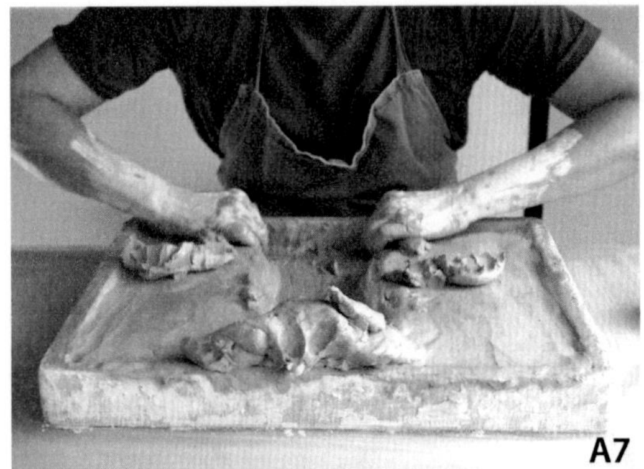

A7

Korrespondenzen zum eigenen Gleichgewicht

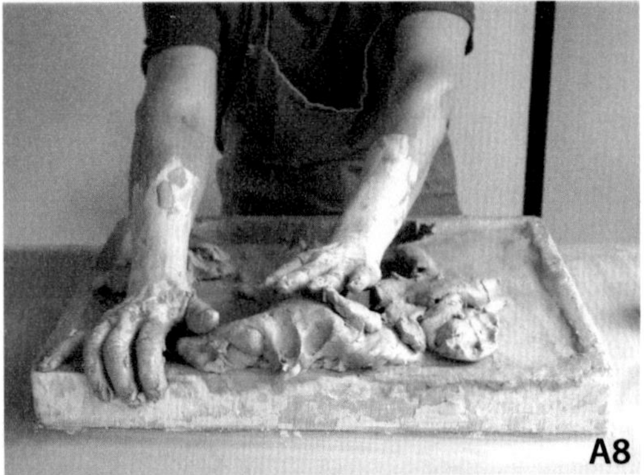

A8

Mir den eigenen Raum schaffen

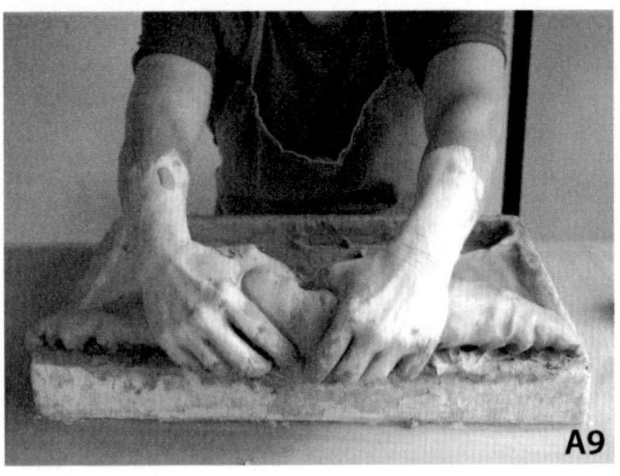

A9

Aufbruch bzw. Verhinderung

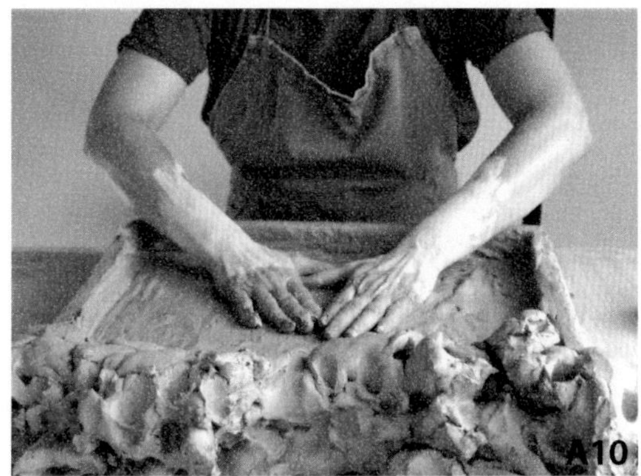

Gründen und Halt finden im eigenen Gleichgewicht

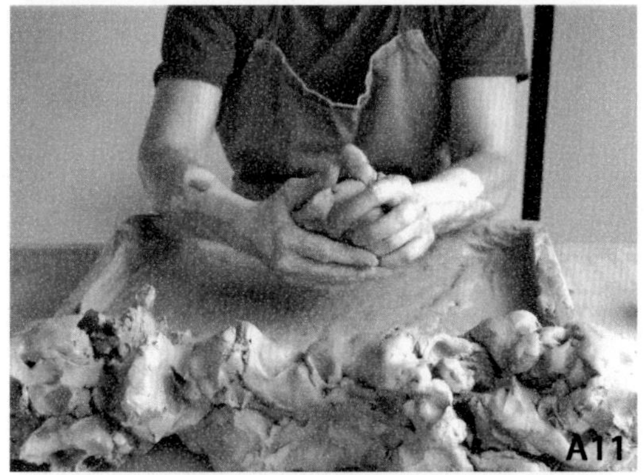

Im eigenen Gegenüber

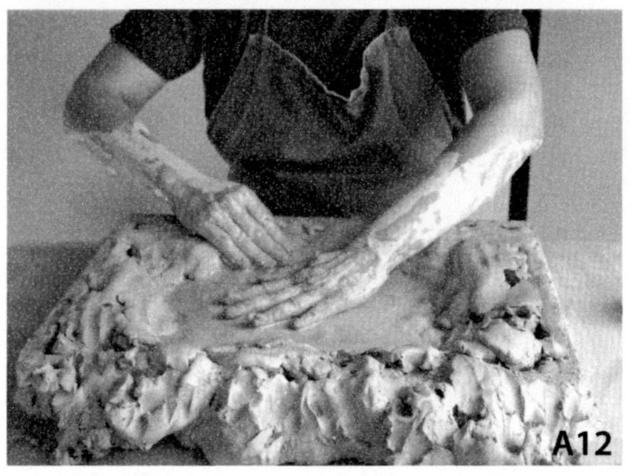

Eigener Raum vs. Umfeld

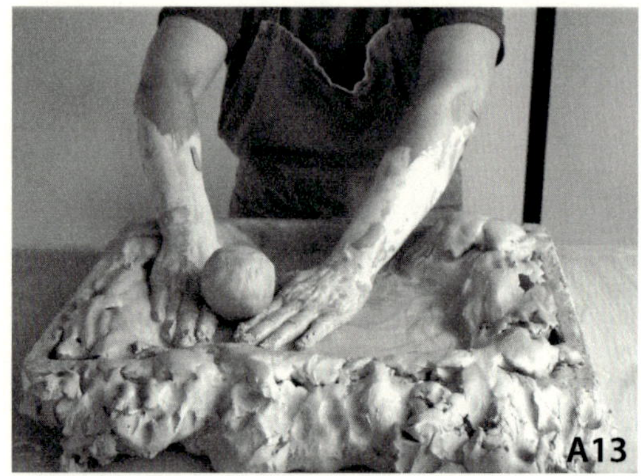

Frage nach der eigenen Verbindlichkeit (1)

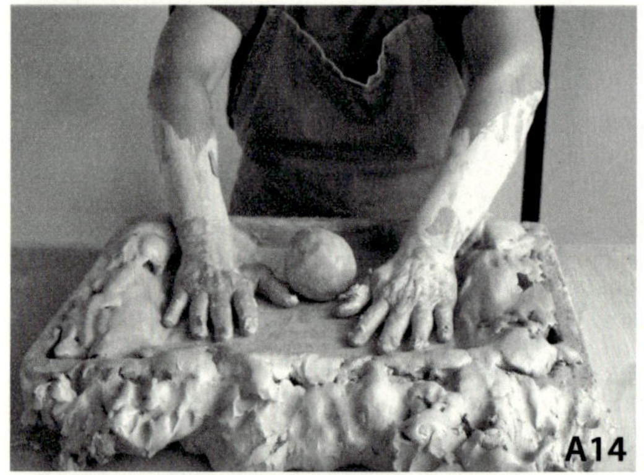

Frage nach der eigenen Verbindlichkeit (2)

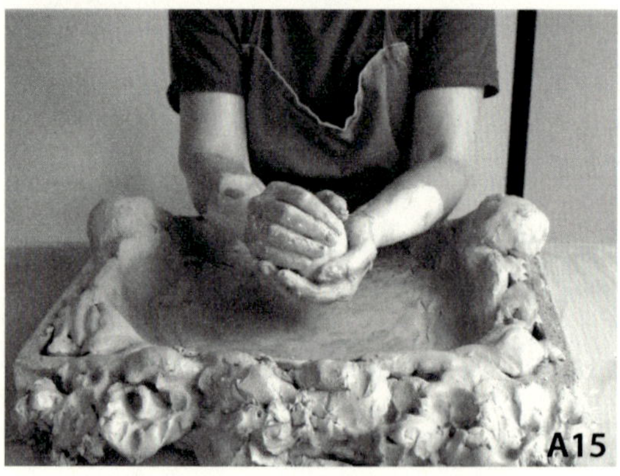

Mich zentrieren und ankommen in den gleichgewichtigen Polen

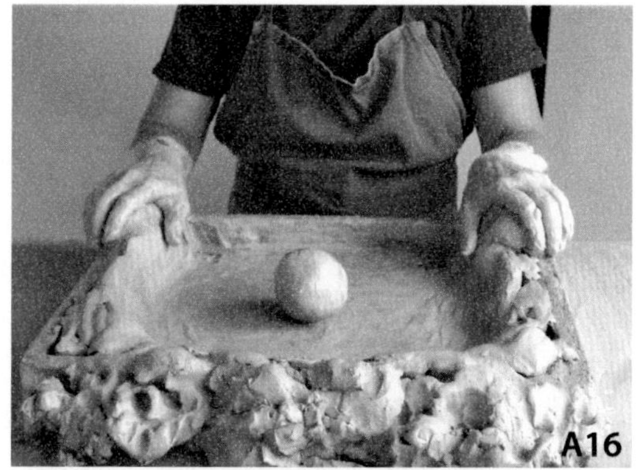

In gegenseitiger Korrespondenz und Entsprechung

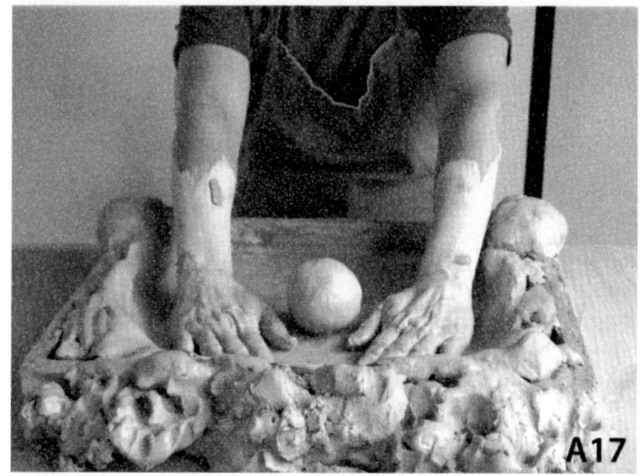

Mich ausrichten in neuen Impulsen

3. Tonfeld und Haptik – Grundlagen

3.1 Vom Fühlen zur Gestalt

Domäne der Haptik ist unser Fühlen. Tastend-fühlend erschließen wir uns in unseren Händen unsere Welt. Alles geschieht im wechselseitigen Bezug zu uns und unserem haptischen Objekt. Wir müssen mal den einen Standpunkt bei uns beziehen, mal den anderen in unserem Gegenüber. Beides fasst unser Fühlen zusammen. Es dient der gegenseitigen Orientierung. Leiblich wechselseitige Präsenz und sinnenhafte Orientierung fließen in unserer Bewegung als Fremdberührung mit der eigenen Berührung aktiv und passiv zusammen, sie gewinnen im Fühlen gleichsam ihr organisches und seelisches Bewusstsein. Das Zu-Uns lässt uns menschlich individuell empfinden und stellt uns mit unseren Bedürfnissen in unseren sozialen Bezug. Das begann evolutionär mit dem Landgang der Säugetiere. Orientierung im Fühlen und sozialer Bezug bildeten ein sprachartiges, gestisches Verhalten, auf das die ganze Gruppe reagieren konnte. Das diente Tieren zur Arterhaltung. Für die menschliche Entwicklung wurde aus dem organischen Fühlbewusstsein ein Zu-uns-Selbstbewusstsein (oder: Zu-uns-selbst-bewusst-Sein), in dem wir unseren Standort und unsere Beziehung zu jemand oder etwas Anderem bestimmen.

Am Tonfeld geschieht dies so: Wir erfahren und fühlen uns zu uns und unserem haptischen Objekt leiblich-sinnenhaft gegenständlich. In dem, was wir tastend fühlen, fühlen wir uns zu uns und können uns entsprechend ausrichten in unserer Bewegung. Das Zu-Uns lässt unser Fühlen räumlich erscheinen. Es umfasst das Zueinander zu uns als unsere Befindlichkeit sowie das Verhältnis zwischen uns und dem, was wir berühren. Solche umfassenden Selbst- und Fremderfassungen dürften evolutionär (über das vormalige Beuteschema hinaus) angelegt sein zu unserer schnellen und sicheren Orientierung. Es ist ein großer menschlicher Entwicklungsschritt, dass wir diesen »ersten Eindruck« und uns selbst in diesem ersten Eindruck differenzieren können: Wir fühlen uns zu uns, als seien wir ein anderes Gegenüber; daher können wir uns zu uns selbst im Bezug zu uns und im Bezug zu unserem Gegenüber nicht nur fühlend feststellen, sondern auch fühlend ausgleichen.

Was wir fühlen, wird zum Handlungsmotiv, das uns emotional bewegt, sei es im Weltinnenraum der Seele, sei es im Weltaußenraum unserer Bewegung. Zweck solchen Fühlens ist, wie gesagt, Orientierung und Motivation zum Ausgleich mit uns, der immer zugleich ein Ausgleich ist mit unserem Gegenüber, da wir uns von ihm her zukommen. Er ist sodann die Klärung und (mögliche) Erfüllung der Bedürfnisse in unserer Bewegung. Und er ist drittens die eigene leibliche Verselbstständigung und eigenständliche Zentrierung. In dem, was wir fühlen, erscheinen zielbestimmt Anspruch und Herausforderung unserer Bewegung als haptische Bewegung zu uns.

Unser Fühlen fügt die »Entzweiung«, in der wir uns zu uns befinden, zusammen. Feld und Material bieten, wie vorhin beschrieben, mit ihrem Widerstand dazu die reale Entsprechung und Herausforderung. Wir erleben uns daher im haptischen Dialog mit ihnen in der Wahrheit zu uns. Die Haptik versetzt uns in reale innere und äußere Bedingungen und Befindlichkeiten, die uns ausmachen und herausfordern. Was uns innerlich und äußerlich bewegt, greifen wir als haptisches Geschehen fühlend seelisch und leiblich durch unsere Sinne auf. Der haptisch-fühlende Dialog wird zu einem Dialog *zu uns*, in dem wir uns selbsttätig verwirklichen. Wenn wir zum Beispiel das Tonfeld als »kalt« oder »abweisend« fühlen, zeigt sich darin unsere Beziehungsqualität, bipolar zu uns wie zu unserem Gegenüber. Genau hier kann nun der Dialog einsetzen: Was wollen, können wir tun zu unserer Äußerung? Eine solche Wahrnehmung – wie »kalt«, »abweisend« – entlastet uns, denn nun können wir uns in dieser Erfahrung uns gemäß aufgreifen. Am Tonfeld treffen wir auf bis dato überdauernde Ausrichtungen in unserer Lebensbewegung. M. Palágyi sprach, wie bereits ausgeführt, in solcher Vorbestimmung von »virtueller Bewegung« bzw. von »Bewegungsphantasmen«. »Abweisend« oder »kalt« sind Erfahrungen unserer Bewegung. Wir fühlen uns nun herausgefordert, uns jetzt, im Maße unserer individuellen Möglichkeit, aktuell auszugleichen. Es meldet sich *ein Gefühl für uns selbst*.

3.1.1 Sich selbst begegnen im Tonfeld-Dialog

Wir befinden uns mit uns und dem Tonfeld in einem gegenseitigen Verbund, in dem wir uns im Sinne des *Gestaltkreises* (s. dazu ausführlich: bereits *Kapitel 1.9: Orientierung im Gestaltkreis* und nachher *Kapitel 3.3: Zwischen Bewegung und Wahrnehmung – Entwicklungen im Gestaltkreis*) wechselseitig zwischen Bewegung und Wahrnehmung bestimmen. Was uns zum haptischen Geschehen anregt und herausfordert, sind zum einen die äußeren Bedingungen und Möglichkeiten der Handlungssituationen, die sich uns im Setting der Arbeit am Tonfeld stellen (s. dazu ausführlich *Kapitel 4: Die Lebens- und Handlungssituationen im Setting der Arbeit am Tonfeld*). Und es sind zum anderen unsere Bedürfnisse und unsere Intention, in denen wir in unserer Bewegung danach streben, uns sinnenhaft-vital zu äußern und uns zu entfalten. Die Haptik ist Selbsterfahrung par excellence: Sie geschieht als Selbstbewegung durch unsere Sinne (aktiv) und ist Bewegung zu uns selbst in unseren Sinnen (passiv). In dieser Bewegung nehmen wir uns »ganz« wahr in allen Unstimmigkeiten, in denen wir uns begegnen auf dem tätigen Wahrnehmungs- und Handlungsgang zu uns selbst. Was wir tastend fühlen, sei es in oder bei uns, sei es in dem, was wir tun, sei es am Tonfeld, wird zum Indikator für uns selbst und erscheint als Handlungsanweisung in Bezug auf die Neubestimmung der Tätigkeit zum Ausgleich mit uns. Wenn uns das Tonfeld in seiner Fläche – bestimmt durch uns – beispielsweise als »undurchdringlich« entgegenkommt, sind wir genötigt, zu einem neuen Verhältnis, zu einer neuen Bewegung zu finden.

Was uns – in Wahrheit – als »undurchdringlich« in unserer Bewegung bewegt, ist eine Tatsache und erscheint als Tatsache in unserer Bewegung: Wir gleiten mit unseren Händen über die Fläche hinweg, finden keine eigene Örtlichkeit usw.: Das Handlungsverhältnis zwischen uns, dem Tonfeld und seiner Fläche verläuft sich. Wir finden in unserer Bewegung keine Orientierung. Der Vorgang zeigt sich als instabile Bewegungsgestalt, als desorientierte Handlungsgestalt oder als begegnungslose Beziehungsgestalt. Mit der verbalen Fixierung »undurchdringlich« ist plötzlich zur Fläche und zum Tonfeld ein Standpunkt gewonnen. Wir fallen aus unserer desorientierten Bewegung heraus, das Tonfeld ist »undurchdringlich«, und in diesem »ist so …« erscheint es in unserer Bewegung. Es bewegt uns herausfordernd in unserer Bewegung. Das Objektive erscheint subjektiv und das Subjektive objektiv. Das Zu-Uns bekommt Perspektive.

In unserem desorientierten Tun auf der Fläche des Feldes kommen wir de facto uns zu und begegnen uns in unserer Intention, in unseren Bedürfnissen sowie in unserer Verhinderung. Wir können uns nicht nur *wahrnehmen* in dem, was wir tun und worin wir uns verrichten, sondern wir können uns auch darin selbst und zu uns selbst *aufgreifen*. Selbstwahrnehmung wird zur Selbstentdeckung, die nach sprachlicher Benennung sucht, wie in dem Beispiel: »Das ist undurchdringlich.« Wir treffen *uns* selbst an in und zu

»undurchdringlich«. Wir treffen uns damit allerdings zugleich an im Ruf unserer dennoch durchdringenden Möglichkeiten. Greifen wir sie nun gegen den »ererbten« Widerstand entschlossen auf, haben wir uns sozusagen einen Orden verdient und uns zudem noch zu uns selbst entwickelt.

Zur Vertiefung sei gesagt: Die Haptik stellt uns in einen inneren und äußeren Zusammenhang, in dem wir uns zu uns immer klarer wahrnehmen können. Darin lebt eine Entsprechung: Wenn wir das Tonfeld anfassen und greifen, erleben wir unseren inneren Anspruch umso mächtiger, je mehr Widerstand uns entgegenkommt. Konkreter: Erleben wir – meist am Anfang der Arbeit am Tonfeld – Widerstand im Bedürfnis nach sicherem Halt für dieses noch fremdartige Setting (»Was passiert hier? Was kommt da auf mich zu?«), so begegnet Widerstand uns sodann beim verlockenden, trotzigen, scheuen etc. Werdeprozess unserer (endlich) vitalen Verselbstständigung (»Das hab ich gemacht?« – »Das war ich!«) und sodann auch Widerstand zur emotionalen Stabilität (»Das darf ich!« – »Das nehme ich mir!«).

Kinder streben – das sei gesagt zum lebensgeschichtlichen Hintergrund von allem Hier und Jetzt am Tonfeld – nach Ausgleich der Elternpole, in deren Spannung sie sich begegnen, und sind bestrebt, ihr Gleichgewicht herzustellen. Für ihre Entwicklung ist nun ihre individuelle Eigenständigkeit angezeigt und angesagt, zu der sie sich (nicht nur im Tonfeld) eigen orientieren und auseinandersetzen müssen. In der Erwachsenenzeit finden wir dann unseren eigenen Stand im »Gegen-Stand« zu dem, was uns begegnet. Da wir uns ein jedes Mal zu uns in unserer Bewegung wahrnehmen, steht immer auch an, dass wir uns einsehen in der Versöhnung mit dem, was uns entgegensteht; denn schließlich kommen wir uns von ihm her zu. Was uns von außen entgegenkommt, formt und bestimmt unseren Antrieb in Bewegung und Gestaltung – umgekehrt geht es aus unserem Antrieb hervor.

Wie wir uns fühlen und wie unser Fühlen uns ausrichtet, zeigen wir in der Physiognomie der Gestik unserer Hände, in der wir uns auf das Tonfeld einlassen. Einerseits zeigen wir, wie uns unser Gegenüber begegnet, andererseits zeigen wir, wie wir uns auf unser Gegenüber ausrichten. In unserer Gestik gestaltet sich das Zueinander von dem, was wir wahrnehmen, andererseits gestaltet sich in diesem Zueinander unsere Bewegung, in der wir wahrnehmen. Was wir wahrnehmen, ist im Setting der Arbeit am Tonfeld gewissermaßen je hälftig das Tonfeld und hälftig wir selbst. In beidem erfahren wir uns zu uns. All unser Tun ist ein Tun zu uns. Das Tonfeld ist unser Außenpol, der als klar umrissenes Feld und haptisch flexibler Materialraum so energetisiert ist und wahrgenommen werden kann, dass wir in ihm *uns* begegnen und verwirklichen können. Was uns in unserer Bewegung bewegt, kommt uns in unseren Sinnen (in unserer Wahrnehmung) von diesem impulsiven Außenpol her entgegen und dynamisiert uns zu entsprechendem Umgang. Die Handlungsmotivation ist somit eine äußere und eine innere. Beide korrespondieren und intendieren dialogischen Einklang.

Die Spuren unseres Tuns erscheinen im Tonmaterial erstens als *Bewegungsgestalten*, in denen wir uns vollziehen. Sie erscheinen zweitens als *Wahrnehmungsgestalten*, in denen wir das Tonfeld wahrnehmen. Sie erscheinen drittens als *Gestaltungen des sensomotorischen Dialogs*, in dem wir unsere Welt aufnehmen und formen; analysiert werden kann diese Dialoggestaltung sowohl im Hinblick auf die Erfüllungen (Bedingung, Möglichkeit, Entwicklung) unserer Bewegung wie im Hinblick auf die Erfüllungen unserer Wahrnehmungen (realer Ausgleich). Das anfänglich diffuse Zueinander, in dem wir uns am Tonfeld vorfanden, klärt sich in der Gegenseitigkeit unserer Beziehung, in der wir *uns* wahr-nehmen.

3.1.2 Bewegung wird Gestalt

Als »Gestalt« erscheint in der Arbeit am Tonfeld die Bewegung, in der wir uns zu uns wahrnehmen in Bezug auf das Tonfeld. Sie erfüllt die wesentlichen Gestaltkriterien, die Christian von Ehrenfels († 1932; österr. Philosoph, Begründer der Gestalttheorie) 1890 in seiner berühmten Schrift »Über Gestaltqualitäten« darstellte: Die Gestalt, das Gestaltbild, ist mehr, ist etwas Anderes als die Summe seiner Teile; und: Das Andere besitzt zu den Teilen eine eigene Autonomie. Das Gestaltbild, das (sichtbar) im Tonfeld erscheint, umfasst qualitativ das, was wir in unserer Bewegung wahrnehmen, einschließlich uns selbst im Vollzug unserer Bewegung. Da wir uns darin vollziehen und begegnen, kommen weitere aktuellgenetische Kriterien zur Klärung hinzu. Das sind: prägnante Erscheinung und Ausrichtung, werthaltige Bedeutungen und Einsichten für uns, Erfahrungen im Zuge des Einlassens von Tiefe oder flüchtiger Oberflächlichkeit, Symmetrien aufgrund unserer körperlich gleichgewichtigen Verlagerung auf das Feld, Zusammenfassungen und Zentrierungen im Feld als Entsprechung zu uns, Positionierungen und Aufteilungen in Vordergrund und Hintergrund.

Das Zu-uns-Geschehen erweist sich am Tonfeld als Selbsterfahrung und als Welterfahrung, Innenraum und Außenraum. Das Tonfeld bildet den Ort und das Gegenüber dazu. Es wird zur haptischen Welt, in der wir uns aufnehmen und entfalten. Ein jeder Bewegungstaps, schon mit nur einem Finger, hinterlässt auf ihm eine Spur unserer Bewegung und erscheint dann auch selbst als Spur. Wir haben etwas getan und begegnen uns selbst darin, und zwar mit folgendem Spezifikum: Der Ton ist nicht Wasser, was sich gleich wieder schließt, und auch nicht Sand, der zerrinnt. Was wir getan haben, bleibt erhalten; wir bestimmen selbst über seinen Erhalt. Wir können uns darin weiter aufnehmen oder uns darin verleugnen. Und die Frage stellt sich: Nehmen wir uns jetzt auf zu uns selbst oder nehmen wir uns räumlich auf zur Fläche, auf die wir uns mit unserem Taps eingelassen haben? Verleugnen wir uns zu uns oder verleugnen wir uns zur weiteren Aufnahme des Tonfeldes? Können wir uns verorten in unserer haptischen Welt und uns entfalten, indem wir weiter unseren Stand gewinnen?

Nach diesem Blick auf den Täter nun ein Blick auf das Getane: Der Taps, in dem wir anfangs nur unsere Gegenseitigkeit – hier ich, da das Tonfeld – festgestellt haben, kann als Ort oder als Spur im Tonfeld uns aufnehmen. Ist die Spur angefüllt mit negativen Bewegungserfahrungen, werden wir uns erst einmal nicht weiter einlassen. Ob das Erleben inspirierend ist oder hemmend, liegt also an der bisherigen sozialen Vermittlung, in der wir uns in unserer Bewegung erfahren haben und aufnehmen konnten oder nicht. Nun begegnen wir uns womöglich aktuell wieder in diesem Vorerleben. Allerdings reduziert sich dieses jetzt auf zwei Pole: Da ist einerseits die Hemmung, die uns gleichsam substanziell als Verhinderung umfasst und entgegensteht, und da ist andererseits unser Drang, in dem wir uns verwirklichen wollen; die Spur im Feld erscheint in uns gleichsam als Verheißung einer realen Möglichkeit. Wir haben uns – mit diesem ersten Schritt – zu uns und unserem Gegenüber freistellen können. Danach gilt es, dieses Freistellen aufzugreifen.

Schwieriger mutet uns die Situation an, wenn das Tonfeld mit seinem Material uns in einer verhindernden Qualität erscheint – »kalt«, »fest« etc. Auch hier ist der Taps, die erste Spur im Feld eine erste Antwort auch darauf, die fühl- und sichtbar ist. Die dynamische Unmittelbarkeit von aktuellem Drang und aktueller Hemmung in unserer Bewegung übersteigt energetisch das Was einer Hindernis-Wahrnehmung und unserer (diffusen) Erinnerung an ein Vorerleben, das sich hier meldet. Mit unserer ersten Spur im Feld haben wir (wieder) einen Anhaltspunkt für uns auf dem Feld. Nicht anders ergeht es uns, wenn wir in der Spur unserer Bewegung in der Wahrnehmung auf dem Feld Orientierung und Perspektive verlieren und Klärung suchen. Das jeweils aktuelle Selbstgeschehen in der Haptik zieht uns ganz zu uns selbst in unserer Bewegung, gleichgültig, was wir auch immer traumatisch erlebt haben und erinnern mögen. Diese »gute Ziehkraft«, ein geheimes Wissen, das in unsere Bewegung fließt (s. dazu *Kapitel 3.4.2*), verwandelt eine Hemmung zu uns in Besinnung, Gestaltkraft und Entscheidung. Der Taps gibt bereits Gewähr für weitere Entfaltung.

Zu unserer Freistellung, in der wir uns aufgreifen bzw. entwickeln können, sind wir angewiesen auf den Zuspruch und auf die Interaktion mit einem mitmenschlichen Gegenüber, hier dem Begleiter, der Begleiterin (s. dazu später eigens: *Kapitel 6*). Erst dann rückt der Taps aus unserer Bewegung und wird zu einem Gegenüber, das uns aufnimmt in unserer Bewegung: Der Taps wird zur Gestalt unseres Tuns. Wir erscheinen darin zu uns selbst.

3.1.3 Die symbolisierte Bewegung

Unsere Tapse setzen wir fort in sensomotorische Aktionen oder als Spuren im Feld. Dabei erfüllen wir nach unseren aktuellen Möglichkeiten die entsprechende Handlungssituation: Halt finden auf der Fläche, Entdeckungen im Material, vitale Verselbstständigungen etc. (dazu umfassend: *Kapitel 4*). Was wir auf dem Feld tun, erscheint als qualitatives Wie (etwa »forsch«, »gehemmt«, »überlegt«) und als gestaltetes Was. Das »forsch« wird zum prüfenden Eindringen, »gehemmt« zur vorsichtigen Berührung, »überlegt« zum planenden Voraus. So entstehen »symbolisierte Bewegungen«: Aus zusammengeschobenem Material wird zum Beispiel ein »Berg«, aus Einritzungen im Material wird ein »Fluss«. Dies geschieht, wenn wir uns zu unserer Bewegung physiognomisch wahrnehmen. Physiognomische Wahrnehmungen setzen ein, wenn wir uns in unserer Bewegung zu uns wahrnehmen. Eine Bewegung durch das Feld lässt einen »Fluss« erscheinen, sodass wir unsere Bewegung »begrifflich« formen und aufgreifen.

Oder: Zusammengeschobenes Material erscheint als »Berg«, dessen Thema wir nun weiter nachkommen: Er kann Orientierung bieten im Feld, wir können ihn besteigen oder er kann der entelechischen Bewegung entgegenstehen, wir durchbrechen oder umgehen ihn. Er kann ein runder Hügel sein, wie ein schwangerer Bauch. Er kann Schutz bieten und wir werden in ihm eine bergende Höhle bauen usw. Wenn wir das Thema unserer Bewegung erfüllt haben, hat sich auch unsere Bewegung erfüllt. C. G. Jung gebrauchte für diese synchronen Erscheinungen als Bilder und als Bewegungen – als Bild formende Bewegungen und bewegende Bildformen – den Begriff »Archetypen«, Grundstrukturen menschlicher Vorstellungs- und Handlungsmuster.

Diese haptischen Selbstauffassungen von uns im Material des Tonfeldes zeigen schöpferische Eigenheit und Entwicklung: Wir erfahren uns erstens in der Bestimmung von Fläche und Material; aus der Bewegung ins Material wird etwa ein »Fluss«, den wir als Fluss aufgreifen und in dem wir uns weiter in das Feld entfalten können. – Wir erfahren uns zweitens auf der Fläche in Landschaften, deren Bedeutung durch unsere Bewegung bestimmt ist: Der »Berg« lädt ein, ihn zu besteigen. – Drittens erscheint unser vitaler Aufbruch in das Material physiognomisch: Das »Loch«, das wir stechen, erleben wir beispielsweise als »dunklen Zugang« oder als »Brunnen«. – Unser Stechen selbst wird viertens auf einmal zur Gestalt. Der Einstich erscheint zum Beispiel als kleines »phallisches Gebilde«, das dann aufgebaut werden kann: etwa als kleine »Schlange«, als »(Gold) fisch« usw., in dem wir *uns* begegnen und erspüren können. – Was uns bewegt, wird am Tonfeld fünftens zum Gegenüber, mit allem Drang zur Prägnanz: Wir »sollen« aufmerken. Das können Lebenshilfen oder Orientierungen sein: Sie bieten – in desolaten Situationen beispielsweise – eine tragende Dauer, einen tragenden Halt. Das können auch Gestaltungen sein, die uns darauf ansprechen, aufzubrechen und uns mit dem sich im Gegenüber offenbarenden Thema auseinanderzusetzen, oder die uns emotional zum Ausgleich mit uns auffordern.

Fazit: In jeder Arbeit am Tonfeld gestalten wir ohne willentlichen Plan aus uns selbst heraus genau das, was uns in unserer Bewegung bewegt. Wir handeln aus dem gleichsam eingeborenen und wissenden Bedürfnis nach Selbstgestaltung sowie nach Erfüllung, Sättigung und Einsicht in diese Gestaltung. Peter Fonagy (* 1952; engl.-ungar. Psychoanalytiker) spricht hier von »Mentalisierung« (Fonagy et al., 2015) und meint die »Fähigkeit, das eigene Verhalten oder das Verhalten anderer Menschen durch Zuschreibung mentaler Zustände zu interpretieren« (Fongay et al., 2002). Hierbei wird also nicht nur auf das Verhalten des Gegenübers eingegangen, sondern auf die eigenen Vorstellungen über dessen Überzeugungen, Gefühle, Einstellungen und Wünsche, die dem Verhalten zugrunde liegen. Mentalisierung bedeutet gewissermaßen, am Verhalten »ablesen zu können, was in den Köpfen anderer vorgeht«; so ist es auch möglich, das eigene Erleben und Handeln zu erfassen. Mentalisierung zeigt sich in der Haptik als menschliches Bedürfnis, sich in und zu seinem Tun zu verstehen. Nicht nur »Affektzustände« werden »modelliert«, sondern es finden primär Einbindungen und Orientierungen statt in und mittels der eigenen Bewegung.

3.1.4 Phänomenologien der Bewegung

Das Subjekt der Haptik – hier am Tonfeld der Akteur – ist ein lebendiges Subjekt, das sich zu sich selbst in seinem Tun begreift und erlebt und im Strom seiner Bewegungen immer wieder neue Entdeckungen und eigene Verwirklichungen machen kann, angeregt von dem, was es erlebt. Solche

Aufforderung zu sinnenhafter Beweglichkeit hat ihren eigenen therapeutischen Effekt. Da wir *uns* in dem, was wir tun, aufnehmen können, werden Erfahren und Erleben selbst zur Quelle weiterer Erfahrung. Wir greifen uns auf in dem, was uns bewegt, und positionieren uns im Wandel unserer Bewegung. Das Material des Tonfeldes erscheint als zugehöriger Stoff unserer Gestaltung und als vitales Pendant unserer Bewegung. Was geschieht, geschieht ungeplant, impulshaft – und richtet uns aus auf unser Ankommen bei uns. Sind wir angekommen, hat sich unsere Bewegung erfüllt – bis zum nächsten Aufbruch.

Unsere Impulse werden im Feld zu Bildern und Gestalten, in und zu denen wir uns begegnen: zu unserer Orientierung und zu unserer Selbstwahrnehmung. Zunächst geht es um Halt in der dialogischen Gegenseitigkeit von Wir und Feld, dann um unser haptisch-vitales Bezugnehmen, in dem wir uns begegnen, uns vollziehen, uns in unser Feld entfalten. So erhält ein Einstich mit Finger oder Daumen ins Material mit einem Mal »unsere« Bedeutung, indem er zum Beispiel auf der Fläche je nach Vollzug als »Loch« erscheint oder als »Zugang«. Unsere Bewegung rückt ins Darstellen und in ihr sind wir zu uns selbst herausgefordert; das haptische Geschehen holt uns zu uns ein und bestimmt uns zu uns selbst. Das Material des Feldes, der ausnahmslos »gesprächsbereite« Ton, wird zum Pendant bzw. zum Spiegel unserer vitalen Bedürfnisse.

In der Haptik ist unsere Bewegung immer eine Bewegung zu uns. Sie verfügt daher über ein »implizites Wissen« (M. Polanyi), in dem wir uns – verborgen, aber gewiss – sozusagen voraus sind und zu dem wir uns unverborgen, »in Form« einholen sollen. Es ist evolutionär und individuell in uns angelegt. Wir sollen uns – so das »Diktat« unserer Bewegung – einholen und klären in dem, was uns bewegt. »Klären« bedeutet hier in der haptischen Arbeit am Tonfeld den Gewinn eigener Kenntnisnahme von mir selbst und von meinem Gegenüber. Dieses Einholen geschieht, indem wir das, was uns begegnet, zu uns wahrnehmen: leiblich, emotional, mental verstehend. Damit nehmen wir *uns* wahr.

Phänomenologie und Wissen in der Bewegung? Nochmals mit anderen Worten: Wenn wir nicht wissen, was wir im Tonfeld tun sollen, brauchen wir nur die Hände auf das Material zu legen – die »wissen« schon, was sie tun sollen. In ihnen wissen wir uns zu uns, wenn wir dies tun, und unsere Hände sind »von irgendwoher« angeregt zu uns – in ihrem, das heißt unserem Berühren und Berührtwerden. In der Berührung, in der wir uns auf das Tonfeld verlagern, erfahren wir uns zu uns. Wir haben uns geäußert und kommen uns zu im Berühren und reafferenten Berührtwerden. In dieser ersten Herausforderung am Tonfeld sind, wie schon mehrmals betont, ermutigender Halt gefragt und Vertrauen, um sich auf zweifach Fremdes einzulassen: Ich berühre und werde berührt. In einer Erstsituation ist solches Vertrauen noch nicht in uns selbst zentriert, noch nicht stabilisiert in den gegenseitigen Polen Ich-Leib – Tonfeld. Halt und Vertrauen können vermittelt werden durch die Begleiterin, den Begleiter: »Legen Sie doch einfach mal Ihre Hände auf das Tonfeld. Die wissen schon« (Donald W. Winnicott bezeichnete diesen mitunter schwierigen Beginn als »Phase des Zögerns«).

Dank dieses impliziten Wissens – in Bewegung und Händen – »wissen« wir auch das Ziel, in dem wir uns zukommen und in dem wir uns – wieder ganz – wiederfinden. Unser Wissen ist ein Haben in unserer Bewegung, das wir anzeigen in der Bewegungsgestik, in der wir uns in unseren Händen auf das Tonfeld ausrichten. Wir zeigen unsere Intention und unsere Bedürfnisse ebenso wie das, was sie verhindert. Bei alledem erfahren und erleben wir uns zu uns selbst. Das Haben in der Bewegung führt zum schöpferischen Akt der Verwirklichung, in dem wir neue Identität mit uns selbst finden. Anders gesagt: Wir treffen uns an zu uns im Voraus unserer Möglichkeiten. Wir sollen uns im Zuge unserer Bewegung in unseren Bedingungen überschreiten. Wir finden uns vor »zu etwas«, das bereits in unserer Bewegung verborgen ist und auf seine Gestaltwerdung wartet. Unsere Bewegung stellt uns vor, indem sie uns verweist auf unsere Möglichkeiten. Sie ist streng, aber liebevoll; denn was sie uns zumutet, das traut sie uns auch zu. Es ist schließlich *unsere* Bewegung.

In unserer Bewegung, in der wir auf das Tonfeld ausgerichtet sind, werden innere Lebensvorgänge angezeigt. Sie bleiben nicht nur bei einem Zeugen, wie es Melchior Palágyi noch annahm (vgl. Palágyi, 1924, S. 6), sondern wir teilen uns darin mit und warten auf entsprechende Antworten. Zu ihrem Er-leben – also zum Einholen in unser Leben – zeigen wir uns darin und machen uns öffentlich.

Empfänger unserer Mitteilung ist der Begleiter, und zum Zeugnis werden wir selbst in unserer leiblichen Erscheinung zusammen mit dem Tonfeld. In ihrer Wahrnehmung nimmt uns der Begleiter wahr; unsere Bewegung formt sich zu eigenen Phantasmen, in denen er uns voraus ist und uns erwarten kann; er nimmt uns auf im Voraus unserer Bewegung: Gestützt auf die *Haptische Diagnostik* und die *Bedürfnisanalyse* (s. dazu ausführlich: *Kapitel 6.4* und *6.4.1*), kann er über seinen Außenblick den Gang unserer Bewegung realisieren, in der wir uns auf das Tonfeld einlassen, in Bezug auf ihre Erfüllung und auf unser Ankommen bei uns selbst. Während wir uns vollziehen in diffusen Bedürfnissen zwischen Impuls, Orientierung und Hemmung, kann er uns wahrnehmen in unseren Bedingungen und Möglichkeiten. Die Spannung von dem, was ist, und dem, was noch sein könnte, kann er lösen, indem er ihren Bogen überbrückt und entsprechenden Halt bietet. Er kann für unsere Hände auf geeignete mögliche Pole verweisen. Was wir erst im Voraus unserer Bewegung erfahren und einholen, kann unser Begleiter vorwegnehmen und uns in entsprechenden Polungen zu unserer Bewegung anbieten und vermitteln: Ob seine Vorausfantasie allerdings wirklich stimmt, sich bewahrheitet, kann er – nachträglich – erst durch uns erfahren. – Notabene: Solche Gegenseitigkeit bezeichnete Viktor von Weizsäcker als »Umgang«. Er sah darin die Grundlage anthropologischer Medizin und Wissenschaft (v. Weizsäcker, 1986, S. XV). Der Arzt ist seinem Patienten voraus; aber sein Patient sagt ihm, ob er recht hat. So kommen beide an ihr Ziel.

3.1.5 Lebendige Fixierungen – das Tonfeld als Lebens- und Entwicklungsfeld

Es ist ein Phänomen, das uns als Menschen kennzeichnet: Wir vollziehen uns nicht nur in unseren Bewegungs- und Handlungsspuren und vermelden: Wir sind hier oder waren da, sondern wir begegnen uns in ihnen und nehmen uns in ihnen auf. *Wir* sind hier oder *wir* waren dort, und das »Hier« und »Dort« werden eingebunden, werden »in-formiert« in die Kartografie unserer Bewegung und in die Geschichte unserer Lebenszeit. Haben wir uns dann in solchen Aktionen zu uns dargestellt, verlangen wir selbst nicht nur nach einem eigenen sicheren Platz auf dem Feld, sondern nach einer eigenen Stellung in unserem Lebensfeld. Dies geschieht bzw. will biografisch sich vollziehen ab etwa zwölf Jahren. Das Zu-Uns enthält im »Ich« auf dem Feld jetzt ein Zentrum, in dem wir unsere Stellung bestimmen. Dieser Prozess setzt ein, wenn wir uns zu den Forderungen der Handlungssituationen in unserer (virtuellen) Bewegung in einem Ist und einem Soll antreffen. Unsere Bewegung bekommt ein personales Zentrum, zu dem wir uns gleichsam angereichert haben. Und weil dieser Prozess eingebunden ist in den Kontext unserer (biografischen) Lebenserfahrungen, wird eine Handlungssituation zugleich zur Lebenssituation. Wir sind *zu uns* in unserer Bewegung bewegt und betroffen. Während wir uns in den haptischen Impulsen und Aktionen unserer Bewegung auf dem Tonfeld entfalten, ausbreiten und sinnenhaft erleben, empfinden wir uns mit einem Mal in einem Feld, das *uns* aufgreift, sammelt, einholt und ausrichtet in den Gestaltungen unserer Bewegung.

In unserer Bewegung und ihrem Dialog mit Feld und Ton erfahren wir eine Zweckbestimmung: Wir sollen *uns* darin aufgreifen etc. Aus dem primären Narzissmus, in dem wir uns begegnen, wird der sekundäre Narzissmus, indem wir uns dialogisch, das heißt zu uns aufgreifen. Tun wir dies nicht, verliert sich unser Tun, verliert seine Spannung und wiederholt sich; unser Tun hat dann seine Bestimmung (zu uns) sozusagen aus dem Blick verloren. Hingegen: Indem wir am Tonfeld, wenn wir greifen, *uns* darin aufgreifen, baut sich zu uns in unserer Bewegung eine neue Spannung auf zu nächster thematischer Zweck- und Selbstbestimmung. Das Zu-Uns versetzt uns permanent in intentionale Spannung. Aus dieser Selbstwahrnehmung wird sich zunehmend profilierende, Gestalt werdende, erlebbare Selbstidentität, zu der hin wir uns am Tonfeld zu uns suchen, erleben und verstehen.

All dies geschieht im Erleben der Wirksamkeit unseres Greifens und im Erleben der Greifbarkeit und der Gestaltbarkeit unseres Gegenübers und unserer Welt. Schon das hat – nicht nur für Kinder und Jugendliche – seinen umfänglich therapeutischen Wert. Wir stehen nicht mehr außen vor, sondern mitten darin in unserer Lebendigkeit.

Ein Lehrsatz der *Gestalttheorie* lautet: Gestalt bleibt erhalten. Das bedeutet hier: Worin wir uns in unsere Bewegung eingeformt und woran wir uns zu uns selbst erfahren haben, wird zum Inhalt unseres Selbstbewusstseins und bleibt als Information in unserer Bewegung erhalten. Oder wie es Erik H. Erikson formuliert: »Das mit der Ich-Identität verbundene Selbstgefühl enthält die Vorstellung einer erreichbaren [und dauerhaften; Anm. d. A.] Zukunft« (Erikson, 1966, S. 41).

So werden zum Beispiel »Berg«, »Brunnen«, »Quelle« zu Bewegungserlebnissen, die wir – im wörtlichen Sinn – gemacht haben und in denen wir *uns* zugekommen sind. Ob wir uns dann auch in ihnen gefunden, erkannt, aufgenommen oder nicht gefunden haben, ist die weitere Frage unserer lebens- und entwicklungsgeschichtlichen Erfahrungen. So könnte etwa der »Brunnen« versiegt sein. Er könnte vergiftet sein, oder wir könnten, ganz im Gegenteil, aus ihm köstliches Wasser schöpfen. Aus dem Weg zu uns bringen wir gleichsam eine Gestaltung mit, in der wir uns sowohl subjektivieren als auch objektivieren (für den Wanderer in Rilkes Elegien war eine solche Gestaltung ein Wort). Vor solch augenblicklicher, präsentisch-sinnenhafter Erfahrung tritt die biografische Bewandtnis zurück, bleibt im Hintergrund; sie büßt geradezu ihre Energie ein. Die Lebenswelt dieser Gestaltungen am Tonfeld erschließt jetzt aus sich selbst den Seelenraum, in dem wir uns in unserer Bewegung bewegen. Was uns bewegt und vielleicht umgetrieben hat, ist an ein Ziel gekommen, das uns neu ausrichtet (hier als »Brunnen«) in unserer Situation und unserer Bewegung.

Letzteres zu erkennen ist für den Begleiter besonders bedeutsam bei einer zurückliegenden Traumatisierung des Akteurs am Tonfeld. Sie kann im aktuellen haptischen Geschehen gleichsam eingekapselt werden. Was im haptischen Akt geschieht, beschreibt treffend M. Palágyi: »Wir löschen gleichsam alle unsere Sinnesfunktionen aus und behalten bloß die aktiv-passive Tastfunktion als die vitale Grundlage unserer Wahrnehmungstätigkeit. [...] Wir steigen zu den letzten Lebensquellen unserer Erfahrungserkenntnis hinab [...] im aufrichtigen Streben nach Selbsterkenntnis« (Palágyi, 1924, S. 132). Wir sprachen schon davon: Gestaltbilder unserer Bewegung (»Turm«, »Fluss«, »Berg«, »Quelle«, »Weg« etc.) gehören zum menschlich-kollektiven Erfahrungs- und Seelenbestand. Das verstand C. G. Jung als »Archetyp« bzw. als »Kollektives Unbewusstes«, in dem wir uns zu uns verstehen und bewegen. In der Haptik nehmen wir *uns selbst* darin auf und begegnen uns darin. Äußeres erscheint als Inneres, Inneres als Äußeres. Der Berg, den wir besteigen, ob mit den Händen oder den Füßen, hat seine äußeren Bedingungen, in denen wir uns zu uns selbst bestimmen. Wir bestimmen ihn im Verhältnis zu uns. Er kann uns herausfordern. Er kann als Sitz eines Gottes erscheinen usw. Wir erleben und verstehen uns in ihm immer zu uns. Eine Bedeutungsanalyse – mithilfe des Begleiters – muss sich hierauf beziehen: auf die Herausforderungen, die sich uns stellen in unserer Bewegung, auf die Möglichkeiten, die wir dazu haben und antreffen, und auf den Sinngehalt, dessen lebensbedeutsame Integration ansteht. Da ist ein »Baum«, der sich aufrichtet, der Leben birgt oder der tot, der dürr ist etc. Anschauung, Bedeutung und Vollzug finden zusammen. Unser Ritzen ist nicht ein Fluss, und der Fluss nicht unser Ritzen. Und doch liegt der »Fluss« dem Ritzen zugrunde.

Kleiner Exkurs zur Phänomenologie – mit Edmund Husserl

Wovon die menschliche Tastbewegung lebt, brachte Edmund Husserl (1859–1938; österr.-dt. Philosoph, Begründer der Phänomenologie) in die Philosophie ein. Es ist sein Vermächtnis, das Verhältnis zwischen uns und den Dingen als »Korrelation von objektivem Gegenstand und originärer subjektiver Gegebenheitsweise« zu verstehen, wie Klaus Held (* 1936, dt. Philosoph, u. a. Husserl-Forscher) es formuliert (Held, 1985, S. 16). Basis ist die *Bewegung*, in der wir uns zu uns verstehen. Wenn die Gegenstände im Wie ihres Erscheinens zu Phänomenen werden, werden auch wir leiblich zu Phänomenen. Klaus Held zitiert den bewegenden Rückblick Husserls:

»Die naive Selbstverständlichkeit, dass ein jeder die Dinge und die Welt überhaupt so sieht, wie sie für ihn aussehen, verdeckte, wie wir erkennen, einen großen Horizont von merkwürdigen Wahrnehmungen, die in ihrer Eigenheit

> und ihrem systematischen Zusammenhang nie in den Gesichtskreis der Philosophie traten. Nie erregte die Korrelation von Welt und subjektiven Gegebenheitsweisen von ihr das philosophische Staunen. […] Nie hat diese Korrelation ein eigenes philosophisches Interesse erregt, so dass sie zum Thema einer eigenen Wissenschaft geworden wäre. Man blieb in der Selbstverständlichkeit verhaftet, dass jedes Ding für jedermann verschiedentlich aussieht. […] Der erste Durchbruch dieses universalen Korrelationsapriori von Erfahrungsgegenstand und Gegebenheitsweisen erschütterte mich so tief, dass seitdem meine gesamte Lebensarbeit von dieser Aufgabe einer systematischen Ausarbeitung dieses Korrelationsapriori beherrscht war« (Husserl, zit. n. ebd., S. 16).

Diese Leidenschaft erfährt noch ein Weiteres, wenn wir die Genese dieses Korrelationsapriori vollziehen und als Gestalt zur Erscheinung bringen.

3.1.6 Phänomenologien unserer Verwirklichung

In der Arbeit am Tonfeld zeigen und begegnen wir uns in der Weise, wie wir mit uns selbst und unserer Welt in Kontakt treten und wie wir in unserem Kontakt-Nehmen selbst erscheinen. Das Tonfeld erscheint bipolar als leiblich-sinnenhafter und als vital-emotionaler Pol einerseits sowie als Ort unserer haptischen Gestaltung andererseits. Es nimmt auf und erscheint selbst darin: Was wir tun und was wir gestalten, ist ebenso eine Bewegungsgestalt von uns selbst wie eine Wahrnehmungsgestalt, in der wir das Tonfeld auffassen. Was uns physisch in seinem Material begegnet und herausfordert, erscheint zum einen als Äußerung in unserer Bewegung, in der wir uns in das Feld verlagern, und zum anderen als Pol unserer Wahrnehmung. Ein »Brunnen« – beispielsweise – schildert und präsentiert *erstens* das Bedürfnis, das uns in unserer Bewegung ausrichtet. *Zweitens* treffen wir auf seine Bestimmungen: Er »hat Wasser« oder »ist trocken«, »ist tief«, »ist verborgen«; er erscheint als Ort oder Pol auf dem Feld, »zur Bewässerung« zum Beispiel oder als mittiges Zentrum einer Symmetrie und kann auch als Bedeutungsträger erscheinen in desolaten Situationen, als »Lebensbrunnen« etwa. *Drittens* sind wir dann zu uns selbst gefragt: Wie können wir für uns den Brunnen, wie er da ist, aufgreifen? Wie können wir uns in dieser thematischen Gestalt erfüllen?

Der »Brunnen« (er sei als Beispiel für jede Gestaltung genannt), wie er da ist, verlangt, dass wir *uns* darin einholen. Er fragt nicht nach sich, wie ein künstlerisches Objekt, sondern er fragt nach uns: Wie und was können wir in ihm einholen? Solches Einholen bezeichnete Christian von Ehrenfels als »Reversion« oder »Umstülpung« (zit. n. Weinhandl, 1978, S. 7). Die alte Begrifflichkeit von Erleben wird hier wieder gültig: Wir holen etwas ein in unser Leben, was wir erwartet haben, von dem wir aber nicht wissen, ob uns das (noch) gelingt. Als Bewegungsgestalt, zu der wir uns wahrnehmen, stellt der »Brunnen« als symbolisierte Bewegung (s. o. *Kapitel 3.1.3*) in seiner Bedeutung phänomenologisch ein Beziehungs- und Tatsachenverhältnis dar, in dem wir zu uns aufgefordert sind und in dem wir uns zu uns selbst begegnen. Was ist von uns gefordert zur Identität mit uns? Der Ausgleich mit uns richtet sich nach unserer aktuellen Handlungs- und Lebenssituation und ist vom Begleiter anzusprechen: Unser Bedürfnis im »Brunnen« kann unsere vitale Libido betreffen, unsere Entfaltung und Polung auf dem Feld, unsere vitale Basis, unseren geheimen Ort, es kann uns neues Leben verheißen, das wir aufnehmen können, es kann eine Neuorientierung fordern. Was spüren wir selbst?

Für solche Entfaltungen und Begegnungen bietet die Haptik die Methodik und das Tonfeld das Material – das heißt, wie es Maurice Merleau-Ponty (1908–1961; frz. Philosoph und Phänomenologe) ausführt, »eine perzeptive [greifbare; Anm. d. A.] Umwelt, die noch keine objektive Welt ist, ein perzeptives Sein, das noch kein determiniertes Sein ist« (Merleau-Ponty, 1966, S. 70). Die Haptik stellt uns in ein Sein zu uns. Wir beginnen mit perzeptiven, »handfesten« Erfahrungen.

> »Ein Phänomen löst ein anderes aus, nicht durch ein objektives Wirkungsverhältnis, wie es Naturvorkommnisse verknüpft, sondern durch den Sinn, den es darbietet: Ein eigentümlicher Seinsgrund, gleichsam ein tätiger Grund orientiert den Fluss der Phänomene, ohne in irgendeinem für sich genommenen explizit gesetzt bzw. setzbar zu sein« (ebd., 73).

Wir begegnen *uns* im Fluss unserer Bewegung und in dem, was aus ihr sich gestaltet und erscheint.

3.1.7 Gestaltung als schöpferisches Prinzip

Nach Merleau-Ponty beinhaltet und vereint eine »Gestalt« vier Felder: ein »System gerichteter Kräfte, in dem das Verhalten Platz findet«, »ein System von Spannungen und Strömungen«, ein »mentales Feld«, das »das symbolische Verhalten enthält«; hierzu gehört schließlich als das Wesentlichste: das Feld unserer Entscheidung und unserer Verwirklichung.

Durch uns selbst findet alles Vorherige jetzt erst seine Bestimmung. Die Gestalt bietet Ausrichtung für unsere Bewegung, bietet Anhaltspunkte für eine emotionale Orientierung und stellt uns in Lebenszusammenhänge, die es zu erkennen und anzunehmen gilt.

In den Gestalten des haptischen Vollzugs in der Arbeit am Tonfeld befinden wir uns im dynamischen Ordnungsgefüge unserer Bewegung. Wir erleben uns objektiv und subjektiv in einem individuellen und allmenschlichen Orientierungs- und Sinngefüge. Wir befinden uns mit unserer Gestalt sinnenhaft-physiologisch in der Aufforderung zu einem Wandel und mental in der Einsicht zu unserem Wandel. Und noch ein Weiteres: Da wir uns in unserer Gestalt in unserer Bewegung aufnehmen, wandeln wir uns in unserer Gestalt und wandeln unsere Gestalt: Wir erleben ein »fortrollendes Werden« (v. Weizsäcker, 1986, S. 103), in dem wir authentisch bei uns ankommen in unserer menschlichen und individuellen Genese und Geschichte.

Solches »zweckbewusste Wollen« sah Christian von Ehrenfels als menschliches Schöpfungsprinzip, »das der Religion sehr nahe steht« (v. Ehrenfels, zit. n. Weinhandl, 1978, S. 5). Basis solchen Wollens seien Gestaltungen von »Vorstellungskomplexen«. Von Ehrenfels verstand darunter »Sinnesempfindungen und Phantasievorstellungen« sowie »Bewegungsimpuls- und Vitalempfindungen« (zit. n. ebd., S. 51). Sie erscheinen in der Arbeit am Tonfeld leiblich in der Gestik unserer Bewegung zu dem, was uns begegnet. Und sie erscheinen in unserer Wahrnehmung in dem, was wir fühlen und was uns in diesem Fühlen entgegenkommt. Ch. von Ehrenfels bezeichnete sie, wie gesagt, als »Gestaltqualitäten«. Seine klassische Formulierung:

> »Unter *Gestaltqualitäten* verstehen wir solche positiven Vorstellungsinhalte, welche an das Vorhandensein von Vorstellungskomplexen im Bewusstsein gebunden sind, die ihrerseits aus voneinander trennbaren (d. h. ohne einander vorstellbaren) Elementen bestehen. – Jene für das Vorhandensein von Gestaltqualitäten notwendigen Vorstellungskomplexe wollen wir die *Grundlage* der Gestaltqualitäten nennen« (zit. n. ebd., S. 21).

Und weiter erklärt er: »Dem sich unaufhörlich Verändernden ist ein als Ursache sich gleich Bleibendes als Wirkung zugeordnet« (ebd., S. 58). Dieses Gleichbleibende erscheint, wie Felix Krueger (1874–1948, Begründer der Genetischen Ganzheitspsychologie) es ausdrückt, als »relativ Überdauerndes« (Krueger, zit. n. Wellek, 1955, S. 17). Dazu gehören die Struktur menschlicher Entwicklung und unsere individuelle Orientierung darin. Beides erscheint in der Arbeit am Tonfeld als Gestaltvollzug, und zwar in der sinnenhaft-physiologischen Abfolge unserer leiblich gleichgewichtigen Bewegung und in den orientierenden Empfindungs- und Sinneinheiten unserer Wahrnehmung.

Wir vollziehen in der Arbeit am Tonfeld den aktuellgenetischen Prozess, der uns vom ganzheitlichen Erleben (v. Ehrenfels spricht von »Bemerken«; zit. n. ebd., S. 62) in diesen Qualitäten zu ihrer Gestaltung führt. So können wir ebenso von Gestalt-, von Empfindungs-, von Beziehungs- oder Bewegungsqualitäten sprechen, je nachdem, welcher Akzent gemeint ist. Die Beziehungsspannung erscheint in einem Struktur- und Bedeutungszusammenhang, der uns von *Gestalthöhe* bzw. von *Gestalttiefe* im Erleben sprechen lässt. So führt Felix Krueger aus:

> »Regelmäßig ist zu beobachten, dass unser Erleben sich *vertieft*, wenn es durch erlebte Gegensätze hindurchgegangen ist oder dazu in Spannung steht. Dann erkennen wir: So ergeht es mir nicht nur, weil mir dieses oder jenes im Wege liegt, sondern weil ich ein solcher bin; meine Seinsart ist angesprochen, aufgerufen, ja bedroht« (Krueger, 1953, S. 298).

Ein solches Erleben hat existenzielle Bedeutung. Von tiefen Gefühlen können wir sprechen, wenn unser Sein selbst angesprochen ist, in dem wir uns zukommen (vgl. *Kapitel 3.2.1*).

Die Gestalt bezieht uns also zum einen auf unser Gegenüber, sie bezieht uns aber zugleich auf unseren Grund, aus dem wir uns in unserer Bewegung zukommen. In der Dimension des »Zwischen«, die Martin Buber (1878–1965; jüdischer österr.-israel. Religionsphilosoph) so intensiv betonte, sind wir auf beides ausgerichtet, vertikal wie horizontal (Buber, 2006). Wir bewegen und erfahren uns also in einem doppelten Verhältnis: in dem zu unserem Gegenüber und in dem zu einem Grund, »der selbst nicht Gegenstand werden kann«, wie es Viktor von Weizsäcker formulierte (v. Weizsäcker, 1986, S. 188). Wir können uns aber zu ihm fühlen und ausrichten. Solche Ausrichtungen und Polungen können als »Grundgestalten« bezeichnet werden. Erscheint uns in der Beziehungsgestalt zu unserem Gegenüber dieser eigene menschliche Grund unserer Subjektivität, sind wir tief berührt.

3.1.8 Kriterien der »erfüllten Gestalt«

Eine Gestalt, in der wir uns und dem Tonfeld begegnen, nimmt uns in unserer Bewegung auf, richtet uns in ihr weiter aus. Wir sind in ihr angesprochen, unsere Identität, unsere Übereinstimmung mit uns selbst zu finden. Das gibt einer Gestalt ihre tiefere Bedeutung und schafft Kriterien, nach denen wir von einer »optimalen« oder »erfüllten« oder aber von einer nicht erfüllten Gestalt sprechen können. Vier Kriterien sind zu nennen:

(1.) In der Gestalt sollte sich unsere Bewegung gesättigt, erfüllt haben. Die efferente Impulsladung unserer Bewegung sollte reafferent in den Sinnen zum Ausgleich zurückkommen (Reafferenzprinzip).

(2.) Die »erfüllte« Gestalt stellt uns frei: Was uns bewegt, klärt sich zum sinnenhaften Gegenüber, in dessen Genese und neuer Beziehung wir uns wahrnehmen. Wir können zudem Einsicht gewinnen in die Entscheidungen unserer Möglichkeiten und Bedingungen hin zu dieser Gestalt.

(3.) Die »erfüllte Gestalt« richtet uns aus: Sie erscheint »prägnant«, richtet uns aus in ihrem Sinngehalt und ist sozusagen schwanger mit *neuen* Möglichkeiten, in denen wir weitere Perspektiven erleben, uns zu entwickeln und zu verwirklichen.

(4.) Eine »erfüllte Gestalt« gliedert uns (wieder) ein in den inneren und äußeren Lebensraum, in dem wir *uns* verstehen und uns unverkrampft, heimisch, stimmig fühlen können: versöhnt mit unserer individuellen Geschichte.

Exkurs: Zur Theorie der virtuellen Bewegung – Bewegungsphantasmen, Fantasien und Vorstellungen

Ich beziehe mich im Folgenden auf die Naturphilosophischen Vorlesungen von Melchior Palágyi; er war zu seiner Zeit (Ende des 19., Anfang des 20. Jhs.) als Außenseiter ein genialer Wahrnehmungstheoretiker und Philosoph. Durch seine Erläuterungen in der »Lehre vom Phantasieleben« lassen sich die verschiedenen Bewegungsvorstellungen bzw. Bewusstseinsvorstellungen zu unserer Bewegung und damit zu uns in unserer Bewegung unterscheiden, die sich im haptischen Prozess zeigen und in ihm wirksam werden.

Wir haben ein Bewusstsein zu uns in unserer Bewegung, in dem wir uns erleben, uns einschätzen. Es betrifft unsere Ich-Identität. Und wir haben ein Bewusstsein von uns in unserer Bewegung, in dem wir uns in unserer Wahrheit begegnen. Es betrifft unsere Selbstidentität. Der portugiesische Neurowissenschaftler und Bewusstseinsforscher António R. Damásio (* 1944) spricht hier von »Kernbewusstsein«. Es schält sich heraus über die »symbolisierten Bewegungen« (s. o. *Kapitel 3.1.3*), in denen wir uns bipolar zu uns und zum Tonfeld in dessen Material wahrnehmen. Das Zu-Sich-Bewusstssein betrifft als

Kernbewusstsein den Umschlag von Bewegung in Gestalt, in dem wir uns bipolar wahrnehmen und im Tonfeld aus bloßen Wahrnehmungsimpulsen unsere konkrete Präsentation gewinnen. Wir erleben den »biologischen Übergang, der ganz am Ende Schlussfolgerungen und Interpretationen ermöglicht« (Damásio, 1999, S. 31).

Konkreter fürs Geschehen am Tonfeld: Bevor wir uns mit unseren Händen auf das Tonfeld einlassen, werden wir uns erst einmal in der Gegenseitigkeit zu ihm wahrnehmen. Dabei kann zum Tonfeld der dingliche Materialbezug hervortreten, indem wir uns zum Beispiel »erkundigen, was da ist«; die flächige Vorlage des Feldes kann uns veranlassen, »es festzustellen«, etwa indem wir darüber mit einem Finger motorisch Spuren ziehen, oder – schon bedeutsamer – indem wir »es« auf dem Feld bezeichnen; so ritzen Kinder Worte oder Zeichen ein. Ist in dieser Weise die Gegenseitigkeit schließlich entdeckt und gewonnen, werden die »Erkundigungen« eingestellt und die Bezeichnungen mit den Händen weggewischt.

Nun wird in der Gegenseitigkeit Beziehung aufgenommen. Einen vitaleren Zugang bietet das Material in seinem Widerstand: Bewegungsimpulse verteilen sich als Spuren über die Fläche des Tonfeldes oder gehen ins Material hinein. Beziehung wird aufgenommen, indem wir uns aufnehmen in unseren Spuren. Ein Berührtsein stellt sich ein, das wir objektivieren in entsprechenden Bildgestaltungen. Aus den Einstichen der Finger werden zum Beispiel »Löcher«, aus dem Aufschieben des Materials wird ein »Berg«, aus der Bewegungsspur wird ein »Weg«, ein »Fluss« usw. Wir objektivieren uns in unserer Bewegung. Wir finden uns und teilen uns mit in »symbolisierten Bewegungen«. Was heißt das? Die Bildgestaltungen symbolisierter Bewegung sind Gestaltungen unserer Bewegung, in der unsere Bewegung erscheint: erstens, in der wir uns auf das Tonfeld eingelassen haben, zweitens, in der wir es aufgenommen haben, und drittens, in der wir uns zu uns selbst finden.

Die Theorie der »Virtuellen Bewegung« fußt darauf, dass reale Prozesse unserer Bewegung zu unterscheiden sind von unserer Bewusstseinstätigkeit (vgl. Palágyi, 1924, S. 256). Palágyi stellt Bewusstseinsfantasien den »Bewegungsphantasmen« gegenüber. Solche vitalen Phantasmen erscheinen in direkten Bewegungsvorstellungen im Tonfeld: in Spuren, in denen sich uns unsere Bewegung in Bildern kundtut. Ihr Inhalt ist das, was uns in unserer Bewegung bewegt: zum Ausgleich mit uns selbst und unserer Welt. In ihnen erscheint das »Unbewusste« als Beziehungs- und Verwirklichungsauftrag in unserer Bewegung.

3.2 Die Aktualgenese – Im Werden unserer Gestalt

3.2.1 Was sie umfasst

Wir klären uns in der Arbeit am Tonfeld im Prozess der Haptik in und zu dem, was uns bipolar in unseren Händen bewegt, und gewinnen einen eigenen Stand dazu. Wir klären uns in der gegenseitigen Beziehung: der Beziehung zu uns, der zu unserem Gegenüber und der zur Situation, in der wir uns antreffen. Dieser Klärungsprozess erscheint aktualgenetisch in seinen Bedingungen und Möglichkeiten als Gestaltprozess, in dem wir uns zukommen. Selbstwahrnehmung und Fremdwahrnehmung kommen aktiv und passiv in unserer Selbstbewegung zusammen. Dieses »Wir«, was sich gestaltet und worin und wozu wir uns fühlen, umfasst uns selbst, umfasst das Tonfeld als unser Gegenüber und umfasst als sinnenhaften Beziehungsstoff das Material, in dem wir uns in bzw. mittels unserer Bewegung äußern und zukommen. Im Tonmaterial werden wir *uns selbst* gegenständlich. So betrifft die Aktuellgenese einerseits den autopoetischen Handlungsprozess im Zuge unserer Bewegung und andererseits unser Vermögen zur fortwährenden Identität mit uns selbst in Aufbruch, Profilierung und Erhalt.

Anlass ist, wie gesagt, der Klärungsprozess der Beziehung, in der wir uns vorfinden. Er führt vom anfänglich diffusen Erleben zur Klärung und Zentrierung in der Gegenseitigkeit. Das Werden einer solchen Gestalt geschieht im »aktuellen Erlebensbestand«, wie es Friedrich Sander (1889–1971; Mitbegründer der Genetischen Ganzheitspsychologie) bezeichnete. Er nannte diesen Prozess »Aktualgenese« und unterschied sie von der Ontogenese, der Entwicklung eines Einzelwesens bzw. eines einzelnen Organismus, und von der Phylogenese, der stammesgeschichtlichen Entwicklung (z. B. vom Wirbel- zum Säugetier), sah sie aber verbunden mit der persönlichen (Reife-)Dynamik eines Individuums, zum Beispiel im Stadium eines Säuglings oder eines Erwachsenen.

In der Arbeit am Tonfeld richtet uns die Aktualgenese einerseits ontogenetisch aus auf das Werden in unseren menschlichen Bedingungen. Dazu gehören der aufrechte Gang und der Erhalt unseres Gleichgewichtes, unsere besondere Stellung als Mensch zwischen Bewegung und deren Wahrnehmung, unser Verständnis zu uns selbst, in dem wir uns sehen und äußern. Sie richtet uns andererseits aus auf unsere Individualgenese, in der wir uns zu uns selbst einholen müssen in unseren Bedingungen und Möglichkeiten. Die Individualgenese basiert zum einen ich- und situationsbedingt auf der Genese und Erfüllung von Ausgleich und Entsprechung zwischen Bewegung und Wahrnehmung. Und sie basiert zum anderen selbstbedingt auf der Erfüllung von uns selbst. Die Individualgenese zielt also ab auf soziale Ich-Identität und auf Selbstidentität.

Es beginnt damit, dass wir uns in der Situation zu uns vorfinden. Da ist (als Zentrierung) Orientierung gefragt in der noch unbestimmten Gegenseitigkeit. Und da zeigen sich zu dieser Gegenseitigkeit zum einen in unserem leiblichen Gestus Bestrebungen nach Halt bzw. nach Rückzug und zum anderen nach Aufbruch. Unserer Bewegung ist als Bewegung-zu-Uns eigen, dass wir einerseits an uns halten und andererseits uns in unserer Bewegung äußern; wir sind wohl auch neugierig. Das Zu-Uns erscheint also in spannungsreichen Bezügen, und in diese Bezüge ist unser Gegenüber, das Tonfeld mit seinem Material, eingebunden und bestimmt. Wir selbst sind darin ebenso vorbestimmt wie das Tonfeld. In dieser virtuellen Vorbestimmung greifen wir uns und das Tonfeld auf. Gleichsam unter Laborbedingungen können nun die Intention zu uns selbst und die Bedürfnisse nach uns selbst von ihren frühesten Anfängen her aktuellgenetisch in ihren entwicklungsrelevanten Sequenzen und Situationen von uns eigen ausgetragen, wahrgenommen werden, um schließlich in die schöpferische Eigengestaltung zu münden.

Das Zu-Uns erscheint anthropogenetisch als Aufgabe und Auftrag; individualgenetisch erscheint es als Mangel, in dem wir uns einzuholen und zu gestalten haben. Arnold Gehlen (1904–1976; dt. Philosoph, Anthropologe und Soziologe; zählt mit Helmuth Plessner und Max Scheler zu den Hauptvertretern der Philosophischen Anthropologie) spricht vom Menschen als einem »Mangelwesen«, das zu seinen Handlungen gezwungen sei (Gehlen, 1986). Es könnte auch heißen: »Möglichkeitswesen«. Wir müssen und sollen uns zu uns selbst einholen, und seit dem aufrechten Gang als Mensch – physisch und mental – ist unser Dasein weitsichtiger, aber auch unsicherer, ambivalenter geworden.

Wir durchlaufen und wiederholen in unserem Handlungsprozess die spezifischen Stadien, in denen sich unsere Entwicklung bisher lebensgeschichtlich artikuliert und gezeigt hat – jetzt aber unter neuen Bedingungen. Wir greifen uns, wie gesagt, auf in den (geglückten oder mangelnden) Erfahrungen unserer frühesten Kindheit, und da sich uns vorstellt, was wir tun, können wir neu und eigen entscheiden. Die Stadien der Aktualgenese erscheinen als Brennpunkte unserer Entwicklung. Sie haben einen inhaltlichen Aspekt: Was bedarf es zu ihrer Erfüllung? Und sie haben einen strukturellen Aspekt: Wie gliedert sich in ihnen die Gestaltgenese unserer Beziehung zu uns selbst?

3.2.2 Von der Vorgestalt zur Endgestalt

Das Tonfeld ist nicht neutral. Es erscheint in unserer Bewegung als das, was uns darin bewegt. Es erscheint nicht nur als Pol oder Part, der uns aufnimmt. Wir werden wohl aneinander zu Gegengestalten. Doch ist dies schon der zweite Erfahrungsschritt. Der erste ist, dass wir uns in einem spezifischen Zueinander befinden, in dem wir uns dann in unserer bipolaren Gegenseitigkeit bestimmen und klären. Worin wir bewegt sind, erscheint, wie gesagt, als Auftrag zum inneren wie zum äußeren Vollzug.

In unserer Bewegung dann treffen wir auf das, was uns in unserer Bewegung bipolar bewegt: von uns zum Tonfeld und vom Tonfeld her zu uns. Beides ergänzt sich in einem komplementären Zusammenhang, fordert sich gegenseitig heraus, bis ein Ausgleich hergestellt ist, und stellt uns mit unseren Entscheidungen in unsere leiblich-vitale, unsere emotionale und unsere mentale Basis. Mit der »Vorgestalt« treffen wir auf unser erstes Beziehungsverhältnis, das uns dynamisch auf Selbstklärung drängt. Greifen wir es auf, klären wir uns und entwickeln uns.

Was diffus vorgestaltet in aktiv-passiven Bezügen erscheint, verlangt in der Endgestalt nach klarer Gestaltung. Der Begriff »Vorgestalt« stammt in diesem Sinn von Erich Wohlfahrt (u.a. Mitarbeiter von Friedrich Sander am Psychologischen Institut in Leipzig). Er verwendete ihn nicht deskriptiv als bloße Phase im Prozessgeschehen (wie sein Lehrer F. Sander), sondern ganz wörtlich (Wohlfahrt, 1928). Er betonte, »dass sich auch in den frühesten Produkten des Auffassungsprozesses beherrschende Merkmale der Endgestalt nachweisen« lassen. »Diesen doppelten Tatbestand, einerseits die Tendenz zur gestaltmäßigen Durchformung, andererseits die Übereinstimmung mit der Endgestalt in beherrschenden Zügen, will die Bezeichnung ›Vorgestalt‹ treffen« (Wohlfahrt, 1925, zit. n. Krueger, 1953, S. 373). Solche »beherrschenden Züge« sind in der Arbeit am Tonfeld die Entsprechungen im Zuge unserer Verlagerung in der Bewegung auf das Tonfeld. Wir finden in Rückhalt und Hemmung sowie in Aufbruch und neuer Positionierung zu unserer Gestalt. Was uns bipolar bewegt zu unserem Erhalt und unserer Entwicklung, erscheint als sinnenhaftes Geschehen. Tendiert sind nun Stimmigkeit und Ausgleich, in denen wir uns zu uns selbst verstehen. In der »Endgestalt« klärt sich so die »Vorgestalt«. Die Aktualgenese ist an ihr Ziel gekommen.

Für die Begleitung am Tonfeld bietet die Vorgestaltung eine sehr gute Prozessorientierung. In ihr ist das Voraus in der Bewegung bestimmt, ihre Intention, in der wir uns ausrichten, und das zu erreichende Ziel. Sie kann als Soll in Beziehung gesetzt werden zu jeglicher Verhinderung. Der Prozess der Gestaltung und der subjektiven wie objektiven Durchformung der Vorgestalt bestimmt dann den Prozess aktualgenetisch bis zur Endgestalt. Die Unterscheidung von Erich Wohlfahrt zwischen einem Prozess der Adäquatheit von Vorstellung und Vorlage (vgl. ebd., S. 374) und einem Prozess auf Gestaltetheit und Prägnanz in der Gestaltung (vgl. ebd., S. 394) stellt sich in der Arbeit am Tonfeld dar als das Bemühen und das Bedürfnis um stimmigen Ausgleich und um Entsprechung mit dem, was uns begegnet, und der Intention auf Erfüllung in der Bewegung.

3.2.3 Markierungen im aktualgenetischen Verlauf

(1) Die Primärgestalt als Bedingung

Neben »Vorgestalt« und »Endgestalt« bestimmen zwei weitere Prozessstationen das aktualgenetische Geschehen. Die erste nenne ich die *Primärgestalt als Bedingung.* Zu ihr finden wir uns bipolar vor, wenn wir mit unseren ersten vitalen Bestrebungen, in denen wir uns geäußert haben, an ein Ende gekommen sind. Ein solches Ende ist vorläufig. Es ist das Ende unserer bloßen Handlungsaktion und der Anfang eigenverantwortlichen und eigen gerichteten Tuns. Mit einem Mal sind wir in dem, was wir tun, zu uns gefragt. Auf uns bezogen, fühlen wir uns herausgefordert. Neues Tun steht an zu eigenem Erhalt und zu eigener Orientierung. Wir haben etwas getan und uns auf ein Tun eingelassen und sollen uns nun in unserer Äußerung übernehmen!? Das »Ich« meldet sich als Handlungsträger. Das haptische Tun holt uns ein zu uns selbst. Das gilt für Kinder wie für Erwachsene. Erwachsene können sich mit einem Mal innewerden, was sie getan haben oder was sie tun (sie haben vielleicht etwas zerstört), oder sie stoßen an ein Gegenüber, das weiteres Vorgehen blockiert. Das kann das ganze Material sein, das gebraucht wurde, oder das kann die Grenze des Tonfeldes sein. Unsere Bewegung, in der wir uns wahrnehmen, stellt uns vor Bedingungen, die biografisch bestimmt sind. Mit dieser Primärgestalt als Bedingung finden wir uns mit einem Mal in unserer Bewegung gänzlich auf uns verwiesen. Wir sind aus unserer Bewegung herausgefallen. Was bedeutet, was meint das?

Der vitale Vorlauf unserer Bewegung trifft auf eine reale Verhinderung, sowohl aktualgenetisch als auch erweitert im Zuge unserer Biografie. Es geht nicht weiter. Etwas ist so nicht möglich. Worauf wir stoßen, verlangt von uns eine eigene Aufnahme und eine Entscheidung zur Fortsetzung des Handlungsprozesses. Eine solche auftretende Verhinderung ist eine Verhinderung zu uns. Und das fordert uns heraus. Denn während im Fokus noch die

Verhinderung steht, eröffnet das Feld schon neue Möglichkeiten und neue Standpunkte für unsere weitere Bewegung. Eine Umorientierung ist angesagt. Finden wir uns darin dann sicher, werden wir uns weiter entfalten. Die Umorientierung fordert eine Ablösung aus alten, wiederholten und bindenden Verrichtungen, in denen wir uns nicht wiederfinden. Sie kann spontan erfolgen oder durch die Begleitung, etwa mit dem Hinweis auf einen anderen Orientierungspunkt in dem Feld. Von ihm aus können wir uns dann zu dem, was uns entgegensteht, passend entfalten und fühlen uns entsprechend von dem, wozu wir uns antreffen, haptisch angesprochen. Wir erleben uns wieder in der vitalen, sinnenhaften Realität unseres Handelns.

Die *Primärgestalt als Bedingung* stellt sich im Tonfeld vor als unerfüllter Beziehungsgestus, der uns zurückweist auf uns selbst. Das »Ich« ist zu sich aktualgenetisch aufgefordert in den Erfahrungsverhältnissen seiner lebensgeschichtlichen Bedingungen. Das kann eine Handlungsgestalt sein, die nicht zu uns führt. Das können Blockaden sein, die qualitativ bestimmt sind. Suchen wir Halt und Orientierung auf der Fläche des Tonfeldes, so kann es zum Beispiel sein, dass sie mit einer fremden Libido gleichsam besetzt ist. Sie rührt uns vielleicht »kalt« an oder »eklig« usw. »Kalt« oder »eklig« sind Erfahrungstatsachen und Vorwegnahmen, lebensgeschichtlich erworbene Phantasmen unserer Bewegung, in denen wir das Tonfeld in den Händen aufnehmen. In einer *Primärgestalt als Bedingung*, die uns in unserem Bewegungsfluss unterbricht und in der wir uns leiblich-sinnenhaft zu einem Gegenüber im Tonfeld erleben, werden wir darauf verwiesen, aufzubrechen aus hier und jetzt hervordrängenden, lebensgeschichtlich erworbenen Erfahrungstatsachen in unserer Bewegung und hinzufinden zu uns selbst, gleichsam ohne jede Vorgeschichte. Wir sind angesprochen auf unsere *ureigene* Verwirklichung. Nicht unser Entfaltungsdrang wird gestoppt, sondern im Gegenteil: Wir sind angesprochen auf unsere Entwicklung und unsere eigene Geschichte. Wir fangen an, uns zu uns selbst zu verstehen.

Worauf wir in der *Primärgestalt als Bedingung* treffen, symbolisiert und zeigt – mit Ausnahme von Sättigungen in der Bewegung – ein blockierendes Bedingtsein aus unserer Biografie, das den vitalen Lauf unserer Bewegung unterbricht oder gar nicht erst zulässt, mit dem (Selbst-)Zweck, uns zurückzuführen auf uns selbst. Dies kann schon gelten, wenn wir in das Material ein Loch gemacht haben und wenn uns das Loch nicht nur sensomotorisch in unserer Bewegung anspricht, sondern als Geschehnis bzw. als eigene Tat in unserer Bewegung. Diese Tat, nein, uns in dieser Tat sollen wir aufgreifen. Das Voraus in unserer Bewegung, in dem wir uns vital in das Feld äußern, verlangt danach, dass wir uns zu uns äußern und uns einholen in dem, was wir tun. Das »Stopp« in unserer Bewegung führt uns auf uns selbst zurück. Das »Nicht weiter!« verlangt die Befreiung aus alten Erfahrungs- und Bewegungsmustern. Die alte Verhinderung erscheint am Tonfeld als aktuelle Unterbrechung der Bewegung, in der wir uns gerade äußern und uns erfüllen wollen. So können wir uns in der Mächtigkeit dieses Drangs befreien aus (ur)alten Mustern, das heißt, wir können uns aktuell übernehmen zu unserer eigenen Geschichte und etwas tun, was wir »noch nie« getan haben.

Ein solcher Moment kommt übrigens plötzlich. Unser Tun im Tonfeld stößt an eine Grenze, weil es uns in unserer Bewegung nicht mitnimmt. Es ist dies zum einen ein Moment innehaltender Umorientierung, zum anderen eine blitzhelle Erfahrung zu uns selbst in unserer jetzt ureigenen Geschichte. Es gilt nun, herauszufinden aus den unzureichenden Mustern unserer bisherigen Orientierung. Dazu müssen wir einen kreativ-eigenen, biografie-ungeprägten Stand beziehen, der sich uns im Tonfeld anbietet.

Die *Primärgestalt als Bedingung* kann als qualitative Handlungssituation erscheinen, wie in den obigen Beispielen angedeutet, in denen das Tonfeld »kalt« oder »eklig« anmutete. Sie kann als vitaler Mangel erscheinen, wenn die Bewegung sich durchsetzen muss: durch inneren oder äußeren Widerstand hindurch. Sie kann aber auch – insbesondere in den Arbeiten Erwachsener – prägnant in einem Gegenüber erscheinen, das uns zu uns selbst herausfordert. Alles Material wird dann zu einer vital-sinnenhaften Prägnanz gebracht. Eine solche Gestalt fordert als Gegenüber physiognomisch uns zu uns selbst heraus. Die *Primärgestalt als Bedingung* bewirkt, dass wir uns in unserer efferenten Bewegung reafferent übernehmen. Dynamisches »Erfüllungsbild«, das ansteht, realisiert zu werden, ist das offene Erregungszentrum, das als »Reafferenzkopie« (E.v. Holst, H. Mittelstaedt) vital angelegt wurde. Im haptischen Geschehen richtet sie uns aus auf den Selbstzweck unseres Tuns (Holst & Mittelstaedt, 1950).

(2) Die Primärgestalt als Möglichkeit

Während die *Primärgestalt als Bedingung* uns darauf zurückverweist, uns in unseren Unerfülltheiten aus unserer biografischen Geschichte zu uns selbst zu übernehmen, richtet uns die *Primärgestalt als Möglichkeit* auf diese Übernahme aus. Was ansteht, ist unsere individuelle Verselbstständigung und unsere eigene Identität darin. Die *Primärgestalt als Bedingung* provoziert uns zum Stand zu uns selbst, die *Primärgestalt als Möglichkeit* zur Selbstverwirklichung in diesem Stand und zur eigene Präsenz darin.

Ein Beispiel: Wir haben alles Material des Tonfeldes aufgeschichtet als »Berg«. Alles Material ist verwendet und wir finden uns nun zurückverwiesen auf uns. Oder so gesagt: Unsere Bewegung ist an ein Ende gekommen, aber wir fühlen *uns* noch nicht fertig. Der »Berg« ist die Primärgestalt als Bedingung. Er kann nun für uns ein Hindernis darstellen: Ein »Berg« steht vor uns. Er kann uns auffordern, ihn zu besteigen, in ihm eine Höhle zu bauen, ihn mit Wasser haptomorph zu umfassen oder ihn einzustechen, ihn aufzubrechen usw. Was wir auch mit ihm tun: Wir erfüllen den Zweck, warum wir ihn aufgeschichtet haben. Was wir tun, ist darin angelegt, wie, das heißt, in welchem Wissen zu uns wir ihn aufgebaut haben. In dem, was wir tun und zu dem wir in unserer Bewegung aufgefordert sind, übernehmen wir uns in ihm: Welche Präsenz hat der »Berg« für uns? Welches Gegenüber bietet der Berg für uns in unserer Bewegung? Im haptischen Bezug auf die Primärgestalt als Bedingung – hier der »Berg« – treffen wir auf einen Handlungs- und Bewegungskomplex, dessen Gestalt ich als *Primärgestalt der Möglichkeit* bezeichne. Was uns in unserer Bewegung als Ergebnis unserer Bewegung unterbricht und entgegensteht, richtet uns in unserer Bewegung neu aus: als unsere Möglichkeit. Haben wir einen »Berg« aufgebaut, so deshalb, um auf ihm zu stehen, ihn zu zerstören, um uns vorzubringen usw. Das »Um-zu« und das »Damit« sind weder kausal noch final vorbestimmt, sondern erscheinen als Abfolge eines entelechischen Prozesses zu uns selbst hin. Mit anderen Worten: Was geschieht, »soll« geschehen im Drang unserer Bewegung und steht im Dienst des Zu-Uns. Es fällt in unserer Bewegung eine Entscheidung zu uns. Sie kann motorisch affekthaft ausfallen: Auf den »Berg« wird eingeschlagen. Regressive Gesten können ausgelöst werden oder solche, die uns zu unserem weiteren Umgang stärken, oder schließlich solche, in denen wir unser Selbstbewusstsein gewinnen: Was ist das für ein »Berg« als Gegenüber zu uns? Was verlangt er von uns? Welchen Sinn bietet er uns? Was bewegt uns in ihm? Eben das sollen wir aufgreifen. Wir sollen aufgreifen die Intention, zu der er verhindernd aufgebaut wurde. Was uns in ihm verhindernd begegnet, gilt es einzuholen. Der passiv-negative Pol in unserem bipolaren Selbstverständnis fordert uns reafferent heraus. Das Potenzial der Hemmung wird zum Potenzial der eigenen Befreiung. Wir greifen uns darin auf. Der »Berg« erscheint einerseits als biografisches Hemmnis, andererseits als Hemmnis in unserer Bewegung, und als solches können wir ihn aufgreifen. Ein Stillstand erscheint als Spannung.

Die Auseinandersetzung mit den Unzulänglichkeiten unserer Biografie erscheint symbolisch qualitativ bzw. physiognomisch als Bewegtheit in unserer Bewegung. Das bedeutet: Nicht das biografische Erleben erscheint oder erinnert sich, sondern das aktuellgenetische in der Gestaltung unserer Bewegung und unserem bipolaren Bewegtsein darin. Mit anderen Worten: Der aktuale Drang zu uns selbst stößt im Bedürfnis nach Vollendung in der Arbeit am Tonfeld nicht selten auf biografische Unzulänglichkeiten oder verhindernde Bedingungen. Dies geschieht, damit wir unser ureigenes Leben selbstständig und selbstbewusst aufgreifen und erfüllen. Dies allerdings bedeutet Krise: Scheidung, Entscheidung! Konkreter: Der Aufbruch aus der Primärgestalt als Bedingung bedeutet in seiner symbolischen Wirklichkeit am Tonfeld, dass wir uns jetzt und hier zurücklassen in dem, was wir bisher gelebt haben, indem wir uns selbst aufnehmen in dem, was wir aktual erleben. »Der Berg« zum Beispiel wird in unserer Bewegung zum Hindernis oder zum geliebten Gegenüber. In beidem erkennen wir *uns*, stellen wir uns fest zu uns. Wir müssen uns selbstkongruent neu bestimmen.

Im haptischen Binnenbezug der Arbeit am Tonfeld wird in der Selbstbewegung unmittelbar unsere Zu-uns-selbst-Bestimmung geweckt. Diesmal am Tonfeld, wie gesagt, zunächst laborartig und unter anderen Vorzeichen: Nicht ein Part und eine Szenerie aus der Ursprungsfamilie sind da, sondern das sinnenhafte Gegenüber »Berg« als Szenerie im Bedürfnis und in der Herausforderung unserer Bewegung. Doch auch nun sollen wir handeln. Und was uns im »Berg« entgegensteht, berührt uns als unsere Aufgabe, selbstständig zu leben. Das aber bedeutet, uns in ein Tun freizugeben und uns in ihm zu übernehmen, das uns löst aus alten unmündigen Bindungen. Auf welche Verlässlichkeit können wir uns dabei stützen? Wie verlässlich können wir uns selbst hierbei sein? Nicht mehr Urvertrauen in einer Beziehung ist gefragt, sondern Konstanz und Dauer in uns selbst als fundamentales Selbstvertrauen.

Die wohl treffendste Definition von dieser Art »Krise« formulierte Viktor von Weizsäcker, als er sie als »Zwang zum Unmöglichen« bezeichnete (v. Weizsäcker, 1986, S. 171). Krise sei »der Inbegriff sowohl für die dynamisch um einen Wendepunkt geordneten Vorgänge, wie für diesen Umschlagpunkt selbst« (ebd., S. 202). Im haptischen Prozess unserer Bewegung am Tonfeld erscheint dieser Umschlag als Forderung in unserer Bewegung: Wir sollen uns aus alten Bewegungsmustern herauslösen, in denen wir gedacht, reagiert, gelebt haben, und eine neue, selbstständige Stellung beziehen. Doch da wir in der *Primärgestalt als Möglichkeit* aktual erst dabei sind, uns in dieser wirklich zuzukommen, erscheint und mutet sie auch erst als möglich an; es liegt jetzt allein bei uns, uns in und zu dieser Möglichkeit zu verwirklichen, anzunehmen, zu erfüllen. Gehen wir dies ein, so umgreift uns dieser Vorgang total und bipolar: leiblich-sinnenhaft in unserer vitalen Bewegung, emotional in unserem gegensätzlichen Fühlen – wir zerstören womöglich im Tonfeld destruktiv einen »Berg« und erhalten »uns« – und mental in einem klar erscheinenden, einzigartigen inneren und äußeren Umbruch.

(3) Zusammenfassung: Von der Vorgestalt zur Endgestalt

Die »Vorgestalt« präsentiert insbesondere für den Begleiter den Beziehungszusammenhang, in dem wir uns mit unserem Gegenüber befinden und den es als Beziehung sensomotorisch zu klären gilt. Die *Primärgestalt als Bedingung* lässt uns aus unseren Bewegungsbezügen herausfallen und verlangt einen eigenen Stand. Nun ist neue Orientierung nötig, die uns in unserer Bewegung und unserer Gestaltung weiter aufgreift. Für diese Neuorientierung erscheint im Gestaltverlauf die *Primärgestalt als Möglichkeit.* Dabei ist Kontinuität gewahrt; denn die Möglichkeit, die wir aufgreifen bzw. in der wir uns aufgreifen, ist der Zweck, in dem wir uns die *Primärgestalt als Bedingung* haptisch kreiert und aufgebaut haben: Die Haptik stellt uns weisheitlich in unsere Realität. Im haptischen Geschehen sind wir uns in unserer Bewegung voraus und sollen uns zu uns selbst einholen. Dieses Einholen an der *Primärgestalt als Möglichkeit* geschieht in der womöglich leidenschaftlichen, bipolar-gegenseitigen Auseinandersetzung zu uns selbst. Es geht um unseren eigenen Erhalt darin, unseren Selbstgewinn. In der »Endgestalt« dann präsentieren wir uns selbst neu in unserer Erneuerung. Wir sind in ihr aufgefordert, zu uns zu stehen und ureigenen Stand einzunehmen. Dies betrifft ebenso unser leibliches Selbstbewusstsein (Bewegung und Haptik lügen nie!) wie unser emotionales (befreit-fröhliche Annahme von »Das hab ich gemacht«) und auch unser mentales (Verstehen des Geschehens und der Endgestalt).

3.3 Zwischen Bewegung und Wahrnehmung – Entwicklungen im »Gestaltkreis« nach Viktor von Weizsäcker

»Um Lebendes zu erforschen, muss man sich am Leben beteiligen.« So lautet der erste, vielzitierte Satz Viktor von Weizsäckers in seinem Werk *Der Gestaltkreis*. Nirgendwo wird dies deutlicher als in der Haptik. Was wir erfahren, erfahren wir leiblich durch uns, und dabei erfahren wir uns selbst.

Diese Gegenseitigkeit gründet in dem Verbund von Bewegung und Wahrnehmung, in dem wir uns als »Ich« bestimmen und in dessen Gemeinsamkeit wir uns als Subjekt zentrieren. Ersteres – die Ich-Selbstbestimmung – richtet uns gleichsam horizontal aus zum Zusammenklang von innerem, seelisch-psychischem und äußerem, weltlich-sinnenhaftem Ich-Aspekt. Das Zweite – unsere Subjektzentrierung – richtet uns aus auf unsere ureigene Verwirklichung. Wir treffen im Gestaltkreis auf unsere allgemein menschlichen und solitär individuellen Bedingungen. V. von Weizsäckers fundamentales Werk trägt den Untertitel: *Theorie der Einheit von Wahrnehmen und Bewegen*. Bewegen stützt sich auf Wahrnehmen, Wahrnehmen geschieht im Bewegen. Die tradierten Gegensätze von »bewusst – nicht bewusst« oder »unbewusst« verlieren hier ihre Bedeutung. Wir finden uns vor, und mit unseren Impulsen, uns zu äußern, lassen wir uns ein auf das, was uns bewegt. Zu dem, was wir tun, begegnen wir uns. Bewusstsein geschieht als Innewerden unserer Welt, in dessen Bewegen wir uns selbst wahrnehmen. In unserem Bewegen finden wir uns vor, oder wie von Weizsäcker sagt: »Leben finden wir als Lebende vor; es entsteht nicht, sondern es ist schon da, denn es hat schon angefangen« (v. Weizsäcker, 1986, S. V). Wir fangen mit uns an in unserem Leben. Ein solcher Anfang beginnt nicht in Pathologien, sondern in Perspektiven und im Drang, uns zuzukommen. Der »Gestaltkreis« bezeichnet die dynamische Konstruktion unseres Werdens und fordert uns zu uns selbst auf. Er hat ein zweifaches Ziel: dass wir bei uns selbst ankommen im Ausgleich mit uns und dass wir uns in personaler Identität zu uns verstehen.

Zu solchem Geschehen lädt uns die Arbeit am Tonfeld ein. Der Gestaltkreis wird hier zur Bahn unserer Bewegungen, die Sensomotorik zur leiblichen Orientierungsbasis unserer Verwirklichung. Selbstbewegung wird in der Haptik Motivation zur Selbsterfahrung – und was wir zu uns selbst erfahren, wird zum Motiv der Selbstbewegung. Mit der darin enthaltenden Frage »*Wie* greifen wir uns auf?« stellt sich weiter die Frage: »Wie *können* wir uns aufgreifen, und wie *können* wir mit uns anfangen?« Es geht hier um die Frage nach den Voraussetzungen und nach den Bedingungen für unser Tun. Das Zu-Uns bedarf ferner einer stimmigen Vermittlung, in der wir uns aufgreifen und verstehen können. Eine solche Vermittlung bieten der haptische Dialog in unseren Händen und der mitmenschlich-kommunikative Dialog mit unserem Begleiter.

So ist die Frage, die sich in der Arbeit am Tonfeld stellt, die Frage, die V. von Weizsäcker zum Gestaltkreis stellt: »Nicht dass eine Leistung verwirklicht wird, ist Gegenstand der Forschung [bzw. der Analyse; Anm. d. A.], sondern wie es zugeht, wenn sie ermöglicht oder verhindert wird, ist zu verstehen.«

Es geht um »Erwerb und Verlust, Spielbreite und Wandel von gegebenen Leistungen« (v. Weizsäcker, 1986, S. 5). An anderer Stelle sagt er: »Man kann nicht die Wahrnehmung der Gegenstände erklären; aber man kann die Unvollkommenheit und die Pathologie [die Verzerrung; Anm. d. A.] der Wahrnehmung der Gegenstände feststellen« (ebd., S. 118). Die Arbeit am Tonfeld fragt nach der passenden Genese und Phänomenologie und nach der passenden Vermittlung.

Die Bewegung, in der wir etwas wahrnehmen, bleibt in ihren Bedingungen und Bedürfnisforderungen normalerweise unbewusst oder verborgen. Allenfalls können wir im Fühlen dessen, was uns begegnet, Korrespondenzen mit uns selbst feststellen. In der Arbeit am Tonfeld wird das Bewegen, in dem wir wahrnehmen, sichtbar und Form. Und: Wir können wahrnehmen, wie wir wahrnehmen, und darin uns selbst wahrnehmen und erfüllen. Die Bedingungen zu dieser Wahrnehmung erscheinen als Mangel bzw. als Möglichkeit. Sie erscheinen symbolisch in virtueller, qualitativ bestimmter Bewegung und können lebensgeschichtlich vielleicht erinnert werden. Wir gestalten fortwährend *uns* in der Bewegung, in der wir unser Gegenüber aufnehmen. Dazu »entzweien« wir uns – wir lassen zurück, und wir brechen auf – in unserem Bewegen und kommen uns zu in unserer Identität. Wir erhalten uns, gewinnen Konstanz und Kontinuität im Durchgang durch eine Möglichkeit bzw. Krise. V. von Weizsäcker spricht von »Antilogik« (v. Weizsäcker, 1986, S. 170), das heißt: Wir vollziehen und entwickeln uns in antilogischen Sprüngen. Innerlich wie äußerlich leiblich uns Bewegendes erscheint im Tonfeld sozusagen spiegelbildlich sowohl haptisch-sinnenhaft außenweltlich als auch sensitiv-seelenhaft innerweltlich berührend: Weltaußenraum begegnet uns als Weltinnenraum und umgekehrt, und in beiden durchdringen wir uns. Antilogisch ist, wenn gleichzeitig ungleiches Tun mit unterschiedlichem Zweck einer übergreifenden Zielsetzung dient. So erscheint jede Bewegungsgestalt in der Arbeit am Tonfeld zugleich als Wahrnehmungsgestalt. Und indem wir im Feld etwas gestalten, treten wir in Beziehung zu ihm.

Solche Phänomene beschrieb Viktor von Weizsäcker als »Gestaltkreis«.

> »Die Bezeichnung ›Gestaltkreis‹ hatte einen Vorteil, der eigentlich nicht beabsichtigt war. Das Wort erweckt nämlich kein so anschauliches Bild, wie es etwa das Wort Kreisgestalt tut. Es bleibt ein Unbehagen, indem Gestalten nichts Kreisendes an sich haben und das Kreisen, welches hier schließlich gemeint ist, nicht bildhaft wird. Eben diese unbehagliche Spannung zwischen einer sinnlichen Anschauung (die sowohl mit ›Gestalt‹ wie mit ›Kreis‹ angeregt wird) und dem unsinnlichen Begriff (der mit der Vereinigung beider

> entsteht) – eben diese spannende Unangemessenheit verhindert dann ein volles Missverständnis. Und das ist ein Vorteil« (v. Weizsäcker, 1986, S. VII).

Der unsinnliche Begriff »Gestaltkreis« erscheint im Setting der Arbeit am Tonfeld als sinnenstarke Tatsache, als Gestalt. Was uns durch das Tonfeld begegnet, ist sinnenstarker Selbstvollzug. Der Vollzug rückt in die Wahrnehmung, und was wir wahrnehmen, animiert zum Vollzug. Wir nehmen uns wahr in unserer Bewegung. Und indem wir uns bewegen, nehmen wir uns zu uns wahr von einem Anderen her, das durch uns bestimmt ist. Das psychische Geschehen wird zum haptischen Bewegungsgeschehen unserer Hände. Wir klären uns und gestalten uns zugleich: Gestaltkreis ist »der Inbegriff eines Wandels und Werdens« (v. Weizsäcker, 1986, S. V). Die »Gestalt« ist Produkt des Gestaltkreises: der wechselseitig kreisenden Beziehung, in der wir uns einerseits äußern und andererseits zukommen. Zugleich ist die »Gestalt« das sich wandelnde Bild, in dem wir uns in unserer Bewegung und unserer Wahrnehmung begegnen.

Der »Gestaltkreis« vereint im Duett von Bewegen und Wahrnehmen uns als Subjekt und uns als Objekt. Wir verstehen uns zu uns selbst in dieser unserer Bipolarität. Solches Selbstverständnis bezeichnete Dieter Wyss (1923–1994; Mitarbeiter von Viktor von Weizsäcker; Prof. für Medizinische Psychologie und Psychotherapie in Würzburg) als »eine tiefgehende, radikale Revolution. Das Objekt steht dem Subjekt nicht mehr als Gegenstand der Erkenntnis (wie bei Freud und Descartes) gegenüber, sondern tritt als ein Subjekt zu dem anderen in Beziehung« (Wyss, 1972, S. 306). *Diese Beziehung, in der wir uns, unseren Weltinnen- und Weltaußenraum begreifen, ist Grundthema der Arbeit am Tonfeld.* Dazu müssen wir »ein Handgemenge« eingehen mit uns und mit unserem Gegenüber (vgl. v. Weizsäcker, 1986, S. 103): Wir müssen uns mit uns auseinandersetzen und uns in beiden Polen überschreiten. Welch eine großartige Entdeckung:

> »Mit der Erkenntnis der Selbstbewegung der Lebewesen wird ihre Subjektivität als ein fundamentales neues Prinzip in die Biologie eingeführt. Es handelt sich dabei um eine Entdeckung, die Einsteins Relativitätstheorie und Heisenbergs Unbestimmtheitsrelation an Bedeutung gleichkommt. Der Gestaltkreis definiert sich jetzt als die Einheit des Subjektes mit seiner Umwelt, die es durch Bewegen und Wahrnehmen ständig herstellt« (Wyss, 1972, S. 307)!

Zugleich verwirklichen wir uns so in unserer Geschichte, die uns Objekt und Subjekt ist: Wir *haben* sie – und wir *sind* sie.

3.4 Die Haptik – unser Beziehungssinn

3.4.1 Was uns bewegt und berührt

Die Haptik ist das Tor, durch das wir uns bewegend in unsere Welt einlassen und durch das wir uns in unserem Wahrnehmen zukommen. In dem »Etwas«, das wir wahrnehmen und bestimmen, nehmen wir, wie schon mehrfach betont, uns wahr und bestimmen uns. Diese Selbstwahrnehmung ist in der Arbeit am Tonfeld thematisiert. Wir kommen uns zu in unserer Bewegung und nehmen uns wahr und haben im Tonfeld nun das Gegenüber, das mit seinem Material zulässt und ermöglicht, dass wir und aufgreifen können. Das zunächst Fremde, das wir anfangs wahrnehmen, wird zu einem uns Eigenen, in dem wir entdecken, dass wir ja in Wahrheit immerzu *uns* wahrnehmen, wenn wir »etwas« greifen und erkunden. Wir nehmen uns wahr zu unserer tieferen Selbsterkenntnis und Selbstverwirklichung. Selbstbewegung wird zur Selbstwahrnehmung. Wir werden hier nicht nur zu unserem eigenen Therapeuten. Unser Selbstbedürfnis kann sich artikulieren und zielt ab auf unsere ausreifende Entwicklung.

Wenn unsere Hände auf dem Tonfeld aufliegen, können wir uns auch aus ihrer Lebendigkeit herausnehmen, und zwar als müssten wir uns vor dem Anstehenden schützen oder als dürften wir uns nicht zu uns bewegen, was ja bedeuten würde: weg von etwas, das bisher bindet, einbindet, über uns verfügt. Oder: Wir können der Bewegung unserer Hände und Finger folgen und erleben, wie sie – stimmiger: wie wir in ihnen – unseren eignen Raum anlegen, erkunden, stabilisieren und fröhlich akzeptieren. Die Bewegungen, die Aktionen der Hände polen uns, suchen für uns nach Halt und entlohnen uns für unseren Aufbruch. Wir bringen *uns* in ihnen ein in unsere innere und in unsere äußere Welt.

Wir können der Bewegungsenergie und -sprache weiter folgen – oder nicht. Auf jeden Fall finden wir uns in Entscheidungen, Erwartungen und latenten Wünschen, die uns zum Beispiel sagen lassen: Das ist »langweilig« oder »bedeutungslos«, »das will ich nicht«. Doch während wir dies sagen, kann es sein, dass unsere haptisch-leiblichen Gesten, in denen wir uns ausrichten auf unser Gegenüber, uns positionieren in unseren wirklich wahren, eigenen Bedürfnissen und uns zeigen im offenen Verlangen nach dem, was wir vermissen und was uns zutiefst bedeutsam ist. Das bisher »Bedeutungslose« wird bedeutend, weil es auf Erwünschtes deutet. Was da scheinbar »nichtssagend« wie bedeutungsleer dem Geschehensfluss entgegensteht, präsentiert de facto eine Erfahrungswirklichkeit in unserer Bewegung mit offenem Ausgang. Unsere Bewegungsenergie und -sprache lassen uns nicht (wieder einmal) entwischen; sondern: Wir erleben uns zu uns in unseren noch diffusen, offenen Sehnsüchten und Bedürfnissen. Es sind Sehnsüchte und Bedürfnisse in unserer Bewegung, die uns stocken lassen: »Wahrnehmungen«, die wir aus irgendwelchen Gründen nicht machen konnten und für die uns jetzt das Material mit seinem Widerstand und seiner Möglichkeit herausfordert. Wir können uns hier und jetzt in unserer Bewegung erfüllen! Sind wir bereit dazu?

Die Haptik holt uns ein in unsere »volle« bewegende Realität. Sie erscheint dynamisch-wirklich, weil wir uns zu uns erfahren und zu Wirklichkeiten herausgefordert sind, in denen wir uns zu uns begreifen und verstehen. Das ist die *Realfunktion der Haptik.* Wir sind in ihr schöpferisch aufgefordert, unsere Wirklichkeit erfüllend zu realisieren.

3.4.2 Haptischer Dialog, Bewegung und »implizites Wissen«

Wir erfahren uns in der Arbeit am Tonfeld am Anderen zu uns und an uns zum Anderen. »Der Mensch wird am Du zum Ich«, beschrieb dies Martin Buber auf philosophischem Niveau (Buber, 1979). Wir bestimmen uns in dieser dialogischen Erfahrung und entfalten uns darin. Wir nehmen uns darin auf und verstehen uns zu uns selbst. Unser Selbstverständnis lebt von dialogischer Begegnung und Berührung, in denen wir uns gestalten und bestimmen, gemäß den Bedürfnissen unserer Bewegung. Ausdruck und Erfüllung finden diese Bedürfnisse im haptischen Geschehen unserer Hände. In diesem bipolaren Zu-Uns ist inbegriffen unsere Welt: die äußere und die innere. All unsere »Weltkenntnis« ist im Grunde Selbstkenntnis, wie Kant es 1798 in seiner *Anthropologie in pragmatischer Hinsicht abgefasst* ausführt:

> »Alle Fortschritte in der Kultur, wodurch der Mensch seine Schule hat, haben das Ziel, diese erworbenen Kenntnisse und Geschicklichkeiten zum Gebrauch für die Welt anzueignen; aber der wichtigste Gegenstand in derselben, auf die er jene verwenden kann, ist der *Mensch*: weil er sein eigener letzter Zweck ist« (Kant, 1983, S. 399ff.).

Die Haptik führt uns in unseren Sinnen, in unserem Erleben, in unseren Entscheidungen und Vollzügen auf uns selbst zurück. Unsere Anthropogenese, unser Werden als Mensch, ist praktische Anthropologie, in der wir uns zu uns selbst begreifen.

Kant betont noch »die Erkenntnis des Menschen als *Weltbürger*« (ebd., S. 400). Doch die Frage ist, wie wir uns als »Weltbürger« zu uns verstehen können. Wir sind schließlich jemand. Und als dieser Jemand haben wir ein Wissen zu uns, das unsere Authentizität betrifft, und wir haben ein Wissen von uns, das unsere Identität betrifft. Wir stehen als Person in und zu unserem Lebensfeld im Zirkel unseres Tuns. In dem, was wir tun, kommen wir uns zu und bestätigen uns. So entsteht Selbstbewusstsein und ein Wissen um uns, in dem wir uns vollziehen und einholen und mitmenschlich kommunizieren.

Letzteres, das »Wissen um uns selbst«, nennt Michael Polanyi (Mihäli Polányi [ungar.]; 1891–1976; ungar.-brit. Chemiker und Philosoph) »implizites Wissen« (vgl. Polanyi, 1985), aus dem her wir uns zu uns vollziehen, verwirklichen – und aus dem her wir uns zu unseren weltlichen Bezügen gestalten. Dieses innerste Wissen meint ein tiefes Sich-zu-sich-selbst-Verstehen, das sich – insbesondere durch unseren Beziehungssinn am Tonfeld, durch die Haptik – mehr und mehr sozusagen auffaltet, lichtet, ans Licht, in die Gestalt(ung) drängt, bis hin in unser bewusstes Verstehen und Erkennen. Der »Zirkel dieses Verstehens« (Neuweg, 2001) hat als Zentrum und als Peripherie uns selbst. Es geht um ein »wissendes Erkennen«, nicht um »Erkenntnis« (Damásio, 1999): Wir wissen *uns* in dem, was wir tun, und können es nicht anders äußern als durch uns – und genau dies ist eine ganz große lebensbedeutsame Entdeckung für den Akteur am Tonfeld. Solches Erkennen lässt sich nur in bedeutsame, »ausdeutende« (lat.: ex-egetische) Worte fassen, in denen wir unser Bewegtsein mitteilen.

Unser Wissen ist leiblich-sinnenhaft und bipolar-leidenschaftlich verankert. Es äußert sich im haptischen Dialog, in dem wir uns mit unserem haptischen Objekt, dem Tonfeld, in unseren Bezügen und unserem Dasein kundtun und verstehend zukommen. Eingeschlossen in dieses Wissen sind seine Regeln. Es geht um ein »knowing in action«: Was wir tun, hat seinen Sinn und bringt ihn hervor; wir finden uns darin zu uns und unserer Entwicklung. Was wir tun, erklärt sich durch uns. Unsere Subjektivität ist allerdings nicht formalisierbar, prognostizierbar, sie lebt und bleibt Überraschung (vgl. v. Weizsäcker, 1986) – selbst eine Erwartung: Wenn sie erlebbar eintritt, überrascht es uns.

Wir treffen in der Haptik also auf die »Logik des impliziten Wissens«. Sie umfasst uns – intentional ausgerichtet in unserer Bewegung – im Wissen zu uns, in unseren Bedingungen und unseren Möglichkeiten. Solches Wissen umfasst unseren Lebensverlauf einschließlich seiner Lebensbedingungen. Dazu gehört weiterhin der Wissensreichtum der Phylogenetik. In und zu diesen impliziten, in unserer Bewegung angelegten dynamischen Ordnungen (C. G. Jung nannte sie, ich sagte es an anderer Stelle schon, »Archetypen«) nehmen wir uns im haptischen Geschehen wahr und können unseren Grund ahnen. Bewegung und Wahrnehmung können heilsam sein, sowohl therapeutisch als auch für unsere allgemein menschliche und unsere individuelle Reifung.

3.4.3 Realfunktion der Haptik und des haptischen Geschehens

Die Haptik spannt uns in unserer Selbstbewegung ein in unsere Realität. Sie lässt uns auf das treffen, von dem her wir uns zukommen. Die Erfüllung bleibt dann uns überlassen: als Individuum, als phylogenetisches Phänomen, als Repräsentant des Menschseins überhaupt. In und zu einem jeden dieser drei Felder finden wir uns vor und sind berufen, sie selbstständig zu gestalten. Da wir uns erst einmal in ihnen nur »vorfinden«, bevor unser Selbstbewusstsein aufwacht und bevor wir uns zu uns zentrieren können, macht es unsere Realität aus, dass wir diese Felder als Lebensraum für uns einnehmen. Diese »Weltoffenheit«, die Max Scheler betonte, basiert auf unserer (Zu-Uns-)Selbstbewegung, und die wiederum basiert auf dem räumlichen und mitmenschlichen Zueinander, in dem wir uns bewegen. Dieses Zueinander für unsere Bewegung kann in der Arbeit am Tonfeld über das Zueinander im haptisch-sinnenhaft-leiblichen Geschehen in der eigenen Bewegung und den eigen Bedürfnissen dazu angelegt werden und in die eigene Bewegung (wieder) aufgenommen werden.

In solchem Drang und Wandel stellen wir uns fest, und zwar in dem, wie wir sind und wie wir (noch) nicht sind, aber sein können. Das haptische Geschehen am Tonfeld ruft uns heraus zu unseren Möglichkeiten und Bedingungen, sodass wir uns darin erfüllen können. Es erscheint und wird fassbar, was uns zu uns bewegt, und wir können es zu Ende führen. Der Umgang mit dem, was uns bewegt, ist der haptische Dialog, der immer ein diskursiver Klärungsprozess ist, sowohl zu dem, was uns entgegentritt, wie auch zu uns selbst. Wir begegnen uns ja selbst in dem, was uns bewegt. Das haptische System erschafft uns unsere Gestalt, und zwar sowohl nach innen, zu uns selbst, als auch nach außen zu allem Gegenüber als Du und Das.

3.4.4 Das Tonfeld als gelebter Raum

Während ein optischer Raum sich konstituiert nach Gestaltbeziehungen der Erscheinungen in ihm sowie der Raumgliederungen (da geht es um Ähnlichkeiten, Symmetrien, Geschlossenheit, Nähe, Zusammengehörigkeit u.Ä.) und deren Störungen, konstituiert sich der haptische

Raum *als Raum zu uns* als bipolarer Bewegungs- und Beziehungsraum. Beides gehört zu uns und unserem Leben und Erleben, umgibt uns und bildet den »gelebten Raum«, wie ihn Karlfried Graf Dürckheim nannte (Dürckheim, 1930, S. 387ff.). Wir suchen in ihm unsere raumzeitliche Identität: »Dieser Raum konstituiert sich unter Teilhabe des ganzen Menschen und seines Lebens, ist das, was er ist für den ganzen Menschen, ja, er gehört als gelebter Raum zur personalen Ganzheit und macht diese mit aus« (ebd., S. 387). Was Dürckheim da beschreibt, gilt auch heute noch: »Nur eine Psychologie, die den Menschen in der von ihm *gelebten* Welt erforscht, kann dem Menschen in seiner personalen Ganzheit gerecht werden« (ebd.).

Die Haptik, wie sie hier in der Arbeit am Tonfeld verstanden wird, stellt uns nicht nur – gleichsam horizontal – phänomenologisch in unsere Welt, sondern auch – gleichsam vertikal – in unsere seelisch-geistige, individualgenetische Entwicklung. Dürckheim betont nicht primär die Entwicklung als solche, die auch das Biografische mit einschließt, sondern vor allem die individuelle und strukturelle, das heißt die je menschliche Eigenheit und Besonderheit im Erleben der Entwicklung sowie den Drang, sie zu leben.

> »Im gelebten Raum ist der Mensch mit seiner ganzen Wesens-, Wert- und Lebenswirklichkeit drin. Der gelebte Raum [hier das Tonfeld; Anm. d. A.] ist für das Selbst Medium seiner leibhaftigen Verwirklichung, Gegenform oder Verbreiterung, Bedroher oder Bewahrer, Durchgang oder Bleibe, Fremde oder Heimat, Material, Erfüllungsort und Entfaltungsmöglichkeit, Widerstand und Grenze, Organ und Gegenspieler dieses Selbst in seiner überdauernden und seiner augenblicklichen Seins- und Lebenswirklichkeit« (ebd., S. 389).

Wozu wir uns antreffen, bietet einerseits Orientierung, andererseits fordert es Wandlung. Der gelebte Raum wird, wie es Dürckheim ausdrückt, »als Bewegungsgestalt vollzogen« (ebd., S. 396). Wir vollziehen uns darin und fühlen uns in ihr leiblich-räumlich. Sie erscheint als Aufgabe einerseits und als eigener Lebensgrund andererseits. Was wir in ihr erfahren, dient primär einem Erkennen, in dem wir *uns* zu uns innewerden und zu unseren Beziehungen in diesem Lebensraum. Worauf wir dabei stoßen, mutet sich uns zu. Dürckheim sprach daher von »Anmutungsqualitäten« (ebd., S. 441). Er unterschied sie als »Artungsqualitäten«, »Stimmungsqualitäten« und »Stellungsqualitäten«. Alle gehen im Setting am Tonfeld hervor aus Berührungen: im Gestalten oder im Materialkontakt. Sie erscheinen im haptischen Raum als Bewegungs- und Beziehungsqualitäten, in denen wir uns zukommen. Im Folgenden seien diese »Anmutungsqualitäten« noch ein wenig vertieft vorgestellt:

(1) *Anmutungsqualitäten sind Gefühlsmodi, in denen sich das, was wir berühren, so oder so für uns anfühlt. – Artungsqualitäten sind in unserem Bewegungsvollzug reafferente Mitteilungen bezüglich der Sachbeschaffenheit des Feldes oder des Materials.* Unsere Bewegung antwortet auf das und das Andere, passt sich ihnen an und gestaltet sie zugleich für uns. So kann, davon war an anderer Stelle schon einmal die Rede, in der Anmutungsqualität »kalt« die Fläche des Tonfeldes aufgenommen werden. Es kann sich dann für die Fläche in ausbreitender Bewegung ein Bild einstellen wie beispielsweise »Eisfläche«, auf der dann – mit genässten Fingern oder Handflächen – kreisende Bewegungen dazu führen, »Schlittschuh zu laufen«. Oder: Einen »schroff« gefühlten Berg schreiten unsere Hände taktil ab. Dabei entdecken sie vielleicht Vertiefungen, die Halt bieten und zu einem »Pfad« werden auf den Berg.

Solche Bewegungen bieten Bedingungen an, die sich dann in der erlebten Berührung zu eigenen Möglichkeiten wandeln: Selbst ein »felsiges Gebirge« wird zugänglich. Was uns in unserer Bewegung begegnet, bestimmt unsere weitere Bewegung – und in deren Wahrnehmung entdecken wir wiederum neue Möglichkeiten. Nun wäre das nicht so bedeutungsvoll, erführen wir unsere Bewegung im Feld nicht zugleich bipolar zu uns – wir bewegen und gestalten sozusagen spiegelbildlich uns selbst – und wäre nicht unsere Bewegung immerzu bestimmt von biografischen und lebensgeschichtlichen Erfahrungen, die wir in unserer Bewegung gemacht und die uns in unserer Bewegung »in-formiert« (programmiert) haben. Sie sind es, die jetzt wieder miterscheinen und den Beweggrund unseres Tuns offenbar werden lassen. Für uns als Akteure am Tonfeld erscheint dieser Beweggrund aktuell als erlebter Zusammenhang von symbolisierter Bewegung (»Gebirge«, »Berg«, »Eisfläche« usw.) und eigenem Entfaltungsdrang, der bestimmt wird durch das, was uns begegnet, eben durch das »Gebirge«, den »Berg« etc.: Wir erleben uns in unserer Bewegung und nehmen uns bewegt wahr in unserem Erleben.

Jede Bewegung ist, wie gesagt, mitbestimmt von unserer Biografie. Wir begegnen uns aktuell sowie biografisch-lebensgeschichtlich in alten Bezügen und alten Erfahrungen, die zu uns gehören in unserer Bewegung. Im Sinne von Jean Gebser gegenwärtigen wir uns unseres Ursprungs, unseres individuell eigenen wie unseres menschlichen, und können uns darin neu aufgreifen. Bewegliches Gleichgewicht und erfüllende Polungen stehen in der Arbeit am Tonfeld an. Das Material erscheint als Beziehungsstoff alter Erfahrungen und lädt uns sensomotorisch ein zum Dialog.

(2) *Stimmungsqualitäten bekunden, wie wir uns zu uns fühlen in der aktuellen Beziehung.* Sie betreffen den Raum, in dem wir uns zukommen bzw. nicht zukommen. »Kalt« zum Beispiel bedeutet hier beim Berühren des Feldes nicht, dass wir einem kalten Feld begegnen, noch dass wir uns nicht aufgenommen oder angenommen fühlen, sondern dass wir *uns* »kalt« fühlen, weil wir uns nicht zukommen. Natürlich können wir uns auch zukommen und dieses Ereignis »freudig« begrüßen usw. Fühlen wir uns bei dem, was uns begegnet, »traurig« oder »heiter«, kommt es darauf an, dass wir in solchem Fühlen den realen Objektbezug und den sinnenhaften Handlungsbezug nicht verlieren. Das kann der Verlust von Etwas sein oder der Gewinn, der nicht als »erarbeitet«, sondern als Sensation erscheint. Wird der Bezug verloren, setzt Einsamkeit ein. Befreiendes und klärendes Weinen wird dann bitterlich. Fühlen braucht in der Haptik ein Was und ein Gegenüber. – Ein Beispiel aus der Praxis: Ein junger Mann in einer desolaten Situation fühlte am Tonfeld, was er berührte, als »rau«. Plötzlich fing er an, die taktilen Momente intensiv zu erriechen und auszustreichen. Angesprochen vom Begleiter – »Erinnert Sie das an was?« –, fielen ihm Situationen ein als Kind: Seine Mutter war Schauspielerin, und wenn er schon im Bett lag, verabschiedete sie sich zur Nacht. Dabei hatte sie einen Pelzmantel an, der ganz eigen roch. Dieses Streichen und Riechen stellte sich in der Berührung des Tonmaterials auf einmal wieder ein.

(3) *Stellungsqualitäten fordern uns auf, Position und Stand zu finden zu dem, was uns dazu herausfordernd begegnet.* Im Entwicklungsprozess betreffen sie zunächst die eigene Bewegung, dann mit etwa 18 Jahren das Gegenüber, das uns zur eigenen Stellungnahme und Position herausfordert. Stellungsqualitäten setzen in der eigenen Bewegung ein, wenn wir uns so weit zu uns selbst gesättigt haben, dass wir das Bedürfnis haben, im Gegenüber zum Tonfeld unsere eigene Position einzunehmen. Das beginnt in Kinderarbeiten schon früh, wenn außerhalb des Tonfeldes eine »Pizza« mit viel Eifer geklopft wird (Tiefensensibilität), und setzt sich fort, wenn das soeben genannte Bedürfnis Thema wird. Mit der Erwachsenenzeit, also ab 18 Jahren, ist gegenseitige »Gegen-Ständlichkeit« gefragt. Herausforderungen erscheinen durch das Tonmaterial, das es mit seiner (zähen) Qualität uns nicht einfach macht: Wir sollen eigene Stellung beziehen, uns behaupten als Gegenpart zu dem, was uns begegnet. Es geht hier darum, uns in unserem Selbstwert vorzutragen.

Der haptische Raum ist als »gelebter Raum« der Raum *unserer* Präsenz in ihm. Seine entstehende Anlage bzw. Profilierung ist das Resultat unserer

Bewegung und unserer dialogisch-haptischen Auseinandersetzung, in der wir uns sinnenhaft spüren und fühlen: Indem wir uns in unserer Bewegung entfalten und verwirklichen, schaffen wir uns unseren Raum, unseren Lebensraum. Wozu wir uns am Tonfeld antreffen, bietet einerseits Präsenz, andererseits Orientierung und Anreize zu neuer Orientierung: Lebensraum, der unser Updaten braucht, um uns zu entsprechen und abzubilden. Im so »gelebten Raum« fühlen wir uns bipolar angesprochen zu seinem und unserem Vollzug. Wir könnten auch sagen: Was uns begegnet, mutet sich uns zu, denn es stellt Forderungen. Die uns dabei zukommenden »Anmutungsqualitäten« erscheinen als »Zumutungsqualitäten«, die als Antwort von uns ein spezifisches Handeln erwirken wollen. Was uns bewegt, mutet sich uns zu.

3.4.5 Die Ereigniswelt der Haptik ist unsere Erfahrungs- und Handlungswelt

In der Beschränkung des Tastsinns auf uns und unsere leibliche Erfahrung sah Ernst Alfred Cassirer (1874–1945; dt. Philosoph, Hauptwerk: *Philosophie der symbolischen Formen*) ein großes Manko:

> »Man hat bisweilen den Tastsinn geradezu als den eigentlichen ›Wirklichkeitssinn‹ bezeichnet – als denjenigen, dessen Phänomene den ›tragfähigsten Realitätscharakter‹ haben und der dabei den erkenntnistheoretischen Primat vor allen übrigen Sinnen besitze. Aber sosehr ihm dieser Zug zur Objektivierung eignet, so bleibt er doch hierin gleichsam auf halbem Wege stehen. Denn er macht zwischen bloß zuständlichen und rein gegenständlichen Bestimmungen noch keinen klaren und scharfen Schnitt, sondern gibt uns die Letzteren nur in der Umhüllung des Ersteren. Wir können hier die Objekte nicht anders, denn durch das Medium der Wahrnehmung des eigenen Leibes erfassen und sie von dieser Grundlage nicht loslösen. […] Die Tendenz zur Darstellung ist somit hier unverkennbar – aber sie gelangt noch nicht zur eigentlichen Erfüllung: Der ›objektive‹ Inhalt bleibt sozusagen an der Grenze des eigenen Leibes stehen, statt zum wahrhaften Gegenüber zu werden, statt in ideelle *Ferne* zu rücken« (Cassirer, 2010, S. 145).

Allerdings: Wir erfahren das Andere leiblich-sinnenhaft zu uns. Das heißt auch: Wir erfahren uns im haptischen Bezug auf ein Anderes.

Cassirer zitiert als Beleg David Katz (1884–1953; dt. Experimentalpsychologe), der sagt:

> »Es gibt Tastphänomene, die, zumal bei geeigneter innerer Einstellung, ausschließlich Hinweis auf Objektives zu sein scheinen, aber eine Änderung der Einstellung vermag ganz im Gegensatz [...] das Empfindungsmäßige [...] als eine anschaulich gegebene und nicht nur erschlossene Eigenschaft hervortreten zu lassen, schon die Lokalisation bedeutet ja Bezogenheit auf unseren Leib« (Katz, 1969, S. 19).

Gerade durch diese Bezogenheit erhält die »ideelle Ferne« ihre Realität. Es geht hier um die Frage nach Subjektivität oder Objektivität in unserer Wahrnehmung, die nur gelöst werden kann, wenn das »Oder« zum »Sowohl als auch« wird. So sagt der mit acht Jahren erblindete Jacques Lysseyran (1924–1971; frz. Schriftsteller, überlebte das KZ Buchenwald):

> »Legte ich die Hand leicht auf den Tisch, so wusste ich, dass da der Tisch war, sonst aber erfuhr ich nichts über ihn. Um etwas zu erfahren mussten meine Finger einen Druck ausüben, und das Überraschende dabei war, dass mir dieser Druck sogleich vom Tisch erwidert wurde. Ich – der ich als Blinder allen Dingen entgegengehen zu müssen glaubte – entdeckte, dass die Dinge es waren, die mir entgegengingen. Ich brauchte immer nur den halben Weg zurückzulegen. Das Universum war der Komplize all meiner Wünsche« (Lusseyran, 1992, S. 26).

David Katz drückt dies ganz lapidar aus: »Die Welt als Tastvorstellung ist also *ihre* Vorstellung, vermittelt durch unsere tastende Hand« (Katz, 1969, S. 47).

Die Haptik bietet – in ihrer Reduktion und Begrenzung auf den Tastsinn – ein weites Feld für alle Bereiche, die Entwicklungsförderung zum Ziel haben. David Katz untersuchte »die Tastleistungen der Hand« (Katz, 1969, S. 3) und hob hier die »Bedeutung der Bewegung als eine gestaltende Kraft des Tastsinns« hervor (ebd., S. 45). Er fragte sich, »warum man niemals dazu vorgedrungen ist, die Bewegung grundsätzlich als einen elementaren gestaltenden Faktor der Tastphänomene herauszuheben« (ebd., S. 58), und betonte, dass zum Beispiel Glätte und Rauheit eines Gegenstandes nur erfahrbar sind, wenn wir mit unseren Händen darüber streichen. Was wir erfahren, nimmt unsere Bewegung ganz auf. Katz spricht daher von der Bewegung als der »schöpferischen Kraft im Tastsinn« (ebd., S. 62). An ihr sei ebenso unser Gleichgewichtssinn beteiligt (ebd., S. 250). In unserer Bewegung bezieht der haptische Vollzug uns ein: »Es gelingt mir nicht, eine Tastvorstellung zu erzeugen, von der die Vorstellung des tastenden Organs [und damit von uns selbst; Anm. d. A.] völlig abgetrennt wäre« (ebd., S. 45). Wir können einen Schritt weitergehen und sagen, dass wir nicht nur unseren Bewegungsvollzug gegenwärtigen, sondern dass wir *uns* gegenwärtigen in unserem Vollzug. Wir sind darin uns selbst vermittelt. Wir können in der Arbeit am Tonfeld uns schöpferisch aufnehmen und verwirklichen. Wir erscheinen in unserem Vollzug und unser Vollzug lässt uns erscheinen.

Unsere Bewegung, unser Vollzug, äußert und präsentiert sich in unseren Händen. Sie sind durchführendes Organ und Träger unserer Erfahrung. Die »Tastung« einer Höhle zum Beispiel bleibt als ganz bestimmter Innenraum bei uns in unseren Händen und wird dort »repräsentativ« (ebd., S. 47), bis sie sich in unserer Bewegung erfüllt hat. Wir »haben« es in unserer Bewegung und in unseren Händen, es kann dort als Vollzug erinnert werden und ist dort virtuell wieder präsent. Solche »Tastphantasien« (ebd., S. 51) in unseren Händen gehen ein in unsere »Bewegungsphantasmen« (Palágyi, 1924), in denen wir uns am Tonfeld zeigen. Es sind zumeist besondere Situationen, die wir derart speichern. Wir können darin Halt erfahren haben, können in besonderer Weise darin herausgefordert gewesen sein, können darin Traumatisches erlebt haben. Der »Bilderstock unsere Seele« – der innere Speicher – ist zugleich der »Erfahrungsstock unserer Bezüge«, von dem her wir aktuell wahrnehmen und in den wir einbringen, was uns im Hier und Jetzt begegnet. Die Ereigniswelt der Haptik ist unsere Erfahrungs- und Handlungswelt, in der wir uns mittels unserer Bewegung äußern, in der wir uns selbst entdecken, begegnen und verstehen. In diesen Aktionen artikuliert und gestaltet sich sowohl efferent wie reafferent das leibliche Lebensbedürfnis, das Sigmund Freud, wie schon einmal erwähnt, als »primären Narzissmus« bezeichnete (Freud, 1923).

3.4.6 Haptik und Leiberfahrung – Mittlerschaft unserer Hände

Der »gelebte Raum« Tonfeld entsteht, wenn wir uns in unseren Händen leiblich in unser Gegenüber verlagern. Wir erleben uns dann leiblich-sinnenhaft darin in räumlichen Bezügen und erfahren uns zu uns und zu dem, was wir anfassen und was uns berührt. Unsere Individualität tragen wir vor im Wie unserer leiblichen Gestik sowie im Halt und im Ausgleich unserer gleichgewichtigen Bewegungsorganisation, in der wir uns einlassen und das Zueinander bestimmen, und in unseren Sinnen, in denen wir uns bewegt äußern und zukommen. Wir zeigen uns – in leiblichen Gebärden – in unseren Absichten, in unseren Bedingungen und unseren Möglichkeiten, hier und jetzt.

Haptik ist leibliche Eigen- und Selbsterfahrung sowie zugleich und dialogisch leibliche Welt- bzw. Außenerfahrung. Wie wir uns bipolar wahrnehmen und zu uns sind – also das Befinden in unserer inneren und äußeren Befindlichkeit –, zeigen wir gleichsam seismografisch in ihnen an. Jegliches Bewegtsein, das uns erschüttert oder berührt, meldet sich in unseren Händen, wenn wir vor dem Tonfeld sitzen und uns in unserer bipolaren Gegenseitigkeit ausrichten. In ihren Impulsen und Impulsnahmen und ihrer Gestik zeigen wir uns. Fahrige Unruhe breitet sich zum Beispiel aus oder Erschütterungen gehen durch den ganzen Körper (bei Traumatisierungen z. B.), der Herzschlag erhöht sich, wir fangen an zu schwitzen. Organ des haptischen Erlebens und haptischen Vollzugs sind unsere Hände. Mit ihnen tragen wir uns vor – bewegend und gestaltend. In ihrem Tun und Wahrnehmen erleben wir uns, uns entdeckend, können uns aktiv bestimmen und unser Eigensein entfalten. Unser haptischer Leib ist schwanger mit uns selbst. Wir sollen oder wollen uns austragen. Wie aber können wir das? Unsere Hände sind Wahrnehmungs-, Vollzugsorgane und Resonanzraum, Ort und Stimme unseres Selbst- und Weltbezugs. Leibhaftig konkret gesagt: Bis hin in eine Magersucht kann uns – unsere Lebensgeschichte weiß darum – abgründige Hass-Liebe zu bzw. mit unserem Leib verbinden. Auch dann noch machen die Einzigartigkeit in unserm Leib und unsere Befindlichkeit darin uns besonders und einzigartig. Wir drücken uns – so oder so, wie auch immer – in unserem Leib aus und wollen uns durch ihn ausdrücken. Selbst als »Bruder Esel« ist er also ein Ausdruck für *uns* insgesamt. Der Leib ist Station und Ausgang aller frei fließenden oder uns selbst blockierenden Leidenschaft – je nachdem also mit ekstatischer Energie oder Leiden schaffender Ohnmacht.

Immobilität und Starre, auf die wir bei der Arbeit am Tonfeld stoßen können, haben ihren Grund darin, dass das leibliche Zu-Uns keinen entsprechenden äußeren (Halte-)Pol hat, von dem her wir uns zu uns aufnehmen können (s. u.). Wir fühlen uns dann wie abgeschnitten von uns selbst. Die Beziehung, in der wir uns zu uns verstehen, ist durch ein (lebensgeschichtliches) Ereignis, durch schwere leibliche, emotionale oder soziale Verhinderung (Trauma) eingebrochen. – Das natürliche Verlangen nach haptischem Geschehen am Tonfeld stellt uns wieder leiblich in unsere Wechselseitigkeit, in unser Bezogensein, in Kontakt zu einem Gegenüber, zu einem Du und zu uns selbst. Im Setting der Arbeit am Tonfeld, im mitmenschlichen Ansprechen zu uns und in der weiteren stützenden Begleitung können wir im wechselnden Bezug unserer Hände mit dem Material uns selbst zu einem Gegenüber und zu einem Du werden: Wir können uns wieder unserer selbst innewerden. Eine schlichte Polung – zum Beispiel die unserer Ellbogen, die sich auf das Feld legen oder auf es stützen – ermöglicht uns, uns aufzurichten und auszurichten in unserem Gleichgewicht und unserer vertikalen Achse darin. Das Tonfeld ist ein Gegenüber, das uns einlädt und ermöglicht, uns erfüllt zukommen zu können.

In der »Tatsache« der schöpferischen Natur der Tastwahrnehmung, die David Katz (1969, S. 260) hervorhob, erscheint die schöpferische Natur von uns selbst, in der wir uns mittels unserer Hände vortragen, uns gestalten und unserer Welt begegnen. Wenn Katz Immanuel Kant sagen lässt, die Hand sei das »äußere Gehirn des Menschen« (ebd., S. 4), so speist dieses »Gehirn« das periphere und zentrale Nervensystem und wird reziprok von diesem gespeist im haptisch-sinnenhaften Dialog der Arbeit am Tonfeld. In unserem Wahrnehmungsimpuls äußern wir uns mit unseren Händen (Efferenz) in das Tonfeld; in der Rückmeldung unserer Bewegung erfahren wir uns in unseren Händen angesprochen zurück (Reafferenz) – und kommen in die Schule unserer bipolaren Verarbeitung und Gestaltung in Gehirn und Händen, leiblich (zu uns) und weltlich (außen-bezogen). Diesem Vorgang können wir uns nur entziehen, wenn wir ihn abbrechen. Aber auch dann bleibt alles, was wir tun, Antwort. In solcher Antwort zeigen wir uns ebenso leiblich befindlich: erfüllt oder nicht erfüllt – wir können uns uns selbst nicht wirklich entziehen.

Die tätig fühlende und tastende Orientierung im haptischen Erleben unserer Hände beruht auf den Basis- oder Nahsinnen (s. o. *Kapitel 2.3*), in denen wir uns zu uns und unserer Welt erfahren, äußern und zukommen: In der Berührung aktiv sind der Hautsinn, in dem wir uns spüren, der Gleichgewichtssinn, in dem wir uns zu unserem Gegenüber hin verlagern und unseren Stand dabei erhalten, und drittens die Tiefensensibilität, in der wir uns und unserem Gegenüber zukommen, gestaltend, wahrnehmend, verstehend. In diesen drei Basissinnen nehmen wir uns auf in unseren Bedürfnissen und artikulieren uns. Wir finden und erkennen uns darin. Das haptische Geschehen ist ein Geschehen, in dem wir uns zu uns verstehen, und zwar in und zu dem, was uns berührt. Es lebt davon, dass Leiblich-Sinnenhaftes und -Vitales uns seelisch-emotional berührt und dass wir uns darin in unserem Selbstverständnis sowie den Forderungen an uns und unser Gegenüber zeigen.

Für unser vitales, unser emotionales und unser mentales Selbstverständnis (darum geht es bei dem häufig genannten Zu-uns-Verständnis) ist die rechte Belebung der Basissinne das Thema: Der *Hautsinn* erwartet am Tonfeld, dass wir Hände und Arme mit Wasser oder Tonschlicker beleben. Der *Gleichgewichtssinn* erwartet, dass wir Hände und Arme einsetzen bei der »Arbeit« über die Polung rechts – links. Die *Tiefensensibilität* intendiert in unserem Kontakt mit dem und im Tonfeldraum Druckerfahrungen, in denen wir uns zu uns »leibhaftig« wahrnehmen können.

Um die Sinne gebrauchen und uns in unseren Sinnen überhaupt erleben zu können, müssen sie zweckbestimmt für unseren eigenen Erhalt orientierbar sein. Und so spricht Jean Ayres (1920–1989; US-amerik. Entwicklungspsychologin und Neurologin) in ihrem großartigen Buch *Bausteine der kindlichen Entwicklung* von »Sensorischer Integration« (Ayres, 1992). Auf solche Verfügbarkeit und Integration ist in Kinderarbeiten am Tonfeld ganz besonders zu achten.

Nach der sensorischen Integration und Belebung ist als Zweites in den Sinnen die Orientierung gefragt. Mit dem Bedürfnis nach aktuellem Ankommen, nach Halt und erster Orientierung erscheint das lebensgeschichtliche Thema der frühen Vermittlung: ins Leben finden:

(1.) Für den *Hautsinn* meldet sich da die Hintergrunderfüllung im Erlebthaben oder Nicht-Erlebthaben einer frühen Sättigung der Versorgung durch mütterliche Interaktion. Das Bedürfnis zu dieser Sättigung ist am Tonfeld angesprochen und kann nun mit Unterstützung des Begleiters oder selbsttätig stattfinden, etwa so: Die Haut der Arme kann mit einem Schwamm und Wasser eingestrichen werden, im Wasser kann »gebadet« werden usw.

(2.) Für den *Gleichgewichtssinn* ist im Zuge unserer Verlagerung auf das Tonfeld eine haltende und sichere Polung gefragt. Konnte sie – biografisch – in der Polung auf den Halt in den Elternpolen bzw. in der Polung auf den Halt in Mutter oder Vater nicht genügend sicher angelegt und erworben werden, kann dies jetzt im Tonfeld-Kontakt ausgleichend geschehen. Bei früher Prägung durch Mangel kann der Begleiter die beiden Hände des Akteurs parallel auf dem Feld mit Ton einpacken und sie dabei mit Druck betonen (zwei »Höhlen«, zwei »Berge« usw.). Bei einer Entwicklung mit weiterem Mangel an mütterlichem und/oder väterlichem Halt wird ein Kind/ein Jugendlicher – im unreflektierten, unbewussten Agieren in seinem jetzigen Tonfeld-Lebensraum – nach Mutter oder Vater suchen, um sie sich haptisch-hungrig anzueignen.

(3.) Für die *Tiefensensibilität* geht es um die Polungen, um die eigene Standbestimmung bzw. Standfindung zur Eigenwahrnehmung im Bezug, im Kontakt mit (hier) dem Feld und seinem Inhalt – und dann lebensrelevant generell: im Bezug, im Kontakt mit situativ etwas und situativ jemanden; in ihnen ist biografisch zumeist die väterliche Interaktion mit angesprochen – aufgrund von Fehlanzeigen oder erlebter Kräftigung.

Fazit: In den Basissinnen, in denen wir uns in unseren Bedürfnissen äußern und zukommen, greifen wir uns haptisch auf im Drang zu unserer Entfaltung, Entwicklung und Verwirklichung. Wir gründen uns in der Arbeit am Tonfeld in unserer Welt und in unserem Mensch- und Selbstsein.

Goethe bezeichnete im Vorwort seiner Farbenlehre die Farben als »Taten des Lichtes, Taten und Leiden«, in denen wir sie sehen. Entsprechend können wir den Gebrauch unserer Sinne und alles, was uns in ihnen begegnet, als Taten und als Produkte unserer Bewegung wahrnehmen, in der wir uns und unsere Welt wahrnehmen. Unseren Sinnenraum als unsere Welt und uns in unserer Entfaltung darin lernen wir in nuce bereits im Uterus kennen, im Dialog zwischen innerem und äußerem Befinden. Vollends dann fühlen wir uns als Sinnenwesen in unseren vitalen Gesten. Da sind Rezeptoren in der Haut, die uns über Meldungen über das Rückenmark zu Reaktionen informieren, die zu einem entsprechenden Verhalten führen, in dem wir uns lebend erhalten. Sie werden dann im somatosensorischen Kortex zu einer eigenen leiblichen Karte. Es war ein großer evolutionärer Sprung, der dieses aktiv-passive Erleben zu uns selbst in uns Menschen zu einem Handeln werden ließ, in dem wir uns haptisch in unseren Händen in unserer Welt aktiv wie passiv bestimmen können. Wir können uns zu uns abstoßen (das ist Tonfeldsprache) zu unserer Eigenwahrnehmung (Tiefensensibilität). Wir können uns zu uns spüren in dem, was wir berühren (Hautsinn). Und wir können uns gleichgewichtig halten und orientieren (Gleichgewichtssinn). Unsere eigene Entfaltung gewinnt Realität und Erleben durch den haptisch aktiven Gebrauch unserer Sinne.

Welch ein Erlebnis: Wir bemerken uns in unseren Händen im Dialog zur Welt. Rudolf Steiner spricht in seiner Sinneslehre vom »Lebenssinn«, allerdings noch nicht in Bezug auf die Selbstbewegung und auf die Bipolarität (so kommt er zu den magischen Begrifflichkeiten einer Parallelwelt). Dieser Lebenssinn als Selbstwahrnehmung ist insbesondere bei Kindern erheblich gestört, wenn sie sich im »Gebrauch« ihrer Sinne nicht vital zu sich erwarten und verstehen können. Jean Ayres erkannte als Erste solche schwerwiegenden Kommunikationsdefizite – leiblich, seelisch und sozial, die sich aus einer mangelnden Funktion und einem mangelnden Zusammenwirken ergeben. Sie prägte dazu den therapeutischen Begriff »Sensorische Integration«. Gefragt ist dann die passende Übermittlung der Sinnesinformationen in die Koordination der Bewegung zur eigenen Orientierung und zum eigenen Selbstbewusstsein. Das betrifft insbesondere die Nahsinne der Haptik, da sie uns im Zuge der eigenen Bewegung in leibliche Sinnenbezüge stellt zu uns und zu unserer äußeren Welt.

Noch einmal zur *Mittlerschaft unserer Hände*: Wir erleben uns in unseren Händen zu dem, was uns begegnet, und darüber zeigen wir uns selbst im taktilen Ausdruck unserer Ängste und Vorsichten. Zugleich aber – gleichsam dahinter – stehen der Drang, von Gier oder von Ohnmacht energetisiert, uns zu äußern bzw. zu nehmen, sowie die Intention, uns zu erfüllen und zu verwirklichen in unseren Bedürfnissen. Das können Bedürfnisse sein, uns in unseren Sinnen zu äußern und uns lebendig und stimmig zu erleben und zu entfalten. Dazu gibt es dann die Bedürfnisse nach entsprechendem Halt, nach Sicherheit und nach rechter Vermittlung. In unseren Händen zeigen wir, wie bereits beschrieben, unser Erleben in diesen Bedürfnissen, ihren Verhinderungen, ihrem Wagnis, auf sie (endlich) einzugehen – und nicht zuletzt ist da der Wunsch nach tätiger Erfüllung, in der wir *uns* erwarten.

In all dem sind wir in unseren Händen, erleben das Machbare und das noch nicht Machbare. In unseren Händen holen wir uns das, was uns bewegt, das heißt uns ausmacht, zu uns gehört und zu uns eingefügt sein will. Wir holen uns lernend ein zum Ausgleich und zum Stand in unseren Bedingungen und Möglichkeiten. Jedes Erworbene und in seinem Erwerb Gesicherte, also jedes Entdeckte und uns Eingefügte ist Basis weiteren Entdeckens und Erwerbens. So entwickeln wir uns in der Haptik in qualitativen Gestalteinheiten zu uns selbst. Die Phänomenologie von leiblicher Gestik und entsprechender Selbst- und Weltbegegnung in unseren Händen wird zur Grundlage unseres Entwicklungsvollzuges, denn wir teilen uns darin mit und können darin angesprochen werden. Das ermöglicht uns, uns zu uns selbst aufgreifen und zu uns selbst beweglich werden zu können. Mit anderen Worten: Wir treffen im Selbstverständnis der Haptik auf unsere »genetische Phänomenologie« bzw. Anthropologie (vgl. Fuchs, 2000, S. 25).

Wir verwirklichen uns in unseren Händen, richten uns in ihnen leiblich aus und erscheinen darin als Person. Das macht das haptische Geschehen so anrührend und so menschlich. Eine bloß psychologische Analyse wird dem existenziellen Beziehungsvorgang nicht gerecht, in den wir als Menschen hineingestellt sind. Unsere Hände sind zudem mehr als nur Werkzeuge: Wir erleben uns darin und teilen uns in ihnen mit. Pointiert gesagt: Die »Sinneserziehung« durch die Hände (ebd., S. 18) ist eine elementare Erziehung, ein wirklich wunderbares Instrumentarium zum gelingenden Menschsein. Der Entwicklungsprozess, in dem und zu dem wir uns da aufnehmen, wird zum Wachstums- und Reifeprozess, da wir uns in ihm einsehen und in ihm kommunizieren können. Bedingung und Möglichkeit unseres Werdens, das Soll und das Ist in unserer Befindlichkeit, liefern die Dramatik dieser Dramatik, in der wir uns wahrnehmend und bewegend entfalten und gestalten und unsere Einzigartigkeit gewinnen im personalen mitmenschlichen Dialog.

Noch etwas Großartiges: Auch unser Leib gewinnt Personalität. *Wir vollziehen uns in ihm und nehmen uns in ihm in unserem Vollzug wahr.* Auf diese Zweiseitigkeit verwies Maurice Merleau-Ponty. Für die Haptik war es Friedrich Katz, der von der Bipolarität der Tastphänomene sprach (Katz, 1969, S. 19): Wir begegnen uns und werden uns gegenständlich in der Einheit oder dem Verlust der Einheit mit uns selbst. Wir sind überrascht, zufrieden, betroffen oder verärgert – je nachdem, ob wir uns im Ausgleich mit uns befinden oder nicht. Unser Leib ist es, der uns in diesem Geschehen auf uns zurückführt und dafür sorgt, dass wir bewusst werden, das heißt uns empfinden, beobachten, verstehen in unserer Lage. Er ist erleidendes »Subjekt unserer Wahrnehmung«, das uns zu unserer Eigenheit als Ich herausfordert. »Es gibt also, mir zu Grunde liegend, ein anderes Subjekt, für das eine Welt schon existiert, ehe ich da bin, und das in ihr meinen Platz schon markiert hat« (Merleau-Ponty, 1966, S. 296).

Ich wiederhole hier: Wer am Tonfeld nicht weiß, was er tun soll, dem kann gesagt werden, er solle nur seine Hände auf das Tonfeld legen; sie wüssten schon, was zu tun sei. Und in der Tat, sie wissen es: Berühren und Berührtwerden reizen als leibliche Herausforderungen – wir erfahren uns zu uns, eingefasst von unserer Situation und zu uns herausgefordert. Mit anderen Worten: Es geht am Tonfeld um *lebendige Phänomenologie und Morphologie* – unser Leib erscheint als lebendige Selbstgestaltung: Unsere Hände weisen selbst eine Bipolarität auf, in der wir nicht nur begreifen können, was sie halten und greifen, sondern wir präsentieren uns selbst in ihnen, in dem, was wir tun: Unsere Daumen sind nicht nur ein Gegenüber zur Hand, sondern auch zu uns selbst in unserer Hand, in unserer Innenhand ebenso wie in unseren Fingern. Sie können »versteckt« werden, die Hand kann sich durch sie zur Faust zusammenziehen. Gleiches gilt umgekehrt. Wir greifen nicht nur etwas im Pinzettgriff von Daumen und Zeigefinger, sondern wir halten *uns selbst* in unserer Innenhand zurück. Die Gegenüberstellung von Hand und Daumen lässt die Hand zum gestischen Organ unserer bipolaren Auffassung werden. Das ist für Schimpansen und Bonobos nicht möglich, bereits zielendes Umfassen beispielsweise für einen Speerwurf ist ihnen nicht möglich. Es bleibt bei bloßem Greifen und emotionalen Ausdrucksgebärden. Wir hingegen können stereoplastisch erfassen und aufnehmen, was in unseren Händen ist. Sie werden zu Innenräumen. Wir können etwas darin bewegen oder bergen – durchaus als Pendant zu unserem Seelenraum. Wir können auch mit dem Daumen etwas zuführen. Das kann spannend werden: In welcher Funktion nehmen wir uns wahr – im schiebenden Daumen oder in der Hand, die bald hält oder überdeckt oder nimmt? Unsere Hände können in ihrer Bewegung ein

Drama aufführen: von Lust, von Hinterlist, von versteckter oder offener Gier. Das Greifen wird in unseren Händen zur erlebten Wirklichkeit. – Notabene: In vielen Kinderversen werden Hand und Finger zu lebendigen Wesenheiten.

Fazit: Die Haptik zeigt erstens den ganzen Weg der Selbstgewissheit oder Ungewissheit in der Poligkeit zu uns. Sie fügt zweitens den Dingen *den* entscheidenden Faktor hinzu: das sich in ihnen erkennende, lebendige, leibliche Subjekt. Die Dinge selbst erhalten ihre Symbolik zurück, nicht im esoterischen Sinn, der es bei Einbildungen belässt, sondern als Tatsache und haptisches Objekt, das wir greifen, *in dem wir uns begreifen in unserer Geschichte*. Die Haptik lässt uns drittens in mitmenschliche Beziehung treten; denn um uns zu verstehen und aufzugreifen in unserem Tun, sind wir darauf angewiesen, dass uns jemand in unseren Möglichkeiten sieht und vermittelt. Dazu teilen wir uns mit in der leiblichen Gestik unserer Hände. So können wir uns zu uns in dem, was wir tun, im wörtlichen Sinne begreifen. Wir »entgehen« nicht mehr unserer Handlung, wie Rilke in seinen *Duineser Elegien* sagt, sondern wir finden uns ein in sie. Dass Dinge und Welt uns entgegenkommen und wir uns in ihnen zu uns verstehen, besagt, dass wir uns mit uns und unserer Welt auseinandersetzen und dass in dieser Auseinandersetzung ein Einverständnis und ein Zueinander gemeint ist. Dazu sind wir in der Haptik sogleich aufgefordert, wenn wir unsere Hände auf das Tonfeld legen.

3.4.7 Wir erleben uns in haptischen Bezügen

Die ursprüngliche Bedeutung von »*er*leben« ist die: etwas sich gerade Vollziehendes, bei dem ich Subjekt bin, in mein Leben und Sein wirklich hereinlassen, aufnehmen, tief verstehen. Genau so *er*leben wir im Haptikprozess am Tonfeld unser Wahrnehmen des sich durch uns gerade Vollziehenden. Jedes sich Vollziehende sind hier immer wir selbst, und zwar im Kontakt zu dem, was uns jetzt und hier zu uns selbst begegnet.

Das Tonfeld dient bei diesem Erleben als Gegenüber, Anlass und Ort und stellt die bedingende Situation, die uns zu uns selbst freistellt. Wir sind nicht justiert zu einer Diagnostik, sondern freigestellt zu Bezügen, die unseren Ausgleich (wieder) herstellen und die Identität mit uns selbst. Der Handlungsprozess erscheint als rekursiver, auf uns selbst zurückzielender Beziehungsprozess, in dem wir uns verwirklichen. In dem, was wir greifen, greifen wir uns im Selbstverständnis zu uns. Das passive, besser: sich hingebende »Subjekt« (wie es so trefflich der ursprüngliche Begriff des lat. »Subjekt« meint: *sub* = unter, *iacere* = werfen), was sich einem sich aktuell vollziehenden Geschehen bzw. Prozess unterwirft und sich einfügt (oder entzieht), erlebt sich mit einem Mal in seiner Realität ganz aktiv angesprochen. Die Handlungssituation im begrenzten Rahmen des Settings rückt aus der Einer-Situation zum Tonfeld (Ich – Das) in die personale Dreiersituation: Ich – Tonfeld – Begleiter. Kinder können so Beziehung lernen (in der Frühförderung etwa) und Gestaltung in ersten Beziehungen.

Ginge es nur darum zu greifen, wäre das eine einfache Sache. Doch die Aufforderung zu greifen verweist ja, wie beschrieben, auf die Gestaltung von uns selbst. Die »Sache«, die wir im Tonmaterial aufnehmen, sind wir selbst. Und diese Sache zeigt sich in ganz vielen Sachen, zum Beispiel darin, wie wir greifen, wie wir sitzen, während wir greifen, was und wo wir greifen, wie wir Halt finden, wenn wir greifen usw. Was uns begegnet, erscheint als objektive Tatsache, und was wir tun, wird zur Tatsache, in der wir uns präsentieren. »Selbstbewusste Identität« wäre hier Ziel.

Der Prozess, in dem wir uns aufnehmen, führt uns zu spezifischen Lebens- und Handlungssituationen, in denen unsere Entwicklung aktualgenetisch und individualgenetisch verläuft. Dieses im haptischen Geschehen angelegte und geforderte »Zu-Uns« bedeutet Aufbruch und Ankommen. Dazwischen stehen Bindungen und Entscheidungen, Ablösungen und Aufbruch. Dazwischen stehen Wandlungen und Krisen, denn wir müssen uns neu gewinnen. Dazwischen liegen Ungewissheiten, die nach Halt und Gewissheit suchen. Für unser Selbstverständnis bedeutet es Einsicht in unsere (lebensgeschichtlich geformten) Bedingungen und Möglichkeiten.

Fazit: In den vielen Wandlungen, die wir durchmachen, gewinnen wir (einen) Stand in uns selbst. Da wir in der haptischen Arbeit am Tonfeld immer *zu uns* aufbrechen und *bei uns* ankommen, erwerben wir mehr und mehr Konstanz und Gewissheit in der Einheit *mit uns selbst*.

3.4.8 Das »Zu-uns« führt zur Gestaltung

Mit anderen Worten und vertiefend sei noch einmal beschrieben: Bewegungen unserer Hände, die im Material des Tonfeldes ihren Niederschlag finden, werden Zu-Uns-Bewegungen und damit zum Ausdruck von uns und zu unserem Ausdruck, in dem wir uns wahrnehmen und Präsenz verwirklichen. Was wir wahrnehmen, erhält eigens Sein und Bedeutung für uns, wenn wir mitmenschlich vom Begleiter, der Begleiterin darauf angesprochen werden, bzw. wenn wir uns darin einbringen und verstehen können in einem mitmenschlich-sprachlichen Bezug und Dialog: »Das ist …« und »Das bedeutet …«. So werden zum Beispiel Impulsbewegungen ins Material zu »symbolisierten Bewegungen« (s. o. *Kapitel 3.1.3*). Sie werden zu »Spuren«, »Flüssen«, »Wegen« usw., in denen wir uns sozusagen formulieren (personale Gestaltprofilierung) und unsere Welt schaffen (personale Bezugsprofilierung). Eine solche Umsetzung unserer Bewegung ist Tieren nicht möglich. Sie spuren sich ein in ihren Spuren – wir nehmen von uns erzeugte Tonfeldspuren wahr als Gestaltung von uns. Es folgen Wahrnehmungen zu dem, was wir tun, und bald nehmen wir uns auch in dem wahr, wie wir was tun.

Worin wir uns begegnen, erscheint als Stoff und als Material mit einer Etwas-Qualität für unsere Hände zu unserer Entfaltung und Verwirklichung oder es erscheint gleichsam substanziell als Gegenüber in einer eigenen Qualität als *-bar*-Qualität, zum Beispiel greifbar, knetbar, stechbar usw. Der *Stoff* ist das Pendant, in dem und zu dem wir uns vital erfahren, und er ist das Beziehungsgegenüber, dem wir begegnen, zu dem wir uns verhalten und mit dem umzugehen wir unseren Bedürfnissen entsprechend bestrebt sind. Das Tonfeld wird zum Raum und zum Feld unserer Begegnung, Entfaltung und Auseinandersetzung. Was uns zu ihm und in ihm bewegt, erscheint als vitale Libido, als eigene Impuls-»Ladung« gegenüber einem herausfordernden Anderen. Das Tonmaterial und das Feld insgesamt in unseren Händen sind der innere und äußere »Werkstoff«, der bereitsteht, bearbeitet zu werden. Was wir bearbeiten, ist das Andere, das uns anspricht und Gestaltung erwartet. Das vitale und (konstruktiv) destruktive Greifmoment rückt uns in die Zeitachse unserer Entwicklung: Wir geben nicht nur einen (bisherigen) Standpunkt auf, wenn wir uns auf das Tonfeld einlassen, sondern wir zerstören auch, was uns da begegnet, und gewinnen, um uns selbst bereichert, einen neuen Standpunkt. Das Gestalten und Sich-Gestalten dieses natürlichen Narzissmus ist ein mächtiges Lebensmotiv. Hier hatte Freud recht: Bewegung, Vitalität und Entscheidung zu uns selbst verknüpfen sich.

Die für viele Missstände verantwortliche Kluft zwischen Antriebsleben und Intellekt, zwischen vitalen Bedürfnissen und mentalen Absichten wird im haptischen Geschehen aufgehoben durch das bipolar-sinnenhaft Bewegende, in dem wir uns im haptischen Dialog motiviert fühlen, und zwar zu unserer Klärung und zu unserem Stand. Die Kluft selbst kann zum Durchblick auf unsere vitale Basis werden – hier ist insbesondere Wasser wichtig, und zwar nicht nur bei Kindern –, eine Kluft, in der wir unser Material haptisch destruktiv aufbrechen. Friedrich Schiller fand hierfür den Begriff »Stofftrieb«. Dieser kann sich symbolisch gestalten in Tiergestalten, zweckbestimmt für den Fortgang: für Bewegung und Entfaltung, für Angriff und Verteidigung, für vitale Verselbstständigung, für Halt und Orientierung.

3.4.9 Mitteilungen und Erfahrungen in unserer Bewegung

Die Haptik so sinnenhaft zu erleben wie in der Arbeit am Tonfeld ist spannend – es braucht zuvor nur eins, und dies nicht einmal, weil noch gar nicht möglich, mit vollem vorausahnenden Durchblick: Wir erwarten in allem, was geschieht, uns selbst – in allem, was uns begegnet; die Erfüllung, das Wie und die Umstände dazu wissen wir erst, wenn wir den Prozess an ein Ende gebracht haben, das heißt, wenn wir bei uns angekommen sind. Vorher haben wir »alle Hände voll zu tun«, Sicherheiten und Verlässlichkeiten zu finden für den Weg zu uns selbst. Sicher ist nicht, was wir für sicher halten, sondern: was uns hält und polt auf einen jeweils nächsten Schritt zu uns, von Handlungssituation zu Handlungssituation (dazu ausführlich im nächsten *Kapitel 4*).

Es ist, als wenn der uns ureigene und erwünschte Part am anderen Ufer stünde, uns zuwinkte; doch um ihn bzw. es zu betreten, muss ein Fluss überquert werden. Und der hat Untiefen, sodass wir uns und unsere Richtung manchmal aus dem Blick verlieren. Die Fläche kann stürmisch sein, und jeder »Schritt«, der ansteht, will auf seine Trittfestigkeit, auf Sicherheit geprüft werden. In der Erregung beim haptischen Hier und Jetzt verlieren wir womöglich die Verlässlichkeit dieses aktuellen Handlungsganges und seiner Sinnkonsequenz »aus dem Blick«. Eine solche Sinnkonsequenz wird erst am Ziel tief erkennbar und verstehbar, im »Schlussgespräch« mit dem Begleiter (s. dazu eigens: *Kapitel 6.5*). Er vermittelt zuvor, auf dem Weg, selbstvertrauenden Halt, denn er weiß um die Trittfestigkeit des »Bodens« bzw. wie sie sich uns erschließt.

Unsere Hände tasten sich vor, greifen ein und prüfen nach, was sie halten. Auch mentale Ideen, Vorstellungen stellen sich ein, oder stimmungsvolle Erinnerungen und Entscheidungen – scheinbar Zufälliges wird unterwegs zum anderen Ufer zu einem Genau-so-und-jetzt-Müssen, Genau-so-und-jetzt-Sollen. In und zu all dem sind wir da in unserem leiblichen Fühlen durch unsere Sinne und in den Berührungen unserer Bewegung. Durch ihre Erfahrungen sind auch unsere Handlungsentscheidungen bestimmt von vorläufiger Entschlossenheit. In der grundtonartigen Bestimmung *Zu-Uns* sind wir uns manchmal auch in den Möglichkeiten unserer Bewegung voraus, das treibt etwas voran – und es gilt dann, uns jetzt auch tatsächlich freizustellen und neu zu stabilisieren. Dies geschieht über Wiederholungen und Variationen von Wiederholungen in unserer Bewegung, in denen wir einerseits uns selbst und andererseits spiegelbildlich unserem Gegenüber zukommen – wir könnten dann sagen: Wir und unser Gegenüber (Feld und Ton) sind in gutem, lebendigem, animierendem Kontakt. Mit dieser Bestätigung gewinnen wir im frühen sensomotorischen Erleben am Tonfeld für uns eine sichere Beziehung, gleichsam Freischwimmsicherheit. Später, wenn wir uns spürbarer, gewisser, mutiger in den Gestaltungen unserer Bewegung und unseres Tuns wiederfinden, entstehen auf einmal auch Dauer und Tragfähigkeit garantierende Gestaltungen: etwa ein »ewig schon stehender Baum«, eine »alte Tierspur« – etwas »Überdauerndes« im Wandel.

Rückhalt und Ausrichtung suchen wir und zeigen sich in unseren Händen. Sie können in den Handwurzeln einen Halt finden und sich (fest)halten, während die Finger sich schon danach strecken, neugierig ins Material zu tasten, oder gespannt sind zum Greifen. Frage ist, ob das eine Bedürfnis vorherrscht oder das andere, ob wir mit dem einen überfordert und mit dem anderen unterfordert sind. Frage ist, ob mehr die Eigenberührung zum Halt gesucht wird oder der Aufbruch in der Fremdberührung. Sind wir in der Eigenberührung so gesättigt, dass wir aufbrechen können? Oder überfordert es uns, in das Feld zu gehen? Auf was soll der Begleiter uns ansprechen? Hält uns die Selbstberührung zurück? Oder sucht sie sinnenstarke Gewissheit? In welchem kommen wir uns zu, uns zu in unserer Entfaltung? Das Zu-Uns versetzt uns in eine Schwellensituation, die von außen zu entscheiden ist: Wo erhält unsere Bewegung – wo erhalten wir in unserer Bewegung die passende und unserem Bedürfnis entsprechende Polung: in der Eigen- oder in der Fremdberührung? Zu bestimmen, zu erkennen, zu erleben ist dies vom Bedürfnis unserer Bewegung her.

Und dann dies: Selbst wenn wir gesättigt sind, wenn wir also über den Halt im Feld und in uns selbst verfügen, ist noch nicht gesagt, dass wir auch tatkräftig aufbrechen können. Denn dem kann wiederum so manches entgegenstehen, sodass uns das Mögliche wie unmöglich anmutet. Trotzdem bleibt bestehen, dass wir uns möglich sind. Und für diese Möglichkeit ist ein Weg zu finden. Die Bedingungen biografischer Art, in denen wir uns vorfinden, verlangen danach, uns in unseren – Biografisches transzendierenden – Möglichkeiten zu entdecken und neu zu finden. Pointiert gesagt: Es kommt uns zu, dass wir uns zukommen.

Damit wird das ganze haptische Geschehen der Arbeit am Tonfeld zur unbegrenzt bzw. unbehindert offenen Erwartung an uns. Wir tragen oft schwer an unseren erlebten Erfahrungen. Sie fließen, wie gesagt, als Phantasmen ein in unsere Bewegungen. Das Hemmnis, das uns im Bewegungsfluss blockiert, ist – so paradox es zunächst klingen mag – ein Hemmnis zu uns in unserer Bewegung: Alle Bewegungsgebärden werden, wie es Melchior Palágyi ausdrückte, zum »inneren Zuruf« einer »symbolischen Bewegung«, die wiederum zu neuen Bewusstseinsöffnungen und Bewegungsakten führen (Palágyi, 1924, S. 291) – sobald wir uns in ihnen wahrnehmen können, kommt das andere Ufer näher und näher.

3.4.10 Der sensomotorische Akt in der schöpferischen Erfahrung

Das Folgende greift bereits Dargestelltes (s. o. *Kapitel 3.1: Vom Fühlen zur Gestalt*) noch einmal vertiefend auf. – Wenn ein Finger in den Ton einsticht und das Einstechen anschaulich wird, erscheint diese Bewegung im Feld als Einstich. Einstich bzw. Einstechen (qua Bewegung) kann motorisch sein, kann wahrnehmend sein, berührend oder deklarativ. Wir können uns in diesem Vollzug wahrnehmen, uns äußernd oder gestaltend. Wir können in ihm unseren Bezug erleben und unsere Bezugnahme. Unser Vollzug in Gestalt des Einstichs kann als Antwort erscheinen auf das, was uns begegnet, als Art und Weise, in der wir Halt finden oder Halt suchen in unserer Situation. Sodann präsentiert er unsere Bedürfnisse und unsere Intention.

In einem jeden dieser Aspekte vollziehen wir uns, begegnen wir uns, nehmen uns wahr und suchen uns zu verwirklichen und zu verstehen. Leiblich-Vitales, Bewegend-Emotionales und Dialogisch-Soziales fließen bewegend ineinander. Der Einstich mutet uns an als lebendige Sache und als lebendiges Gegenüber zu uns. Zugleich ist er selbstzweck-bestimmt: Er bestimmt uns in der Situation zu unserem Gegenüber, zur Situation und zu uns selbst. Wir begegnen in ihm unserer Realität, der Realität zu uns: Wir treffen *uns* an in dem, was wir tun bzw. getan haben. Unsere sensomotorische Bewegung intendiert gestaltendes Tun, etwa: weitere Einstiche, Einstreichungen, Abdeckungen. Mit anderen Worten: Was wir getan haben und sensomotorisch intentional tun, holt uns ein zu weiterem, uns gestaltendem Geschehen und zu uns selbst. Der erste Einstich bereits hat *uns* in sich, sowie jeder weitere, sowie jede weitere Form werdende Bewegung.

Dieses permanente Zu-Uns bestimmt uns in unserer Beziehung: der zu uns selbst und der zum Tonfeld. Das Tonfeld ist somit nicht neutral, sondern eingebunden in unser Bezogensein. Mit jedem Einstich treten wir aus einer Beziehung heraus, treten in eine andere ein, und auch von dieser lösen wir uns. Der Einstich kann übrigens eine befreiende Tat sein oder eine Verletzung – alles geschieht auf unserem biografischen Hintergrund und

Werdeskript. Aus Biografie gestaltet sich hier und jetzt am Tonfeld unsere nun sich formende Geschichte. Indem wir uns wirksam einlassen in unsere Bewegung und uns in ihr aufnehmen, treten wir aktiv gestaltend ein zu uns selbst und schreiben selbst unser Lebensskript. Die Handlungssituationen am Tonfeld erscheinen immer dichter und klarer als Lebenssituationen und umgekehrt.

Der Einstich hat somit existenzielle Bedeutung. Er kann auch in einer eigenen Bedeutung begegnen, in der wir uns zu uns verstehen. Für ein Kind kann er als »Loch« erscheinen. Zusammen mit der Bewegung, in der das Kind sich versteht, wird das »Loch« zum Selbstzeugnis. Das Kind kann sich etwa wirksam als »Lochmacher« fühlen. Oder das »Loch« kann als »Einschlag« oder »Einbruch« erscheinen. Es kann – noch einmal anders – physiognomisch ein »unheimlich leeres Auge« sein. Der »Einstich« mag – noch eine Variante – zu einem »Brunnen« werden oder zu einem »Tor«. Was uns im Tonmaterial aus unserem Tun entgegenkommt, präsentiert nicht nur unsere Bewegung, sondern auch das, was uns in unserer Bewegung intentional bewegt. Zu einem »Loch«, einem »Brunnen« gestaltet sich jeweils eine andere Art von Bewegung. »Loch« und »Brunnen« sind sowohl Antworten als auch individuell eigene Verrichtungen in unserer aktuellen Situation, und zwar wiederum Biografie vergegenwärtigend sowie sich schöpferisch lösend, sich wandelnd, sich zu unserer Geschichte erfüllend.

3.5 Im Regelkreis von Efferenz und Reafferenz

Die Haptik lebt von zwei Bewegungsimpulsen: In dem einen äußern wir uns, in dem anderen kommen wir uns zu. Der Gestaltkreis betrachtet dieses Hin und Her als phänomenales Verhältnis. Es beinhaltet das wechselseitige Bezogensein und den wechselseitigen Wandel, in denen wir uns als Subjekt in unserer Welt vollziehen. Diese unsere Welt ist der Raum unserer Realität, unserer Geschichte, in der wir uns wahrnehmen und uns in unserem Wahrnehmen bewegt bewegen. Letzteres, die Sensomotorik, wird zum Aktgeschehen, in dem wir uns zukommen, in dem wir uns äußern und in dem wir uns – uns gemäß – zu erfüllen trachten. Als Subjekt dieses Prozesses erscheinen wir bipolar: Was uns in unserer Bewegung bewegt, erscheint spiegelbildlich komplementär als Gestalt-Entsprechung zu unserer Bewegung. Wir zeigen uns in dieser Gestalt-Entsprechung selbstbewegt. Mit anderen Worten: Wir werden uns selbst zum Gegenüber in unserer Bewegung. Und: Da wir uns dabei leiblich zu uns erfahren, werden wir uns gegenständlich in unserer Erfahrung.

Dieses Beziehungsverhältnis, in dem wir uns äußern und zukommen, hat sein biologisches Pendant. Im von uns ausgesandten – efferenten – Bewegungsimpuls erwarten wir uns – reafferent – in der Rückmeldung durch unsere Sinne zurück, berührt von der Resonanzqualität des Tonfeldes und seines Stoffes. Im »Gestaltkreis« folgen wir, wie gesehen, einem Regelkreis, der im Vollzug unserer Bewegung angelegt ist. Unsere Bewegung hat Selbstzweck und dringt in unserer Wahrnehmung auf Erfüllung. Mit dem aufrechten Gang hat sich in der Bipolarität zu uns ein eigenes personales »Steuerungsorgan« – »Ich« genannt – zwischen Bewegung und Wahrnehmung ausgebildet. Ihm obliegt gleich einem Steuermann die Fahrt auf seinem sich bewegenden und bewegten Schiff. Antrieb zu dieser Fahrt auf dem Ozean des Lebens ist der Drang in uns, die Abenteuer der Reise mit uns selbst und mit dem Weltelement (in Repräsentanz des Tonfeldes) zum Hafen – Ankunft bei uns selbst! – anzunehmen und zu bestehen.

Erich von Holst (1908–1962; dt. Biologe, Verhaltensbiologe und Neuroethologe) und Horst Mittelstaedt (1923–2016; dt. Biologe und Kybernetiker) veröffentlichten 1950 ihr gemeinsames Werk *Das Reafferenzprinzip – Wechselwirkungen zwischen Zentralnervensystem und Peripherie*. »Reafferenzprinzip« bezeichnet den autonomen Regelvorgang, der das haptische Geschehen als leiblichen Bewegungsvorgang betrifft, das heißt: Ein Bewegungsimpuls wird von uns ausgesendet bzw. findet ursächlich durch uns statt (Efferenz). Dies meint für die Arbeit am Tonfeld: Wir äußern uns vital-leiblich in das Feld. Sodann: Unser Tun baut im Leib einen Erregungszustand auf; von Holst nennt dies »Efferenzkopie«. In ihr erwarten wir uns, gleichsam zielorientiert zu uns selbst, im Ausgleich und Gleichgewicht in unserer Bewegung zurück. Angelegt und wirksam wird sie mit der Spannung, in der wir uns austragen im bipolaren Zu-Uns. Ganz praktisch heißt dies, dass unsere Selbstbewegung nach Erfüllung strebt in unserer leiblichen Selbstwahrnehmung. Dazu gehört die Überwindung der Entzweiung, in der wir uns zu uns vorfinden, sodann die entsprechende reafferente Rückmeldung des efferenten Bewegungsimpulses und schließlich der nach Möglichkeit entsprechende Ausgleich zwischen beiden, der von uns aktualgenetisch zu leisten ist in der Spannung der Primärgestalt als Bedingung und der Primärgestalt als Möglichkeit. Wir finden uns im einen wie im anderen zu uns vor: in der angeregten, aber noch unerfüllten Bewegung. Angeregt werden Organe – am Tonfeld die Hände – dazu, tätig zu werden. Die Rückmeldungen des Vollzugs aus den leiblichen Zentren unserer Sinne (Reafferenz) werden verglichen mit der Efferenzkopie. Unstimmigkeiten zeigen sich als Unruhe und verlangen nach weiteren Polungen für den Ausgleich mit uns. Ist Ausgleich erreicht, kommt es zur Ruhe in den Händen: Wir sind »fertig«.

Von Holst führt dazu aus: »Das Wesentliche [...] ist die Rolle der durch die aktive Bewegung verursachten Reafferenz. Sie hebt die Zustandsänderung, die ein Bewegungskommando [...] erzeugt, auf, wobei hier wieder das alte Gleichgewicht herrscht« (v. Holst, 1969, S. 144). Ausgleich und Gleichgewicht betreffen die physiologische Ordnung sowie das Erfülltsein unserer Bewegung. Nicht gesättigte Erregung ist das Indiz für eine offene Bedürfnislage in unserer Bewegung. Das Reafferenzprinzip zeigt, dass wir in diesem Bestreben ganz »bei der Sache bleiben« und Fremdeinflüsse ausschalten, etwa so: Bei geschlossenen Augen wird oft der Hinweis, einmal die Augen zu öffnen, zurückgewiesen: Die autonomen Ressourcen sind noch nicht ausgeschöpft.

Ein »Seitenblick« zeigt: Zunächst fand – nach der Publikation Mittelstaedts und von Holsts – das Reafferenzprinzip Beachtung bei der Koordination und beim Vollzug von Bewegungs- und Handlungsabläufen für das motorische Lernen von sportlichen Bewegungen (vgl. Meinel & Schnabel, 2007) oder in der Ergotherapie. Die Neurowissenschaften betrachteten dann die Vernetzungen und Verortungen dieses Regelkreises von Impuls und Rückmeldung sowie die Möglichkeiten von Rückschlüssen aus der jeweiligen Eingabe des Impulses in Bezug auf die Rückmeldung *(Invers-Modell)*, sodann den Rückschluss für die anstehende Bewegungsorganisation und den anstehenden Bewegungsverlauf aus dem, was vorliegt *(Forward-Modell)*. Ziel waren hier die motorischen Koordinationen und Abläufe für die sensorischen Informationen.

In der Arbeit am Tonfeld betrifft die Bewegungssteuerung die Selbstbewegung als Zu-Uns-Bewegung in der Gegenseitigkeit des haptischen Geschehens sowie in der intersubjektiven mitmenschlichen Beziehung, in der wir verstanden werden und uns verstehen. Dieses wechselseitige Verstehen betrifft zum einen die Intention und das Voraus in unserer Bewegung, in der wir uns äußern und erfüllen möchten *(Invers-Modell)*. Hieraus leitete ich die *Haptische Diagnostik* (s. u. *Kapitel 6.4*) ab, wir können Aussagen machen zum sensorisch-haptischen Ereignis, bevor es eingetreten ist. Und sie betrifft zum anderen die Zuständlichkeit von Material und Tonfeld, auf die zu reagieren wir uns herausgefordert fühlen *(Forward-Modell)*. Hieraus leitete ich die *Bedürfnisanalyse* ab (s. u. *Kapitel 6.4.1*), wir können Aussagen machen über die motorisch-haptische Folgeorganisation, noch bevor sie eingetreten ist. Und wir können Anregungen motivieren, die dann nach ihrer Gestaltung verlangen. Beides richtet sich auf ein (noch nicht verwirklichtes) Mögliches, dessen Verwirklichung aber ansteht, also auf eine wirkliche Möglichkeit.

Bildgruppe B: Zentrierung – Aufbruch – Lebensgrund

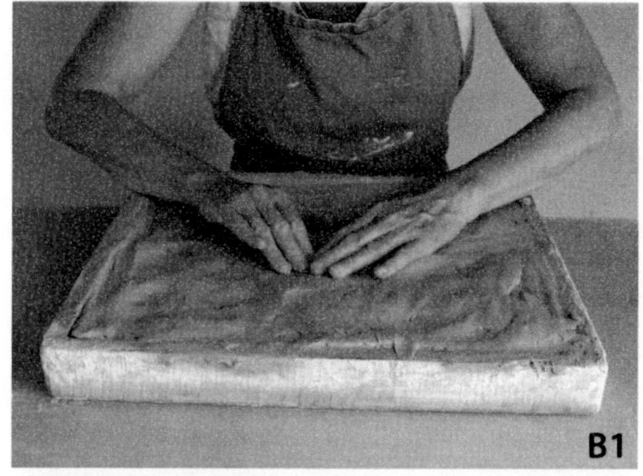

Vertikale Zentrierung und Ausrichtung ins Feld

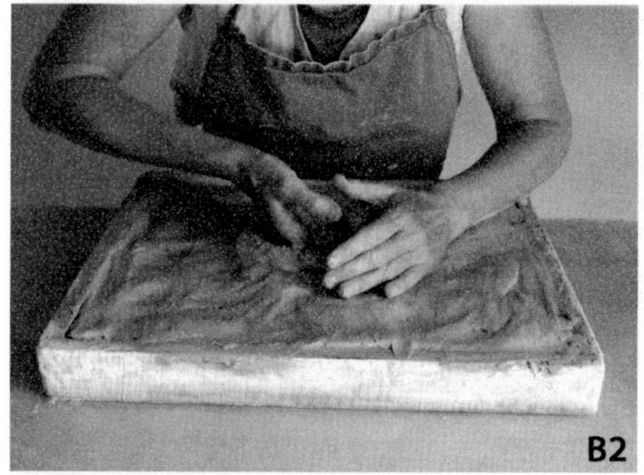

Aufbruch einer Mitte

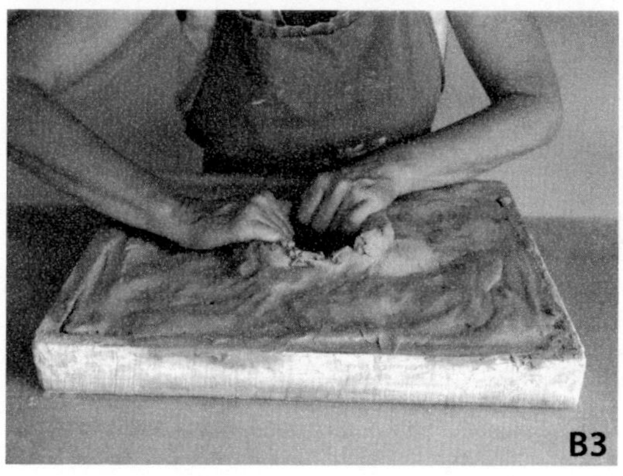

Erweiterung und Suche nach Eigenberührung über die Handwurzeln

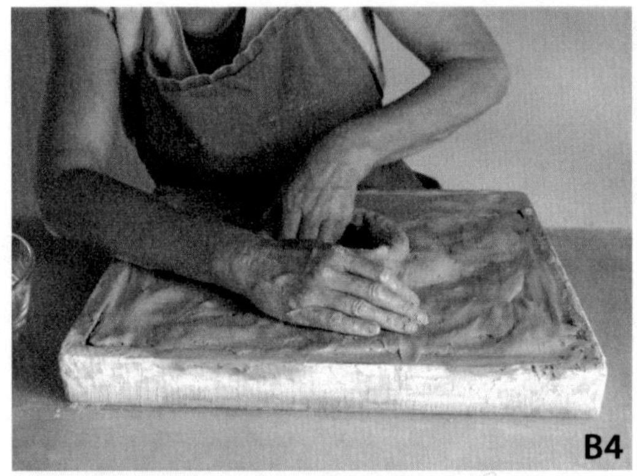

Halt und Aufbruch

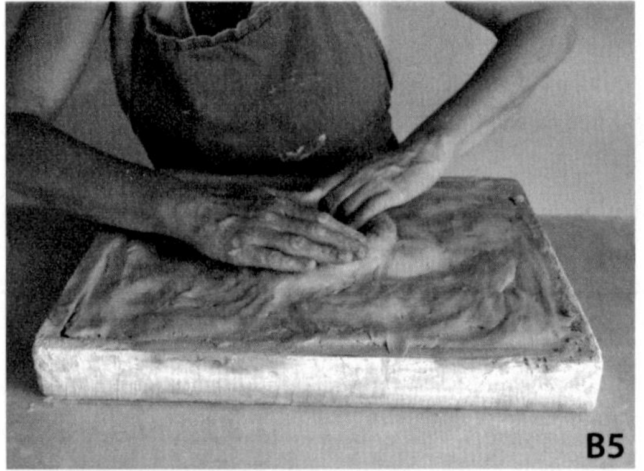

Sicherheiten zum gleichgewichtigen Halt

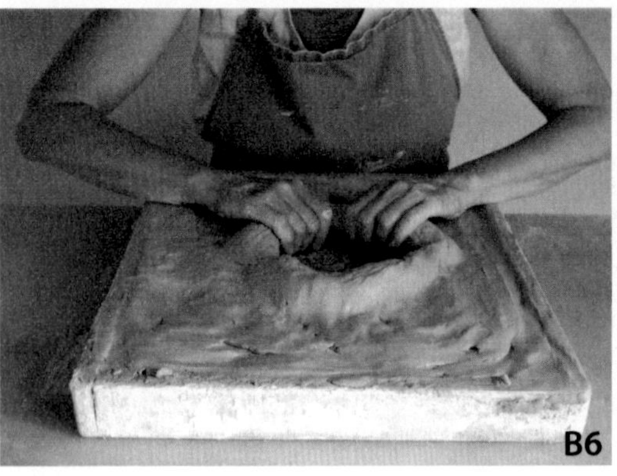

Die Gestaltung wird zum Gegenüber

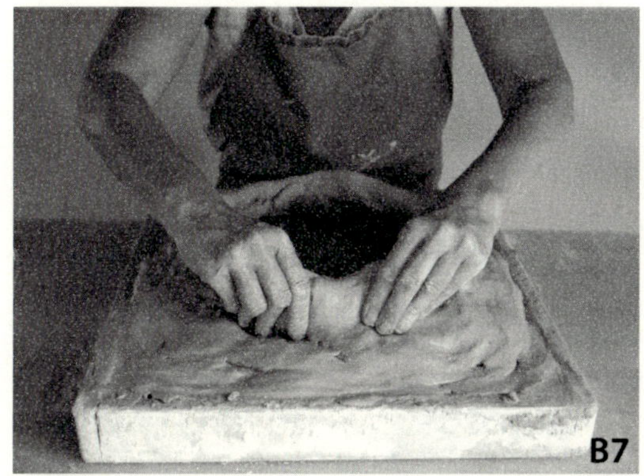

Gegenseitige Begegnung

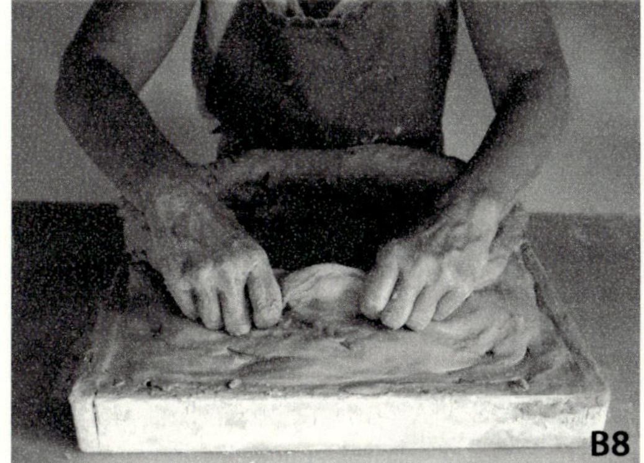

Gegenseitiger Halt

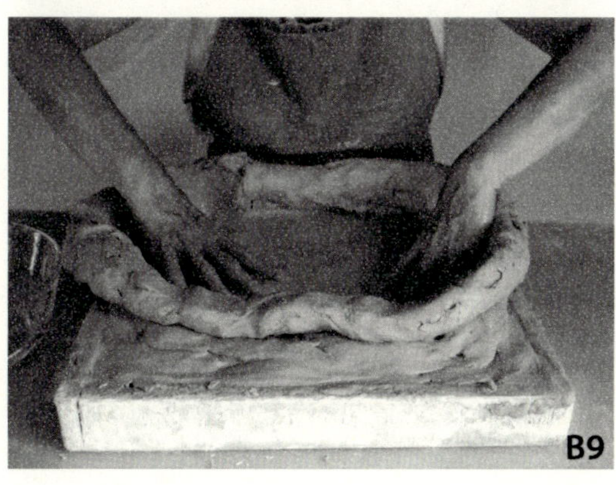

Ein Raum entsteht

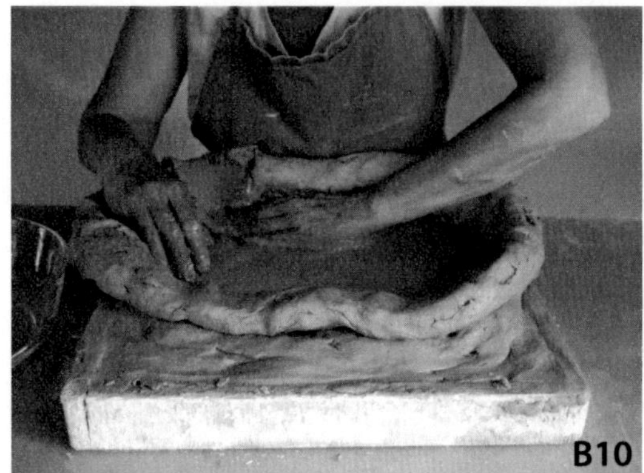

Lebendiger Grund

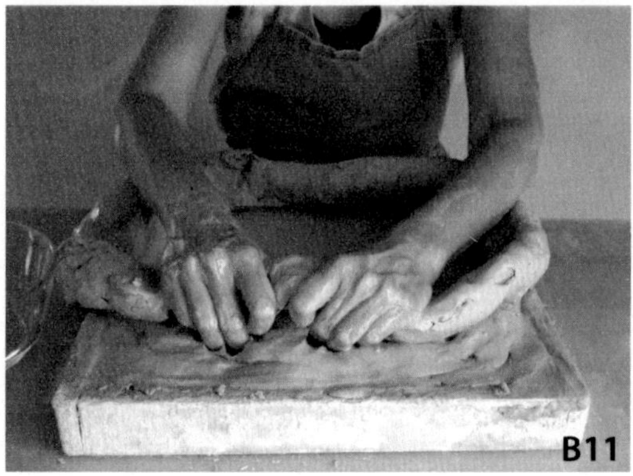

Ausrichtung in neuen Impulsen

4. Die Lebens- und Handlungssituationen im Setting der Arbeit am Tonfeld

4.1 Fragen zu uns

4.1.1 Wie es beginnt

Die Situation, in und zu der wir uns am Tonfeld vorfinden, ist unsere Situation: Wir fühlen uns zu dem, was uns hier begegnet. Die Instanz solches *uns verstehend fühlenden Erlebens* bezeichnete Aristoteles im wohl ersten Lehrbuch der Psychologie als »Seele«. Auf seine elementaren Ausführungen soll im Folgenden sehr verkürzt eingegangen werden, da sie unmittelbar die Arbeit am Tonfeld inspirieren und deren Geschehen ganz gut verdeutlichen.

Ihrer Natur nach kommt der Seele Bewegung und Wahrnehmung zu. Das unterscheidet sie vom Unbeseelten (Aristoteles, 1959). Sie ist »bewegungs- und erkenntnisfähig«, und daher hat sie ein »Strebungsvermögen« (ebd., S. 28). »Als erstes Wahrnehmungsvermögen kommt allen der Tastsinn zu« (ebd., S. 26). Was in diesem Strebevermögen geschieht, führt Aristoteles differenziert aus:

> »Die Seele, möchte man sagen, wird von den Gegenständen der Wahrnehmung bewegt, wenn sie bewegt wird. Aber auch, wenn sie sich selber bewegt, dürfte sie zugleich auch bewegt werden; und ist jede Bewegung ein Heraustreten des Bewegten (Dings), insofern es bewegt wird, so tritt auch die Seele aus dem Wesen heraus« (ebd., S. 13).

Phänomenologisch heißt das: Mit unserer Bewegung (in der Arbeit am Tonfeld) lassen wir etwas (in diesem Feld und seinem Tonmaterial) erscheinen und erscheinen (in ihnen) selbst.

Die Seele ist nach Aristoteles »Begriff und Form« (ebd., S. 28), da sie in der Intention der Bewegung um das weiß, was guttut. Hier meldet sich der Entelechie-Aspekt menschlichen Seins. Entelechie als Selbstverwirklichung basiert auf dem entelechischen Bestreben nach Ausgleich, und in diesem Streben sind »Begierde, Mut und Wille« der Motor. Unsere Seele ist zutiefst – entelechie-perspektivisch – schon immer unserer Bewegung am Tonfeld (verborgen wissend) voraus. Was ansteht zeitlebens, ist Verwirklichung dieses Wissens sowie sein Erleben, was zutiefst bedeutet: bei uns »zu Hause« ankommen – mittels Aufbruch und Bewegung sowie Wahrnehmung dieser beiden »Motoren«.

Innerhalb des Vollzugs von Bewegung und Wahrnehmung weist Aristoteles auf eine Wandlung hin: »Die Sinneswahrnehmung beruht auf einem Bewegtwerden und Erleiden […]. Denn sie scheint eine Umwandlung zu sein« (ebd., S. 33). Plastisch beschreibt Aristoteles diese Umwandlung als einen Vorgang vom Unvollendeten zum Vollendeten, indem wir uns selbst in unserer Erfüllung und Verwirklichung erleben:

> »Alles aber leidet und wird bewegt von einem Tätigen und Verwirklichten. Deshalb leidet es in einer Hinsicht vom Gleichen her, in anderer vom Ungleichen, wie wir bemerkt haben. Es leidet das Ungleiche; ist das Erleiden vorüber, ist es ein Gleiches« (ebd., S. 34)

– und bezüglich des Erleidens sagt er:

> »Auch das Erleiden ist nichts Einfaches, sondern das eine ist Vernichtung durch das Entgegengesetzte, das andere eher Erweckung des – der Möglichkeit nach – Bestehenden durch das, was der Erfüllung nach da ist und ihm in dem Sinne gleich, wie Möglichkeit zur Erfüllung ansteht« (ebd.).

Wir entscheiden uns zu uns im einen und im anderen.

> »Das Wahrnehmungsvermögen ist der Möglichkeit nach so beschaffen, wie das Wahrnehmbare schon ist. Es erleidet eine Einwirkung, solange es nicht gleich ist; ist das Erleiden aber vorüber, so ist es angeglichen und gleicht jenem [dem Wahrnehmbaren; Anm. d. A.]« (ebd., S. 35).

Praktisch: Wir erleiden Unruhe und Ungleichheit, weil die Intention unserer Bewegung uns zwar aus uns als so oder so lebensgeschichtlich Gewordene herausführt, uns aber nicht sogleich als angekommen erleben lässt. Aber: Es ist ein verheißungsvoller Anfang, weniger nicht: die Spur zu uns!

4.1.2 Beweggrund und Anlass, die Arbeit am Tonfeld aufzunehmen

Sicher gibt es unterschiedlichste Anlässe, die Arbeit am Tonfeld zu beginnen. Ein Motiv aber dürfte immer sein: *Da ist etwas, was uns umtreibt, uns bewegt.* Wir sind gefragt zu uns. Bei Kindern und Jugendlichen sind es Entwicklungsimpulse, die sich melden in mangelnden sozialen Einpassungen oder im Erlernen dazu. Junge Menschen stoßen an – bei sich selbst und auch im Umfeld, weil sie sich selbst nicht aufnehmen können. Sie werden damit zur Arbeit am Tonfeld geschickt, von Lehrern, Eltern, Ärzten oder sozialen Verbänden.

Erwachsene fühlen sich nicht im Lot mit sich, fühlen sich wie aus der Bahn, aus dem Gleichgewicht gebracht. Da sind eigene Lebensthemen, seien es äußere oder seien es innere, zu denen bisher die eigene erkennende Praxis, die eigene Antwort fehlt. Gefragt ist durchweg weniger ein Ausgleich zum Lebensumfeld als der Ausgleich mit sich selbst. Da sind Sehnsüchte, zu denen wir uns verstehen wollen, und da ist der gordische Knoten von »ewigen« Wiederholungen, in denen wir uns verlieren und verstricken. Wir fühlen uns perspektivlos im Ungleichgewicht mit uns selbst – und spüren zugleich eine oft rätselhafte Unruhe in uns …

So werden wir letztlich »nur« Anlässe und Merkmale anführen können, warum wir zum Tonfeld gekommen sind: weil dieses oder jenes … – ein ganz konkretes Warum gibt es nicht. Dann klingt dann beispielsweise so: »Ich habe eigentlich keinen Grund, dass ich komme« – sicher ist anfangs nur bzw. vor allem, dass ich komme, weil ich keinen sicheren *Grund* mehr spüre. Anlässe, dies zu fühlen, gibt es, wie gesagt, womöglich viele. Und da sind dann hier am Tonfeld auf einmal – zunächst gänzlich undurchschaubar – die Möglichkeiten der Haptik, Entdeckungen zu *er*leben. Da bahnt sich etwas an wie eine Morgendämmerung: Wir erfahren und erleben uns am Tonfeld *zu uns*, und dies in Bezug auf ein Anderes, das durch uns zunächst bestimmt wird, uns dann aber auch antwortet und fragt und provoziert (lat.: hervorruft) – und zwar zu nichts anderem als zum Hier und Jetzt, zu uns selbst. Das bedeutet, haptisch gesprochen: Wir treffen uns an in den Bedürfnissen unserer Bewegung; sie stellt uns mitten hinein in das, was uns bewegt, führt uns in unsere Jetzt-Realität, das heißt: Wir treffen uns an in unseren Bedingungen und Möglichkeiten und sind aufgefordert, uns aufzugreifen und zu gestalten.

Wir werden am Tonfeld zum schöpferischen Gestalter unseres Geschicks. Dies zu entdecken, zu fühlen, zu erleben ist ein ganz neuer Anfang, in dem wir *uns* ureigen entdecken. Wir finden uns am Tonfeld in eine uns eigene, haptische Welt versetzt, in der wir taktil-beweglich angesprochen sind und uns erleben. Stütze finden wir dazu in der mitmenschlichen Person, dem Begleiter, der Begleiterin, die uns zu dem, was geschehen kann, ansprechen, achtsam ermutigen, inspirieren.

4.1.3 Die drei informationsverarbeitenden Systeme im haptischen Verbund

Die Haptik eröffnet drei unterschiedliche Felder, bzw. drei unterschiedliche Informationssysteme, in denen wir uns zukommen: erstens das leiblich-innersensomotorische Beziehungsfeld, in dem wir uns wahrnehmen auf der Basis unserer Bewegungsdynamik, sodann dazu korrespondierend das äußere sensomotorische und sinnenhaft-emotionale Beziehungsfeld, in dem wir uns wahrnehmen in der Gegenseitigkeit mit unserem Tonfeld-Gegenüber, und drittens das geistig-mentale Beziehungsfeld: das Feld, in dem wir uns zu uns selbst verstehen.

In allen drei Beziehungsfeldern streben wir danach, uns zu organisieren in unserem äußeren und inneren Gleichgewicht und unserer Aufrichte: Das Erste betrifft unsere Beweglichkeit darin, das Zweite unseren Ausgleich mit uns selbst und mit dem, was uns begegnet, und das Dritte betrifft unser Selbstbewusstsein und unseren uns bewussten Stand in unserem Gleichgewicht. Alle drei wirken zusammen in unserer Bewegung bzw. unserer Außen- wie Innenwahrnehmung und sind nicht vom einen oder anderen zu trennen. Motor ist die Lebensbewegung selbst, in der wir danach streben, uns zu äußern, uns zu begegnen, uns wahrzunehmen und uns als dieser Mensch zu erfüllen. Die »Therapie« besteht darin, dass wir unseren urschöpferischen *Lebens*faden in unserer Bewegung wieder aufnehmen.

4.2 Das leibliche Beziehungsfeld unserer innersensomotorischen Bewegungsdynamik

Ein Hinweis vorab: In den beiden folgenden Kapiteln *4.2* und *4.3* werfen wir einen eher fachwissenschaftlichen Blick hinter die Kulissen des Geschehens der Arbeit am Tonfeld: Was vollzieht sich, wenn jemand das Schiff der Haptik betritt und sich auf eine Erlebens- und Lebensreise wie diese einlässt? Was geschieht da mit dieser Person als Leib und als sensomotorisches Phänomen? Das Schiff legt ab – und dann?

Zunächst: Das leibliche Beziehungsfeld zeigt innerleiblich die Beweglichkeit an im kommunikativen Verbund von Muskelgewebe und dem

Netzwerk des Bindegewebes (Myofaszie), einschließlich der neuralen, vaskulären (die Blutversorgung betreffenden) und epithelen (die Haut betreffenden) Zellorganisation und Zellversorgung in den entsprechenden Körper- und Leibregionen (vgl. hierzu Myers, 2010). Mit jeder Berührung ist dieses innere sensomotorische Netzwerk aktiviert und angesprochen. Seine Eigendynamik können wir spüren, wenn wir unser Gleichgewicht und unseren Schwerpunkt über das Auflegen von Ellbogen und Armen auf das Tonfeld verlagern. Die Entlastung und Polung bewirkt, dass wir uns wahrnehmen können im Fluss der Bewegungsdynamik unseres Leibes. Wir treffen uns an zum vegetativen Ausgleich im Verhältnis von körperlichem Skelettaufbau und leiblicher Bewegungsorganisation: In dieser inneren Bewegung organisieren sich unser Gleichgewicht und unsere Aufrichte als Haltung, als Form, wie wir hier und im Leben sind.

Der Ausgleich von Zug- und Druckspannungen zeigt sich nicht als Muskelmechanik, sondern als Bewegung in der Räumlichkeit unseres Leibes, in die unsere Atembewegung einfließt bzw. einfließen kann. Sie findet in der Poligkeit des Skelettaufbaus sowie in der Elastizität und der Verteilung im Bindegewebe bis hin zu den Knochen ihre Gestalt. Das Spannungsgefüge dieser Gestalt richtet uns aus nach dem Gleichgewicht und dem Bestreben nach lebendiger Beweglichkeit darin. Die Leibfelder, die auszugleichen sind – zum Beispiel eingefallener Brustbereich oder angespannte Schultern – können (wieder) eingeholt werden in das größere Spannungsnetz unserer Gleichgewichtsorganisation und der Gestaltung unserer körperlich-leiblichen Beweglichkeit darin. Ein solchermaßen im Leib und seiner Erscheinung fixiertes Muster ist gleichsam geronnene Bewegung, in der wir uns in unseren Außenbezügen aufgenommen und leiblich organisiert haben.

4.2.1 Aktive Bereitschaften – der haptische Vagus-Nerv

Sobald wir uns zu etwas vorfinden, sind wir zu uns alarmiert. Wir müssen uns neu bestimmen und uns einpassen in die Situation. Helmuth Plessner spricht hier von »exzentrisch«. Tiere leben hingegen »zentrisch« in ihrer Situation. Für sie gelten zum eigenen Erhalt: Angriff, Verteidigung oder Rückzug und die, ihrer Art nach, *zu sich* passende Einschätzung der Situation. Wir finden uns personal *zu uns* vor. Das bedeutet, dass unsere Orientierung auf mitmenschlicher Kommunikation beruht und unsere Affektreaktion eine Art »Bremsung« erfährt: eine Nachfrage nach uns selbst als eine natürliche Affektregulation. Diese Hemmung bereichert nicht nur unseren Bezug, sondern sie sorgt auch dafür, dass wir uns zu uns selbst entwickeln, was immer das Andere (Gegenüber), von dem her wir uns zu uns erfahren, einschließt.

Unser Nervensystem beruht im Fortschritt der Evolution nicht mehr allein auf dem großen Antagonisten in unseren Nervenbahnen: dem, der Flucht und Angriffsverhalten bestimmt, und dem Parasympathikus, der Beruhigung und Reduktion im Stoffwechsel schafft (vgl. Porges, 2010). Dazwischen hat sich schon bei Säugetieren als zehnter Hirnnerv aus dem vierten bis sechsten Kiemenbogen ein Nerv entwickelt (Nervus vagus), der innere Leibempfindungen regelt und in Beziehung setzt zum äußeren sozialen Umfeld. Dies betrifft zum einen die schnelle passende Reaktion und den eigenen Erhalt darin sowie zum anderen Mimik und Gestik, in der dieser Erhalt kommuniziert werden kann. Ihm kommt eine doppelte Beziehungsfunktion zu – als innere leibliche Funktion und als äußere soziale Funktion, in der wir uns mitmenschlich mitteilen.

Da das Umfeld und das Tonfeld-Setting stabil und darauf ausgerichtet sind, uns in unserer Mitteilung aufzunehmen, können Flucht und Angriff, Rückzug und Affekt als Antwort genetisch älterer Strategien auf aktuale Bedürfnisse angesehen werden, für die sich kein Umgang anbietet. Selbst bei Erstarrungen oder Übererregungen (vgl. Levine, 2010) kann das Setting orientierende Grenzen bieten.

Wegen seiner Doppelfunktion, die sich auf den haptischen inneren und äußeren Ausgleich sowie auf das soziale (ursprünglich animalische) Verhalten richtet, kann der Parasympathikus als »Haptischer Vagus-Nerv« bezeichnet werden. Unser Ausgleich mit uns ist gebunden an unsere soziale Beziehungsorientierung und kann in der Haptik aufgebaut und entwickelt werden – auch wenn wir durch Traumatisierung auf unserer genetischen Leiter sozusagen zurückgefallen sind. Die Haptik polt uns in unserer Bipolarität: Wir treten (wieder) heraus und kommen uns zu *und* können entsprechend zu uns selbst angesprochen werden.

Es kann, wie gesagt, durchaus sein, dass wir zu dieser bipolaren Beweglichkeit verhindert sind, lebensgeschichtlich oder situativ. Stephen W. Porges (* 1945; Prof. für Neurowissenschaft und Neurobiologie, North Carolina/USA) spricht vom »vagalen Tonus«, der letztlich die Faszien und das Bindegewebe betrifft und durch sie weiter angeregt werden kann (Porges, 2010). Eine solche Förderung betrifft zum Beispiel Kinder im Rahmen der Heilpädagogik. Mitunter ist auch hier eine Blockade angelegt über traumatisierende Erfahrungen. Aus Aktionsmustern, die wir uns in unserer Bewegung angelegt haben (etwa Angriff, Flucht, Starre, Hemmung, aber auch übernommene Handlungsorganisationen bzw. -reaktionen), können im haptischen Setting der Arbeit am Tonfeld kreative (Selbst-) Erfahrungsmuster werden, die neue Motivationen freizusetzen vermögen.

4.2.2 Vom Nervus vagus zum Nervus haptikus

Der »Nervus vagus«, der das Ganze aufnimmt und verknüpft in unserer Bewegung, kann auch als »Nervus haptikus« bezeichnet werden (s. o. *Kapitel 4.2.1*). In der haptischen Berührung ist er mit der inneren Sensomotorik des Bindegewebes angesprochen. Das Berührtsein selbst erscheint als leibliches Berührtsein, in dem wir uns zu uns selbst erfahren in der faszialen Organisation unseres Bindegewebes und in unseren neuronalen Bezügen. Die Faszien bilden die Kettfäden des Bindegewebes, das den Leib in seinen Organen umfasst, durchdringt und in seinem Zusammenhalt und Ausgleich gleichgewichtig organisiert (sie sind vergleichbar den Segmenten und Taschen der Orange, deren Fruchtkörper durch eine weiße, fasrige Haut getrennt und eingelagert sind). Ihre Verknüpfung stellt gleich einer »Infrastruktur« das lebendige Spannungsgefüge dar, das den Bluttransport und die Zellversorgung organisiert, wozu auch die Nervenzellen gehören, sowie Zusammenhang und Aufbau von Leibregionen und Leibachsen zu einem lebendigen Ganzen unter dem Dach von Gleichgewicht, Ausgleich und Aufrichte. Solche Verknüpfung und Beweglichkeit kann in der Haptik gezielt räumlich-leiblich als innerleiblicher Bewegungsfluss über Druckberührungen vom Begleiter angesprochen werden. Mit jeder Berührung sind wir leiblich nicht nur in bestimmter Weise in unseren Sinnen angesprochen, sondern wir fühlen uns auch bewegt in einer innerleiblichen Bewegung. Diese innersensomotorische Ordnung nimmt einerseits unsere Bewegung auf und korrespondiert andererseits mit deren Aufnahme im Tonfeld, das heißt im Außen. In beidem erleben wir *uns zu uns*. Die Aufnahme und Verteilung unserer Bewegung im Tonfeld (»da draußen in der Welt«) erscheinen als unser bzw. in unserem Körperschema: oben – unten, rechts – links, horizontal – vertikal.

Andere Regionen kommen nach Art eines Synergieeffektes hinzu, Achsen bilden sich, Thomas Myers spricht von »anatomy trains«, und diese Achsen polen uns in unser Gleichgewicht. Unbewegliche Körper- und Leibregionen können über solche Verknüpfungen wieder zu ihrer leiblich eingepassten Beweglichkeit finden. Stabilisiert wird eine solche Beweglichkeit über die permanent ins Gleichgewicht tendierende Skelettorganisation des Körpers. Kurz noch: Körper meint hier Skelett und Skelettaufbau, Leib meint das Bewegungsgewebe.

In den Ausführungen über die Faszien stütze ich mich auf die äußerst anschaulichen Beschreibungen und Darstellungen von Thomas W. Myers (2010). Er zitiert Moshe Feldenkrais, der von »posture in action« – »Haltung in Aktion« spricht (ebd., S. 41). Haben wir uns aus Teilen unseres Leibes zurückgezogen und sind in anderen verspannt, dürfte klar sein, dass es sich um Zugkraftlinien handelt, die unsere Bewegungsmuster und unsere »Bewegungsphantasmen« bestimmen (Palágyi, 1924). In den haptischen Bewegungsfolgen können wir darauf ausgleichend einwirken. Innerleiblich liegt es an den Vermittlungen durch die Faszien, dass wir uns durch den ganzen Leib neu belebend wahrnehmen können. Die Faszien vermitteln Eindrücke unserer Bewegung, gleich unseren Spuren auf dem Tonfeld. Mit jeder Druckverteilung werden neue Spannungen gesetzt. Dies gilt, wie gesagt, für jede Berührung, in der wir uns zu uns in unserer leiblichen Präsenz antreffen und wahrnehmen. Das Material des Tonfeldes und das Bindegewebe entsprechen einander als innere und äußere Matrix unserer Bewegung. Wir selbst erscheinen im Netzwerk unserer Bewegung und unserer Beziehung darin. In Druck- und Gegendruck ordnen wir uns horizontal und vertikal zu Gleichgewicht und Schwerkraft und pendeln uns darin ein. Im Funktionswandel von Bewegung und Wahrnehmung bestimmt das äußere Geschehen in unseren Sinnen das innerleibliche Geschehen und seine Organisation sowie umgekehrt.

Konkreter: Ein Einritzen im Tonfeld können wir als erlittene Verletzung fühlen, die wir in streichenden Bewegungen zu lindern oder gar zu heilen vermögen. Ein Schalenraum – im Tonfeld gestaltet – können wir als unseren Beckenraum empfinden, eine Wasserbewegung als viszerale Bewegung. In solchen zunächst passiven Rückerfahrungen (vom Geschehen im Tonfeld zurück zu uns selbst) können wir *uns* wahrnehmen und ausgleichen – und damit treten wir aus der (lebensgeschichtlichen) Opferrolle heraus. Oder noch ein anderes Beispiel: Wir können im Tonfeld einen gestalteten »Turm« zu uns heranziehen – und dabei oder kurz darauf unsere eigene Aufrichte bzw. Aufrichtung spüren und (wieder)gewinnen.

Zudem betrifft die fasziale Wahrnehmung das Netzwerk unserer inneren leiblich-körperlichen Polungen und unserer lebendigen inneren Architektur. Wir fühlen uns leiblich bewegt und folgen diesem Bewegtsein nach. Lassen wir uns darauf gänzlich ein, kommt es zu autonomen Vernetzungen und zu einer »Infrastruktur« entsprechender Leitungen und Verbindungen. Sie können vom Begleiter mit einiger Übung wahrgenommen und gezielt angesprochen werden. Er sollte die innerleiblichen Spannungsverhältnisse im haptischen Geschehen wahrnehmen können. Gleiches geschieht beim Rolfing, in der Osteopathie, bei der Feldenkrais-Arbeit oder in meditativen Praktiken.

4.2.3 Bahnungen im Aufbau von Gleichgewicht

Die Haptik organisiert uns in passenden sensomotorischen Bewegungsentsprechungen zum Gegenüber, in denen wir uns aufnehmen in unseren leiblichen Bezügen und dabei lernen, uns zu uns und zu uns selbst in unserem Umfeld zu verstehen. Das betrifft schon den Säugling (s. Dornes, 2002). Wir gewinnen – wenn es gut geht – bei uns selbst in unserer Bewegung und bei unserem Gegenüber entsprechenden Beziehungshalt. Er ist verknüpft mit dem eigenen Stand und der eigenen Beweglichkeit in der gleichgewichtigen Polung, in der wir uns einlassen in unsere Welt. Beweglichkeit im Gleichgewicht und vertikales Selbstverständnis werden von Kindern und Jugendlichen erworben, indem sie sich greifend zu ihrem eigenen Ausgleich vital aufnehmen können in ihrer Welt. Mit der Identität zu sich gewinnen sie mit zwölf Jahren ihren ersten eigenen Stand in ihrem Feld. Zu ihrem Selbstbewusstsein und zu ihrer Beweglichkeit sind sie auf entsprechende menschliche Vermittlungen zu sich angewiesen. Mit etwa 18 Jahren positionieren sie sich dann gegenständlich gegenüber dem Tonfeld. Aus dem Stand auf dem Feld wird »Gegen-Stand« in dem Feld. In diesen Entwicklungsschritten können wir uns zugleich selbst beweglich aufgreifen, wenn wir uns denn intersubjektiv zu uns darin verstehen können. Mit solchem Selbstverständnis verknüpft ist auch eine zunehmende innerleibliche Organisation. Sie betrifft die Myelinisierung (Ummantelung) der Nervenbahnen des Parasympathikus (vgl. Spitzer, 1996). Sie geht einher mit der Entwicklung zur sozialen Kompetenz und kann unterstützt und angeregt werden über die Selbstorganisation im haptischen Prozessgeschehen, wie es in der Arbeit am Tonfeld optimal stattfindet.

4.2.4 Leibliche Wahrnehmungen im haptischen Bezug

Unser Leib erscheint, wie gesagt, als Funktionseinheit wechselseitiger innerer und äußerer Bezüge. Dazu gehören Stoffwechsel und Blutversorgung ebenso wie bewegliche Verteilungen im Bindegewebe und im neuronalen Aufbau sowie seine gleichgewichtigenden Organisationen im Ausgleich der Pole rechts – links und der Vertikalen. Unser Leib antwortet und organisiert sich in diesen Bezügen auf das haptische Geschehen am Tonfeld. Er ist Empfänger, der antwortet, und zugleich trägt er uns in seiner Antwort aus. Erregung wie Entspannung beispielsweise wirken auf unseren Atem und gestalten unsere Zellversorgung, zugleich tragen wir uns vor im entsprechenden Gestus in Druckberührungen, Rückzügen usw. Das Material entspricht unserer Bewegung oder erscheint als Pendant zu dem, was uns bewegt. Es ist ebenso Antwort auf uns, wie es eigen antwortet. Es ist leibliches Pendant.

Unsere Berührungen wirken fort in die Pulsation der elektrischen Polarisation im Zellzusammenhang (Piezoelektrizität). Damit ist die Spannungsverteilung gemeint, die bei (verformenden) Eindrücken und Druckverhältnissen etwa durch Berührungen oder durch innere Spannungszustände stattfindet. Die Brüder Jacques und Pierre Curie (J.: † 1941, frz. Physiker und Mineraloge; P.: † 1906, frz. Physiker, Nobelpreisträger) fanden sie bei der Verformung von Turmalinkristallen. Jede Veränderung, ob innerlich oder äußerlich, erwirkt eine Änderung in der Gleichgewicht intendierenden inneren oder äußeren Leiborganisation.

Wie der Lichtkreis einer Lampe im dunklen Zimmer einen Teil sichtbar werden lässt, so stößt unsere äußere Berührung ein innerleiblich-lokales Erregungs- und Bewegungszentrum an. Und jetzt kann es darum gehen, dass das ganze Zimmer belichtet wird, sodass wir uns darin bewegen können. Das heißt für unseren Leibraum, dass aus den Verbindungen und Verknüpfungen ein vieldimensioniertes Ganzes wird, in dem wir uns zu uns erfahren können. Erst sind es nur Leibregionen, in denen wir uns wahrnehmen können. Liegen zum Beispiel die Hände flach auf dem Tonfeld und geben wir etwas Druck in die Fingerspitzen, so können wir das im Hals- und Kopfbereich spüren. Geben wir etwas Druck in den Handwurzelbereich, werden wir das im Bauch-Becken-Bereich wahrnehmen. Aus diesen Regionen werden gegenseitige Verbindungen und dann Achsen, in denen wir uns aufrichten. Wir kommen bei uns an, indem wir uns leiblich zu uns fühlen und uns erleben in der Belebung unseres Leibes. Was hier inwendig geschieht, hat sein Pendant in Arbeiten im Außenfeld, und zwar wenn sich die Hände auf dem Tonfeld ausbreiten in Aktionsorten, wenn dann diese Aktionsorte verknüpft werden und wenn sich dabei Zentrierungen ergeben.

Die Atembewegung wird zu einer Bewegung im Leib, in dem wir uns leiblich fühlen und – in der Vermittlung durch den Begleiter – uns nach und nach verstehend zu uns wahrnehmen. Wir spüren beispielsweise unseren Rücken als Aufrichte oder als eine Rückseite, die sich vorne in den Oberschenkeln und Füßen fortsetzt und dem Bauchbereich Halt gibt. Anderes ist zunächst ausgelassen. Zur weiteren Stütze kann sich der hintere Beckenbereich herauskristallisieren, der dann weiterführt in die Unterbeine. Die Knie stabilisieren die Oberschenkel und verknüpfen sich mit den Fersen. Zehen und Fußsohlen kommen hinzu. Eine Wärmevibration stellt sich ein. Und so erwachen wir langsam in unserem ganzen Leib und gewinnen unsere eigenbewusste Präsenz. Häufig entspricht eine solche Leiberfahrung der *erfüllten Gestalt*: Wir stellen fest, dass wir es sind, die am Ziel sind.

In dieser leiblichen Organisation können wir ganz bei uns ankommen, dann ist die Arbeit »fertig«. Wir haben zu uns gefunden. Es kann aber auch sein, dass wir uns darin polen auf die Beziehung zu unserem Gegenüber mit ihren unerfüllten Erwartungen. So kann es sein, dass es zu einem Ausbruch unserer Bewegung kommt und wir uns vehement gegen das Tonfeld und sein Material richten. Das gilt insbesondere bei Traumen. Die Blockade in unserer Bewegung bricht auf. Haben wir vorher zu uns gefunden, können wir uns in unserem Ausbruch zu uns einholen, das heißt: Wir werden nicht zum Opfer unseres Tuns, sondern begegnen darin unserer eigenen Realität und unserem eigenen Wert. Wichtig ist, dass wir uns in solchen Akten zu uns einholen und zu uns verstehen. Erleben wir uns darin, so erleben wir eine vitale Befreiung; Schockphänomene sind im Leib so lange nicht gelöst, bis das (mentale) Ich-Erleben (das Sich-zu-sich-Erleben) in ihm wieder stattfindet.

4.2.5 Leibliche Entsprechungen und Homöostasen (Gleichstand)

(1.) Korrespondenzen in der Sensomotorik: Was wir in bzw. mit unseren Händen berühren, erfahren wir durch unseren Leib und erleben wir leiblich. Wir erleben und fühlen *uns* leiblich-sinnenhaft in dem, was wir tun, und erleben und fühlen unser Tun leiblich-sinnenhaft. Dieses gegenseitige Zu-uns-Erleben, in dem wir uns erfahren und darstellen, vermittelt uns ein Gefühl eigener Realität und Authentizität: Wir sind es. Wir fühlen *uns* in dem, was wir fühlen. Das gilt sinnenhaft-vital, seelisch-emotional und mental: Wir verstehen uns darin. Das beginnt mit Impulsbewegungen, in denen wir unsere Gegenseitigkeit feststellen und bestimmen, und geht über in sensorische Streichbewegungen, in denen eigene Bedürfnisse erwachen. Häufig wird für die Berührung Wasser genommen. Was sich meldet, können Haut- oder Kommunikationsbedürfnisse sein aus der Zeit der frühen mütterlichen Versorgung. Es kann ein Verlangen der Haut und des Hautsinns geweckt werden nach Belebungen oder nach Stärkungen für das anstehende Tun. Streichbewegungen können auch sinnenhafte Erinnerungen wecken, das Tun, die Bewegung werden dann sphärisch. Solche Streichbewegungen können aber auch »Heilbehandlung« sein. Untiefen und Löcher im Material erscheinen dann im haptisch-leiblichen Zu-Uns als leiblich erlittene Verletzungen, als Wunden, als Eingriffe oder auch »Löcher« nach Opera-

tionen. – Mit unseren Polungen auf das Feld treffen wir auf den gleichgewichtigen Aufbau unserer Bewegung, in dem wir uns zukommen und uns äußern. Wir halten uns fest in unserer Vertikalen oder können beweglich sein in unserem leiblichen Achsensystem. Wir können uns auf das Tonfeld und sein Material ein- oder zweihändig polen und Halt und Festigkeit für uns suchen oder Halt finden bei uns selbst in unserer gleichgewichtigen Bewegung, in der wir das Impulsgeschehen rhythmisch aufgreifen.

Es kommt dann zu Streckbewegungen oder berührenden Umsprüngen, in denen beide Hände bald in der Handfläche, bald im Handrücken, bald in den Handseitenkanten Berührung und Berührungsvariationen finden. Das Material ist »nur« ermöglichende Berührungsunterlage. Es erhält in der eigenen Bewegung zunächst Konstanz (im wechselseitigen Rhythmus: weg – da), dann »kooperative« Gewissheit und Sicherheit. Es ist da als Fläche. Eine solche Beziehungsorganisation habe ich als »Grundlegendes Erleben« bezeichnet. Wir gewinnen darin die sichere Konstanz unseres Gegenübers und unserer haptischen Welt und wir sättigen uns propriozeptiv zu uns selbst. Wir kommen uns gleichgewichtig leiblich zu in unserem Vollzug. – Mehr introvertiert können wir im Druck unserer Ellbogen, in denen wir uns auf das Feld mit aufgerichteten Armen abstützen und verlagern, unser Körperskelett entlasten und neu beweglich werden in unserem vertikalen Aufbau. Als Erstes wird dann der Leistenbereich frei.

Gleiches kann auch über den Aufbau der Faszien geschehen, wenn wir uns mit den Armen auf das Feld abstützen, entlasten und zukommen. Zahllos sind dann die sensomotorischen Objektbezüge zum Material des Tonfeldes, die leiblich-sinnenhaft und vital-emotional verlaufen und in denen unsere Bewegungsimpulse und Bewegungsaktionen als »symbolisierte Bewegung« (Palágyi, 1924; s. o. *Kapitel 3.1.3*) aufgegriffen und mental weitergeführt werden. So wird etwa aus einer Spurrille im Material ein »Fluss«, aus einem Aufschieben der Tonmasse ein »Berg« usw. Davon sprachen wir schon einmal in anderem Zusammenhang.

(2.) Korrespondenzen in den Bewegungsverteilungen: Der Gebrauch von Wasser spricht hier nicht die Sensorik an, sondern den inneren wie äußeren Bewegungsfluss als »Libido«. »Libido« in der Haptik bedeutet: vitaler Bewegungsfluss. Dieser kann sich äußern, und zwar als Bewegung nach außen: zum Beispiel eruptiv oder gestaut oder fließend. Wasser wird gesammelt, fließt ab usw. Oder er kann sich äußern als das bipolare Bemühen um gleichgewichtige innere Verteilung und Zusammenfluss. Dies kann in Kinderarbeiten in den wechselnden Verhältnissen und Polungen von Wasserfluss und Wasserstau geschehen. Der Fluss soll in Ausgleich

kommen. Ein solches Tun ist deutlich von dem zu unterscheiden, dass der Wasserlauf, die »Libido«, beherrscht werden soll. Solches Tun kann sich auswirken auf den inneren Haushalt, beispielsweise bei Bettnässern (Euresis). – Oder: Erwachsene können Wasser auf die Fläche des Tonfeldes bringen und die Flüssigkeit in rhythmischen Bewegungen zwischen den Unterarmen bewegen. Die Auflage der Arme auf das Feld bewirkt eine Verlagerung des Schwerpunktes und dadurch eine Entspannung im Bauch-Becken-Bereich. Dies kann Auswirkungen haben auf den Menstruationszyklus oder das Thema Kinderwunsch kommt ins Spiel. Es können in der eigenen Bewegung sphärische Wiegebewegungen beginnen, die den Beckenraum beleben. Bei all dem kann die Arbeit am Tonfeld medizinische Therapien unterstützen.

4.3 Das sensomotorische Beziehungsfeld zu unserem Gegenüber

4.3.1 Von der leiblichen Eigenwahrnehmung zur Fremdwahrnehmung

Die Haptik lebt davon, dass wir etwas berühren und zugleich selbst berührt sind. Wir können nun der Fremdberührung nachgehen – unsere Hände nehmen dann auf, was ihnen begegnet: Wir erfahren uns zu uns weltlich. Oder wir können der leiblichen Eigenwahrnehmung nachgehen in der Organisation und im Rückhalt im Bindegewebe (s. o.) oder der Bewegungsberührung in den Nah- oder Basissinnen. Eine solche Eigenberührung kann eine Belebung bedeuten, eine Stärkung oder eben ein Rückhalt und eine Rückbesinnung auf uns. Wir treffen uns in unserer Bewegung an – bipolar: im Wechsel zu uns und zu unserem Gegenüber. Und so haben wir eine Wahl. Die Eigenwahrnehmung geschieht mittels der Fremdwahrnehmung. Wir drücken uns vom Tonfeld her ab zu uns. Die Druckbewegung führt uns nicht in das Tonfeld hinein, sondern sie führt uns zu uns. Umgekehrt geschieht die Fremdwahrnehmung mittels der Eigenwahrnehmung. Wir können uns aber nur auf eines beziehen. Viktor von Weizsäcker bezeichnete dies als »gegenseitige Verborgenheit«. Die Wirklichkeit erscheint zum einen leiblich bei uns, zum anderen weltlich im Tonfeld. Er spricht vom »Prinzip der Drehtür« (v. Weizsäcker, 1986, S. 21). Ein Bild, das Aristoteles schon nutzte. Für die Bewegung heißt das: Wir erleben und fühlen uns zu uns selbst bewegt von und nach innen, sowie von und nach außen. Einen Konflikt können wir innen wie außen austragen. Für unseren Stand haben wir die Wahl wie in einem Wetterhäuschen: Wenn es regnet, gehen wir herein, wenn die Sonne scheint, gehen wir hinaus. Solch gegenseitige Verborgenheit richtet uns aus auf weltliches oder seelisches Befinden, auf inneres oder äußeres Geschehen sowie auf den Vollzug in der eigenen Bewegung oder auf das Erleben der eigenen Wahrnehmung. Während der weltliche Bezug und seine Bestimmung vital und emotional verlaufen, geschieht der leibliche Eigenbezug ohne Emotionen. Darum kann ein solcher Rückbezug angebracht sein bei entsprechenden Belastungen.

4.3.2 Der sensomotorische Dialog: Was wir fühlen, fordert uns heraus zur Entscheidung

Die Sensomotorik – das sinnenhafte, sinnengesteuerte Antriebsgeschehen unseres haptischen Agierens und Reagierens – wird in unserer Bewegung zu einem dialogisch wechselseitigen Geschehen, in dem wir uns mit unseren Entscheidungen positionieren. Das geschieht haptisch-vital-leiblich und das geschieht mental über den Begleiter. Wir gewinnen in der Arbeit am Tonfeld sowohl Stand in der Gegenseitigkeit wie in der Beziehung. Während die Auseinandersetzung zu diesem Stand vital-emotional und haptisch-destruktiv bestimmt ist, betrifft die Polung auf das eigene Gleichgewicht eine Halt bietende Sache, bei der wir bei uns ankommen.

4.3.3 Die gleichgewichtigen Verlagerungen und Stabilisierungen im Gleichgewicht

Zum eigenen beweglichen Halt, mit dem wir unserer Welt als unserem Gegenüber begegnen und uns einlassen können, gehören der gleichgewichtige Halt und die Zentrierung im eigenen Gleichgewicht. »Schuld« daran ist der aufrechte Gang. Er hat dazu geführt, dass Hände und Arme frei wurden vom Boden und dass sodann zum neuen Halt in der Bewegung bewegliche Polungen und Orientierungen eingegangen werden mussten. Ich sehe es so, dass dies veranlasst wurde über eine eigene Zentrierung in der neuronalen, leiblichen Ausgleichsorganisation zwischen efferenten und reafferenten Bewegungsimpulsen und deren Korrespondenz mit dem Umfeld, seinen Reizen und den eigenen Bedürfnissen. Die Übereinstimmung musste immer wieder hergestellt, vor allem aber entschieden werden im Bedürfnis zur eigenen geordneten Entfaltung und Verselbstständigung gegenüber anderem. Das Zu-Uns stabilisierte eine Mittelachse nach den Polen unseres aufrechten Gangs: des Gleichgewichts und Halts zwischen und in rechts – links sowie des Gleichgewichts und des Halts im Vor und Zurück.

Der aufrechte Gang polte den Menschen in seinem Gleichgewicht, indem er ihm die Aufgabe gab, sich zu sich abzustoßen, und er schuf zugleich für seinen Gang seine Welt. Das Abstoßen der Beine vom Boden führt zur Vertikalen gegenüber der Schwerkraft und wird nun zur Aufforderung, zu unserem Halt auch in unsere Welt hineinzugehen. In diesen gegenseitigen Polungen – rechts, links und mittig – kommen wir uns zu und erfahren unsere Welt. Mit den ersten Bewegungs- und Greifverlagerungen in das Tonfeld setzt für den Stand im Gleichgewicht eine Entwicklung ein: In den Bewegungsverlagerungen wird – auffällig besonders bei Kindern – in der Fechterstellung nach aufrechtem Halt gesucht: Ein Arm ist hochgestreckt, während der andere im Feld etwas tut – und das im Wechsel. Allmählich gewinnen wir unsere gegenseitige Position zum Gegenüber und in unserem Gegenüber unseren Stand: Die Haptik wird entdeckt. Es kommt (insbesondere bei Kindern) zu kräftigen Greif- und Aktionsspuren im Material: Die beiden Hände greifen in den Widerstand des Materials und stoßen sich zu neuem Greifen ab. Solches frühe, variationsreiche Greifen, oft zunächst mit einer Hand, dann – wenn die Sache interessant wird – mit zwei Händen, enthält noch kein Nehmen, sondern besteht mehr in einem Abstoßen, das bis in die Handwurzeln reicht. Wesentlicher Zweck solchen Tuns ist, dass die Arme zurückfedern und wir uns zu uns stabilisieren im gleichgewichtigen Halt der Ellbogen. Wir stellen uns frei und gewinnen eigenen Stand in unserem Gleichgewicht. Wenn wir jetzt etwas im Tonfeld tun, brauchen wir uns nicht mehr wechselnd mit einer Hand zu unserem Stand abzustützen. Wir können uns im Ellbogen austarieren: Oft geht ein Unterarm ganz hoch, während der andere unten ist.

Mit diesem Erwerb polen wir uns dann in unser Feld. Das vitale Abstoßen zu uns – es geht einher mit vitalen Entdeckungen und Erprobungen des haptischen Instrumentariums unserer Hände und Finger – positioniert uns in unserem Gleichgewicht und stellt uns frei zu unserem Gegenüber. Dies setzt ein, wenn die Gegenseitigkeit sicher ist. Es folgen Verteilungen, in denen wir uns gleichgewichtig in unserer Bewegung auf dem Feld ausbreiten und verlagern, parallel links und rechts, links und rechts im gegenläufigen Rhythmus und schließlich von rechts nach links, indem wir unsere Mitte überqueren. Aus dem zunächst bloß haptischen Gegenüber wird ein Feld, das wir bestimmen nach unserem Körperschema. Ausrichtungen in unserer Bewegung führen nach oben, nach links und rechts und entsprechend in die Gegenrichtung. Ein vertikaler Schnitt in der Mitte richtet uns selbst körperlich vertikal aus. Wir stabilisieren uns derart in unserem Bewegungsgleichgewicht.

Ein entscheidender weiterer Schritt geschieht dann, wenn auf dem Feld ein stabiles Ordnungsbild gewonnen ist, und nun die Hände die Greifbarkeit des Materials entdecken. Damit wird aus dem vital-motorischen Greifen ein selbstbewusstes Greifen. Wir greifen in das Tonfeld hinein. Aufbauten verteilen sich in dem Feld flächig und in die Höhe, bzw. der Boden des Feldes wird zum »See«, zum »Meer« oder einfach »Wasser«. Solches Eingreifen wird für diesen frühen Anfang noch nicht haptisch-destruktiv erfahren, aber wir brauchen einen Halt, in dem wir uns aufgenommen wissen. Ein solcher Halt sind in dem Feld die gleichgewichtigen stabilen Verteilungen.

Ein nächster großer Schritt steht an, der uns in unserem Gleichgewicht bestimmt. Unser Selbstgefühl erweitert sich. Aus den positionalen Einlassungen ins Tonfeld, den Aktionsverteilungen und den Aufbauten werden Pole zu unserer Bewegung im Feld. Aus den Verteilungen werden »symbolisierte Bewegungen« (s. dazu *Kapitel 3.1.3*): Da ist ein »Berg«, ein »Gebirge«, ein »Geröllfeld«, ein »Brunnen« usw. Und ein jedes bestimmt anders und mit einer anderen Qualität unsere Bewegung. Die Aufteilung erfolgt nach dem gleichgewichtigen Körperschema. Was uns darin qualitativ bewegt, entspricht den Erfahrungen der eigenen Polungen im Beziehungsfeld der Eltern (s. dazu später ausführlich *Handlungssituation HS 6: Ausgleich und Beweglichkeit im Beziehungsfeld der Eltern*). Wir verlagern uns also mit unserem Gleichgewicht in das Feld mit unserer Bewegung und begegnen dort den Erfahrungsqualitäten, in denen wir lebensgeschichtlich unsere Eltern erlebt haben. Zugleich erfahren wir uns darin in den Bedürfnissen unserer Bewegung. Und das ist entscheidend: Wir können in und für unsere Bewegung neue und passende Orientierungen finden. Für das eigene Gleichgewicht sind Ausgleich und Präsenz angezeigt. Halt ist gefragt in der Präsenz der Pole und in ihrem Ausgleich. Die sensomotorischen und leiblich-vitalen Bezüge zum Material werden im haptischen Fühlen zu sozialen Bezügen und Forderungen, die sich auf die Einbindung in die Ursprungsfamilie richten.

Biografisch beobachtet: Mit etwa 8,8 Jahren strecken sich die Arme ins Tonfeld. Jetzt wird nicht mehr Ausgleich gesucht zur Polung und zum Halt im Gleichgewicht, sondern Halt, von dem her wir uns zu uns abstoßen können. Es geht um Aufbruch aus dem Beziehungsfeld der Eltern, in dem wir uns bipolar äußern und zukommen. Zwischen dem zwölften bis 18. Lebensjahr geht es dann um die eigene Zentrierung in unserem Feld. Wir sind nicht mehr im Elternfeld angesprochen zu unserer individuellen Verselbstständigung, sondern in unserer Bewegung zu unseren sozialen Bezügen. Zunächst suchen wir als »Ich« unseren Platz. Die Suche nach

Anerkennung geht über in die Suche nach verlässlicher Orientierung, in der wir uns zu uns selbst im Umfeld unserer Bewegung verstehen können. Mit 18 Jahren dann beginnt die Erwachsenenzeit. Sie ist nicht mehr gekennzeichnet von Verlagerungen zu den Gleichgewichtspolungen und von einer Zentrierung im Feld. Nun sind bis etwa zum 45. Lebensjahr die Verlagerung und die bipolare Stabilisierung unserer Vertikalen und Aufrichte als »Behauptung« gefragt. Wir werden »gegen-ständig« zum Tonfeld und das Tonfeld »gegen-ständig« zu uns. »Stand gewinnen« – dies wird zur Metapher für unsere ganzheitliche Aufrichtung. Der Zwischenraum erscheint als Lebensraum unserer Subjektivität, in dem wir uns mit uns versöhnen können. – Zu Zeiten der Lebensmitte dann ist nicht das »Gegen« gefragt, sondern wir fangen an, uns aus dem zu verstehen, woraus wir uns zukommen. Das Andere, an dem wir uns in unserer Bewegung erleben und wovon wir uns absetzen, erscheint nun als uns zugehöriger Grund. Das Zueinander, in dem wir uns zu uns selbst verstehen, eröffnet einen Seinsgrund, in den wir uns gründen und aus dem wir uns zukommen.

4.4 Selbsterfahrung, Sprache und Kommunikation in unserer Bewegung

4.4.1 Nichts geht mehr

Das Zu-Uns, in dem wir uns zu uns rückerfahren – das Tonfeld und sein Material als unser Aktionsraum und Aktionspartner erzeugen ja immerzu Resonanzen –, und zwar uns rückerfahren als Anfrage, ob wir uns so oder so jetzt aufnehmen, ob wir uns hier und jetzt neu orientieren, ob wir bereit und offen sind, aufzubrechen und uns (vielleicht ganz) neu zu sammeln (bzw. einzusammeln), auch wenn noch gehemmt, blockiert, ahnungslos – bezogen auf uns oder auf das, was wir hier antreffen. Dieses Zu-uns-Geschehen richtet uns aus auch auf unser soziales Selbstverständnis, darauf, wie wir uns eingebunden, unfrei gebunden fühlen oder aber frei bezogen erleben und leben. Beides wird aktualgenetisch, das heißt entsprechend unseren Bedürfnissen und unseren Bedingungen jetzt am Tonfeld »buchstäblich« aufgegriffen. Mit anderen Worten: Immer ist in unserer haptischen Bewegung ein Drang, den wir bzw. etwas in unserer Genese wie der Stopper bei einer Uhr unterbrechen/unterbricht, bremsen/bremst, unterbinden/unterbindet – sei es aus, wiederum buchstäblich, »Rück-Sicht«, aus Scheu, aus ungenährter Selbstbedeutsamkeit. Wichtig ist jetzt dies: dass unsere Uhr nicht stehen bleibt.

In der haptischen Arbeit am Tonfeld gibt es hierfür ein gutes Mittel, angeregt durch den Begleiter, und zwar durch die Rückführung auf die leibliche Selbstwahrnehmung, auf die aktuelle gleichgewichtigende Dynamik unserer körperlichen Präsenz und/oder einen Hinweis auf ein kritisches Detail unseres augenblicklichen Tuns, auf einen momentanen Reizpunkt im Feld, in dem aktuelle Bewegungsenergie gehemmt oder frei sich äußert (s.o. *Kapitel 2.5.2*: *Wahrnehmungen in Verhinderungen)*; gleichsam der Code in all dem ist die absolute Vergegenwärtigung unserer Wahrnehmung ins Hier und Jetzt und damit die Ab- und Auflösung von bremsender »Rück-Sicht«. – Ein weiterer Aspekt: Hemmung erscheint in der Haptik zweifach, entsprechend der zweifachen Ausrichtung Zu-Uns, erhaltend konservativ (à la »Rück-Sicht«) oder im Wunsch nach erwartetem Erhalt von Vertrautem, was sich zeigt als: Rückhalt zu uns (z.B. bei einem Mangel an Hintergrunderfüllungen), als stockender Impuls von grenzüberschreitenden Bewegungsfantasien. Wir sind – aufgrund unserer Individualgenese und deren Regisseure – allzu oft bestrebt, uns zu bewahren und gleich zu bleiben.

Hierzu eine ausführlichere, sehr interessante aktuelle Beschreibung des indischen Mediziners Deepak Chopra:

> »Vor etwa 20 Jahren führten Wissenschaftler an der *Harvard Medical School* (Boston) ein Experiment durch; sie ließen eine Gruppe junger Kätzchen in einem Raum aufwachsen, in dem es nur horizontale Streifen gab, d.h. alle visuellen Reize waren horizontal. Eine andere Gruppe war in einem Raum mit rein vertikalen visuellen Reizen. Als ausgewachsene kluge Katzen konnte die eine Gruppe nur eine horizontale, die andere nur eine vertikale Welt sehen, und das hatte nichts zu tun mit ihrem ›Glaubenssystem‹. Als man ihre Gehirne untersuchte, fehlten ihnen die interneuronalen Verbindungen für die Wahrnehmung einer vertikalen bzw. horizontalen Welt. In anderen Worten, die ursprünglichen Sinneseindrücke dieser Kätzchen hatten ihr neuronales System derart programmiert, dass schließlich ein Nervensystem entstand, das sogar auf der atomaren Ebene nur noch eine Funktion hatte: die aufgrund der Sinneseindrücke gemachten ursprünglichen Erfahrungen immer wieder zu bestätigen und zu verstärken.
>
> Dieses Phänomen bezeichnen Psychologen als PCC = P*remature* C*ognitive* C*ommitment*, was so viel bedeutet wie: *auf frühkindlicher Sinneserfahrung beruhende Fest-legung. Frühkindlich* oder im *Frühstadium*, da es in einem entwicklungsbedingten bio-psychologischen Stadium geschieht; *kognitiv*, da es die Sinne programmiert, und *Festlegung*, da es uns in einer bestimmten Realität fixiert. Wir werden eingesperrt in dieser Realität; wir werden dazu

konditioniert, in dieser Realität zu leben. Von diesen Experimenten gibt es viele Variationen, d. h. diese PCC gibt es in allen Gattungen. Wir können ein einfaches Experiment machen mit Fliegen, die man in einen Topf sperrt, von dem man nach einiger Zeit den Deckel entfernt. Die meisten Fliegen – ausgenommen einige Pioniere – werden den Topf nicht verlassen können, auch wenn er nun offen ist; denn infolge ihrer ursprünglichen Sinneserfahrung erwarben sie ein PCC, demzufolge ihr Universum oben begrenzt ist.

Elefanten werden in Indien trainiert, indem man junge Tiere mit schweren Eisenketten an mächtige Bäume kettet. Nach und nach reduziert man die Stärke der Eisenketten; schließlich lassen sich die Elefanten, nun ausgewachsene große Tiere, mit einem dünnen Seil an Äste anbinden, die nicht dicker als ein Weihnachtsbaum sind. Der Elefant ist nicht in der Lage zu entkommen, denn er hat eine Programmierung in seinem Geist-Körper, die ihn glauben macht, er sei in einem Gefängnis, respektive die Ketten seien unzerreißbar« (Deepak Chopra, * 1946 in Indien; Dr. med., Internist und Endokrinologe; Zitat aus dem Englischen beim »Raum der Stille-Team«: https://de.scribd.com/document/81445906/Quantenbewußtsein-Vortrag-von-Dr-Deepak-Chopra; Stand 11.02.2018).

Zurück ans Tonfeld: Wir halten die Tore zu unserer Welt zu oder sperren sie ab – auch angesichts des Begleiters. Und da ist andererseits ein Antrieb, in dem wir bestrebt sind, zu uns urselbst unseren Ausgleich und unser Ankommen zu finden. Das eine ist die Verzweiflung angesichts des Ungenügens in dem, wie es sich verhält, das andere die Verzweiflung angesichts des Ungenügens in dem, wie es sich verhalten könnte. Ist und Soll erscheinen als Skylla und Charybdis. Die »Lücke« zwischen dem einen und dem anderen sowie die Entscheidung zum eigenen Impuls sind nun nicht von außen »institutionell« zu lösen: »Tu das oder das!«, sondern sorgsam mitmenschlich zu erschließen. Damit wird das, was Arnold Gehlen als »idée directrice«, als »bewegendes Motiv«, bezeichnete, zur Antriebsfeder der menschlichen Uhr. Sie kann, so stellte er treffend dar, nicht mehr in »Vorstellungen« verfremdet werden. Sie liegt jeder schöpferischen Selbstgestaltung zugrunde: Die reale leiblich-sinnenhafte Situation vor dem Tonfeld, die Situation zu uns, das Erleben, die Einzigartigkeit usw. sind Handlungssituationen wie Sprachsituationen, zu denen wir uns vorfinden und zu denen wir uns verstehen können.

Da wir selbst infrage stehen, selbst das Thema sind in der Arbeit am Tonfeld, kann das ganze Ereignis, der ganze Vorgang, in dem wir uns befinden und auf den wir uns eingelassen haben, in unserem Reagieren und Agieren nicht neutral erscheinen. Ihm wird, wie es Arnold Gehlen formuliert, eine

»Appellqualität« zukommen: Das Geschehen »wird einen Antwortdruck mitsetzen« (Gehlen, 1956, S. 145ff.), der uns entweder nach unseren Erfahrungen zu uns hemmt oder zu uns antreibt und in dem wir uns mitteilen. Diese Appellqualität bleibt auch bestehen, wenn wir die Arbeit abbrechen. Auch darin erfahren wir uns zu uns. Finden wir uns vor der Arbeit in unbestimmten Verpflichtungen, finden wir uns während und nach der Arbeit in bestimmten Verpflichtungen. *Arbeit* am Tonfeld vermittelt uns, wenn wir uns im haptisch-leiblichen Sinnengeschehen bipolar zu uns wahrnehmen im uns verpflichtenden Ruf unserer Bewegung.

4.4.2 Erfüllungen und neuer Aufbruch

Sobald wir in der Gestaltung unserer Bewegung *uns wahrnehmen*, ist eine neue Stellung und Aufgabe eröffnet im Verwirklichungsprozess als Mensch: Er mutiert zum Beziehungsprozess. Aus dem bloßen Bewegungsvollzug erwächst ein Wahrnehmungsvollzug. In dem, was wir wahrnehmen, nehmen wir uns wahr und sind herausgefordert, unseren »Weg« und unser »Land« zu finden. Wir bleiben auch dann optische Menschen. Und: »Weg« und »Land« sind das haptische Feld unserer Bewegung, der optische Anhalt unserer Bewegung. Wir haben uns ja schließlich darin wahrgenommen in unserer Bewegung. Und so geht es um Übereinstimmung und Erfüllung – und beides richtet uns dann weiter aus in unserer Bewegung und zu uns selbst. Haben wir uns am Tonfeld in unserer Bewegung erfüllt, das heißt, haben wir uns darin gefunden, beginnt eine weitere Lebens- bzw. Handlungssituation, ein neuer Aufbruch, ein nächster Verwirklichungsakt.

4.4.3 Vermittlungen zur eigenen Verwirklichung

Der Beziehungsraum der Haptik ist eingebettet in den Beziehungsraum mitmenschlicher Vermittlungen. Als Erstes erscheinen am Tonfeld in unserer Bewegung die lebensgeschichtlich primären Vermittlungen und – wenn es sie geben durfte – die eigenen Durchsetzungen in den Beziehungsverhältnissen der Ursprungsfamilie. Welcher Halt, welche Verlässlichkeit, welches Vertrauen wurden vermittelt? Dies zeigt sich in den virtuellen Bewegungsphantasmen, in denen wir uns auf das Tonfeld einlassen können. Auch: Welche Sprachvermittlung Zu-Uns hat stattgefunden, in der wir uns verstehen konnten? Unsere Wahrnehmung von dem, was geschehen ist und jetzt geschieht, erhält erst Fülle, wenn wir uns darin aufnehmen können. In

Kinderarbeiten wird dies besonders deutlich, wenn das Kind sich zwar in seinen Aktionen erlebt, aber noch nicht zu sich selbst: Der Finger hat ein Loch gemacht, und das Kind blickt erwartungsvoll auf und der Begleiter ergänzt: »Jens hat ein Loch gemacht!« Er sollte dazu das Kind prononciert bei seinem Vornamen nennen. Das Lochmachen wird in dieser Sprachvermittlung zur eigenen Präsentation. Erlebt dann das Kind seine Eigenheit in seinem Tun, wird es sich darin bipolar als »Ich« und als »Das« begegnen. Es wird sich begegnen und zu sich einverstanden sein. »Das habe ›Ich‹ gemacht.« Nicht anders erleben Erwachsene es auch.

4.5 Unsere Hände

4.5.1 In unseren Händen

Haptik ist fühlende und erlebende Sinnentätigkeit mit unseren Händen. Wir setzen uns mit uns und dem, was uns dabei begegnet, in Beziehung, indem wir es mit unseren Händen aufgreifen. Unsere Hände sind Handlanger, Stützen und Ausdrucksorgane unserer bipolaren weltlich-leiblichen Organisation und Gestaltung. David Katz hatte, wie gesagt, wohl recht, sie als »das äußere Gehirn des Menschen« zu bezeichnen (Katz, 1969, S. 4 – wenn er auch irrtümlich diese Aussage Immanuel Kant zuschrieb; s. ebd., S. 146). In der Arbeit am Tonfeld überschreiten wir uns mit unseren Händen auf unser Gegenüber, und nach ersten prüfenden Feststellungen und Entdeckungen finden und gestalten wir uns in den Bedürfnissen unserer Bewegung. Wir gestalten uns leiblich bzw. sinnenhaft in bipolarer Gegenseitigkeit: von uns und dem Tonfeld, und zwar sowohl in der Eigenwahrnehmung und Eigenberührung als auch in der Fremdwahrnehmung und Fremdberührung. Und: Wir gestalten uns, indem wir die Gegenseitigkeit gestalten und klären, in der wir uns bipolar zu uns wahrnehmen.

Das alles geschieht mittels unserer Hände. Die Gegenseitigkeit lebt im aktiv-passiven Zueinander. Unsere Hände sind Organe und Akteure. Das Tonfeld wirkt als Gegenüber zum Feld und zur Vorlage der Szenerie dieses Zueinanders: In unseren Händen treffen innere und äußere Welt zusammen, das heißt, sie zeigen, wie wir bipolar bewegt sind bei dem, was wir greifen und was uns bewegt in unserem Greifen. Wir können in ihnen zu uns selbst und zu unserer Verwirklichung angesprochen werden. Innere und äußere Welt treffen in ihnen zusammen zur eigenen gegenseitigen Verwirklichung und Gestaltung. Was uns begegnet, macht uns aus. Damit wir uns darin aufgreifen können, müssen wir, wie gesagt, entsprechend angesprochen werden. Dazu formt sich unser Gestus. Unsere Hände sprechen in ihren Bezügen. Wir teilen uns in ihnen mit und sollen *unseren Bezug* und *unseren Stand in unserem Bezug* gewinnen.

Wir erfahren uns in diesem Setting zu uns an einem Anderen – das durch uns bestimmt ist, sei es unsere Begleitung, sei es das Tonfeld. Beide werden zu Bestandteilen unserer Entwicklung. Durch sie nehmen wir uns zu uns selbst auf. Im Zu-Uns erscheinen wir uns selbst als ein Anderer in unserer Bipolarität und zu dem es gilt, wieder Ausgleich und Identität zu schaffen. Das zeigen wir an in der Bewegung unserer Hände. Unser (natürlicher) Narzissmus hat so einen entscheidenden menschlichen Bruch: Er läuft über ein Anderes, das uns entgegensteht. Sinnenhaftes wird in der Bewegung und Berührung der Hände zur lebendigen und vitalen Erfahrung, es rückt womöglich auch ins Emotionale – und wird tätige Motivation, in der wir uns zu uns selbst befreien, wenn der Realbezug zum Gegenüber gewahrt bleibt. Unsere Hände sind hier Zeugen, die anzeigen, was uns noch bewegt, wenn wir uns zukommen in dem, was sie tun. Und sie sind Zeugen, die das tatsächliche Zusammenkommen bekunden. Was uns bewegt, verlangt in ihnen Erfüllung und Ausgleich. Sie zeigen Unruhe, Protest, Enttäuschung oder Zorn, aber auch Ruhe, Ausgeglichensein, Angekommen- und Gesättigtsein.

Rudolf Hippius (1905–1945; balten-dt. Psychologe, u. a. Assistent bei Felix Krueger in Leipzig) sprach vom »inneren Versammeltsein in der Hand« (Hippius, 1934, S. 23). Wir erfahren uns in unseren Händen zu uns. Impuls oder Zurückhaltung bestimmen ihre Gestik. Wir tasten ab, was uns begegnet, und tasten uns dabei selbst vor. Oder: Wenn wir zugreifen, stoßen wir auf uns, denn wir müssen uns weiter entscheiden zu dem, was wir tun. Was wir berühren, ist in unseren Händen zu uns da, herausfordernd oder zugehörig. Wir können uns gebunden fühlen von dem, was uns berührt, oder aber befreit.

Für die Dauer des haptischen Tuns befinden wir uns mit unserem Gegenüber Tonfeld in einer Union und mit uns selbst in einer Schicksalsgemeinschaft. Die Union verlangt in unserer Wahrnehmung von uns selbst in unserer Bewegung viele Male nach Abtrennung und dann nach neuer Verknüpfung, nach Aufbruch und neuem Einholen. Und ebendiese Spannung lässt uns nicht so einfach unserer Bewegung folgen: Wir müssen uns wirklich zu uns selbst bipolar auseinandersetzen. Dies geschieht über die haptische Wahrheitsfindung unserer Hände. Wir können – oftmals wie nie zuvor – am Tonfeld erleben, dass wir in ihnen Halt suchen und finden; wir können mit ihnen in diesem Findeprozess vitale Aggression und Destruktion erleben zu unserer eigenen Befreiung und Verwirklichung. Die vitale Lust, die wir empfinden, offenbart sich als Lust zu uns. Unsere Hände dienen als Organe unserer Verwirklichung. In dem, was wir in der Arbeit am Tonfeld in unseren Händen antreffen, treffen wir uns selbst an in unseren hier und jetzt gelebten Bezügen, unseren sich gegenwärtigenden Bedürfnissen und Sehnsüchten, unseren evolutiv wie lebensgeschichtlich gewordenen und sich nun wandelnden Bedingungen und Möglichkeiten.

4.5.2 Unsere Hände: Mittler zwischen innerer und äußerer Welt

Insbesondere seit Erscheinen der Säugetiere ist der eigene Lebenserhalt mitbestimmt und eingebettet in eine soziale Zugehörigkeit wie Herde, Rudel, Stamm, Sippe, Familie. Diese Sozialität hat je entsprechende Bezugsweisen ausgebildet, zum Beispiel in der Behütung und Versorgung des Nachwuchses, in der Verteilung der Zuständigkeiten, im Verhalten bei Gefahren oder in Notsituationen. In der dann menschlichen Entwicklung wird vollends aus einem artgemäßen Umweltverhalten ein (ethisches) Handlungs- und Beziehungsverhalten. Zunehmend stehen nun nicht mehr nur (säugetierartig, präpersonal) Nahrungsbeschaffung, Sicherheit, Erhalt und Zugehörigkeit an, sondern spezifisch menschlich: individuelle Entwicklung und Verwirklichung, Kreativität und beginnend mit der Unabhängigkeitserklärung der Vereinigten Staaten sogar »Glück« (pursuit of happiness). Als Mensch sind wir zu uns selbst gefragt – im Rahmen unserer Bedingungen und Möglichkeiten. Und: Der Mensch fühlt sich nicht nur seinem Stamm, seiner Familie zugehörig, sondern – seit der Aufklärung – der Welt.

In der Arbeit am Tonfeld greifen wir uns – mit diesem Hintergrund – zu uns selbst auf. Bewegung – außen wie innen – wird im haptischen Geschehen und mittels der haptischen Sprache unserer Hände zur Selbsterfahrung. Die Hände fungieren physiognomisch wesenhaft als Organe der Beziehung, in der wir uns leiblich, seelisch und sozial erleben, äußern und verstehen. Dieses uns Mitteilen und Erleben geschieht – wir sprachen schon davon – bipolar in der Schwellensituation zwischen bewahrender Hemmung und dem Drang, uns selbst, über bisher Gewordenes hinaus, zu entdecken und zu verwirklichen. Die haptisch-gestische Sprache der Hände sowie der gesamten Leibgestalt zeigt, was wir brauchen zur Vollendung in unserer Bewegung. Wir tragen in unserer Gestik, in der wir uns auf das Tonfeld und den Ton ausrichten, vor, was virtuell und vital zwar in unserer Bewegung als Möglichkeit angelegt ist, was wir aber real noch nicht verwirklicht, ausgestaltet haben. Diese Verwirklichung betrifft ebenso leiblich-sinnenhaft unser person-inneres Geschehen als auch unser mitteilend-äußeres Geschehen.

Und noch etwas kommt hinzu: Zwischen dem, was unsere Hände »da draußen« tun, und dem, was wir uns – insbesondere bei geschlossenen Augen innerlich gedanklich, bildlich – vorstellen, gerade zu tun, kann ein deutlicher Bruch auftreten. Innere virtuelle Vorstellung und tatsächliche Vorstellung im Außen des Tonfeldes klaffen möglicherweise sehr auseinander. Das heißt: Die Haptik bzw. unsere haptische Aktion stellt uns vor Tatsachen und verlangt Tatsachen. Wir sind somit gerufen, uns als Part unserer realen Welt aufzunehmen, anzunehmen in dem, was uns – aus uns selbst erschaffen – tatsächlich »da draußen« begegnet: nämlich das, was wir selbst nicht erdacht, sondern tatsächlich gemacht haben. Unsere Hände – ihre haptische Sprache ist per se immer lügenfrei – sind für diese Offenbarung die Mittler unserer Realität. So kann es durchaus sein, dass wir manchmal, nachdem wir die Augen geöffnet haben, unsere Hände und ihr Werk wie etwas Fremdes anschauen: »*Das* hab ich getan?« Wie zur Versicherung umfassen wir dann »fassungslos«, was wir gemacht haben: Da schaut uns dann unsere Wahrheit an. Kinder verstecken dann manchmal ihre Hände unter dem Tisch, ziehen sie zurück oder sie warten auf vergewissernde Anerkennung: »Ja sicher, das hat Lena gemacht.«

Welch eine beunruhigende und bald begeisternde Entdeckung kann dies am Tonfeld sein: Unsere Hände und ihr Werk können niemals lügen! Sie weisen uns immer über unsere mentalen Vorstellungen zweifelsfrei hinaus: und zwar auf unsere wahre Wahrheit als unsere wirkliche Realität.

4.5.3 Die Hände: Ihre lebendige Aktion

Im Zuge der Evolution hat sich, um im aufrechten Gang greifen zu können, in unseren Händen etwas tief Zweckmäßiges herausgebildet: Die Daumen stehen in einem Gegenüber zur Handfläche und zu den Fingern. Das ermöglichte es dem Zweibein-Wesen bald, auch aus gewisser Ferne zum Angreifer und Jäger zu werden, das heißt, einen Speer zu umfassen und in der Verlängerung der Armachse ihn gezielt zu schleudern.

Für die Zu-uns-Erfahrung (Selbsterfahrung) in der Haptik ergeben sich aus diesen Verhältnissen unserer Hände spezifische Möglichkeiten: Die Finger können in Akten äußerer Sensomotorik zum Beispiel Material an sich ziehen. Dieser haptisch-aggressive Akt des Nehmens kann sich zum einen nur auf die Materialfläche beziehen (sie wird aufgelockert), er kann aber auch einem Etwas-an-sich-Nehmen gelten. Die Frage am Tonfeld ist dann, ob wir unsere Aufmerksamkeit auf das soeben Genommene richten oder ob uns das Nehmen als Nehmen anspricht, irritiert, erschreckt, gierig macht nach mehr etc.; offenbart sich hier ein Lebensthema?

Sodann: Im Greifen mit Daumen und Fingern kann es sowohl um ein Halten gehen, als Zangengriff einzelner Finger oder als Griff der ganzen Hand bzw. Hände. Bei Letzterem übernehmen Daumen und Finger eine jeweils die andere ergänzende Funktion: Nehmen und Halten. Die Hände können so umschließen, was sie zuvor genommen haben. Damit bilden sie einen Raum für etwas. Das Verhältnis Daumen – Hand zeigt zudem eine Dynamik und eine Entwicklung an: Die Innenhand kann das genommene Material halten und dem Druck von Daumen oder Fingern Widerstand bieten. Dann könnten Daumen oder Finger sich des Gehaltenen vital-aggressiv und möglicherweise destruktiv bemächtigen. – Diese Verhältnisse von Nehmen, Halten, wieder Wegnehmen, Einkrallen, »Vernichten« etc. stellen uns die existenziell-personalen Fragen nach vitaler Aneignung und dem Halt dazu in unserem Leben sowie die Fragen nach Sollen, Dürfen, sich Erlauben samt den gegebenen Bedingungen und Möglichkeiten dazu. Unsere Hand vollzieht ja nicht nur, sondern zeigt sich als Ausdrucksorgan unserer Erfahrung, unserer Werdegeschichte.

Noch ein nächster Blick in die Sprachschule unserer Hände: Wenn wir Material im Tonfeld beiseiteschaffen, um einen uns eigenen materialfreien Platz im Feldraum zu gewinnen, kann bei diesem Räumen der Daumen eng an der Handfläche anliegen oder aber ganz im Gegenteil inaktiv nach außen stehen, und nur die Finger agieren. Und die Handflächen? Sie könnten beidseitig über die Handwurzeln einknicken, oder der Pulsbereich schiebt sich haltend über die Tonfläche, bis dann die Daumen eingreifen. Solche Gestiken zeigen immer unser Selbstverständnis, in dem wir uns als Ich in unserem vitalen Werteanspruch äußeren. Jede Gestik sagt etwas über unser Bedürfnis und über den Halt bzw. das Ungehaltensein dazu. Wir können das Material gierig zu uns herziehen, mit Kratzspuren das Feld verletzen, sorgsam Ackerfurchen ziehen oder uns selbst zu unserer Behauptung einbringen.

Oder: Haben sich die Daumen in das Feld eingegraben, können die Finger ihnen freie Bahn gewähren. Sie können nach außen zur Seite gehen oder sich in die Innenhand zurückziehen. Wenn Platz geschaffen ist, können sie wieder ihren Einsatz finden, in dem sie nun die Daumen überdecken. Das nach vorne geschobene Material wird beidseitig von Fingern und Hand umfasst, während die Daumen unter dem entstehenden Materialwulst verschwinden. Aufgrund der Rücknahme der befreienden Dynamik des Daumens kommt es nun zumeist zu rhythmischen Bewegungen, in deren Verlauf sich aus dem Materialwulst eine liegende Arkade bildet. Die Daumen brechen das Material auf und die Finger ziehen es heran. Was entsteht, erscheint dann als »Schutz«, als »Hindernis«, als »Lenker«. Im ersten Fall leugnen wir das Bedürfnis nach Befreiung, das sich meldete im Platz schaffenden Wegschieben.

Oder: Vitales Greifen, das heißt der Bezug zur Innenhand, wird vermieden. Stattdessen entstehen mit spitzig-aggressiven Fingern ohne weitere Berührung kleine Gestaltungen. In solcher gestischen Enge zeigen sich vitale Forderungen. Oder: Angst zeigt sich oft als sinnenhafter Mangel, wenn das Material zwischen Daumen und Fingern dünn hochgezogen wird. Häufig sind die Ränder solcher Gebilde oben noch ausgefranst.

Es gilt: Finger, Handflächen und Daumen stehen in einem Beziehungsverhältnis zueinander, in dem wir uns zu uns selbst wahrnehmen. Unsere Hände können in ihrer Bewegung ein Drama aufführen: von Lust, Hinterlist, Wut, versteckter Gier, Verzweiflung etc. Hinter jedem Greifen steht das Bedürfnis nach eigener Erfüllung.

4.5.4 Die Hände: Organe unserer Entfaltung

Unsere Hände wachsen – mit uns selbst – in ihre Funktionen hinein. Es gibt in der Arbeit am Tonfeld eine Zeit des Vortastens, eine Zeit sinnenhafter Vergewisserung, eine Zeit der Entdeckungen, eine Zeit der vitalen Aneignung, eine Zeit der emotionalen Eingliederung, eine Zeit der eigenen individuellen Feldorientierung, eine Zeit der eigenen Positionierung, eine Zeit der Einsicht und der Gründung. Immer aktuell so oder so erleben wir uns in unseren haptischen Bezügen. Dazu führte Géza Révész († 1955; ungar. Psychologe, Freund von David Katz) aus:

> »Zwischen Greiforgan und Ausdruckshand liegt ein langer Weg, den zu durchschreiten nur dem Menschen gelungen ist. Zwischen Hand und Bedürfnis liegt eine Wechselwirkung: Die Bedürfnisse bilden die Hand, und die Hand schafft neue Bedürfnisse und löst die durch die Bedürfnisse entstandenen Aufgaben« (Révész, 1944, S. 19).

Diese Wechselwirkung artikuliert sich im haptischen Geschehen der Arbeit am Tonfeld, in der wir *uns* gestalten. *Wir treffen uns an* in unseren Händen zu uns in unserer Welt. Dieses Zu-Uns erscheint als Möglichkeit, und entsprechend möglich erscheint, was wir dazu brauchen. Es erscheinen in der Sinnenberührung unerfüllt gebliebene vitale Bedürfnisse (insbesondere in Kinderarbeiten) zum vitalen neuen Erwerb, (insbesondere bei Erwachsenen) zum Hintergrundausgleich und/oder zu ganz neuem Aufbruch. Sowohl Unerfülltes aus unserer biografischen Geschichte als auch unmittelbar Anstehendes in unserer Selbstentwicklung – beides meldet sich am Tonfeld als hier und jetzt erlebbar Unerfülltes. Wir finden uns in unseren aktuellen leiblichen, unseren emotionalen und mentalen Bedürfnissen konfrontiert mit unseren biografisch frühen Objektbezügen, mit den uns prägenden Bedingungen im Zuge unserer Geschichte. Diese prägenden Bedingungen betreffen Lebensbedürfnisse. Die Haptik offenbart unsere aktuelle Bedürfnissituation, unseren Mangel darin und unsere Hintergrund- bzw. Werdegeschichte.

Indem wir uns am Tonfeld hier und jetzt darin aufgreifen, kann diese Geschichte einen neuen Verlauf nehmen, können wir Weichen stellen, Türen zu uns öffnen, Entscheidungen ermöglichen etc. Noch etwas pointierter: Wir tragen am Tonfeld nicht einen erlittenen Versorgungsmangel vor mit seinen emotionalen Konsequenzen, sondern wir tragen – personal – *uns selbst* vor in den Unerfülltheiten zu uns selbst und können jetzt den Bruch eines Glieds in unserer Lebenskette schließen. Dies geschieht immer leidenschaftlich bewegt, ob vital oder ob innig. Unsere Leidenschaft zeigt sich als Qualität in unserer Bewegung. Wir holen nicht nur etwas vom Material des Tonfeldes zu uns und eignen es uns an, indem wir es nehmen und eventuell zu einem entsprechenden Objekt gestalten, sondern wir gewinnen im Sprung zu uns eine neue Lebensverknüpfung. Das bedeutet, dass wir das uns Fehlende als solches erkannt und uns angeeignet haben und dass wir uns in diesem Aneignen nun zu uns verstehen. Und: Wir haben nun die Information erlebt, dass wir uns nehmen können im vitalen Gebrauch von haptischer Aggression und Destruktion (s. u. dazu ausführlicher: *HS 5.4 Dienstfunktionen haptischer Aggression und Destruktion*) und *uns* finden können in dem, was wir tun.

4.6 Unsere Situation

4.6.1 Was meint »Situation«

»Situation« ist der Raum, in dem wir uns antreffen, präsentieren und zeigen. Sie enthält zwei Perspektiven: Zum einen betrifft sie den Komplex der äußeren Anforderungen, die sich uns stellen, und zum anderen betrifft sie den Komplex unserer inneren Anforderungen und Bedürfnisse. Zu beiden finden wir uns vor. Solche Bipolarität ist *unsere* Situation.

Wenn wir zum Beispiel den Arbeitsraum betreten oder vor dem Tonfeld sitzen, verlangt die äußere Situation, dass wir uns selbst äußern uns öffentlich machen und uns zeigen in den neuen Bezügen: zu uns, zu unserem neuen Raum, zum Übungsleiter, der unser Begleiter werden soll auf dem Weg zu uns selbst und zur Option des Tonfeldes. Dazu gilt es, eigene Orientierungen zu finden und eigene Polungen. Wir sollen uns einfinden und sind zu uns gefragt. Damit treffen wir uns an in *unserer* Situation: Wir sollen die äußere Situation für uns herstellen. Das können wir nur, wenn wir aus uns (vom Status quo ante) zu uns jetzt (zum Status quo) heraustreten. Dann geht es um den inneren und äußeren Halt, um Vertrauen, um Zeit zur Orientierung, damit das Heraustreten gelingen kann. Und es geht um unsere Erwartungen, unsere Enttäuschungen, die wir mitbringen, oder solche, die wir an »dieses hier« haben. Manchmal wachen wir »hier« auf zu uns. Wir finden uns vor zu uns, wirklich zu uns selbst. Und auch dies: Wir *werden* geweckt – oder manchmal alarmiert – zu uns. Doch dieses Ziel hat zunächst keinen Grund, noch keinen Reim, noch kein Profil, noch kein Erkennen.

Jede Situation spricht für sich. Im folgenden leibhaftigen Praxisbeispiel geht es um die Situation einer Mutter mit ihrem kleinen Kind.

Beispiel

Eine junge Mutter kam, wie sie sagte, »weil ich mich von meinem Kind geschlagen fühle«. Das Kind war knapp neun Monate alt. Wir setzten Kind und Mutter zusammen auf eine rutschfeste Matte am Fußboden, legten einen Klumpen Ton neben sie und stellten einen Topf mit Wasser dazu. Die folgende Szene wurde gefilmt, um anschließend den Vorgang gemeinsam zu verstehen.

Baby findet die Situation sehr interessant, schaut von Mutter auf die Dinge, die da vor ihm liegen. Mutter sitzt da und streicht ihre eigenen Haare. Dieses Tun hält sie während der ganzen Sequenz bei.

Das Kind spürt bald, dass von Mutter nicht viel zu erwarten ist, und wendet sich dem Tonklumpen zu. Der spricht auch nicht besonders an, und so rutscht es auf seinem Windelpo zum Wassertopf. Der ist irgendwie besonders – jedenfalls blickt das Kind im Zimmer herum, robbt dann mit gespreizten Beinen weiter heran, bis der Topf zwischen seinen Beinen ist. Dann hält es inne, blickt wieder im Zimmer umher, und wie von ungefähr fällt der Topf um und Baby sitzt strahlend in einer Wasserpfütze. Jetzt erst wird die Mutter wach! – Als sie dann den Film sieht, wirkt das, was sie da sieht, wie eine Offenbarung: »Was mache ich da mit meinem Kind?«

Besser hätte man es nicht sagen können. Und das Baby hat's passend »gemacht«: »Mami soll mich kennenlernen!«

Mit »Situation« ist ein Geschehen bezeichnet, in dem wir uns vorfinden und in fest umrissenem Rahmen zu uns und zu dem, was uns begegnet, herausgefordert sind. Sie bezieht ihre Dynamik und Spannung aus der Ausschließlichkeit – hier bei der Arbeit am Tonfeld aus dem klaren, optisch überschaubaren Tonfeld-Setting, in dem wir uns vorfinden, sowie den Anforderungen, die sich uns darin stellen, samt unseren eigenen Möglichkeiten.

Plastisch schreibt Nicolai Hartmann (1995, S. 925) zu »Situation«: »Alle Initiative des Menschen ist situationsbedingt, zugleich aber auch situationsgestaltend. Sie ist hervorgerufen von der Lebenslage, gleichsam herausgefordert von ihr, stößt aber selber wiederum formend in sie vor.«

Dabei zeigt sich als »Wert der Situation, dass sie den Menschen erst vor seine Aufgaben stellt, seine Stellungnahme herausfordert, seiner Entscheidungen harrt.« Zur Situation gehört somit zweierlei: Sie »kommt ungerufen, sie überfällt den Menschen, er gerät in sie. Ist er aber einmal in sie geraten, so ist er auch in ihr gefangen: Er kann nicht zurück aus ihr.« Andererseits:

> »Zum Handeln zwingt ihn die Situation unter allen Umständen. Wie er aber zu handeln hat, schreibt sie ihm nicht vor. Darin hat er Freiheit. So ergibt sich die ontisch eigenartige Sachlage: Die Situation, in die er gerät, ist für ihn zugleich Unfreiheit und Freiheit, Zwang und Spielraum« (aus: Ritter et al. [Hrsg.] [1971–2007]).

Nun kommt die Situation am Tonfeld, was das Setting betrifft, ja nicht ungerufen – wir haben uns informiert, wir haben einen Termin vereinbart etc. –, doch wenn es so weit ist, steht für uns eine dann doch ganz eigene Orientierungssuche an. Wir treffen uns an in einer offenen, ungeklärten und zugleich in einer ganz bestimmten Situation, mit und für uns. Wir orientieren uns, indem wir uns darin leiblich, emotional, sozial einfinden und Stellung beziehen. Dabei entsteht eine Abfolge von weiteren Situationen.

4.6.2 Phänomenologien in der Abfolge der Situationen

Indem wir uns zu uns überschreiten, uns stabilisieren und uns sättigen von Handlungssituation zu Handlungssituation und uns zu uns einholen, folgen wir einem Entwicklungsplan, in den wir menschlich gestellt sind. Zugleich legen wir ihn selbstkongruent an und verwirklichen uns in ihm. So lassen sich in der Abfolge der Handlungssituationen »strukturelle Tatbestände« (Wellek, 1955, S. 19) feststellen und individuelle, lebensgeschichtliche Tatbestände, in denen wir uns äußern und zukommen. Die ersten betreffen unsere menschlichen Daseinsbedingungen, in denen wir uns antreffen und die uns zu unserer Entwicklung herausfordern. Dazu gehört erstens unsere Bipolarität, in der wir uns schon leiblich zu uns befinden. Sie fordert inneren und äußeren Ausgleich. Dazu gehören zweitens die Regeln und die Stadien im Verlauf der Gestaltbildung, in denen wir uns zu uns aktualgenetisch klären. Dazu gehören drittens die Phänomenologien bei den Übergängen und die vitalen Polungen, Entfaltungen und Zentrierungen, in denen wir uns zu unserer Verwirklichung aufgreifen, zeigen und im Tonfeld unseren Ort finden. Und dazu gehören viertens der Aufbau und die Sinnfolgen, in denen wir uns im Material des Feldes haptisch begegnen in der Beziehung zu uns.

Individuelle Tatbestände betreffen das »Wie«, in dem wir uns zu uns erfahren bzw. erfahren können. Sie betreffen uns in den biografischen Bedingungen, Möglichkeiten und Vermittlungen unseres Umfeldes, in und zu denen wir uns haben erleben und verwirklichen können. Erfahrungen, in denen wir Lebensstrategien zu unserem Selbstverständnis aufgebaut haben, treffen im Zuge der Realfunktion der Haptik (s. o. *Kapitel 2.2.5* und *3.4.3*) auf den Drang realer Bedürfnisse in unserer Bewegung bzw. auf die Realität der Gestaltungen unserer Bewegung. Unsere individuelle Verwirklichung, der Ausgleich und der Dialog mit dem, was uns bewegt, sind geknüpft an Halt und Orientierung in unserer Bewegung, in der wir uns polen und aufnehmen in unserer Bipolarität. Dies tun wir bzw. haben wir getan, meist unbewusst, auch in Erfahrungen unserer Lebensgeschichte.

Individuelle Tatbestände betreffen uns außerdem in unseren schöpferischen Leistungen und Entscheidungen, in denen wir uns unseren Daseinsbedingungen gestellt haben. Die individuellen Tatbestände zeigen den unendlich vielfältigen Modus und die einzigartig-individuelle Weise, in der das Strukturelle erscheint. Jegliches Vorfinden und jegliches Tun erfahren und erleben wir als unsere Situation, das heißt: Wir erleben unseren Mangel, erleben unseren Ausgleich, in dem wir uns zukommen oder zukommen können, erleben uns über den Begleiter in der selbstständigen Freiheit unseres Tuns. Wenn wir uns dann in unserer Bewegung zu uns gesättigt haben, ist dies der Grund für eine neue weitere Situation: Wir richten uns aus und nehmen uns wahr in und zu unserer Entwicklung. António Rosa Damásio spricht hier von »Kernbewusstsein«. Übrigens: Das Kind (s. o. *Kapitel 4.6.1:* Beispiel) hat offensichtlich das entsprechend Richtige getan, denn die Mutter ist endlich aufgewacht, und es selbst hat zu sich gefunden! Das Zu-Sich kann nun zur dauerhaften, gleichsam »eingewurzelten« Information werden.

4.6.3 Überdauernde Anlagen und Forderungen

Zu überdauernden Informationen wird die Bewegung, in der wir uns zu uns erfahren und uns aufgegriffen haben. Sie bleibt als »virtuelle Bewegung« erhalten. Was wir im Tonfeld tun und gestalten, fließt ein in die Gestalt unserer Bewegung. Ein Leitsatz der Gestalttheorie lautet: Gestalt bleibt erhalten. Das gilt natürlich auch für die Bewegung, die diese Gestalt erscheinen lässt und sich in dieser Gestalt repräsentiert.

Bestimmte Gestalten dienen als Garantie für Verlässlichkeit und Dauer. Kinder bringen zum Beispiel für die Prozessgewähr am Tonfeld einen »Bären« mit, der einfach nur da ist und, weil er da ist, garantiert, dass die Sache mit dem Tonfeld möglich ist. Oder sie finden im Tonfeld »Gold« oder »Edelsteine«, die dann zum Schatz werden und der bloßen individuellen Sinnenerfahrung überdauernde Bedeutung geben. Dino-Spuren, ein alter Baum oder – statt Naturgestaltungen – (bei Erwachsenenarbeiten) ein altes Haus, eine alte Mauer, eine Kirche oder Pyramide usw. werden gefunden und schaffen Anschluss an vergangene Zeiten, in denen wir gründen. Wir suchen darin nach Gestaltungen, in denen wir selbst überdauernd gründen bzw. Grund finden können.

Die Situationen selbst, in und zu denen wir uns vorfinden, sind allgemeine, wiederholte Situationen, die uns in unserem Menschsein dauerhaft bestimmen und auf die wir unsere individuelle Antwort finden wollen. Die Handlungen dazu gliedern uns ein in überlieferte Bezüge, in denen menschliches Werden geschieht und »passiert«. Wir betreten beispielsweise einen neuen Raum, wir treffen uns haptisch zu uns an usw. Damit begegnen wir eigenen Forderungen, auf die wir antworten müssen. Wir treffen, wie gesagt, aktual auf *unsere Situation*. Es ist unsere Situation, die bestimmt ist wie von einer objektiv-dinglichen Realität, die uns fordert in unseren allmenschlichen und ganz individuellen Erfahrungen und in möglicherweise lange untersagten Bedürfnissen. Zu beidem zeigen wir uns in unserer Gestik. Wir erscheinen und fühlen uns vielleicht gehemmt. Wir zeigen so unsere Situation und antworten auf die Situation, in der wir uns befinden.

Was wir erleben, erscheint als Entwicklungssituation. Wir sind angewiesen, uns einzugliedern, einzupassen und uns darin zu verstehen. Mitmenschlicher Bezug ist gefragt. Solche Eingliederungen können spontan erfolgen, dann ist die Hemmung »nur« eine Hemmung zu uns und wir brauchen bloß nach entsprechendem Umgang und nach entsprechenden Verhaltensmustern zu suchen, oder sie erfolgen nicht spontan, weil eine Hemmung, ein Widerstand uns blockiert. Wir bleiben sozusagen stecken.

Wir besetzen nicht die Objektwelt oder ihre Beziehung zu uns mit unserer Bewegung oder Libido, sondern wir besetzen uns. Beziehungspole sind nun nicht »nur« zu klären, sondern überhaupt erst zu schaffen. Sie beziehen sich nicht – das wird hier deutlich – auf libidinöse Bedürfnisse, wie S. Freud (1923) annahm, sondern auf die Bedürfnisse unserer Entfaltung. Sie finden ihren dauerhaften Abschluss im Stand zu uns selbst und einem lebendigen Bezogensein.

4.7 Zwischen Biografie und Geschichte

Unsere Biografie ist bestimmt von den Vorkommnissen, in denen wir uns gleichsam schicksalhaft, ohne eigenes Wollen angetroffen haben: Wir *haben* dieses Geschlecht mit seinen Herausforderungen, wir haben diese Eltern, diese Familie, wir wurden auf diese und nicht jene Schule geschickt etc., später hat man uns bei diesem und jenem gefragt, wie wir denn dies oder das selbst sehen und möchten, oder auch kaum oder gar nicht – uns in unserem In-der-Welt-Sein macht all das aus, was uns widerfahren bzw. für uns entschieden worden ist. Daraus hat sich im Laufe der Zeit gebildet, was ich »Hintergrunderfüllung« bzw. »Hintergrundmangel« nenne. Ersteres und Letzteres treffen wir in unserer Arbeit am Tonfeld an, soweit sie uns in der Entfaltung zu uns selbst entlasten oder beschweren, blockieren oder fördern.

Unsere bisherige Biografie erscheint am Tonfeld und zeigt sich im Geschehen unserer Bewegung und in dieser wirkt sie aktuell und stellt die Themen. Das Geschehen selbst erleben wir qualitativ als unser Bewegtsein (innen) in unserer Bewegung (außen). So sind wir jetzt zu uns selbst und unserer Geschichte herausgefordert durch unsere Biografie. Dazu gehört unsere Freistellung ebenso wie unser Scheitern, unsere Ohnmacht ebenso wie unsere Leidenschaft. Biografie ist geschehen. Unsere »Geschichte« nenne ich etwas Anderes: Sie betrifft die Art und Weise, wie wir unsere Biografie als Mensch und als individuelle Person erlebt, durchlebt, vielleicht auch erlitten und uns zu eigen gemacht haben – oder sie noch immer als »nicht wir selbst« oder Ähnliches ablehnen: »Das hab ich mir alles ganz anders vorgestellt. Soll das mein Leben gewesen sein?« Was wir gelernt, erfahren, erlitten haben, das haben wir aufgenommen in unsere Bewegung, in unsere Gestik, ja, in jede unserer Zellen. In all dem tragen wir uns vor, wenn wir uns ans Tonfeld setzen und unseren Händen »das Sagen überlassen«.

Das Tonfeld lässt sich erleben als unsere Lebenswelt, hier und heute, und sein Material, der haptisch formbare und zugleich reagierende Ton als unser Gegenüber, das uns unsere Hintergrunderfüllung oder unsere

»Unterernährung« spiegelt. In diesem Geschehen wird unsere Biografie zur Erinnerung und zum Stoff unserer Geschichte. Was wir biografisch erfahren haben, erscheint jetzt als Bedingungshintergrund und als entelechische Herausforderung, uns damit auseinanderzusetzen und es – nacherlebt, befreit, versöhnt, selbstentschieden – aufzunehmen in unsere Geschichte, die so beginnt, eine ganz andere, erfüllende Qualität zu gewinnen, weil wir nicht mehr nur reagieren, sondern selbst die Regie führen: hier am Tonfeld und mehr und mehr auch danach.

Und ein Weiteres: Unsere biografische Einbindung in der Arbeit am Tonfeld lässt unsere Geschichte zur individuellen Lebensgeschichte werden. Über das haptische Geschehen und Erleben am Tonfeld erscheint sie auch als praktische und gelebte Anthropologie. Wir sind zu uns als Mensch überhaupt und als dieser einzigartige Mensch angesprochen. Eine solche Akteinheit von Ich und Mensch bezeichnete Max Scheler (1874–1928; dt. Philosoph, Anthropologe, Soziologe) in seiner Werteethik als »Person«. Als Person haben wir unsere Phänomenologie – wir treten auf und zeigen uns – und unsere eigene Geschichte. Wir begegnen uns darin, entfalten und offenbaren uns selbst darin, lernen uns kennen und lieben – und finden Kraft und Leidenschaft, uns mit alldem zurecht- und zum Glück zu finden in unserer und der Welt um uns.

Bildgruppe C:
Zentrierung – Aufbruch – Lebensgrund

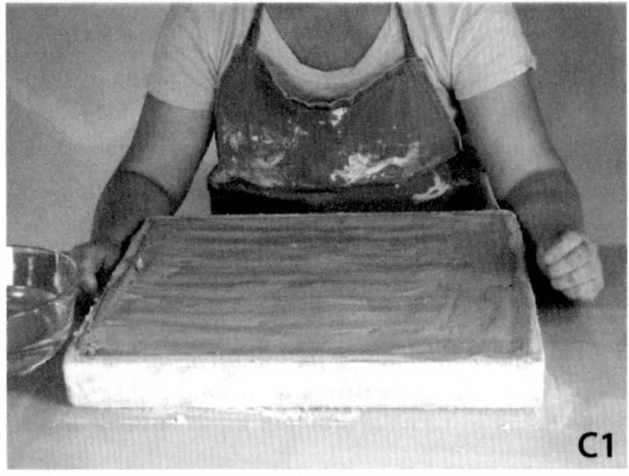

C1 *Herstellen der Gegenseitigkeit*

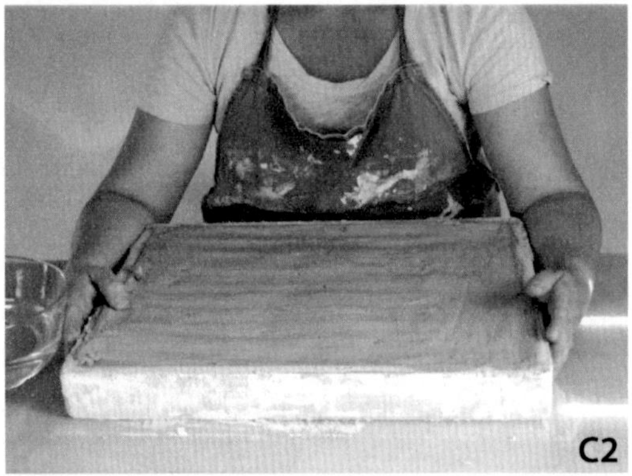

C2 *Halt in der Gegenseitigkeit*

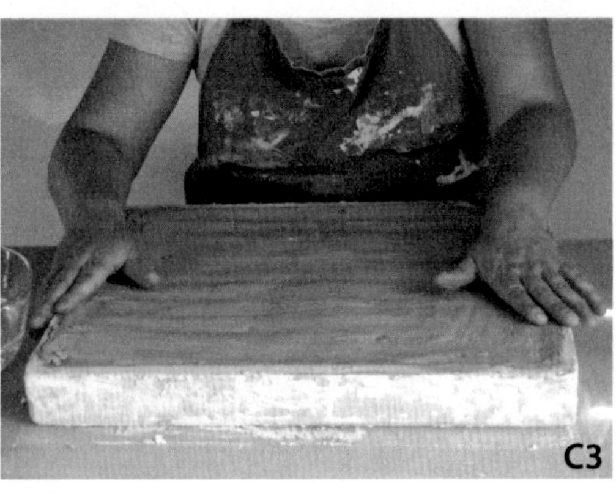

C3 *Einlassen in die Beziehung*

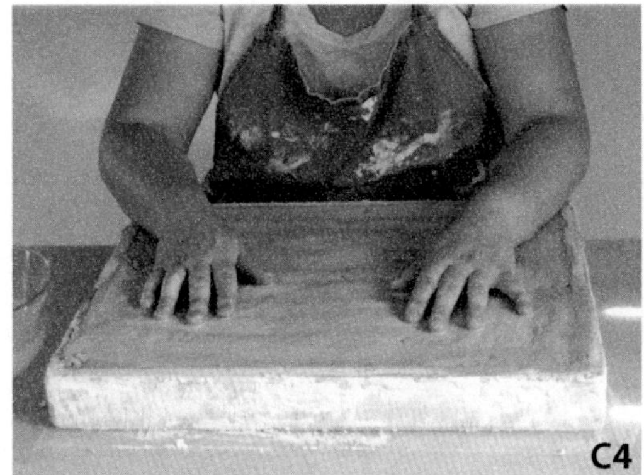

Zwischen Hemmung und Impuls

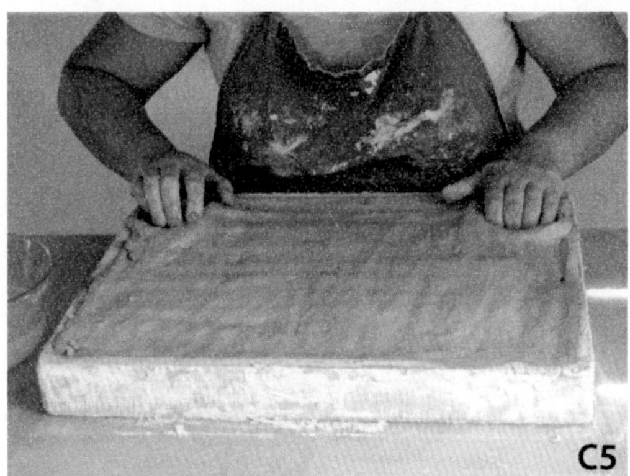

Polungen im Gleichgewicht

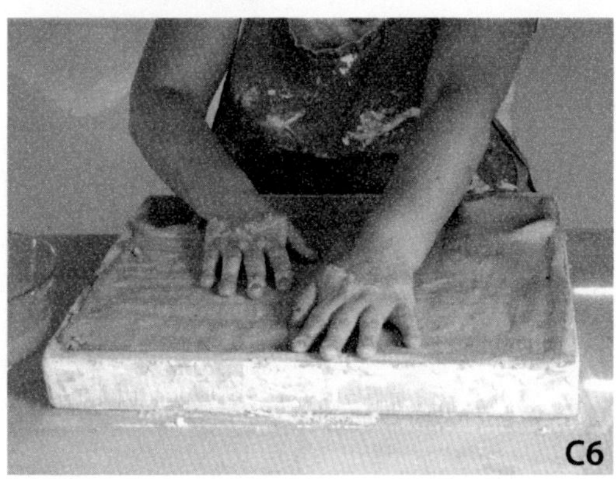

Freiwerden zu eigenen Aktionen im Feld

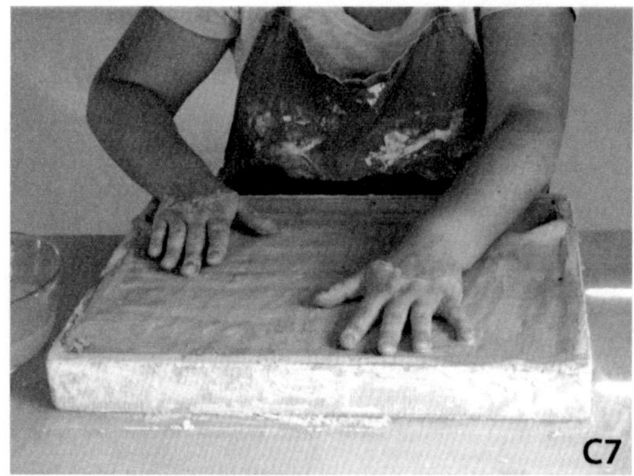

Freiwerden zur eigenen Beweglichkeit und Dynamik

5. Die zehn Handlungs- und Lebenssituationen in der Arbeit am Tonfeld

Handlungssituation 1: Im Arbeitsraum – Wir finden uns ein in einem neuen Raum

HS 1.1 Orientierungen und erste Bestimmungen

Manches vom Folgenden wurde bei den Zuordnungen zum haptischen Geschehen der Arbeit am Tonfeld im bisher Dargestellten schon thematisiert und skizzierend besprochen. Hier erscheint es nun als prozesshaftes Geschehen, das in zehn Handlungs- bzw. Lebenssituationen vorgestellt wird. Dieses zehnstufige Spektrum möge all denen, die noch nie am Tonfeld saßen, zur erhellenden Orientierung dienen; all den Begleiterinnen und Begleitern bei der »Arbeit« möge sie der Vergewisserung dienen, gibt sie doch überschaubar den Entwicklungsverlauf der Arbeit am Tonfeld in Stationen wieder, in denen sich die oder der zu Begleitende haptisch befindet und gestaltet. Es lassen sich Zuordnungen aufstellen für altersgemäße Verläufe, ihre spezifischen Entwicklungsanforderungen und die Erfüllungen oder Nicht-Erfüllungen darin.

Die Arbeit am Tonfeld beginnt, wenn wir den Arbeitsraum betreten – gefühlt sogar schon ein bisschen vorher: in unseren Vorstellungen, Vorgefühlen, unserem ganzen oder halben, entschlossenen oder ängstlichen Ja. Beim Gang durch die Tür treten wir – wir »wissen« es noch nicht bewusst, aber etwas in uns spürt es bereits – *zu uns* herein in einen neuen Raum. Wie fühlen wir uns so und in diesem Raum? Dem Tisch da, dem Tonfeld, gestrichen voll mit Ton, der Schale Wasser, dem Stuhl – mehr nicht. Und dem neuen Menschen da, dem Begleiter, der Begleiterin? Was sagt er, wie schaut sie uns an? Wie fühlt sich jetzt unser Selbstgefühl an, leiblich, emotional, sozial, das heißt im schweigsamen oder wortschwalligen Kontakt, hier, jetzt? Wie fühlen wir uns in dieser Situation? Wie fühlen wir uns zu dem, was uns begegnet? Und wie fühlen wir, was uns begegnet, zu uns? Wir kommen woher und müssen uns hier neu orientieren und verorten. Wie tun wir das?

Zu uns in diesem Raum gehört nun auch der Begleiter oder die Begleiterin. Welche Rolle haben sie zu uns? Treffen *wir* sie oder ihn an – mit unseren hintergrundgeschichtlichen, mitmenschlichen Beziehungserfahrungen? Fühlen wir sie als Beziehungspol zu uns? Das weckt eine Menge von plötzlich neuen Orientierungsbedürfnissen und Erwartungen. Das macht Mensch ja immer so, wenn er erstmals auf einen Neuen seiner Spezies trifft. Unsere vorgeprägte soziale Basis ist gefragt, wenn der Begleiter in den Fokus der Orientierung rückt. Wie nehmen wir den Bezug zu ihm auf? Negieren wir ihn? Fordern wir ihn heraus? In welches Bild ordnen wir ihn ein? Er sieht aus, ist Mann, ist Frau, hat eine Stimme, ist so oder so gekleidet. Sehen wir ihn als Part des Settings, auf dessen Anweisungen wir warten? Oder erscheint er in einem diffusen Wechsel von Partner oder Begleiter? Als »Partner« hat er im positiven Sinn die Aufgabe, mitmenschlichen Beziehungsraum zu vermitteln, in dem wir uns aufnehmen können. Als »Begleiter« vermittelt er den Weg zu uns selbst.

Wie also finden wir uns in dieser ersten Situation vor? Wie sind wir da? Wie können wir da sein? Da sein heißt: zu uns sein können und uns darin zeigen.

Die Heilpädagogik weiß um Kinder und Jugendliche, die nicht wirklich da sein können, sondern nur vorhanden sind. Sie sind irgendwo räumlich vorhanden, aber sie sind nicht präsent im Raum. Sie könnten auch in irgendeiner Zimmerecke sein. Diese Kinder oder Jugendlichen sind auch nicht wirklich in Bezug zu sich, da es für sie kein Gegenüber gibt, von dem her sie sich zukommen und zu sich erleben können. Womöglich erscheinen Kinder – übrigens nicht nur Kinder – auch wie verloren. Es gab für sie lebensgeschichtlich kein Gegenüber, von dem her sie sich zukommen konnten. Kommen solche Menschen zum Tonfeld und der Begleiter ist informiert, dann gilt es erst einmal, dass er als Partner dieses »Thema« aufnimmt und Vermittelndes – für »da« und »nicht da« – einbringt, und zwar intersubjektiv und interobjektiv. Dies kann bei Kindern etwa so aussehen: Der Begleiter schubst einen kleineren Ball an, der dann über den Tisch auf das Kind zurollt und so Kontakt macht. Auch wenn ein solcher (Hilfs-)Bezug mit Vertrautem (hier ein Ball) nur kurz währt, jedes Spüren von Ich und Das wird vom Wahrnehmungssystem als »Erfolg« registriert und verinnerlicht. Über (variantenreiche) Wiederholungen – Erfindungsreichtum gehört zur Funktion eines Begleiters – entstehen von Mal zu Mal

Gewissheit und Verlässlichkeit, Halt und Orientierung, Selbstgefühl. Aus Gewissheit werden Erwartungen, aus Erwartungen, die sich erfüllen, erwächst Vertrauen in die eigenen Möglichkeiten.

Gleichgültig, ob oder wie lange wir den Arbeitsraum, den Begleiter und das Setting kennen: Jedes Mal treten wir ein in etwas Unbekanntes, Unerlebtes, das uns – einladend oder provozierend, schweigsam oder aggressiv – umgibt und in dem wir zu uns gefragt sind. Es gibt keine vorgegebene Aufgabe, hinter der wir uns verstecken könnten. Das bisher beschriebene, eher intime Zu-Uns, unser Selbsterleben, vollzieht sich örtlich und zeitlich im Hier und Jetzt des Arbeitsraums, öffnet sich aber dann über unseren uns selbst erspürenden Stand hinaus. Wir erleben uns ja immer als bezogen, in Resonanz auf etwas oder jemanden, und seien wir selbst dieser Jemand. Dies macht unsere Bipolarität aus als erlebendes Resonanzwesen. Und diese unsere Bipolarität verweist uns immer auch über uns hinaus, das heißt: Wir finden uns, wenn wir den Arbeitsraum – eine neue Welt – betreten, doppelt herausgefordert: Es gilt zunächst, hinreichend Stand in uns zu haben oder zu gewinnen, um diesen Schritt zu tun bzw. den getanen Schritt zu verkraften, uns im neuen Raum standfest zu machen. Beides geschieht in der Weise, dass wir uns – uns umschauend – orientieren und so wirklich einfinden in diesen Raum sowie zum Begleiter, der uns dazu anspricht. Was wir dabei gewinnen, ist lebendiger, präsenter Daseinsbezug. »Hinreichend« ist unser Stand darin, wenn wir sodann in ihm Sicherheit spüren, um uns hic et nunc auch darin aufnehmen zu können.

John Bowlby (1907–1990; brit. Kinderarzt, Kinderpsychiater und Psychoanalytiker) und Mary D.S. Ainsworth (1913–1999; US-amerik. Entwicklungspsychologin, mit J. Bowlby und James Robertson Hauptvertreterin der »Bindungstheorie«) beschrieben für den soeben skizzierten Stand in einer »fremden Situation«, wie es das erste Befinden im Arbeitsraum des Tonfeldes eine ist, vier Bindungsmuster: die sichere Bindung, die unsicher-ambivalente Bindung, die unsicher-vermeidende Bindung und die desorganisierte Bindung. Eine gute Übersicht und Einordnung in den psychoanalytischen Hintergrund bietet Martin Dornes (2000, S. 37ff.). Diese Bindungsmuster zeigen uns in der Spannung bzw. der Beweglichkeit unserer Bipolarität. Sie zeigen uns im Verhältnis zur neuen Situation im Arbeitsraum: Suchen wir mehr nach Halt in uns selbst oder suchen wir mehr bzw. auch nach passenden Polungen zu uns im Raum? Hier treffen wir bereits auf unseren biografischen Hintergrund: Über welche Sicherheit verfügen wir in der Bindung und Versicherung zu uns selbst und zu etwas über uns hinaus? Wie beweglich können wir da sein? Die Antwort darauf spiegelt unser aktuelles Befinden und Tun beim und nach Betreten des Arbeitsraumes.

Wie können wir sicher sein, hervortreten zu können? Auf welchen Rückhalt können wir uns stützen, wenn wir den Raum betreten? Und: Wie ist solcher Rückhalt anzulegen, wenn er nicht grundgelegt worden ist bisher? Kinder, die sich zum Beispiel an einer Wand abstützen, wollen »geholt« werden. Oder wenn sie an der Tür stehen bleiben und ausloten, in was sie sich da hineinbegeben. Dann ist darauf zu achten, ob dem Kind Rückhalt fehlt zum Halt zu sich. Andere Kinder verstecken sich und wollen gefunden werden. Oder sie flüchten sich in den Raum. Frage ist, ob sie sich dort finden können oder ob sie auf der Flucht bleiben. Das Tonfeld kann hier zum haptischen Haltepol werden, in dem das Kind ankommen kann. Oder ein Erwachsener findet Greifbares im Raum, an dem er sich in haltender Gegenseitigkeit spüren und sicher sein kann: ein angenehmes Bild an der Wand, ein Blick durchs Fenster gegenüber.

Und: Wir zeigen uns auch, indem wir uns verbergen. Das gilt auch für die Sprache und für das, was wir sagen oder nicht sagen. Wir können Bedürfnisse mitteilen in den Barrieren von Höflichkeiten oder tiefe Sehnsüchte in Freundlichkeiten. Der Bezug zum Begleiter kann auf zwei Ebenen laufen. Die Ebene der Konversationen und des Plauderns kann zur Symbolik werden einer tieferen Ebene, der unseres (wahren) Verlangens. Manchmal verweist etwas, was wir sagen, wie wir etwas sagen und uns dabei gestisch verhalten – auch das ist ja Sprache –, auf einen Grund, in dem wir uns finden möchten. Diesen Grund bietet dann der sich bald anschließende sensomotorische Handlungsdialog am Tonfeld, der durch einen knappen verbalen Dialog mit dem Begleiter fokussiert werden kann.

Beispiel

Ein Mann, Ende 40, kam in den Arbeitsraum, blickte sich um und erklärte unvermittelt, er habe schon 16 Jahre Analyse hinter sich. Ich musste lachen. Die Szene war so ehrlich und sogleich so komisch verzweifelt in der Kommunikation: »Dann sind Sie ja Profi«, sagte ich. Irgendwie war da der Bann gebrochen, und er lachte mit. Am Tonfeld dann verwickelte er mich in ein Gespräch, während er sich aus dem Tonfeld Material nahm und vor sich zu einer mittelgroßen Kugel formte. Diese Kugel nahm er dann hinter sich – unaufhörlich redend – und plötzlich, wie von ungefähr, ließ er sie mit einem Platsch auf den Boden fallen. Wieder musste ich lachen: »Dahinten sind Sie ja ganz schöpferisch!«

Es sah wirklich so aus, als sitze er als vierjähriges Kind auf seinem Topf und habe sich ausgelassen, wartend auf eine Zurechtweisung.

Wie konnte er sich einbringen? Ich animierte ihn, sich mit seinen Ellbogen auf das Feld zu stützen und sich dabei – Gewicht nach links, dann nach rechts, hin und her wiegend – leiblich zu spüren, im Berührkontakt mit dem Ton. So fand er im wechselseitigen Druck haptisch seine vitale Beziehung zu sich selbst und zum Tonfeld.

HS 1.2 Von dem, wie wir bisher sind, zu dem, wie wir uns jetzt begegnen

Schauen wir noch einen Moment zurück und noch etwas tiefer: Wenn wir den Arbeitsraum betreten, in dem die Arbeit am Tonfeld geschieht, finden wir uns vor zu unseren Erwartungen und zu dem, was das Feld und sein Material uns spüren lassen und wozu sie uns animieren. Und: Wir kommen von etwas her, treten sozusagen aus etwas heraus, in dem wir unterwegs waren, und finden uns jetzt in einem neuen, zunächst unbekannten Raum mit ganz eigenen offenen Erwartungen. Wie fühlt sich das an: Wie sind wir hier und jetzt zu uns da, am Tonfeld? Wie sind wir da in diesem noch fremden Raumbezug? Und hier im leiblichen Selbstbezug? Im »Abtasten« der Situation, des Tonfeldes, seines Materials, unseres ersten Eindrucks von der Begleiterin, von uns selbst jetzt hier – angesichts der neuen und fremden Situation? Mit dem Betreten des Tonfeld-Raumes veröffentlichen wir uns gewissermaßen, und zwar gänzlich mit uns als dieser Mensch mit seiner Geschichte, seiner gespannten Neugier etc., wohl noch recht unbewusst, da ja der Begleiter bzw. die Begleiterin uns dies alles, um Gottes willen, nicht abfragen.

An solchem Anfang wird bereits die innere Bühne unseres Selbstmonologs mit seinen Phantasmen, Einschätzungen, Vermutungen, Bedürfnissen virulent: Wir zeigen uns (ein bisschen), halten uns (erst einmal noch etwas) zurück, suchen nach einem Halt in dieser »neuen Fremde«, die sich uns mehr oder wenig plötzlich eröffnet. Die Konvention, das heißt Vertrautes (konkret: die Begrüßung durch den Begleiter etwa) mag alles Fremde etwas wärmen. Aber Fragen stellen sich ganz bald: Ermöglicht uns die äußere Situation – das alles hier –, uns »handgreiflich« vorzubringen, worauf das Tonfeld und sein Inhalt gespannt sind, ja, wonach sie geradezu »riechen«? Das gilt ebenso bezüglich der noch fremden Situation und Beziehung mit dem Begleiter: Wie fühlen wir uns – selbst gefühlsmäßig ausgedehnt: zwischen neugierig und skeptisch – von ihm angenommen, beobachtet etc.? Hier geschieht eine nonverbale Vorwegkommunikation, die zum Beispiel an der Intonation der Stimme oder an anderem hörbar, dingfest, spürbar wird.

Oder: Halt, etwas Sicherheit und Vertrauen werden im anstehenden Setting selbst gefunden; die Situation – bezüglich Raum- und Selbstbezug – gewinnt durch das Setting – Tisch, Tonfeld, Inhalt, Schale mit Wasser, Begleiter(in) – allmählich eine gewisse Stabilität. Diese Konstanz, die Verlässlichkeit der Bezugspunkte des Settings bemerken, erleben nicht nur Kinder; das immer greifbare Tonfeld kann zum Rettungsanker werden. Im immer greifbaren Material können Griffe gegriffen werden, in denen wir etwas und uns selbst fassen und halten können.

Die Frage ist recht schnell nicht mehr: In welchen inneren oder äußeren Spannungen erlebe ich mich? Sondern: Wie bin ich hier und jetzt zu mir? Wie kann ich mich aufgreifen in dem Anliegen zu mir, das mich hierhergeführt hat? Solche Spannung lässt uns zum Beispiel Griffe finden. Diese diffuse, noch nicht verstehbare Spannung, die wir erleben, stammt aus dem, was wohl sein kann, aber noch nicht ist – es hat noch kein Gesicht, keine Gestalt, kein sichtbares Thema.

Sodann: Wir zeigen uns am Tonfeld unmittelbar in unserer leiblichen (durchweg willkürlichen) Bewegungsgestik. Schon in der Art, wie wir den Raum betreten und wie wir uns vor das Tonfeld setzen, zeigt sich, wie wir ausgerichtet sind und uns ausrichten auf das, was uns da begegnet. Unsere *Intention* kann uns ausrichten, kann aber auch über uns hinweggehen, wir können im Raum oder in uns selbst verloren sein oder uns verlieren. Das lässt uns oft nach einem sicheren eigenen Objektbezug streben – dies kann der Stuhl vor dem Tonfeld-Tisch sein, auf dem wir nun sitzen, oder das Tonfeld selbst, an dem wir uns (fest)halten. Umgekehrt kann uns dieses Haltebedürfnis auch schrecken; stehen wir nicht sonst ganz gut unseren Mann etc.? Oder: Wir können uns auch verbergen hinter Attitüden, in denen wir uns scheingesichert vorbringen, oder hinter einem Redevorhang.

Das *Bedürfnis*, in dem wir uns – so oder so, zugeknöpft oder offen – zeigen, reduziert sich recht rasch auf das Bedürfnis nach Halt, nach Klärung der Situation, nach Selbstverstehen und Verstandenwerden, nach Ausgleich und Verwirklichung. Immer aber ist es gleichsam vertikal ausgerichtet, damit meine ich: gerichtet auf ein tiefes Ankommen bei uns selbst, zu uns selbst.

Auch und gerade in aller Hemmung und aller Blockade meldet sich dieses elementare Bedürfnis nach uns selbst. Es ist dann ein großer Moment, wenn wir uns im haptischen Geschehen am Tonfeld durch unsere leibliche Sinnenbewegung zu uns bipolar erfahren, uns zu uns selbst haptisch aufgreifen und ausgleichen können. Letztlich ist Hemmung ja eine Hemmung zu uns selbst, und das haptische Geschehen bedeutet Hoffnung. Die forsche oder vorsichtige, aber beide Male ganz und gar lebendige Präsenz zu uns selbst wird zum Handlungsmotiv der Arbeit am Tonfeld.

Das haptische Geschehen wird zur Sprache und darüber hinaus zum Dialog. Es ist so bedeutsam, weil *wir* uns darin vollziehen. Wir *gestalten uns* darin in unserem Gestus und *begegnen uns* darin, wenn wir uns in unserem Gestus auf das Tonfeld einlassen. Wir *erscheinen* in unserer Gestik, und indem wir uns zeigen, machen wir uns öffentlich; wir sind in unserer Gestik angelegt auf Kommunikation. Dies hat den Zweck, dass wir uns mitteilen in unserem Suchen nach uns selbst – und dass wir uns in der Antwort auf uns mehr und mehr *zu uns verstehen*. Und: Wir werden in den Zeugnissen unseres Tuns am Tonfeld vom Begleiter angesprochen auf unseren praktischen Vollzug, werden animiert, dialogisch begleitet. Die Pädagogik hat übrigens hier ihre Wurzeln.

Zu uns finden und zu uns sein – also ein ganz gegenwärtiges Da- und Selbstsein – das beinhaltet in der Arbeit am Tonfeld und dessen haptischem Dialog unter anderem, dass wir uns von einem Anderen her zukommen: zum einen vom Gegenüber *Tonfeld und seinem Inhalt*, die auf unser Agieren antworten, zum anderen vom objektivierten Gegenüber-*Wir* in unserem Tun und in unseren Gestaltungen sowie drittens von dem/der Gegenüber-*Begleiter(in)* mit seinem bzw. ihrem wirklichen Dasein bei uns und seinen bzw. ihren Impulsen. Dies alles realisieren wir leiblich-sensorisch und haptisch über unsere Sinne, mit denen wir uns fühlen und wahrnehmen; wir nehmen uns dabei dialogisch zu uns wahr, zu unserer Verwirklichung hier und jetzt. So artikuliert sich unsere Bipolarität, in der wir uns zu uns verstehen in unserer Subjektivität und in der unser Außenbezug sich realisiert. Wir sind als Mensch angelegt und angewiesen auf Kommunikation. Der Ich-Du-Bezug hat hier seinen Sinngrund.

Und noch etwas: Unsere Gestik ist jetzt die Sprache, in der wir uns bei der Arbeit am Tonfeld mitteilen. Dies tritt deutlich zutage in allen Kinderarbeiten. Kinder wollen gefunden und gesehen werden in dem, was sie tun, auf dass *sie sich* finden und *zu sich* Bestätigung finden für das, was sie getan haben. Das gilt ganz genauso für Erwachsene. Wir wollen auch als Erwachsene so angesprochen werden, dass wir uns in den Bedürfnissen, die sich in unserer Gestik artikulieren, aufnehmen und erfüllen können. Viktor von Weizsäcker bezeichnete dieses Beziehungsverhältnis, wie erwähnt, als »Umgang«. Dieser »Umgang« findet seinen Abschluss in der leiblich-sinnenhaften Erfüllung und in der mentalen Einsicht in das eigene Werden. Im Dialog unserer Hände gestalten wir uns und werden uns selbst inne.

HS 1.3 Loslösungen

Die neue Situation und die rechte Bindung an uns und zu uns mitsamt dem schöpferischen Auftrag, uns zu übernehmen, verlangen die Beendigung von alten Situationen und die eigene Loslösung daraus. Zwei Möglichkeiten können solches »Losreißen« verhindern: Wir sind das Opfer einer Dominanz und werden zurückgehalten, oder wir haben uns in den Bindungen, aus denen wir uns lösen sollten, noch nicht genügend gesättigt. Hierzu drei Beispiele aus der Praxis:

Beispiel 1

Ein Junge, gut fünf Jahre, wurde von seiner Mutter zum Setting gebracht, mit dem Auto. Der Weg war recht umständlich und brauchte einige Zeit. Das Kind war im Auto eingeschlafen. Sollte seine Mutter ihn wecken? Sie schellte erst einmal irritiert. Der Rat, sich wieder ins Auto zu ihrem Kind zu begeben, auszuharren und dem Kind seine behütete Zeit zu geben, erwies sich als richtig. Das Kind brauchte sie noch.

Das nächste Mal nahm sie eine Decke mit. Das Kind schlief wieder ein. Jetzt hüllte sie es in die Decke und blieb neben ihm sitzen. Das Kind konnte schlafen, weil es sich im Auto alleine mit seiner Mutter sicher war, was im Alltag bisher nie gelang. Da das Kind sich in seinem Anliegen jetzt gut verstanden und anerkannt fühlte, kam es mit seiner Mutter in den Tonfeldraum ins Haus und setzte sich alleine vor das Tonfeld.

Die Mutter blieb während der nächsten Sitzungen noch im Raum; dann verkürzte sich die Zeit, bis der Junge ohne sie alleine blieb und dies sogar als selbstverständlich empfand.

Endlos sind die Geschichten von Kindern und ihrer Loslösung von der Mutter (bzw. häufig auch umgekehrt: der Mutter von ihrem Kind), die vielleicht mit in den Tonfeld-Raum kommt – oder gar von der ganzen Familie.

Beispiel 2

Ein knapp vierjähriges Mädchen wollte sich partout nicht von der Mutter lösen und sich allein vor das Tonfeld setzen, war aber bereit, sich, auf dem Schoß der Mutter sitzend, dem Tonfeld anzunähern mit seinen Händen. Bald griff es auch in das Material hinein, entdeckte den Ton an seinen Händen, wandte sich um zu seiner Mutter und begann, mit deren ausdrücklichem Einverständnis, »aber nur hier unten«, seine Hände am Rock der Mutter abzuwischen. Schließlich griff es weiter in das Behältnis Tonfeld und begann, seine Mutter selbst mit Ton einzureiben. Als sie dann noch begann, mit ihren Tonhänden seine Mutter zu umarmen und schließlich um ihren Hals zu fassen und sie zu würgen, machte die Begleitung diesem Tun ein Ende.

Die Tochter bekam Zornausbrüche, beruhigte sich aber bald: und zwar mittels der haptischen Beziehung zu einem kleinen Bären – den nahm sie fest in den Arm. Die Triangulierung (Dreierbezug: Kind – Mutter – Bär) war hergestellt und damit der Rahmen, in dem das Mädchen sich (befriedet und sicher) nur auf sich beziehen konnte. Am Ende der Stunde gingen Mutter und Tochter nebeneinander, und Tochter hielt ihren Bären.
Sowohl der Beziehungsrahmen dieses Mädchens war durch die Trennung seiner Eltern durcheinandergeraten als auch der Beziehungsrahmen der Mutter.

Oder:

Beispiel 3
In einer anderen Beziehungsthematik entschied die Mutter für sich selbst: Sie war zunächst im Raum stehen geblieben. Als das Kind sich vor das Tonfeld setzte und nicht weiterwusste, trat die Mutter hinzu, bohrte und griff in das Material und schob das Kind vom Stuhl, das nun seinerseits verlegen im Raum stand. – Die Mutter war bei sich angekommen, das Kind ging leer aus.

HS 1.4 Wir wollen in unserer Welt gefunden werden

Dasein heißt zu uns sein, und zwar uns von einem Andern her zu uns bestimmen. Darin bestimmt sich unser »Befinden«, in dem sich laut Martin Heidegger († 1976; dt. Philosoph) die menschlich-individuelle Zuständlichkeit unseres In-der-Welt-Seins artikuliert und manifestiert (Heidegger, 1993, S. 134ff.). Das gilt auch umgekehrt: Unsere Zuständlichkeit zeigt unser Befinden vor Ort.

Stellt der Begleiter nur unser Befinden fest – »der oder die oder das Kind, das zu mir kommt, ist so oder so« –, bleibt er außen vor, bleibt gleichsam Zuschauer eines Bühnengeschehens, für das er dank seiner Professionalität eine Eintrittskarte hat. Wenn er aber unsere Motivation erkennt und miterlebt, in der unser Befinden sich inszeniert und stattfindet und in dem wir erscheinen, wird er zum Mitadressaten und Part unseres Tun, aus Therapie wird Begegnung. Konkreter: Kinder mögen sich anfangs erst einmal im Raum verstecken, wenn sie das Arbeitszimmer betreten. Tut ein Kind dies, so tut es das für sich im Bezug auf seine Situation, und zu der gehört der Begleiter. Der kann nun Zuschauer bleiben – oder: Über sein Mittun, seine antwortende Präsenz (er beginnt, das Kind umständlich zu suchen), kann das Kind sich in seiner Situation aufnehmen, kann sich aktiv einfinden in sein sich Verstecken und so sich erleben und hier und jetzt zu sich aufbrechen. Kinder, die sich verstecken, wollen aufgesucht und gefunden werden, auf dass sie sich zu sich finden. Das zeigen sie an in der Art und Weise, wie sie sich verstecken. Dies kann sich durchaus bis hin zu einem Spiel entwickeln – hinter dem Stuhl, unter dem Tisch, hinter einem Vorhang usw.: Gut ist dann, nach dem Kind umständlich im ganzen Raum Ausschau zu halten und dabei immer wieder seinen Vornamen zu nennen. »Wo ist denn nur der Jens?« etc. Das Kind findet zu sich am/durch den Anderen. Das Tonfeld kann später dann als ein neues »Anderes« einbezogen werden in das ja längst begonnene gemeinsame Tun – und dies kann dann zum rettenden Anker werden. – Notabene: Selbst wenn Verstecken ein bisschen mit Angst zu tun haben kann, das Kind zeigt sich so, und dabei manifestiert sich Hoffnung.

Beispiel
Die vierjährige Lena kam in den Raum und verschwand gleich unter dem Tisch. Mit einer Decke, welche die Begleitung daraufhin über den Tisch legte, wurde der zu einem Häuschen, in dem Lena Zuflucht gefunden hatte. – Nun ging es zuerst um Suchaktionen, dann um Annäherungen. Es wurde angeklopft. Dann fing die Begleiterin an, zu singen und zu tönen. Schließlich tönte es auch aus dem Häuschen heraus. Dann krabbelte die Begleiterin selbst langsam in das Häuschen mit einem Bilderbuch. Jetzt war ein direkterer Bezug gewonnen, den die beiden in der nächsten Sitzung in den einzelnen Abläufen wiederholten. Dann wurde auf dem Tisch das Tonfeld zum Bilderbuch …

Das Betreten des Arbeitsraumes stellt uns, wie gesagt, in eine neue Situation. Wir kommen aus unserem Alltag und sollen uns *zu uns* einfinden. Wir sind mit einem Mal zu uns herausgefordert und in dieser Herausforderung ist auch der Begleiter gefragt. In unserem Erleben wandelt er sich vom

Übungsleiter, der uns aufnimmt, zur Mitperson, die uns versteht in dem, was wir tun. Wie wir uns kundtun, wie wir aus uns heraustreten wollen und uns von etwas entledigen oder trennen wollen, zeigt sich mitunter schon dabei, wie wir uns herausschälen aus Mantel oder Pullover. Wie trennen wir uns von dem, was wir ablegen? Notabene: Es gibt in meinem Tonfeld-Arbeitsraum mit Absicht keinen Kleiderständer, sondern an einer Wand nur einen Stuhl, der nicht fürs Sitzen gebraucht wird. Über ihn werden Mantel, Überrock, Jacke gelegt, geworfen, sorgsam gehängt etc. etc. Vielleicht geht jemand noch einmal zurück, um zu sehen, ob alles richtig ist. Was ist das, was wir weglegen, zurücklassen, von was wir uns trennen, und wie ist das?

Das inzwischen ja sehr bekannte, vertraute »Zu-uns« stellt uns in unserem Anliegen zu uns selbst, wie gesagt, in einen öffentlichen Bezug. Das betrifft uns ganz und gar auch in unseren Hemmungen, Vorsichtigkeiten, Zurückhaltungen und ebenso in unserem Uns-verloren-Fühlen. Wir finden uns selbst vor als Aufgabe – und wie fühlen wir uns dem bzw. uns gewachsen? Wir riskieren uns und sind von uns selbst und zu uns selbst gerufen. Unser Ist-Befinden steht einem Sollte-doch-Befinden gegenüber. Dazwischen stehen wir selbst. Wir erwarten etwas von uns – in und zu diesem Erwarten begegnen wir uns. Unser Einfinden im Arbeitsraum bedeutet also ein Einfinden zu uns, aber auch und ausdrücklich das Einfinden in all die Erfahrungen unseres Einfindens. Und nun kann sich etwas ändern – mitunter schon im jetzigen Vorfeld der eigentlichen haptischen Arbeit. Diese Änderung bedeutet, dass wir uns genau damit hier und jetzt aufnehmen, annehmen – bevor es ins unmittelbar haptische »Gefecht« geht.

HS 1.5 Der Aufbau von Gemeinsamkeit

Mit Betreten des Arbeitsraums geschieht Beziehung: zu uns, dass wir uns passend zukommen, und zur äußeren Gegebenheit, dass wir uns zukommen können. Wir treffen uns an in der Spannung unserer Bipolarität. In der Arbeit am Tonfeld zeigt sich dies dann als haptisches Geschehen. Dort wird das Verlangen nach Entsprechung und Ausgleich zum Handlungsmotiv; hier wird es zum Motiv, in dem wir uns öffentlich vortragen. Da wir aber anfangs ja noch gar nicht wissen, wie dies geschehen kann, wie es sich anfühlt etc., suchen wir irgendwie nach Halt, nach An-die-Hand-genommen-Werden, nach Impulsen, »Strohhalmen«. Kinder, Jugendlich fordern dergleichen womöglich sogar vehement ein:

Beispiel
Ein Junge, zwölf Jahre, kam in den Arbeitsraum, murmelte eine Begrüßung. Weil der Arbeitsraum ein Werkraum in der Schule war, standen Regale da, mit Arbeiten von anderen Kindern. Der Junge begann nun wie beiläufig damit, Arbeiten in den Regalen zu zerbrechen. Der Begleiter war gefragt und begann nun seinerseits, mit viel Getöse und Aufwand und laut vor sich hinsprechend, den Tisch weiter in die Mitte des Raums zu rücken. Das Fantasieschema des Jungen in seiner Bewegung musste durchbrochen werden. Moralische Vorhaltungen hätten das alte Schema nur gestärkt. Sie wirken erst, wenn eine eigene Basis da ist.

Nun setzte sich der Begleiter vor das Tonfeld und fing an, aus dem Material einen großen Turm zu formen. Es gelang. Der Junge hielt inne und beobachtete, was da vor sich ging. Der Begleiter sah ihn an: »He, ich warte auf dich!« Dabei nahm er Tonklumpen und legte sie auf den Tisch in Richtung des Jungen. So auf Beziehung angesprochen, reagierte der Junge aktiv und machte mit. Dieses Miteinander und Zueinander war der Beginn seiner Integration in sein soziales Umfeld.

Es kann sein, dass wir, kaum im Arbeitsraum angekommen, ihn durchqueren, uns erst zögernd ans Tonfeld setzen – und von dieser noch unsicher-»sicheren« Position her uns weiter orientieren und dann im Tonfeld eine eigene Nische finden in unserem Erlebnisraum. Wir greifen vielleicht auch gleich versuchsweise ins Material der Tonschicht und fühlen leiblich – wenn auch noch ohne dieses Empfinden benennen zu können – bipolaren Halt: zu uns und zu einem »wirklichen« Gegenüber (Tonfeld). Solch gegenseitige Beziehung ist auch wieder neu anzulegen:

Beispiel
Während ihres Praktikums arbeiteten zwei Studenten in einer Tagesstätte tonfeldig mit dem gut achtjährigen Tim. Da dieser nur schwer ansprechbar war, beschlossen sie, mit ihm Fußball zu spielen im Tonfeld-Arbeitsraum. Der Junge machte gleich mit. Es gab mächtiges Getöse, was außerhalb des Raumes recht bald auffiel. Außerdem zeigte sich in der späteren Supervision, dass die beiden jungen Männer froh waren, selbst einmal wieder zu einem guten Zweck vital und wirkmächtig gegen alle Beschränkung auftreten zu können. Sie waren froh, dafür diesen Jungen zu haben, und der war froh, einfach einmal über alle Grenzen zu gehen.

Er gewann zwar Beziehung: zum Ball, zum Raum, zu den beiden Mitspielern, aber er gewann nicht sich in der Beziehung. Vielleicht wäre dies mit der Zeit geschehen, aber es zeigten sich äußere Grenzen: Das räumliche Fußballspielen wurde schulseits untersagt. – Als Tim sich beim nächsten Treffen wieder mit sich alleine vorfand im gewohnten Setting, stromerte er erst einmal – wie schon zuvor – destruktiv-provozierend durch den Raum. Wir kamen überein, das Setting so zu verändern, dass die beiden Studenten im Tonfeld mit ihren Händen ein Fußballspiel inszenieren sollten, mit lauten Zurufen usw., und zwar so, dass sie den Jungen im Raum nicht weiter beachteten und überdies in einem so engen Zueinander, dass der Junge sich nicht einfach dazwischensetzten konnte.

Tim wurde aufmerksam. Er ging zum Tonfeld, aber mehr als einen Zuruf erntete er nicht. Er gehörte dazu, aber auch wieder nicht. Da hatte er einen genialen Einfall. Er fand im Werkraum einen Stab, band oben eine Schnur daran und ging nun mit einigem Zögern daran, über den Stock zwischen den Männern die Schnur herabzulassen. Die reagierten. Sie umklebten die Schnur mit einer Tonkugel, die der Junge dann hervorhob.

Jetzt also war er tätig zu sich – als Antwort auf seine Situation und erhielt selbst Antwort. Der Bann war gebrochen. Er ging bald durch den Raum und suchte Gegenstände, die er mit der Schnur zwischen die Männer absenken konnte. Die füllten sie mit Ton auf usw.

Das Zueinander variierte bei den nächsten Sitzungen und wurde dann zum Zueinander mit nur einem der beiden Praktikanten, während der andere die Kamera (als Protokoll zur Supervision) bediente. Das wechselseitige Tun am Tonfeld wurde gefilmt, der Film wurde vorgeführt, Tim bekam Bilder – vor allem aber bekam er ihm wohltuende Bestätigung. Und dieses gute Selbstgefühl hielt an.

Wir können erst wirklich da sein, wenn wir uns zu uns verstehen können *und* uns in diesem Verstehen aufgenommen, wahrgenommen, bestätigt erleben. Wir können uns auch ganz kreatürlich antreffen in unseren Bedingungen, in den vielfachen Verkettungen unseres Daseins. In der Arbeit am Tonfeld können schon zu Beginn neue Beziehungsrealitäten aufgebaut und gefunden werden. Dazu ein besonders eindrückliches Beispiel:

Beispiel

Zwei Studenten hatten sich für ihr Praktikum eine Klinik gewählt, in der sie gemeinsam eindreiviertel Jahr lang mit einer schwerstbehinderten 34-jährigen Frau arbeiteten. Sie trug wegen einer Verkrümmung der Wirbelsäule ein Stahlkorsett und konnte nur schwerlich auf einem Stuhl sitzen. Sprechen konnte sie nicht, dafür stieß sie von Zeit zu Zeit ein ohrenbetäubendes, gellendes Brüllen aus. Am Anfang mussten ihre Begleiter sich noch die Ohren schützen. Überdies war sie durch ihr selbstverletzendes Schlagen erblindet. Ob sie ihr Essen schluckte oder ob sie es ausspuckte, war auch nicht sicher. Hand und Arm steckte sie so tief in den Mund, dass sie erbrach.

Seit sie etwa vier Jahre war, lebte sie in einem anthroposophischen Wohnheim, seit etwa 14 Jahren in einer psychiatrischen Klinik. In ihren frühen Jahren konnte sie sprechen und auch laufen, dann ging das Erlernte verloren. Warum dies geschah, blieb offen. Mit dieser Frau wollten die beiden am Tonfeld arbeiten. Die Diagnose lautete: Schwachsinn schwersten Grades nach schwerem perinatalem Hirnschwund, schwere Tendenz zur Automutilation (Selbstverstümmelung), Blindheit nach selbst zugefügter Augapfelschädigung, Bewegungsstörungen usw.

Es war ganz erstaunlich und tief bewegend mitzuerleben, wie diese Frau in dem engen psychosozialen, praktischen Kontext des Settings der Arbeit am Tonfeld erfahren konnte, sich in Bezügen zu Anderen wahrzunehmen und Bezüge aufzunehmen. Es war die Frage, ob sie durch die gezielten haptischen Reize des Settings nicht nur zu einer Funktion, sondern zu einer Eigen- und vielleicht sogar zu einem eigenen sich Fremdbeziehen anzusprechen sei.

Anfangs kommunizierten die beiden Studenten mit »ihrer« Frau im Arbeitsraum mittels eines Korbes, der mit Bällen gefüllt, geleert und wieder gefüllt und wieder geleert wurde ... Ihr Schlagen bekam immer ein Objekt unterlegt, sodass sie spürte: Sie schlägt auf etwas. Mit der Sicherheit im Setting differenzierte sich auch die Weise ihres Greifens.

Nach etwa einem Jahr wurde sie gefragt, ob sie »mit Ton spielen« wolle. Sie gab ihr Einverständnis. Aus den Bällen wurden Tonkugeln, aus dem Korb das Tonfeld, aus dem Sitz auf dem Boden der Sitz auf dem Stuhl vor dem Tonfeld. Das Feld erforschte und erlebte sie zunächst über Wasser und über die gemeinsame Berührung der Hände mit Wasser. Mehr und mehr verlagerten sich ihre Arme in das Feld. Sie verteilte dann Wasser bis in die Ecken. Sie nahm angebotene Kugelklumpen und legte sie in das Feld. In einem nächsten Akt hielt einer der Begleiter die Kugel fest, animierte aber zugleich, sie zu nehmen. Die Klumpen wurden genommen, verformten sich und wurden dann in das Feld gelegt. Zunächst »spielte« sie einhändig, rechts, links im Wechsel. Dann nahm sie mit der einen Hand, legte einen Klumpen konzentriert in die andere und warf ihn dann in das Feld. Ihr ganzer Körper wurde gestisch einbezogen.

Nach einer Weile gab der Begleiter ihr keinen Tonklumpen mehr und sie spürte wohl, dass nun sie am Zuge sei. Und dann geschah etwas gänzlich Überraschendes: Sie ertastete die Innenseiten der Hände von einem der beiden Studenten und erkannte, dass sie leer waren. Dann folgte ein sehr anrührendes Erleben, als sie etwas Ton nahm und in die Hand des Begleiters hineinlegte. Der hatte sich zuvor etwas zurückgelehnt, und jetzt musste sie sich noch zusätzlich auf dem Tisch abstützen, um ihrem Gegenüber tatsächlich den Ton geben zu können. Es war recht mühsam bei ihrer körperlichen Einschränkung und Blindheit. Und: Sie entdeckte für sich, Bezug zu erwidern!

Diese Fähigkeit übertrug sie mit einiger Stabilität in ihre Gruppe. Ihr Schreien und ihr Schlagen wurden seltener und Nahrung behielt sie nun auch bei sich!

Bericht von Astrid Witzigmann und Volker Häußner

Dieses Zu-Uns kann mit tätiger Hilfe des Begleiters vermittelt und zurückgegeben werden in gegenseitigen Interaktionen. So vermag das Tonfeld mit seinem Material – insbesondere bei Kinderarbeiten, vor allem bei Arbeiten besonders traumatisierter Jugendlicher – seine Funktion als kommunikativer Part zu gewinnen: Der Begleiter sitzt gegenüber und rollt zum Beispiel eine kleine Kugel hin – und vielleicht kommt sie auch zurück. – Oder: Ein kleines Haus hat einen Garten und ein Weg öffnet diesen zum Kind hin. Das Kind kann jetzt seinen Pol finden. Die Kommunikation besteht im wechselseitigen Handeln. – Oder: Solche Gegenseitigkeit kann auch gefunden werden im Austausch von aus Ton hergestellten Essenswaren wie Brötchen, Gebäck, Wurst usw. Hat das Kind sich zu sich in diesen Aktionen gesättigt, wird es sich in seiner neu gewonnenen Eigenständigkeit mit einem zunächst kleinen und dann heftiger werdenden Akt von Aggression vom Begleiter lösen. Der

Begleiter erhält den kleineren Part usw. Anders sieht die Sache aus, wenn mit einem Mal »das Essen vergiftet« ist. Solche Einbrüche verweisen meist auf vergiftete Beziehungen und sind dann zu lösen über den Aufbau einer Triangulierung mit einem Hilfsobjekt: Neben Kind und Begleiter tritt etwas Drittes in Aktion – beispielsweise weiß ein (Spiele-)»Bär« eine Lösung. – Oder:

Beispiel
Ein Jugendlicher lebte in einem Heim und war recht verschlossen. Die Frage des Begleiters im Tonfeldraum, was er denn generell am liebsten mache, brachte die Lösung: Er spielte Gitarre. Er brachte beim nächsten Mal Kassetten mit und spielte danach. Dann wurde er selbst bzw. seine Musik aufgenommen. Das Tonfeld musste jetzt erst mal Platz machen: Er stellte sich auf den Tisch mit seiner Musik! Im wechselseitigen Bezug zum Begleiter gewann er wieder *seinen* Bezug.

Handlungssituation 2: Im Gegenüber zum Tonfeld – Wir finden uns ein zu uns selbst

HS 2.1 Die neue Realität mit uns

Mit Betreten des Arbeitsraums finden wir uns vor in einer neuen und ganz zu Anfang recht fremden Situation: fremd in Bezug auf diesen neuen Umraum, das neue Umfeld, fremd in Bezug auf unser Vortreten und Dasein darin, fremd in Bezug auf unser Selbstgefühl gegenüber der zweiten Person, der Begleiterin. Haptisch ausgedrückt: Wir müssen uns (neu) polen, einen Bezug zu alldem aufbauen, nicht mental, gedanklich, sondern leiblich-sinnenhaft, erlebbar. Dies braucht generell eine gewisse Zeit – das kennen wir ja auch von anderen ganz neuen Situationen – und das kann vielleicht auch schwierig werden, je nach unseren biografischen »Programmierungen«. Eventuell müssen wir zu uns, zu unserem Raum und zur Bewegung in unseren Raum hinein abgeholt werden, mithilfe des Begleiters.

Mit anderen Worten: Wenn wir uns nach erstem Kontaktnehmen mit der Gesamtsituation vor das Tonfeld setzen, um die Arbeit aufzunehmen, finden wir uns vor zu uns und im Gegenüber bzw. im Kontakt mit einem Anderen, dem Tonfeld, das durch uns eine spannende Funktion bekommen wird. Vor dieser ganz neuen Situation tritt die bisher vertraute, mitgebrachte erst einmal in den Hintergrund. Neue Themen stehen an: Wir treffen uns an in unserer Bipolarität, im Wechselspiel zwischen unserem

Erleben von uns selbst hier und jetzt sowie unserem Erleben des Tonfeldes. Wir treffen uns an in dieser unserer doppelten Realität: der zu uns und der zum Tonfeld. Oder noch einmal anders: Wir erfahren uns zu uns an einem Anderen – und wir erfahren dieses Andere durch uns.

Diese neue *Handlungssituation 2* verlangt nun eine gänzlich neue Orientierung: Wir kommen *uns* zu. Die Frage ist nicht: Was fangen wir mit uns an? Sondern: Wie finden wir uns vor im Gegenüber zum Tonfeld – wie kommen wir in unsere Bipolarität, die es braucht, um den Dialog beginnen können: mit uns selbst, und zwar im Kontakt mit »dem hier«? Einem Kontakt, der haptisch immer lebendiger werden will. Was da von uns verlangt ist bzw. auf uns zukommt, kann folgendes reales Beispiel eines Einstiegssettings zeigen.

Beispiel

Eine Frau, Anfang 30, kam zum ersten Mal. An der Tür des Arbeitsraumes blieb sie stehen: »Das ist also das Tonfeld.« – »Da soll ich mich wohl hinsetzen.« – »Und Sie schauen mir zu.« Ihr Ton klang skeptisch und scheu.

Die Situation war kritisch. Die Frau wirkte in ihrer ganzen Power recht hilflos. Es kam kein weiterer Kommentar, keine Frage. Sie legte ihren Mantel nicht ab, sondern begann, Stuhl, Arbeitstisch und mich als Begleiter zu umkreisen, entlang der Zimmerwände. Ihr Kreisen wurde schneller und sie begann, schwer, beinah keuchend zu atmen. Ich blieb ruhig sitzen, rückte noch etwas an den Tisch heran, auf dem das Tonfeld hergerichtet war, und erklärte – als die Frau innehielt – nur das Setting und dass sie das ja mal versuchen könne.

Es war wohl neu für sie, nicht weiter auf sich persönlich angesprochen zu werden. Sie wurde ruhiger, trat an das Tonfeld und stach mit einem Finger hinein. Noch mal und noch mal. Dann setzte sie sich – immer noch mit Mantel – auf den Stuhl und wandte sich mir zu: »Könnte ich ja mal probieren.« Auch hierauf gab es nur ein ganz kleines Schulterzucken meinerseits, das heißt: Sie blieb frei zu sich.

Damit war ein Bann gebrochen. Schweigend zog sie den Mantel aus. Dann zeichnete sie Gräben in das Feld, formte kleine Kügelchen und verlor sich schweigend in ihrem Tun.

Dies war ihr Einstieg in eine sehr fruchtbare Arbeit. – »Dass Sie nichts gewollt haben – das war wichtig«, sagte sie später. Nun hatte ich sehr wohl etwas gewollt – und sie auch. Nur darum konnte der Vorgang gelingen.

Mit der Thematik dieser zweiten Handlungssituation kann auch die eigene Selbstständigkeit und Entscheidungskraft entdeckt werden. Wir sind zu uns gefragt.

> **Beispiel**
> Ein Junge, knapp 14 Jahre, war von seiner Mutter zum Tonfeld geschickt worden. Er stand im Raum, druckste etwas herum und sagte dann, er selbst wolle diese Arbeit gar nicht. Natürlich versuchte der Begleiter, ihn vorsichtig motivierend anzusprechen; aber es wurde rasch deutlich, dass der Junge sich für sich und nicht für das Anliegen der Mutter entschieden hatte.
>
> Der Begleiter wurde *sein* Begleiter, als er dies klar akzeptierte und ihn verabschiedete. Wenige Tage danach machte der Junge selbst per Telefon seine Termine mit mir aus.

HS 2.2 Mit uns »allein sein«

Donald W. Winnicott († 1971, engl. Kinderarzt und Psychoanalytiker) untersuchte Begriff und Bedeutung des »Alleinseins« (Winnicott, 1984, S. 36ff.) und verstand es so: *in der Gegenwart eines anderen Menschen – hier des Begleiters – zu sich sein zu können*. Dies ist genau unsere Situation in der Arbeit am Tonfeld. Sie beginnt damit, dass wir uns *zu uns* einfinden, und zwar bipolar: zu uns und zum Tonfeld inklusive dem Begleiter (letztere beiden ebenfalls als »Hinweisungen« *zu uns*). Die Basis, noch besser: Der uterine Raum unseres Wachstums ist elementar vorbereitet, auf dass wir in dieser begleiteten »Zu-uns-Bezogenheit« unseres Tuns *uns selbst* begegnen und gestalten, erleben und verstehen können.

In solcher Bezogenheit können Bewegungsimpulse lebendig werden, *die* wir aufgreifen und in denen wir *uns* aufgreifen, ohne dass sie schrecken. »Das Individuum, das die Fähigkeit zum Alleinsein entwickelt hat, ist ständig in der Lage, den persönlichen Impuls wieder zu entdecken, und der persönliche Impuls wird nicht vergeudet, weil der Zustand des Alleinseins etwas ist, was (wenn auch paradoxerweise) immer bedeutet, dass jemand anderes da ist« (ebd.).

Wir können uns bei der Arbeit am Tonfeld in dem, was wir da tun, immerzu und tiefer und tiefer zu uns verstehen. Die Erfahrung, die wir hier machen, ist eine Erfahrung, in der wir *uns wirklich fühlen*. Sie beruht auf dem haptischen Kontakt und Dialog zu bzw. mit einem quasi lebendigen, uns innerlich wie äußerlich anrührenden Objekt: dem auf unsere Ansprache antwortenden Tonfeld-Gegenüber. Ein solch »gutes Objekt« ist das, was uns *zu uns freistellt*. Die Stabilität eines solchen schöpferischen Dialogs, in dem wir uns hervorbringen, basiert auf der stabilen Gegenseitigkeit, die wir uns anlegen und in der wir uns feststellen.

Zum Alleinsein (= Zu-uns-Sein), was also nichts mit Einsamsein zu tun hat, gehören einerseits die Fähigkeit, dass wir zu uns sein können, und sodann die Ausstattung mit einem resonanzfähigen Objekt, auf das hin wir uns entfalten können. Beides ist Voraussetzung dafür, dass wir uns und unsere Welt (innen wie außen) dialogisch-haptisch entdecken, uns darin immer wiederfinden, mitteilen und verstehen können.

Möglicherweise – je nach biografischen Defiziten – sind dieses heile Allein-sein-Können und der dynamisch-lebendige Selbststand erst (wieder) aufzubauen im »vitaminreichen«, Halt und Selbstvertrauen vermittelnden Dialog zu Tonfeld und Begleiter, die wirklich da sind, für uns.

HS 2.3 Halt zu uns

Halt zu uns schließt somit ein den Halt zum Tonfeld als einem haptischen Objekt. Unter »haptischem Objekt« ist das dinglich-reale Gegenüber gemeint, das uns mit seinem Material zur haptischen Verfügung steht. Es geht um die Erfahrung von haptischen Qualitäten, in denen wir uns durch alle biografischen Defizite hindurch und über sie hinaus entwickeln können. Wir können uns in einem solchen Halt zu uns sammeln, einsammeln um die Tonfeldmitte, einsammeln aus möglicherweise manchen Demotivationen, aus Brüchen, die eine Biografie in uns einritzen kann. Das Tonfeld seinerseits kann uns in seine Sinnlichkeit, Lebendigkeit, Impulshaftigkeit wirklich aufnehmen, wenn wir uns darauf einlassen und dann auch verlassen. Das menschlich so notwendige Zu-Uns verlangt nach und lebt aus sinnenhaft erfahrbarem Halt und mitmenschlicher Vermittlung. Vor aller gleichgewichtigen Verlagerung von Händen und Armen auf das Tonfeld *(Handlungssituation 3)* und noch vor den Bedürfnissen der Basissinne *(HS 3.7)* geht es jetzt um Halt und Sammlung bei uns selbst.

HS 2.4 Vom Halt in der Gegenseitigkeit zum Halt in der Bipolarität

Gegenseitigkeit ist Realbedingung der Haptik. Wenn wir vor dem Tonfeld sitzen und uns zu uns eingefunden haben, sehen wir es in Beziehung zu uns. Wir rücken es in die »richtige« Lage und richten uns entsprechend aus –

so machen es Erwachsene. Kinder und Jugendliche stellen die Gegenseitigkeit fest, indem sie – oft wie beiläufig – mit einem Fingertaps das Tonfeld als Gegenüber anstupsen.

Das Zu-Uns, von dem inzwischen ja schon oft die Rede war, braucht so oder so eine reale Gewissheit an einem realen Gegenüber. Darin verbirgt sich das *Realprinzip der Haptik*: Was wir als greifbar greifen, müssen wir erst einmal als greifbar Anderes in Beziehung zu uns setzen: es sehen, wahrnehmen, gewissermaßen handgreiflich begrüßen. Wenn eine solche Vergewisserung nicht erfolgt, hat dies eine Bedeutung, verbirgt sich darin ein noch nicht erkanntes offenes Thema. Sicher ist dann zunächst nur: Der aktive (efferente) Part im haptischen Vollzug und der passive (reafferente) Part stehen dann nicht *dialogisch* zur Verfügung.

Haben wir aber die Gegenseitigkeit in ihren Polen wirklich (buchstäblich) wahrnehmend realisiert, können wir uns auf die bipolare Beziehung zu uns und zum Tonfeld einlassen, die diese Gegenseitigkeit und die Begegnung darin bestimmt. Zunächst und normalerweise fühlt sich für uns diese Beziehung als ein Zueinander an, auf das wir uns mit unseren Bewegungsimpulsen einlassen. Der urmenschliche, heilsame Drang zu uns und unserer Entfaltung (der rein gar nichts mir Narzissmus oder gar Egoismus zu tun hat) – was uns hier und jetzt als lebendiges Bedürfnis bewegt oder uns hemmt – fließt sozusagen in unsere Arme und Hände und zeigt sich in dem, was sie tun in ihrem haptischen Dialog mit dem Tonfeld. Der entelechische »Drang zu uns« ist menschlich-existenziell begründet.

Ist das Zueinander stabil, können wir uns überschreiten und uns mit unseren Händen oder auch Armen auf das Tonfeld verlagern und uns wieder zurückerfahren. Wir können in unserer Bipolarität gegenseitig beweglich werden. Das bedarf aber wiederum einer orientierenden Versicherung und eines emotionalen Halts. So werden in dieser *Handlungssituation 2* stabile Gewissheiten gesucht. Das können Selbstberührungen sein; Hände und Arme werden beispielsweise eng um den Leib gelegt. Oder es wird nach einem Halt am Tonfeldrahmen gesucht, der Sicherheit bietet für das weitere Einlassen. Es kann bei dieser Suche zu Abbrüchen kommen, zu Unterbrechungen, zu gänzlichen Neuorientierungen und Wiederholungen. Wir lösen unsere Hände aus den Berührungen oder Umfassungen des Tonfeldes, rücken uns wieder zurecht auf dem Stuhl und fassen erneut das Tonfeld auf etc. Kinder verlangen dies oder das, stehen auf, laufen im Zimmer herum. Wasserschale und Wasser werden geprüft; vielleicht ist das Wasser zu kalt. Die Innenhände suchen an den Ecken des Holzrahmens des Tonfeldes nach fester Berührung – oder an den Außenkanten des Feldes nach Berührung in den Unterarmen. Wir beugen uns vor, umfassen das Tonfeld, umfahren es quadratisch, richten uns wieder auf. Unsere Beweglichkeit in alldem zeigt Absichten, Wünsche, Bedürfnisse.

Ein solcher Orientierungsprozess setzt, wie gesagt, ein, wenn die Gegenseitigkeit sichergestellt ist. Ist er abgeschlossen, kommt es für einen Moment zu einem Innehalten: Die Hände liegen still auf dem Rahmen oder dem Feld oder auf dem Schoß. Dann kommt der Impuls, in dem wir den Handlungsdialog aufnehmen.

Handlungssituation 3: Wir überschreiten uns auf das Tonfeld

HS 3.1 Die haptischen Phasen unserer Verlagerung

Wenn wir uns mit unseren Händen auf das Tonfeld einlassen wollen, bedeutet dies, dass wir uns aus uns herausverlagern müssen, ohne bei uns selbst den Halt zu verlieren. Sechs Phasen sind dabei zu durchlaufen, die jeweils ihre eigene verlässliche Sicherheit brauchen. Dazu müssen wir uns zunächst in der bipolaren Gegenseitigkeit bemerken. Erst wenn wir beide Pole – hier wir, da das Tonfeld – wahrnehmen, können wir den Übergangsraum betreten und aufbrechen von uns weg hin zum Gegenüber. Erst aber gilt es nun, die haptische Realität in ihren wechselseitigen Polen zu realisieren. Dies meint das »haptische Realitätsprinzip«: Umgang erfordert ein dialogisches Gegenüber. Sigmund Freud leitete daraus sein »Realitätsprinzip« ab (Freud, 1923). Reale Wechselseitigkeit ist Basis jeder Beziehung *(HS 2)*. Es sind, wie gesagt, sechs Phasen, in denen wir uns in diese efferent-reafferente Gegenseitigkeit hinein aufmachen. Eine jede betrifft unsere leibliche, unsere emotionale und unsere soziale Basis, in der wir uns zu uns verstehen können in unserem Selbst- und Weltverständnis (das Tonfeld steht realsymbolisch für uns und unser Umfeld, für unseren Weltinnenraum und Weltaußenraum):

Phase 1: Die leibliche Sicherheit und Verlässlichkeit in und zu uns selbst in den Basissinnen.

Phase 2: Die räumliche Sicherheit und Verlässlichkeit, in der wir uns äußern können.

Phase 3: Die Beziehungssicherheit und Verlässlichkeit, die uns erlaubt, auf ein Anderes zuzugehen.

Phase 4: Das Vertrauen, im Gegenüber einen Halt zu finden.

Phase 5: Die Sicherheit, uns wieder zurückerfahren zu können.

Phase 6: Die (mentale) Gewähr, dass wir uns in unserer Rückerfahrung aufgreifen können.

Eine jede Phase zeigt – sich realisierend – ihre Werdekrise als übermäßige Hemmung, als Stockung oder als Ausbruch aus der Bewegung. Da wir uns im Zuge unserer Verlagerung zum Tonfeld hin im Gleichgewicht halten müssen, stellt sich die Frage nach der leiblichen Mobilität bzw. Immobilität in unserer auf Gleichgewicht gepolten Bewegungsorganisation. Bei Kindern können Sprachstörungen vorliegen und nun offenbar werden infolge von Blockaden und Verkrampfungen im Kehlkopf-/Rachenbereich im Zuge der um Gleichgewicht bemühten Haltverteilung.

HS 3.1.1 Störungen im haptischen Bewegungsvollzug

(1.) Mangelnde Koordinationen in der Bewegung zeigen sich gleich zu Beginn in der Weise, wie beispielsweise ein Kind an das Tonfeld herantritt, wie es sich auf den Stuhl setzt oder wie es sich auf das Feld einlässt. Es erscheint dabei wie haltlos und ungelenk, wenn sich bei diesen Aktionen (mitgebrachte) Hemmungen melden oder starke Bedürfnisse.

(2.) Für einen Begleiter unübersehbar ist ebenso das Phänomen – ob bei Kindern oder Erwachsenen –, wenn die leibliche Beziehungsaufnahme in der Bewegung gestört ist. Da bewegen sich zum Beispiel zwar Hände und Arme, aber der Leib ist unbewegt und nicht einbezogen. Oder der Gestus der Hände ist steif oder unverhältnismäßig ausladend usw. Oder: Arme und Hände erscheinen wie tiefgefroren, die Finger wie starr aneinandergeklebt.

(3.) Es kann sein, dass jemand in Handlungsaktionen geht, ohne aber darin sinnenhaft-vital berührt zu sein. Man hat das Gefühl, dass der Betreffende für sich leer ausgeht bei dem, was er alles tüchtig tut. Hier bietet sich an, die Bedürfnisse der Basissinne zu erinnern, die Hautberührung mit Wasser oder die gleichgewichtige Position über Druckerfahrungen in der Tiefensensibilität.

(4.) Zu unterscheiden sind *primäre* Sinnenerfahrungen, *erweiterte* Sinnenerfahrungen und *sekundäre* Sinnenerfahrungen. – Erstere richten sich als früheste auf leibliche Eigenerfahrungen und Sättigungen der Basissinne, insbesondere auf den Hautsinn und die Tiefensensibilität. Im Wechselspiel gegenseitiger Berührungen von Kind und Begleiter (s. u.: beim Wasser-Schwamm-Spiel) bauen sich zugleich Intersubjektivität und Beziehung auf. Die eigenen sensorischen Gefühle, Bedürfnisse, Erfahrungen lassen ein Kind danach sich selbst und seine Welt mehr und mehr selbsttätig entdecken. Dazu gehört auch am Ende einer Sitzung das Händewaschen mit einem ausgiebigen Abfrottieren. Bei Kindern sieht man beispielsweise, wenn sie sich mit dem Material überfordert fühlen. Neben das Tonfeld kann die Begleiterin dann eine größere Schale mit warmem Wasser stellen, in das das Kind Hände und Arme eintauchen kann. Wichtig sein könnten noch plätschernde Geräusche des Wassers und vielleicht auch eine »Ente« als Hilfsobjekt, die gleichsam vermittelt zwischen »Wasser« und »Land« (Tonfeldton). Solch vitalisierende Sinnenbezüge habe ich als »primäre Sinnenerfahrung« bezeichnet. Ankommen und Halt-Finden auf dem Tonfeld im mitmenschlichen Bereich sind unmittelbar angesprochen und vermittelt, wenn auf dem Feld im Material die Hände eingepackt werden. So kommt deren Eigentümer spürbar, sensorisch haptisch bei sich an: bipolar, auf dem Feld und im eigenen Erleben davon – noch mehr und lebendiger, wenn noch Wasser zwischen die eingepackten Hände einfließt.

Erweiterte Sinnenerfahrungen liegen vor, wenn zur Sinnenerfahrung das Erleben der elterlichen Vermittlung bzw. Nicht-Vermittlung tritt. Das Bedürfnis des Hautsinns betrifft jetzt die mütterliche Versorgung, das Bedürfnis nach Gleichgewicht den elterlichen Halt und das Bedürfnis nach Tiefensensibilität den väterlichen Halt.

Sekundäre Sinnenwahrnehmungen verknüpfen unsere Sinnenbewegung mit entsprechenden Entfaltungen auf dem Feld. Wir sind angerührt im Hautsinn, gewinnen Halt in der Tiefensensibilität und in der gleichgewichtigen Verteilung auf dem Feld. Solche Bedürfnisse basieren auf der aktualen Eigenerfahrung mittels des Begleiters und der gegenseitigen Interaktionen im Bezug auf das Feld. Er kann die Hände des Kindes in das Tonmaterial einpacken. Rechts und links entstehen als »Elternhalt« zwei Höhlen, zwei Berge usw., die weiter verbunden, getrennt oder besonders bereitet werden. Es macht, wie schon gesagt, einen Unterschied, ob ansteht, dass der Begleiter für die Belebung und den Gebrauch unserer Sinne die primäre Versorgung anspricht, simuliert oder die sekundäre. Ersteres betrifft das leibliche Eigensein, Letzteres das Bedürfnis, uns in unseren Sinnen auf das Gegenüber zu polen.

HS 3.1.2 Gegenseitiger Halt in der Bipolarität auf dem Feld

Wenn wir uns auf das Tonfeld verlagert haben, dabei Halt gefunden haben und angekommen sind, geht es in der Bewegung je nach Bedürfnis um

Vollzüge der leiblich-sinnenhaften Eigenberührung und um Vollzüge der Fremdberührung – wir gehen mit den Händen auf Entdeckungsreise in die Fläche die Tonfeldes –, oder es geht um wechselseitige Berührungen, in denen wir uns und unser Gegenüber aufgreifen.

In der *Eigenberührung* geht es um Belebungen und Stärkungen bestimmter Arm- und Handpartien mit Wasser oder Tonschlicker in Streich- oder Druckbewegungen auf dem Tonfeld oder mit Material, das die andere Hand nimmt. Die Eigenberührung geschieht nur durch die Fremdberührung und umgekehrt. Frage ist, was im Fokus stehen soll. Für unsere Entwicklung gibt es einen Primat: Wir sollten uns selbst leiblich gewiss sein, sonst können wir uns nicht leiblich einbringen. Wir berühren dann, ohne berührt zu sein, und: Entweder wir driften weg in unserer Bewegung oder wir sind überfordert. Dies zeigt sich – nicht nur in Kinderarbeiten – in Hilflosigkeit, Affekten oder Rückzügen.

In der *Fremdberührung* sind insbesondere die Fingerspitzen als »neugierige Fühler« angesprochen.

Bei *wechselseitigen Berührungen* geht es um das gegenseitige haptische Zueinander, in dessen Beweglichkeit wir uns aufgreifen und das wir als unsere Verwirklichung aufgreifen. Solches Hin und Zurück schafft Beziehungsgewissheit, bis wir uns dann weiter in ersten formenden, gestaltenden Aktionen auf Feld und Material einlassen. Eine solche Wahrnehmung verlangt zudem Beweglichkeit im Wechsel der Standpunkte und also leiblichen Stand und leibliche Beweglichkeit im Gleichgewicht. Kinder lernen so, sich zu sich freizustellen und sich in ihrer gleichgewichtigen Bewegung weiter zu organisieren. Diese Entwicklung des Gleichgewichtes – eine Urthematik alles Lebendigen – wird später (s. u. *HS 3.5*) besprochen. Sie können lernen, im gegenseitigen Halt in ihrer Bewegung beweglich zu werden. Die ersten Bewegungen auf das Tonfeld verlaufen zumeist rhythmisch, sei es als Impulsbewegungen, sei es als Streichbewegungen. In den Arbeiten Erwachsener können solche rhythmischen Bewegungen aufgenommen und mit der Atembewegung verknüpft werden. Die Bewegung findet dann zusätzlichen Halt in der gleichgewichtigen physiologischen Bewegungsorganisation. Ich habe dies als »Grundlegendes Erleben« bezeichnet – im wörtlichen Sinne gemeint: »Grund legend«, weil wir am Tonfeld sowohl in unserer Bewegung Halt finden als auch in der Beziehung zum Gegenüber Tonfeld. Wir gewinnen dialogische Beziehungsgewissheit und Halt, das heißt Grund genug, uns in unserer Bewegung zu organisieren – man könnte auch sagen, uns auf das fließende Leben hin und zurück einzulassen. Wir erleben uns in unserer Bewegung dann immerzu da zu uns, im Fluss unserer Lebendigkeit: unser efferenter Impuls – dann der reafferente Gegenimpuls durch Tonfeldton-Widerstand – sodann dessen eigene lebendige Aufnahme und Verwandlung in neue Impulse – dies erschafft in uns das Selbstgefühl lebendiger Präsenz. Wir fühlen uns wirklich da, bei uns im Leben und in seiner Dynamik angekommen.

Das leibliche Zu-Uns kann in rhythmischen Bewegungen aufgenommen werden oder auch in feinsten Druckimpulsen, die sich über die eigene Berührung in den Leib fortsetzen. Wir verlagern dazu unseren Erlebnis- und Aktionsschwerpunkt über das Auflegen der Unterarme auf das Tonfeld. So ist der Leib entlastet und wir können uns den inneren Bewegungen der Faszien-Organisation und des Bindegewebes öffnen. Wir erleben auch hier in der inneren Sensomotorik leiblicher Verteilungen unsere gleichgewichtige Aufrichtung.

Die Verlagerung des Schwerpunkts zum Tonfeld und dabei den Gewinn einer beweglichen Entlastung können wir auch über den Skelettaufbau kreieren: Wir legen nicht die Unterarme auf, sondern stützen die Ellbogen mit etwas Druck vorne auf dem Feld auf. Vom Leistenbereich aufwärts geschieht dann, dass sich Rücken-, Schulter- und Bauchbereich entlasten, entspannen, frei fühlen zur Vertikalen. Solche Selbstorganisation im »Grund legenden Erleben«, über Faszien und Bindegewebe oder über den Skelettaufbau, lassen uns – mehr und mehr leiblich im Lot – bei uns selbst ankommen in unserer Bewegungsdynamik.

Und schließlich kommen wir uns zu im Bestreben nach uns selbst in den einzelnen Handlungssituationen. Der Ausgleich mit uns selbst zentriert uns in unserem Gleichgewicht.

In allen vier Modi des wechselseitigen Zukommens, Verlagerns und Ankommens auf dem Tonfeld und in die Arbeit zeigen und erleben wir unser Bemühen um die Polungen im bipolaren Gleichgewicht: zu uns und unserer Welt.

HS 3.2 Der haptische Raum

Unsere Verlagerung betrifft als Nächstes die Frage: Wie erleben, wie fühlen wir uns in dem Raum, den wir durchqueren? Wir erleben ihn einerseits als einen von uns scheinbar unabhängigen Eigen-, Gegen- oder Fremdraum, in dem wir dem uns Anderen begegnen, und andererseits als Übergangs-, Vermittlungsraum zu uns, in dem wir uns zu uns im Bezug bzw. aus dem Bezug zu diesem Gegenüber begegnen und zukommen. Als haptischer Raum ist er so einerseits der Beziehungsraum unseres Dialogs mit dem Gegenüber, in dem wir uns bipolar – hin und zurück, efferent und reafferent – zukommen, und andererseits der »Zwischenraum« unseres Erlebens, das ausgespannt ist und stattfindet zwischen Hier (Pol Ich) und Da (Pol Tonfeld), als der Raum unseres Wahrnehmens zu uns, als unser Raum, in dem wir uns zu unserer Bipolarität vollziehen und uns in unserer standeigenen Subjektivität gründen, indem sich in diesem Raum Drang und Umsetzung, Bedürfnis und Verwirklichung mittels der Hin- und Rück-Dynamik begegnen bzw. realisieren; wir sind in ihm angerührt und ausgemacht zu uns, er ist gleichsam der Seelen- und Sinnenhof, den unser Gegenüber Tonfeld umgibt.

Einlassen und Dialog, dieses wirkliche Dasein im haptischen Raum – das zeigt sich im Gestus unserer Hände, der sich formt im (anthropogenetischen) Voraus-»Wissen« unserer Bewegung, die nach Form werdendem Ausdruck drängt, sei es mit einer gestauten Verhinderungsenergie, sei es mit natürlich-impulshafter Entfaltungsenergie im Gepäck. Zusammen mit dieser »inhaltlichen« Seite unserer Bewegungsdynamik zeigen sich in ihrem Vollzug ebenso Wünsche nach sicherer Orientierung, nach Rückhalt und »lebenstypisch« der vitale Drang, uns zu äußern. Der haptische Raum ist in *Handlungssituation 3* bestimmt und erfüllt von einer realen, aber noch thematisch offenen eigenen Aktualität. Unsere Gestik, in der wir uns zeigen und bewegt vollziehen, umfasst darin unseren Drang, aber auch unsere Bedenken sowie unser Suchen und noch nicht Wissen, wohin es will, und sie umfasst auch das Fremde, das Andere, auf das wir stoßen als reales Gegenüber.

Im Folgenden sei zunächst der haptische Raum noch tiefer betrachtet und dann die haptischen Phasen mit ihren besonderen Anforderungen, die wir durchleben, wenn wir unseren haptischen Dialog aufnehmen. Manches ist bereits an anderer Stelle gesagt, bekommt jedoch im folgenden Kontext einen eigenen Klang.

HS 3.2.1 Der haptische Raum als Übergangsraum zu uns

Der haptische Raum wird virulent, wenn wir entdecken, dass wir uns in unseren Händen *zu uns* erfahren. Dieses sinnenhaft erlebte Zu-Uns bestimmt ihn als haptischen Raum. In ihm geht es für uns erst einmal um eine neue Polung. Der Fremdbezug in unserer Verlagerung zum Tonfeld mutiert jetzt im haptischen Erlebnisraum zum Eigenbezug. Haben wir uns auf ihn staufrei wirklich eingelassen, sind wir selbst sein bipolarer Pol, bildlich: seine Mitte, die alles Geschehende vereint. Das macht ihn sehr stabil gegen Außenreize.

Dazu eine Beobachtung: Derart gepolte Kinder lassen sich nicht stören in ihrem haptischen Tun, denn es hält sie zusammen, das heißt bei sich. Selbst sonst auffällig unruhige Kinder werden ruhig, wenn sie im haptischen Erlebnisraum ankommen, wenn sie sich in ihm antreffen zu sich.

Der Übergang – im Fluss von Bewegung, Händen, Gestus – auf das Tonfeld ist der Übergang *zu uns*. Wie wirklich merkwürdig! Schon das Einlassen auf den haptischen Raum zeigt ihn als Übergangsraum *zu uns*: Wir lösen uns aus Altem und Bekanntem heraus, um im Neuen und Unbekannten *wirklich uns* vorzufinden. Das Neue und Unbekannte erscheint als unsere Realität, das Ankommen hier ist ein Ankommen in uns. Und es gibt auch hier ein Trotzdem – wie heißt das so treffend? »Wohin du auch gehst, du nimmst dich immer mit« – deine bisherige Werdegeschichte mit so manchen Phantasmen und Vorstellungen, so manchem Ist-halt-So und Geht-Nicht steht auch im haptischen Raum als unserem Raum gegen- oder nebeneinander, und zwar möglicherweise mit einigem Sprengstoff (s. o. *Kapitel 4.1*). Umwandlungen und Entscheidungen stehen an. Der haptische Raum hat seine Dramatik. Wir müssen uns neu bestimmen. Er ist Übergangsraum von einem getanen Schritt in einen nächsten. Es kann sein, dass wir uns zurückgehalten fühlen – sei es, dass wir uns dem Neuen (noch) nicht gewachsen fühlen, sei es, dass wir uns vom Alten nicht lösen können (wollen). Es kann sein, dass der Übergang selbst als Abgrund anmutet – und dass es Mut und Durchhalten braucht, genau ihn als rettenden Halt und Grund zu erspüren: An dem, was da kommt, können wir uns festhalten.

Nun noch etwas konkreter: Haptisches Erleben ist aktuelles räumliches Erleben, bipolar zu uns und dem Tonfeld. Der haptische Raum umgibt uns und fühlt sich für uns an wie ein offener, noch unbestimmter Beziehungsraum. Wir haben nun zwei Möglichkeiten, uns in diesem Raum zu bestimmen: Wir können uns an Bekanntem orientieren, das wir aus dem Ton gestalten; das kann ein Aschenbecher sein, den wir zu formen uns vornehmen und an dem wir uns halten können. Oder wir können im haptischen Raum zum Gegenüber eine eigene Position suchen. Dies kann in quasi-rituellen Gesten erfolgen: Beispielsweise umfahren wir mit beiden Händen das Tonfeld und dann die Tonfläche und erleben, empfinden darin allmählich den Stand im eigenen Gegenüber zu dem, was uns begegnet. Hier geschieht, was ich bezeichne mit »Ankommen«, »Stand finden«, »Position gewinnen«. Wir könnten auch seine Fläche bezeichnen, sei es, um sie uns anzueignen, sei es, um eine eigene Position zu markieren. Wir selbst sind da, um uns zu uns in unseren Möglichkeiten und uns selbst als möglich einzuholen.

HS 3.2.2 Der haptische Raum als Gegenraum

Merkmal der *Handlungssituation 3* ist also unter anderem dies: Im haptischen Raum erfahren wir uns (noch) unbestimmt zu uns. Die Dynamik dieser Situation hat folgende Intention: Der haptische Raum wird als unser Erlebensraum zum Raum unserer Bipolarität, in der wir uns an einem Anderen zu uns erfahren; in dieser realen Intention holen wir uns haptisch ein. Diesen haptischen Raum zu uns erfahren wir, wie gesagt, zunächst als Gegenraum (s. o. *HS 3.2*, Anfang). Das fordert uns zum Beispiel auch dazu heraus, uns gleichgewichtig zu vergewissern in unserer Vertikalen.

Als Gegenraum hat der haptische Raum in unserem Erleben eine eigene, substanzielle Qualität, die uns berührt; er kann als »Wand« erscheinen, die wir mit unseren Händen durchdringen wollen. Er kann auch »schwer« anmuten, sodass wir ihn durchmessen oder durchkämpfen. Sein Spannungsgefüge zeigt sich in entsprechenden Artikulationen unserer Gestik. Rudolf Hippius hebt in seinen Tastversuchen den »magischen Charakter« (Hippius, 1934, S. 31) dieses Raumes hervor. Als magisch bezeichnet er das spezifische passiv-aktive Bestimmt- und Angerührtsein in der Indifferenz des Zueinander: »Etwas« kommt uns entgegen, zugleich richten wir uns durch dieses Etwas auf das Tonfeld als unser Objekt aus. Mitunter erscheint solches Zueinander als »Schattenboxen«, das wir mit einem imaginären Gegner führen. Dabei handelt es sich nicht um konkrete Vorstellungen, sondern um virtuell-vitale Bewegungsphantasmen. – Wenn jemand nach einem Tonfeld-Setting sich anschließend filmisch sieht, kann er sich an nichts dergleichen erinnern. Präzise beschreibt Rudolf Hippius diese Art des Erlebens so:

> »Das Subjekt erlebt den Tastraum nicht im gleichen Maße objektiviert wie den optischen Raum, es selbst lebt im Tastraum, ihn seelisch erfüllend, aber eben dadurch gewinnt er Eigenleben, das sich den Tendenzen, ihn zu objektivieren, widersetzt. Wir haben es demnach beim Erleben des Tastraumes mit einem Erlebnis zu tun, das zwar den Keim der Distanzierung von Subjekt und Objekt [...] in sich trägt, in dem diese Distanzierung aber noch keineswegs vollzogen ist« (ebd., S. 29ff.).

Der haptische Raum enthält also etwas, »was noch nicht ist, sondern erst vollzogen werden soll«. Was vollzogen werden soll, ist unsere eigene Objektivierung, unsere Gestaltwerdung, unser In-Erscheinung-Treten – als wir selbst. Der haptische Raum ist »*anziehend* als Brennpunkt meiner *Aktivität*« (ebd., S. 30) und gänzlich offen für den, der ihn betritt, entdeckt, erlebt, – bereit, ihn aufzunehmen und sich zu sich selbst ankommen zu lassen. Wir begegnen im haptischen Raum unseres Erlebens gewissermaßen der Räumlichkeit, der Gestalt unserer Subjektivität, in der wir uns zu uns selbst erfahren.

HS 3.3 Hilfestellungen zu den Phasen unserer Verlagerung

Das räumlich begrenzte, stabile Setting sowie die Wiederholbarkeit der Handlung in der eigenen Bewegung versetzen uns in eine Art Laborsituation, in der wir uns wahrnehmen in dem, was geschieht, und in dem, was wir tun. Ähnlich wie in einer Meisterklasse können wir »es« noch stimmiger machen. Das Zu-Uns, in dem wir uns erleben, versetzt uns nicht nur in einen aktiv-passiven Vollzug, sondern auch in eine »exzentrische Position« (H. Plessner), in der wir zu unserem eigenen Vollzieher werden. Die »Arbeit« gilt uns spürbar selbst. Wir erleben uns selbstbestimmt, als unsere eigene Herausforderung, nicht fremdbestimmt.

Wir schauen noch einmal in die sechs Phasen (s. o. beschrieben: *HS 3.1*):

Die erste Phase betrifft unsere *leibliche Präsenz*. Wir sind in unserer Sinnenorganisation gefragt und in den Bedürfnissen der Basissinne. Ersteres betrifft die »Sensorische Integration« (J. Ayres) und die »primäre Sinnenwahrnehmung«.

Die zweite Phase betrifft den *Halt, den wir brauchen*, um uns äußern, vortragen zu können. Erwachsene umgreifen nochmals das ganz Feld und/oder die Tonfläche zur Vergewisserung oder ruckeln sich (zur Stabilisierung) in ihrem Sitzen zurecht. Bei Kindern kommt zum Beispiel etwas ins Spiel, was sie mitgebracht haben als Talisman.

In der dritten Phase geht es darum, auf ein noch nicht vertrautes Gegenüber gestisch und mental zuzugehen. Für Kinder können – sie gleichsam haltende – Hilfsobjekte eine Brücke bauen, wie »Ente« (Mutter) oder »Bär« (Vater), die sie schon mal aufs Feld setzen. Oder die Begleiterin animiert zur Kontaktaufnahme.

In der vierten Phase kommt es dann zur *Kontaktnahme*; jetzt lassen wir uns auf das Tonfeld und seine Fläche ein und erfühlen uns dabei in dem, was wir da tun. – Eine Hilfe für (zögernde) Kinder könnte dann nochmals die Ente sein, die sie jetzt über die Fläche schieben, sie da schwimmen lassen, und plötzlich gibt es »Spuren« an den Kinderfingern; da gab's Kontakt ...

In der fünften Phase erleben wir nicht mehr nur taktil das Feld und den Ton, sondern vor allem, *wie wir uns jetzt fühlen* und wie das ist und *wie es sich anfühlt*, was wir machen bzw. gemacht haben – dies ist gemeint mit »uns zu uns zurückerfahren«; dies geschieht optisch, wir schauen hin oder erspüren es sinnenhaft mit noch immer geschlossenen Augen. So nehmen wir jetzt (natürlich noch völlig unreflektiert) *uns auf* in dem, was wir getan haben oder was da an den Fingern klebt ...

In der sechsten Phase sollen wir antworten auf unsere Erfahrung und uns in ihr neu bestimmen, das heißt: *Ausgleich und neuer Stand* sind gefragt – und neuer Ausgang.

Der Begleiter wird nicht helfen, dies und das zu tun, sondern er hält die Basis, dass wir uns in unseren Möglichkeiten sicher sein können. Basis kann ein Stück Ton sein, das »zum Halten« gegeben wird.

Beispiel
Ein neunjähriges Mädchen gab gleich zu Beginn der Begleiterin ein Stück Ton, das sie sich herausgenommen hatte aus dem Feld. Es begann ein motorisches Agieren, das dann in einem »Garten« eine Ordnung bekam. Währenddessen durfte die Begleiterin das Stück Ton nicht aus den Händen legen. Am Ende kam es dann oben an den Rand des Tonfeldes.

HS 3.4 Verlagerungen und Verteilung im Gleichgewicht

Mit der *Handlungssituation 3* ist die Entwicklung des Gleichgewichts und der Zentrierung darin angezeigt. Die Stabilisierung im Gleichgewicht geschieht in der Haptik über die Verlagerung und über die tarierende Polung ins Feld. Stabilität wird gesucht in der efferenten Polung auf das Tonfeld und in der reafferenten Rückmeldung (s. den Überblick in *Kapitel 3.5*).

Dazu das bisher Beschriebene ganz kurz zusammengefasst: *Handlungssituation 3* markiert an dieser Stelle für den Begleiter im Kontext der *Haptischen Diagnostik* (s. *Kapitel 6.4*) die Entwicklungsanalyse. Die Gestik unserer Arme und Hände dient der Dolmetschung. Eine weitere Orientierung bieten im Hintergrund die Entwicklungsthemen der Lebensphasen eines Menschen. – In der Arbeit am Tonfeld stellt sich das so dar:

- Bis etwa ins vierte Lebensjahr richten sich Hände und Arme parallel gestreckt auf das Tonfeld aus. Halt wird gefunden, indem sich die Hände wechselnd auf dem Tonfeld oder dem Tisch abstützen. Eine Hand kann auch mit angewinkeltem Arm nach oben gehalten werden als Reminiszenz an den »Fechterreflex«, während die andere Hand im Tonfeld etwas tut. Dies dient der Stabilität des Gleichgewichts.
- Bietet das Material genügend greifbaren und im Greifen standhaltenden Halt, verankert sich unser Gleichgewicht in unserer Bewegung im Ausgleich der Ellbogen. Wir brauchen dann keine Abstütze mehr.

Wir gewinnen eine vorhandene, schwankende Eigenständigkeit in unserem Gleichgewicht. Im Zuge der Verlagerung ins Feld werden aus gleichgewichtigen Richtungsbestimmungen und Verteilungen unserer Bewegungsaktionen Aufteilungen, die unserem Körperschema entsprechen: Die Bewegung polt sich in Gegensätzen: oben, unten – rechts und links – mit einer mittleren Achse zum Beispiel als »Fluss« oder »Weg«. Gefragt ist hier passender Ausgleich in unserer Bewegung. Ein solcher Ausgleich meint zunächst unsere Bewegungsorientierungen (Realprinzip), dann unsere Bedürfnisorientierungen. Sie betreffen das Selbstverständnis im Beziehungsfeld der Eltern. Denn die Pole, zu denen wir uns gleichgewichtig bestimmen, erscheinen ihrer qualitativen Aussage nach als Erfahrungspole im Beziehungsfeld der Eltern. – Bis zum Ende des achten Lebensjahres sind dies die Themen für den entwicklungsgemäß wachsenden Bedarf an eigenem Stand und Beweglichkeit im Gleichgewicht, das es braucht für den Weg in die Umwelt.

- Bei Kindern mit etwa neun Jahren beginnen Arme und Hände, sich aus ihrer Beuge zu strecken. Entsprechend brauchen sie eine Gegenpolung auf dem Tonfeld. Nun wird nicht mehr Ausgleich angestrebt, sondern Halt: zur Auseinandersetzung mit und in der Umwelt. Konkreter: Der junge Mensch bricht entwicklungsbedingt und somit natürlicherweise auf aus dem Beziehungsfeld der Eltern.
- Ab etwa zwölf Jahren kommt es zu ersten Korrespondenzen mit sich selbst im Tonfeld, und zwar zwecks eigener Zentrierung und Stärkung. »Ich« erscheint auf dem Feld oft als eigene Figur. Damit geht es zugleich um die Eigen- und die Fremdorientierung zu uns, einschließlich dem Suchen nach sozialer Anerkennung. Stabile Rückgarantie und Dauer werden gesucht in überdauernden Gestalten: Im Tonfeld erscheinen sie beispielsweise als »alter Baum«, als eine »alte Tierspur«, als »dicke Mauer«, oder mittige Quadraturen entstehen.
- Ab etwa 16 Jahren geht es um das Bedürfnis nach eigenem bipolaren Raumbezug zu sich und zum Gegenüber. Gefragt ist auf dem Feld die »raumbezogene Identität« (Weichhart, 2006), in der wir uns zu uns in unseren Aktionen verstehen und zentrieren können. Aus den Fragen nach Entsprechung zu uns werden eigene Fragen nach Authentizität.
- Mit etwa 18 Jahren zeigt sich das beginnende Erwachsenenalter in einer gänzlich neuen Bestimmung und Verlagerung im Gleichgewicht. Die ersten Lebensstufen sind als wesentliche Entwicklungsschritte der Kindheit dazu bestimmt, den vitalen Erwerb in der Gleichgewichtsorganisation auf der frühen (hoffentlich gelungenen) Basis der poligen (Eltern-)Entsprechung zu verwirklichen; dies spiegelt sich,

wie beschrieben, wider am Tonfeld (s. o.). Im Jugendalter – in den Schritten von neun bis zwölf Jahren und dann bis 18 Jahre – steht, so erscheint es am Tonfeld, die eigene Feldorientierung und Feldzentrierung an, in der wir den Stand in unserem Gleichgewicht gewinnen und uns vital und sozial individuell verselbstständigen, in die eigene Kraft finden. Nun beginnt mit circa 18 Jahren eine neue Lebensphase, die bis in die Mitte der 40er reicht. Es geht jetzt um die Polung der Vertikalen ins Feld, das heißt um die Positionierung unseres Standes im Feld, lebensgeschichtlich in unserer Umwelt. Da wir *uns* zu diesem Stand zukommen, geht es um den eigenen »Gegen-Stand« (ohne jede narzisstische bzw. egozentristische Neigung), um einen Vorgang, den ich als »Behauptung« bezeichne (s. später *HS 9*).

Der Unterschied zu Vorherigem zeigt sich deutlich in der Polung auf das Tonfeld. Kinder und Jugendliche bestimmen ihr Gegenüber, indem sie – häufig mit einem Finger – die gegenseitige Beziehung feststellen, während ab etwa 18 Jahren das Tonfeld als Ganzes einbezogen wird in den gleichgewichtigen Selbstaufbau. Wenn wir (in der Lebensphase danach) vor dem Tonfeld sitzen, rücken wir uns in unserem Gleichgewicht zurecht und beziehen das Tonfeld in unser Gleichgewicht ein, indem wir es entsprechend gleichgewichtig zurechtrücken. Das macht weder ein Kind noch ein Jugendlicher. Das besagt: Kinder und Jugendliche müssen sich zu ihrem Gleichgewicht noch aufbauen. Erwachsensein heißt, dass wir darüber verfügen. Wir verlagern uns ins Tonfeld, beziehen unsere eigene Position und »behaupten« uns (s. u. *HS 9*). Die Auseinandersetzung, auf die wir uns in unserer Beziehung einlassen, führt uns zum »Gegen-Stand«. Wir werden uns »gegen-ständlich«, sind uns Subjekt *und* Objekt – was die Voraussetzung unter anderem dafür ist, uns zu betrachten, zu reflektieren, Selbst- und Fremdwahrnehmungen bzgl. unserer Person unterscheiden zu können etc.

- Die dritte größere Lebensphase beginnt ab circa 45 Jahren. Wir haben uns im »Gegen« zu uns gesättigt und können nun in uns selbst unseren Stand finden. Sodann können wir uns auf unser Gegenüber als uns zugehörig überschreiten. Wir schließen dann das Andere, von dem her wir uns zu uns abgesetzt haben, zu uns ein. Das bedeutet für unsere vertikale Stellung, dass wir uns nicht mehr nur im »Gegen« verstehen, also in unserer »Behauptung«, sondern dass wir uns von dem her zukommen, was uns begegnet, das heißt, aus der Behauptung im Feld wird Gründung im Feld. Mit anderen Worten: Das Tonfeld und alles, was uns darin begegnet, erscheinen nun nicht mehr als »gegen-ständliches« Gegenüber, sondern als zugehöriges Gegenüber.

Aus der Raumzentrierung der späten Jugendzeit reift jetzt integrierende Raumgründung.

HS 3.5 Wir kommen auf dem Tonfeld bei uns an

Wenn wir auf dem Tonfeld ankommen, kommen wir im Grunde *bei uns* an. Ankommen bei uns heißt: zu uns bipolar ankommen, heißt: Wir haben Halt gefunden in unserer Bewegung *und* in einer gegenseitigen Polung und Orientierung. Jetzt sind wir gefragt, uns leiblich-sinnenhaft zu realisieren und zu verwirklichen in bzw. auf unserem Feld. Kinder wischen dann ihre Bezeichnungen des Feldes weg, oder sie greifen, wie Erwachsene auch, ihre Impulse haptisch auf und lassen sich weiter ins Feld ein.

Was wir tun, erfüllt eine Erfahrung in unserer Bewegung, in der wir uns wahrnehmen: und zwar bipolar zu uns, sodann zu dem, was wir tun, und drittens zum Tonfeld, das uns dazu begegnet. Das Tonfeld wird zum Ort für uns. Ein solcher Ort erscheint zur Orientierung und zum Halt in den Koordinaten unserer gleichgewichtigen Polung: rechts – links, oben – unten, mittig. In Erwachsenenarbeiten geben zum Beispiel zwei Griffe im Feld solchen Halt. Oder wir können die Ellbogen bzw. die Unterarme auf das Feld verlagern und abstützen; über Druckberührungen polen wir uns dann zu uns im Gleichgewicht auf das Feld. Über Akte der Sättigung wandert allmählich der Bezug zum Tonfeld von der Berührung der Unterarme in die Hände und Finger. Greifaktionen ins Material sind nun angesagt.

Ankommen beginnt damit, dass wir uns zu uns auf dem Tonfeld frei vortragen. Liegen die Hände nur auf und lassen wir uns nicht auf die bipolar-gegenseitige Berührung ein, können wir verloren gehen; wir lösen uns auf, wie sich auch das auflöst, was wir berühren oder worauf unsere Hände liegen. Solches und die Folgen erlebte eine Frau, Ende 50.

Beispiel
Sie hatte sich auf dem Stuhl ausgerichtet, und nun streckte sie ihre Hände auf das Tonfeld. Auf der Fläche suchte sie sich dann zu sammeln. Sie wurde ganz ruhig – dann verlor sie ihren Bezug. Plötzlich sprang sie auf und lief schwer atmend im Zimmer umher. Nur mühsam beruhigte sie sich. Auf die Frage, was sei, sagte sie immer wiederholend: »Alles.« »Alles« war zu viel. Sie hatte ihre Polung verloren. Was sie erlebte, war ein Einbruch. Vielleicht hätte das »Alles« Fülle werden können, hätte der Begleiter sie frühzeitig angesprochen.

HS 3.6 Die Basissinne im Prozessgeschehen der Haptik am Tonfeld

HS 3.6.1 Der Hautsinn

Die Haut ist das erste sensorische System, durch das wir uns in Bezug auf uns und auf unser Umfeld wahrnehmen. Dazu gehören zum einen die passenden »Vermeldungen« und Verarbeitungen der Sinnesreize (Mechanorezeptoren; in der Haut gibt es spezialisierte Rezeptoren, die durch mechanische Reize wie Dehnung und Druck erregt werden). Wir stehen durch unsere Haut in einer unmittelbaren dialogischen Kommunikation mit uns selbst und unserem Umfeld, in einem Dialog, der im Verhältnis Mutter – Säugling die ersten personalen Qualitäten erhält. Zum anderen fühlen wir uns zu uns in unserer Haut: Sie erscheint warm durchpulst oder ist erkaltet, vereist, gespannt. Hautfärbungen können auftreten im Drang, aber auch in der Verhinderung unserer Berührung. Durch die Haut melden sich leibliche Bedürfnisse: nach Versorgung, nach Belebung, nach Stärkung. Immer sind darin der mitmenschlich-soziale Verbund sowie der Dialog und der Austausch angesprochen.

Bei Bedarf kann der Begleiter bei Kindern mit dem Schwamm und mit Wasser den Hautsinn auf Armen und Oberhänden ansprechen. Wassertropfen finden auf der Haut ihre Spuren usw. Häufig macht das Kind dann das Gleiche beim Begleiter. Ältere Kinder oder Erwachsene finden zu Eigenberührungen mit Wasser. Der ganze Leib wird einbezogen, wenn es um ein Wieder-Vergewissern in den Sinnen geht bei tiefen Verlusten.

Im haptischen Geschehen dann dient die Haut als durchlässiges Grenzorgan den Orientierungen der Tasterfahrungen. Hier ist etwas zu meiden, dort kann etwas eingegangen werden. Weiter geht es um das »Wie« unserer Erfahrung, in der wir uns erfüllen. Unser Sinnenbezug gibt die passende und reale Rückmeldung für unsere Bewegung. Jede Berührung ist eine Berührung zu uns und fordert uns entsprechend heraus. – Vier Schwerpunkte für den Hautsinn im Beziehungsgeschehen seien eigens beschrieben:

(1.) *Die frühe Versorgung:* Nachgeholt und gesättigt wird das Ankommen bei sich. Es geht um Regenerierungen der frühen Versorgung und um den eigenen Halt darin. Ein Mangel kann die mütterliche Interaktion, aber auch einen schwerwiegenden Bruch in der ersten Lebenszeit betreffen, wie zum Beispiel Operationen, Schockerlebnisse, eine schwere Geburt usw. Sichtbar ist dies insbesondere an einer unbelebten, oft fahlen Haut, oder an Verspannungen in der Mittelhand, die die Hand gestaut erscheinen lassen. Die Haut kann rot anlaufen, wobei die Fingerspitzen weiß sind. Die Berührung des Materials wird nicht zu einer leiblichen Berührung.

In Kinderarbeiten ist es dann gut, neben das Tonfeld eine entsprechend große, flache Schüssel mit warmem Wasser zu stellen, in das ein Kind seine ganzen Arme legen kann. Je nachdem sollte der Begleiter aktiv den Vorgang und das Erleben in dem Wasser, das Eintauchen, das Plätschern als zukommendes Geräusch unterstützen. Im gleichen Sinne könnte er mit einem härteren Schwamm die Arme einstreichen. Als Hilfsobjekt gibt er eine Ente dazu. Sie kann ausgiebig baden, dann auf dem Tonfeld Futter holen und wieder ins Wasser gehen. Fantasie wird geweckt und das Kind kann sich in seinem Tun sättigen. Ganze Anlagen können von älteren Kindern mit Ton im Wasser gebaut werden, bis dann eine Brücke an Land auf das Tonfeld führt usw. – Erwachsene gestalten sich bei biografisch frühen Verletzungen bzw. Entbehrungen Höhlen als uterine Räume usw.

(2.) *Sinnenhafte Rückvergewisserungen:* Weniger dramatisch sind sinnenhafte Rückversicherungen. Jemand begann seine Arbeit am Tonfeld immer damit, dass er erklärte: »Jetzt nehme ich erst einmal Wasser.« Dann strich er das Tonfeld ein, dann sich in seinen Armen. Solche Versicherungen setzen auch ein, wenn die Hände ins Material hineingegriffen haben. Mit einem Mal kommt, gleichsam als Gegenlauf, das Bedürfnis, die Greifspuren mit Wasser zu glätten oder sich mit Wasser die Hände einzureiben. Ist das geschehen, wird die Greifbewegung fortgeführt. Ein entsprechender Sinnenbezug in der Haut meldet Sicherheit. – Ein jugendlicher Gewalttäter hatte etwas Wasser genommen und begann, über das Feld zu streichen. »Da könnte man ja einschlafen.« Er tat's. Schlaf bedeutet in zahlreichen Mythen den Einfall der Sinne. Und dieser junge Mann hatte sich aus allen Sinnen zurückgezogen. Er schlug zu ohne jedes Empfinden.

(3.) *Vitale Belebungen:* Zwei Jugendliche waren zusammen zur Arbeit am Tonfeld gekommen. Sie bauten einen Brunnen. Der eine goss Wasser hinein, während der andere beide Hände und Arme darin einsenkte. Jetzt war für den ersten kein Platz mehr im Tonfeld. Der Begleiter füllte schnell den Eimer, in dem noch Ton war, mit Wasser auf und schaute, dass auch ihm noch Wasser über die Arme lief. Jetzt standen nun zwei große junge Männer da und tauchten ganz versonnen ihre Arme in den Wassertopf…

(4.) *Stärkungen:* Sie beziehen sich auf Selbstberührungen der Haut, sei es mit Wasser, sei es mit Ton. Wenn wir uns zu uns gesättigt haben, geht es um die Auseinandersetzung mit unserem Gegenüber.

HS 3.6.2 Der Gleichgewichtssinn

Das Gleichgewicht regelt unsere Verlagerung auf das Feld und sorgt für passende Orientierung und Zentrierung. Der entsprechende Apparat betrifft im menschlichen Innenohr zum einen die Reaktion auf die Schwerkraft und zum anderen in den Bogengängen unsere Bewegung in dieser Schwerkraft. Es geht um Eigenständigkeit in den Raumbezügen. Über den aufrechten Gang sind die »Vorderbeine« zu Armen und Händen geworden, mit denen wir in die Welt hineingehen und uns in unserer Vertikalen halten. Dazu müssen wir uns zu uns abstoßen. Auf den Prozess unserer Freistellung im eigenen Gleichgewicht wurde bereits hingewiesen (vgl. *Kapitel 4.4*). Aus den primären gleichgewichtigen Bewegungsverteilungen auf das Feld nach dem Körperschema werden im Zuge unserer Entwicklung sekundäre Polungen und Zentrierungen in unserem Selbstverständnis auf unser Beziehungsfeld.

HS 3.6.3 Die Tiefensensibilität

Leibliche Zu-uns-Erfahrungen können, wie gesagt, bei einem sensorischen Mangel angesprochen werden, wenn der Begleiter mit Druck unsere Arme und Hände mit Tonmasse eintunnelt. Der Hautsinn erhält über die Druckberührung seine leibliche Innendimension. Wir sind da und uns gibt es.

> **Beispiel**
> Eine Frau mit negativem Narkoseerleben legte die eine Hand unter das Tonfeld, mit der anderen drückte sie das Tonfeld herunter. Dazu stand sie noch auf, um den Druck zu erhöhen. Für jeden Anderen wäre eine solche Prozedur sehr schmerzhaft. Sie zog ihre Hand heraus, sah sie sich an, bewegte ihre Finger und sagte: »Jetzt spüre ich mich.«
>
> Aus der vitalen Verselbstständigung und dem vitalen Selbstbewusstsein, in dem wir das Material gegen seinen Widerstand greifen, erwachsen der eigene Stand und das Bedürfnis nach Anerkennung in dem, was wir tun.

In allem, was wir haptisch greifen, greifen wir uns zu uns selbst. Wir werden leiblich erinnert, dass wir die Urheber sind, und wir kommen mit und zusammen. Eventuell haben Kinder die Tendenz, sich das ganze Material anzueignen. Sie heben es stolz heraus aus dem Feld, halten es und tragen es im Halt der Aufrichte im Zimmer umher. Der Schwerkraft stellen sie die eigene Kraft entgegen. – Zu unterscheiden ist, wie schon ausgeführt, die primäre Aneignung im eigenen Gleichgewicht und die sekundäre Aneignung, bei der das Material das personale In-Besitz-Nehmen der Eltern verkörpert. Erwachsene können mit beiden Händen Material mittig zu sich zusammenpressen. Druckerlebnis ist die Domäne der Tiefensensibilität. Wir erfahren uns in der haptischen Auseinandersetzung zu uns und zu unserem Stand. Sekundär betrifft dies für den Sohn wie für die Tochter die negative Unterstützung durch den Vater. Während das Gleichgewicht nach Ausgleich und Zentrierung suchen lässt, strebt die Tiefensensibilität nach positionalem Halt und nach positionaler Auseinandersetzung in dieser Zentrierung. Wir brauchen ein festes Gegenüber, an dem wir uns zu uns freistellen können.

HS 3.7 »Was soll ich tun?« – Die Haptik holt uns zu uns ein

Wir haben den Raume des Tonfeldes betreten ..., haben Platz genommen ... Und nun finden wir uns am Tonfeld vor. Wir finden uns vor zu uns. Mehr noch nicht. Vielleicht haben wir eine Idee oder einen Impuls. Dann ist die Frage: Wie setzen wir sie um in dem Tonfeld? Oder wir haben keine Idee oder keinen spezifischen Impuls. Doch dann erleben wir uns in einem noch recht diffusen Aufforderungscharakter durch die Situation. Das Material liegt zwar als Handlungsoption vor; doch da keine Aufgabe an uns gestellt wird, wissen wir nicht, was wir tun sollen. Wir fühlen uns irgendwie herausgefordert, etwas zu tun; doch dieses »etwas« entzieht sich. Eine Art Gefühl von »Ich sollte ...« stellt sich ein, mit einem diffusen Druck, doch irgendwie irgendwas zu beginnen. Der wird umso größer, je mehr wir mit uns im Zweifel sind. »Das da vor uns auf dem Tisch« fordert uns irgendwie heraus. Aber wir haben erst einmal keine Antwort darauf.

Da kann es manchmal schon eine Hilfe sein, wenn der Begleiter nur anmerkt: »Sie können Ihre Hände auf das Feld legen, und geben Sie dann einfach jedem Impuls nach!« Oder Kindern: »Kannst ja mal die Hände auflegen, die wissen dann schon, was sie tun wollen.« Und die wissen es wirklich! Denn das Zu-Uns, in dem wir uns in ihnen fühlen und wahrnehmen, verlangt Stellungnahmen, ruft auf zu Druck – und damit erfahren wir Gegendruck. Haptisches Geschehen entwickelt sich. Die Gegenseitigkeit in der Bewegung kann zu rhythmischen Pulsationen werden. Oder das Material des Tons im Tonfeld zeigt Aktionen auf, in denen wir uns dann in unserer Bewegung begegnen.

Jugendlichen kann plötzlich einfallen, sie könnten ja mit dem Ton etwas vom Töpferkurs her Bekanntes formen. Damit ist erst einmal ein Halt gewonnen. Solch ein Plan, etwa einen »Aschenbecher« zu kneten oder sonst eine Gestaltvorstellung mit unseren Händen und dem Ton umzusetzen, ereignet sich dann quasi als Einführung ins haptische Geschehen. Doch bald stellen sich ganz eigene Fragen und Entscheidungen, mit denen wir nicht gerechnet hatten. So hinterlässt zum Beispiel das Nehmen des Materials Aggressionsspuren. Wie viel sollen bzw. können wir uns nehmen? Wo können wir das Genommene ablegen, um es zu gestalten: im Feld, außerhalb auf dem Tisch, auf den Knien oder in den Händen? Oder, auf einmal müssen wir alles in den Händen halten. Und dann – mit dem, was wir schließlich gemacht haben, möchten wir so ankommen, dass wir uns zu uns rückerfahren können: »O. k., das ist gut, das passt.« Es geht da um Ich-Identität und Selbstwahrnehmung. Der »Aschenbecher« wird gewissermaßen zu einem Teil von uns.

Nicht anders geht es uns mit einer »einfachen« Spur im Ton-Feld eines oder mehrerer Finger. Wir erfahren uns in ihr zu uns, und auf einmal sind wir darin: Das war ich, das hab' ich gemacht, genau jetzt das. So lässt sich deutlich unterscheiden, ob wir das Tonfeld nur bezeichnen, ob die Bezeichnungen Mitteilungen oder Inhalte sind von uns, oder ob wir uns darin selbst begegnen in unserer Bewegung.

Auf dem Tonfeld ankommen heißt: ankommen und ankommen wollen zu uns. Was erscheint, vermittelt uns an uns, und wenn es das nicht tut, werden wir emotional: Wir schlagen womöglich auf das Feld, weil sich unsere Bewegung nicht erfüllt (hat), erfüllt anfühlt. Kinder mit der Diagnose ADHS/ADS suchen oft selbst zu sich eine »Garage« oder einen begrenzenden, umhüllenden Halt.

HS 3.8 Sensomotorische Entfaltungen

HS 3.8.1 Erste Einlassungen auf das Tonfeld: Entdeckungen

Wenn unsere Hände sich auf das Tonfeld einlassen und sich auf ihm ausrichten, richten sie uns aus auf ein Gegenüber, das als haptisches Objekt vorliegt. Unsere Hände berühren ein fremdes Anderes. Es erstreckt sich in eine Fläche, in einen Raum und eine Zeit, auf der wir »Anhaltspunkte« finden für unsere Bewegung. Ein solcher Anhaltspunkt lässt uns ankommen in unserer Bewegung; zugleich ist er die Basis unserer Entfaltung. Wir greifen uns auf, indem wir nachkommen. Das Geschehen in unseren Händen lädt uns ein, beweglich zu werden. Eine Hand kann auf dem Feld einen Tonkrümel entdecken. Dieser kann nun zum Dialogpartner werden. Die Hand kann sich zurückziehen im Wissen, dass da etwas ist, das sie verlässt, das aber trotzdem möglicherweise noch da ist; denn wenn sie wieder vorgeht, um sich zu vergewissern, freuen wir uns. Er ist da! So wird das Feld zu unserem Bewegungsraum.

Oder: In den haptischen Handlungsentdeckungen im Tonmaterial entdecken wir uns selbst als schöpferisch tätig. Aktionsorte entstehen und bilden ein da und da und da: Wir gewinnen *unsere* Räumlichkeit in unserem Feld. Mit der Berührung des Materials kann sich der vitale Sinnenbezug zum Material melden: Im schier endlosen *-bar* des Materials – streichbar, greifbar, hebbar, knetbar, stechbar etc. – eröffnen sich eigene vitale Möglichkeiten. Fläche, Raum, Material sowie eigenes Tun und Erleben können vom Begleiter angesprochen werden: »Wie kommt Ihnen die Fläche, der Raum (usw.) vor?« Von den Polungen in der gleichgewichtigen Verlagerung war schon die Rede.

Ganz anders erscheint die Lage, wenn angesichts des Fremden und des vielleicht nicht Einladenden ein Stellungnehmen ansteht. Die Hände erstarren oder verlieren sich in dem, was ihnen qualitativ begegnet. Ein Anhaltspunkt bietet sich nicht. Die Stellungnahme verlangt Stand. »Sie können ja einmal mit dem Finger bis zum Grund gehen«, setzt die Begleiterin einen Impuls. Geschieht dies, sollte gleich der »Boden« angesprochen werden, auf dem der Finger sich in seinem Halt und der Akteur sich in seiner Vertikalen zurückerfährt. Oder die eigene Vitalität wird provoziert: »Sie können ganz viel Material nehmen!« Wir erleben uns als Gegenüber zu einem Gegenüber.

Liegen die Hände auf der Fläche des Tonfeldes auf, so schaut der Begleiter, auf was bzw. in was sie gerichtet sind. Das kann die Fläche betreffen in der Richtung »nach oben« oder über das Feld hinaus, oder es kann das Material sein, auf das die Fingerspitzen schon fühlen. Sei es, um die Hände zu füllen, sei es, um zu greifen oder um zu nehmen. Die Intention richtet uns im Gestus und in unseren Bedürfnissen entsprechend aus. Es kann auch ein Gegenüber gefordert sein, an dem wir uns zu uns widerständig erfahren können oder mit dem wir uns auseinandersetzten wollen. Die Hände (Wir) können, wenn sie vorne, zum Beispiel auf dem Rahmen aufliegen, nach oben ausgerichtet sein. Der Raum dazwischen kann sich als Gegenraum verschließen bzw. sich öffnen zu einer Sehnsucht. Wir arbeiten uns in den Raum hinein. Oder oben steht uns etwas positiv oder negativ entgegen. Der Fernraum kann als Vaterraum erscheinen. Der Nahraum vor uns erscheint als unser Raum. Entsprechend werden wir das Material von oben her an uns heranziehen oder, das Feld frei räumend, Material von vorne in den hinteren oberen Bereich schaffen.

Umfassen die Hände seitwärts den Rahmen, wird das Tonfeld zum Halt für Hände und Arme oder das Feld wird zum Binnenraum, in dem wir uns nähern. Es kann auch die vertikale Ausrichtung auf den Grund des Tonfeldes angezeigt sein. Die Hände, die aufliegen, weisen womöglich mit ihren

Innenflächen nach unten. Dieses »unten« betrifft vielleicht das Innere des Materials, eine Quelle« etwa, oder durch das Material hindurch einen Grund, den es freizulegen gilt. Es schaut dann aus, als horchten die Hände in ihrer Wölbung nach unten in das Feld, so, als würde ihnen von unten aus dem Feld etwas entgegenkommen.

HS 3.8.2 Bewegungs- und Berührungsimpulse

Wenn unsere Hände auf dem Tonfeld aufliegen, kommt es in Daumen oder Fingern zu spontanen Bewegungs- und Berührungsimpulsen. Wir vergewissern uns der Gegenseitigkeit in der Berührung. Dies kann in mehr oder minder ausgeprägten und vitalen Impulsen geschehen oder in vorsichtigen Fühlaktionen, in denen wir uns vorversichern und vortasten. Das gilt für Kinder ebenso wie für Erwachsene am Tonfeld.

Bewegungshemmung wie Bewegungsantrieb in der Ausrichtung auf das Feld oder das Material zeigen sich in Spannungen der Hände. Die Finger sind dann zum Beispiel zusammengepresst, zugleich aber auch gespannt ausgerichtet; die Haut verfärbt sich bis in die Oberhand weiß; der Daumen ist gespreizt abgebogen von der Hand; die Handwurzeln sind nach außen oder bis zur Extreme nach oben gebogen usw. Oft wird auch der Pulsbereich der Hände abgehoben, während die Finger fest aufliegen. Es kann sein, dass der Bewegungsimpuls auf das Tonfeld dann ganz zurückgenommen wird, wenn die Hände auf der Fläche angekommen sind. Wir ziehen uns dann aus der Berührung zurück oder aus der Entfaltung in der Bewegung. Beides ist vom Begleiter zu unterscheiden. Zum einen ziehen wir uns aus dem Aufliegen zurück, zum anderen aus der Ausrichtung auf das Feld. Die Verspannung führt entweder zu unruhigen Bewegung auf dem Feld oder zu Ausbrüchen. Der Pulsbereich oder die Fingerspitzen schnellen nach unten oder schieben sich in einer gleichsam spastischen Bewegung zusammen, sodass die ganze Hand in ihrem Gestus erstarrt. Die Spannung löst sich erst, wenn die Hände in ihrer Bewegung im Feld oder im Material über die Sinnesrezeptoren passende Rückmeldung erhalten. Bei Kindern ist der Handlungsvollzug anzusprechen. Erscheinen die Hände im Greifen ohne Tonus oder sind sie in den Handwurzeln abgeknickt, dann können sie als Greiforgane vielleicht zu »Baggern« werden. Die Handwurzeln liegen fest auf und die Finger greifen nach vorne ins Material. Die abgeknickten Hände erhalten so ihre Stabilität zurück.

Unsere Bewegung ist aber nicht nur impulshaft-motorisch enerviert in Rückhalten, Hemmungen und Bewegungserfahrungen, sondern auch in anstehenden Bedürfnissen. Welche Bedürfnisse melden sich? Sind es alte Bedürfnisse, in denen wir noch gebunden sind? Sind es Bedürfnisse, in denen wir uns neu einholen wollen? Was ist gleichsam als »wahres« Bedürfnis vom Begleiter anzusprechen? Welches Berührungsbestreben kann übergangen werden, weil es für die Entwicklung in der Bewegung nicht mehr ansteht? Ist eher passiv die Heilung, die Sättigung oder die Stärkung in der Eigenberührung anzusprechen oder geht es aktiv um den Halt und die Selbstvergewisserung in der eigenen Entfaltung?

Zurücksetzungen insbesondere durch den Vater zeigen sich speziell bei Frauen in einer Tendenz, sich in den Handwurzeln bis zum Pulsbereich zu berühren. Häufig wird auch noch Material wie Armstulpen herumgelegt. Hände und Arme sollen wieder verbunden werden. Als Leitorientierung bietet sich für solche Gestik das drastische Märchen vom *Mädchen ohne Hände* an. Die Frage ist nur, ob eine solche Berührung noch notwendig ist. Alte Mangelerfahrungen warten immer darauf, wieder emotional gefüllt zu werden. Frage ist nur, ob dies auch für die Eigenentwicklung ansteht?

HS 3.8.3 Symbolisierte Bewegungen

Hier greife ich nochmals das in *Kapitel 3.1.3* gleichfalls Ausgeführte auf: Melchior Palágyi hat von »symbolisierten Bewegungen« gesprochen; ans Tonfeld übertragen, meint dies: Schieben wir das Material auf oder zusammen, erscheint beispielsweise »ein Berg«; stechen wir hinein, kann »eine Quelle« daraus fließen. Je nach unserer Bewegung kann »der Berg« nun »als Hindernis« erscheinen oder »als erhöhte Aussicht«; »der Brunnen« kann »ein Springbrunnen« sein oder »ein Schöpfbrunnen«. Es geht um »symbolisierte Bewegung«, nicht um einen symbolisierten Berg, Fluss etc. Unsere Welt erscheint symbolisch in unserer Bewegung, sonst könnten wir uns gar nicht darin bewegen (vgl. Walthes, 1978, S. 179).

Unsere Bewegung auf dem Tonfeld kann also symbolisch als »Spur« erscheinen. Sie kann Sicherheit bieten als »alte Spur«, oder sie kann auf etwas verweisen, was in ihr eingegangen ist. Unsere Bewegung kann symbolisch als »Weg« erscheinen, der verbindet, auf dem wir gehen können. Sie kann als »Fluss« erscheinen, der sich in das Material eingräbt, der Wasser führt oder trocken ist. Oder: Unsere Bewegung schafft Raumgestaltung. Material zum Beispiel, das wir vor uns aufschieben, wird zu einem »Berg«. Er kann unserer Bewegung entgegenstehen. Wir können ihn besteigen. Er bietet im Gegenlauf »Flüsse«, die nach unten führen. Oder: Unsere Bewegung schafft für uns einen Raum. Das Material, das wir aushöhlen, wird zur »Wohnhöhle«. Das Material, das wir nehmen, hinterlässt einen »Teich« oder einen »See« oder einen »Freiraum« usw.

Unsere Bewegung gestaltet sich in unserem Fühlen. Aus etwas Material, das wir uns nehmen, wird ein Symbol, das wir in Händen halten und das uns berührt. Eine jede Gestaltung erfolgt in entsprechender Bewegung: Die Bewegung »weiß« um ihre Gestaltung. Sie erfüllt sich darin. Ein »Berg«, der unserer Bewegung entgegensteht, erfordert eine andere Bewegung als ein »Berg«, der bestiegen wird. – Die symbolisierte Bewegung erscheint als Gestalt unserer Bewegung. Sie korrespondiert mit unserem Gestus und erfüllt ihn, in dem wir in unseren Händen bewegt sind.

HS 3.8.4 Das Material korrespondiert mit unserer Intention

Wir erleben in unserer Selbstbewegung, wie gesagt, Antrieb wie Hemmung, und wir erleben uns in beidem im Setting der Arbeit in Vermittlungen und entsprechenden inneren wie äußeren Aufforderungen, hier durch das Tonfeld und seine Möglichkeiten sowie durch den Begleiter. Antrieb wie Hemmung erfahren Entlastung und rücken als Schwellensituation in unsere Entscheidung. Was zeigt sich in der Polung auf das Tonfeld als stärker? Wem können wir nachkommen? Die Hemmung ist immer eine Hemmung zu uns, und es zeigt sich, was wir noch brauchen. Oder: Hemmung und Antrieb verlagern sich in das Feld. Sie erscheinen in dem, was wir wahrnehmen. Das Material spricht uns an, es zu greifen, oder es verweigert sich uns. Schon wenn sich unsere Hände auf das Feld ausstrecken, nimmt das Material die bipolare Gestik unserer Hände auf. Es erscheint in seinem Widerstand abweisend bzw. aufnehmend, bedingend wie möglich. In jedem Fall sind wir zu uns aufgefordert, uns in unseren Möglichkeiten zu verwirklichen. In unserer Selbstbewegung wie in unserer Selbstwahrnehmung treffen wir auf unsere lebensgeschichtlichen Bedingungen in den aktualen Möglichkeiten unserer Bewegung. Denn die Art und Weise, wie wir uns einlassen und wie uns das Material erscheint, ist durch uns selbst und durch unsere lebensgeschichtlichen Erfahrungen und Erwartungen bestimmt. Das Material, das uns heraufordert, ob es greifbar ist oder ob es uns abweist, steht in einem komplementären Zusammenhang zu uns selbst; denn wir treffen uns darin an – mit unserer Vorgeschichte – zu uns in unserer Welt, jetzt.

Handlungssituation 4: Haptisch Bezug nehmen in das Feld

HS 4.1 Von rhythmisch-gegenseitigen Pulsationen zu sensorisch-haptischen Bedürfnisorientierungen

Die Gegenseitigkeit und das gegenseitige Dasein – gemeint sind hier wir und das Tonfeld – werden nach anfänglichen prüfenden Vergewisserungen der Hände in pulsierenden oder auch rhythmischen Bewegungen stabilisiert und vergewissert. Im Hin-und-her-Erleben zu uns und dem Tonfeld werden wir allmählich wechselseitige Kontinuität, Konstanz und Halt im Vollzug unserer Bewegung erfahren. Wir werden frei zu uns und können uns nun zunehmend in unseren Aktionen und unserem sinnenhaften Bezug aufgreifen und gestalten. Aus bloßen gerichteten Pulsationsbewegungen werden (entelechische) sensomotorische Aktionen in das Feld, in denen wir uns zukommen. Es kommt zu »bedeutsamen«, weil eigenen Akten, in denen im Feld Anlagen entstehen. Kinder ziehen zum Beispiel »Flüsse« in das Material oder kommen zu pulsierenden Druck- oder Greifbewegungen. Haben wir uns auch darin stabilisiert, haben wir uns in unserem Tun orientiert und gesättigt, steht an, dass wir uns *zu uns* sensorisch erleben: Hautberührungen bzw. Streichbewegungen stehen an. Das Zu-Uns verlangt bald nach mehr als nach bloßer Gegenseitigkeit. Wir wollen sinnenhaft die Gegenseitigkeit erleben. Streichbewegungen schaffen reale Berührung und Nähe. Und damit stoßen wir auf unsere Bedürfnisse. In Impuls- und Rückimpulsbewegungen finden wir uns wohl in unserer Gegenseitigkeit, aber noch nicht im Zueinander unserer sinnenhaft-vitalen Bedürfnisse.

Das sinnenhafte Bedürfnis, das in unserer Bewegung aufkommt, kann zu Irritationen führen. Das sensorische Anliegen führt eventuell zu Beziehungsbedürfnissen, die einzugehen schwierig ist, weil wir – im Hintergrund unserer Biografie, die jedoch immer auch gegenwärtig ist in der Präsenz unserer Bewegung – in ihnen womöglich keinen verlässlichen Halt haben erleben können. Wiederum klafft aus individuellen biografischen Erfahrungen zwischen Ist und Soll im Anspruch unserer Bewegung eine Lücke. Das zeigt sich daran, wenn unsere Bewegungen aus der Union der Gegenseitigkeit ausbrechen: Die Hände werden unruhig, affekthaft oder die Bewegung wird abgebrochen. Es kann auch sein, dass wir plötzlich mental flüchten und über die Sprache erklären, was wir tun. Oder wir spüren diffuses emotionales Aufgewühltsein – richtet es sich an uns selbst oder an unser Gegenüber? Hintergrund-emotionale Blockaden erscheinen, vielleicht Traumatisierungen. Dies ist schon bei Kindern bis zu drei Jahren zu beobachten. Gut ist es dann, wenn auf sinnenhaft-leibliche Bedürfnisse beispielsweise mit Wasser eingegangen wird. In den Arbeiten Erwachsener können solche Pulsationen in unserer Bewegung – vom Begleiter angeboten – überführt werden in ihrem Rhythmus, den wir dann bewusst verknüpfen mit unserem Atem. Die bloße Gegenseitigkeit wird aufgehoben im »Grund legenden Erleben« und seinen vielfältigen Bewegungs- und Berührungsvarianten.

Die Rückseite von Händen und Armen, ihre Drehungen etc. können in die Berührung einbezogen werden usw. Wir entfalten uns sensitiv in das Feld. Wir können auch »auf der Stelle bleiben« und nur unsere Pulsationen variieren. Es kann zu rhythmischen Aktionen kommen, die durch entsprechendes Singen begleitet werden. Solches Singen sollte den Begleiter nicht über die Einsamkeit hinwegtäuschen, die sich hier artikuliert.

HS 4.2 Das Sich-Entfalten in das Feld kann blockiert sein – Unterstützung durch Hilfsobjekte

Hilfsobjekte – davon sprachen wir schon –, die eingesetzt werden, können Handlungsfunktionen übernehmen und vermitteln: Handlungsoptionen, die entweder blockiert sind oder die unterstützt werden sollen. Solche Blockaden können sich auf die Fläche des Feldes beziehen oder auf das Material insgesamt. Hilfsobjekte können beispielsweise fertige Figuren sein, aus Ton gestaltete Objekte oder Gerätschaften für das Wasser oder das Material, zum Beispiel Werkzeuge. Für die Bewegung auf der Fläche bietet sich etwa ein Auto an, ein Pferd, ein Hund, ein Elefant. Ein jedes verkörpert als symbolisierte Bewegung (s. o. *Kapitel 3.1.3* und *Kapitel 5, HS 3.8.3*) eine spezifische Art von Bewegungsgestik sowie von Sicherheit und Halt. Auf der Fläche kann statt Bewegung Präsenz gesucht werden. Hier bieten Bär und Ente gute Dienste, der Bär als Selbst- bzw. Vaterobjekt, die Ente als Mutterobjekt. Den Zugang ins Material vermitteln Werkzeuge oder bei einer sensorischen Verhinderung Handschuhe. Zum Umgang mit dem Tonmaterial bieten sich als Werkzeug primär die eigenen Hände an. Allerdings können Kinder auch nach dinglichen Werkzeugen fragen. Sie sollten dann nicht versagt werden; zu beachten ist ihr passender Gebrauch. Es kann sein, dass sich für Kinder der Umgang mit einem Werkzeug als schwierig erweist. Sie sind womöglich doch noch nicht so selbstständig, wie sie vorgeben. So mögen sie eine Menge Werkzeug heranschleppen, ohne aber eines wirklich nutzen zu können. Jungen sind da oft Meister. Häufig ist dann die triadische Beziehung von Halt und vitalem Aufbruch zwischen Kind, mütterlicher Interaktion und väterlicher Interaktion im Ungleichgewicht. Kinder können darin überfordert sein: Das Werkzeug kann nicht eingebunden werden in den eigenen Vollzug, sondern bleibt fremder Gegenstand. Die Sachlage wird noch hilfloser, wenn nicht nur das Werkzeug als fremdes Objekt erscheint, sondern auch noch die Fläche des Tonfeldes und das Material darin. Traumatisierte Erwachsene können in einem Werkzeug wie dem Spachtel Hilfe finden, das negativ anrührende Material aus ihrem Feld herauszuschaffen. Mitunter werden noch Handschuhe angezogen und das Feld unter Wasser gesäubert (Hinweise dazu in Elbrecht, 2012).

Für die vitale Präsenz und das Hineingehen ins Material kann ein »Maulwurf« gute Dienste leisten, ein »Biber« oder eine »Maus«. Hier ist zur Entsprechung der Bedürfnisse in der Bewegung insbesondere in den Arbeiten mit Kindern Fantasie verlangt vom Begleiter.

Beispiel

Ein dreijähriges Mädchen ließ sich plötzlich von seiner Mutter nicht mehr anfassen. Die Mutter kam darum mit dem Kind zur Arbeit am Tonfeld. Auch den Ton wollte das Mädchen nicht greifen, obgleich ihre Hände ein großes Bedürfnis zeigten. Das Mädchen saß vor dem Tonfeld mit eingekrümmten Fingerchen, und sobald es auch nur in die Nähe einer Berührung kam, zog es die Arme wie schockartig zurück und an sich. Es schien zu wollen, aber nicht zu können.

»Da weiß ich was«, sprach die Begleiterin sie an und formte mit Ton, den sie aus einem Behältnis holte, umständlich ein Gebilde, das sie dann »Tonfeldgans« nannte. Das umständliche und sehr langsame Tun hat den Sinn, das Kind aus seiner Wahrnehmung, in der es wie festgefahren ist, herauszulösen.

Das Kind griff die »Gans« auf und wanderte mit ihr auf dem Tisch herum. Dann wurde die »Gans« neugierig. Sie versuchte, mit ihrem Schnabel in die Fläche des Materials zu kommen. Das erwies sich aber als unbefriedigend, da der Tonhals nicht stabil war. Das Mädchen wurde zornig und unwirsch, nahm ihren Zeigefinger und stach in das Feld hinein. Dann nahm sie die Finger der anderen Hand hinzu – und plötzlich geschah eine Unterbrechung: Sich seines Tuns innewerdend, unterbrach sich das Kind, sah seine Finger an, schaute in die Löcher im Ton und fing dann an, im ganzen Körper zu zittern. Gleichzeitig begann es zu plappern; ohne Punkt und Komma floss aus ihm heraus, was es erlebt und was es erschüttert hatte: Das Mädchen hatte gesehen, wie der Großvater die Großmutter, als sie aus dem Keller kam, würgte. Fortan war es vor jeder Berührung zurückgeschreckt. Nicht einmal von seiner Mutter ließ es sich, wie gesagt, anfassen.

In einer weiteren Sitzung zog es von oben nach unten recht vehement und aggressiv Streifen auf das Tonfeld, in die es einstach … – Kraft der Sensomotorik seiner Hände und Finger und mit dem vulkanischen Erzählschwall ohne Punkt und Komma seines traumatischen Erlebens hat sich das Kind gelöst aus seiner Traumatisierung. Mutter und Tochter gewannen wieder Beziehung …

Das folgende Beispiel (nach einem verkürzten Bericht von Deborah Hoesch) gibt ebenfalls die Unterstützung durch ein Hilfsobjekt wieder – hier ist es ein Bär – und zeigt, wie auf die Anlage und Stabilisierung früherer Entwicklungsfaktoren zurückgegriffen werden kann. Thematisiert ist weiterhin die sichere Örtlichkeit.

Beispiel

Im Rahmen eines Schulprojektes wurde das siebenjährige Mädchen Arife für den Zeitraum von zwei Schuljahren in der Arbeit am Tonfeld begleitet. Anlass waren Ausbrüche gegen Mitschüler/innen und gegen die in seiner Familie hilflos scheinende Mutter. Der türkischen Familie stand der Vater vor, der den jüngeren Sohn Arife vorzog. Ihre Lehrer sagten von ihr, dass sie keine Kontrolle habe über sich. Arife selbst benannte ihre Hilflosigkeit: »Ich will mich wehren, aber ich kann nicht.«

Am Tonfeld zog Arife sich körperlich zusammen, ihre Arme hielt sie eng an den Körper gepresst, in ihren Händen war wenig Tonus. Ihren Blick richtete sie wie in ortlose Ferne, sie wirkte dabei sehr abwesend. Es war ihr erst einmal nicht möglich, ins Tonmaterial zu greifen und von ihm zu nehmen. Ich übernahm dies, später setzte das Mädchen Werkzeuge ein. Es zeigte sich aber, wie überfordert sie sich auch dabei fühlte.

Es kam dann über mehrere Settings zu wechselseitigen Spielen von »Einkaufsladen« und »Eisdiele«. Geben und Nehmen betraf Lieblingskuchen und schöne Formen wie Herzen, Blumen usw. Nachdem sie sich so zu sich vertrauter fühlte, bot ich ihr einen Teddy als Hilfsobjekt an. Vielleicht konnte sie in dieser Triangulierung auch in mir noch einen eigenen Vertrauten finden? Der Bär gab Arife tatsächlich mehr und mehr Sicherheit.

In einer weiteren Sitzung bezeichnete sie auf dem Tonfeld eine Örtlichkeit und erzählte dann: Auf dem Spielplatz sei eine Schlange, sie sei mit einem Auto gekommen und wohne in einem Haus. Der Teddy bekam dann außerhalb des Tonfeldes ein Haus mit Schlafecke, das von einer festen Mauer umgeben war. Das Haus bekam eine Tür mit einer Klingel. »Die Schlange kommt da nicht rein. Der Bär schlägt sie.« In der Folge entstehen viele Orte um das Tonfeld herum und in das Tonfeld hinein: eine Eisdiele, ein Laden, ein Park. Wasser kommt hinzu und immer wieder Kuchen. Nun aber backt Arife den Kuchen selbst. Sie versorgt den Teddy. Für sich selbst fängt sie an, sich mit Tonschlicker einzustreichen – keine gekrümmten Finger mehr, keine abrupten Bewegungen, selbst die Handgelenke wirken locker. Ruhe scheint in den Körper eingekehrt zu sein. Arife gewinnt Eigenheit, Vitalität und Präsenz, die sie auch in ihrer Klasse zeigt.

Nach Aussagen der Mutter erzählte sie viel von den Sitzungen. Trotzdem hatte die Mutter keine Vorstellung von dem, was Arife tat; den Vater interessierte es nicht. Arife wurde in der Schule nicht versetzt. Sie bekam ein neues Umfeld. Trotzdem erreichte mich die Rückmeldung, dass sie forscher und zugewandter erschien. Schwierig werde sie nur, wenn Stresssituationen aufkämen. Sicherlich hat Arife Traumatisches erlebt.

In der Arbeit am Tonfeld geht es darum, die blockierende Vorstellung der Bewegung in Gestik und Darstellung aufzugreifen, um wieder beweglich werden zu können.

Hilfsobjekte vermitteln einem Kind, wie es sich einbringen kann ins Tonfeld. Insbesondere »Ente« bzw. »Bär« vermögen, Lücken im Triangulierungsschema Kind – Mutter – Vater zu schließen. »Der Bär« kann auch, wie im Beispiel oben, Selbstobjekt sein, mit dem das Kind seinen Dialog führt. »Hund« oder »Pferd« werden zu Trägern der Bewegung. Wird diese gefunden, werden sie dann beiseitegelegt. Manchmal bringen sich Kinder auch Objekte von daheim mit. Krokodil oder Schlange dienen gleichsam als Vorhut einer haptischen Aggression usw.

HS 4.3 Vitale Entdeckungen im Feld

Das erste Einlassen ins bzw. auf das Tonfeld sind Erkundungen, Ausbreitungen im Feld mittels »Wegen« und »Flüssen«, bei denen vornehmlich das Ich und der eigene Aktionserfolg gegenüber der Situation und dem Material entdeckt werden. Wobei eben Wasser eine große Rolle spielt. »Es fließt«, »Es spritzt!« usw. Zweck und Mittel sind noch nicht geschieden. Also: Es wird kein Loch gemacht, in das Loch Wasser gegossen, mit dem Finger hineingestochen, dass es spritzt usw., sondern: Ein-Loch-Machen und Spritzen sind eins. Selbst die Ich-Aktion wird zu einer Zu-sich-Aktion. Die Haptik wirkt aus sich zielführend.

Mit den Eingriffen ins Material wird unser vitaler Aufbruch ins Feld signifikant. Unser Greifen lässt auf der Fläche nicht nur Aktionsorte entstehen, da und da und da, sondern das Material wird in Greifakten ausgehoben. Für den Begleiter ist dabei der Wandel in der Intention zu beachten, in der im Greifen das Material erscheint. Es erscheint nun »zugänglich« für sensomotorische Entdeckungen (insbesondere die Finger finden ihr Feld). Wir nehmen jetzt Stücke zusammen und verteilen sie in hohen dreidimensionalen Gebilden über das Feld. Da wir *uns* in ihrer Entstehung und in ihrer Gestalt erleben, erfahren wir uns durch sie vital und wirkmächtig, im Sinne Erich Fromms: »Ich bin, weil ich etwas bewirke« (Fromm, 1974, S. 210). Hier am Tonfeld ist das Bewirken das Aufgreifen des Materials. Das gilt für Kinder wie für Erwachsene. Wir treffen uns zu uns an in den Evidenzen unseres Tuns, die wir im Gebrauch allen Materials im ganzen Feld verteilen. Vielleicht verbinden wir sie noch. Nicht aber treffen wir uns an in ihrer Gestaltwerdung als solcher, das heißt: Was wir *tun*, erscheint noch nicht als »Turm«, als »Berg« o.Ä. mit entsprechenden Aufforderungen zum Umgang.

In Erwachsenenarbeiten stößt die vitale Wirksamkeit an das Bemühen um eigene Behauptung: Wir schieben uns mit Druck in das Feld hinein, sodass vor uns ein Wulst entsteht. Restliches Material in den Ecken vorne wird noch mit Fingern und/oder Daumen links und rechts herausgehoben und vor uns nach oben im Feld abgelegt. Der entgegenstehende Wulst kann nun mit beiden Händen umfasst werden. Im Auffassen unserer Hände und in ihren Greifaktionen bietet er Halt, in der Ausrichtung der Daumen aber verhindernden Widerstand. Zunächst ändert sich in dieser Pattsituation über längere Zeit zumeist nichts. Doch allmählich stärken wir uns propriozeptiv zu uns in dem, was wir tun. Entsprechend erscheint das, was wir greifen, uns gegenständlich: Es steht uns entgegen. Die Daumen können nun zu ihrer Aktion kommen und einen Wulst durchteilen. Oder die Hände können ihren Platz nehmen in dem freigelegten Feld vorne. Ihre gestreckten Finger können in den Wulst hineinstechen oder Höhlungen schaffen. Bleibt es dabei, so kann das Wulstgebilde physiognomisch erscheinen als »Kopf«, wobei Mund und Augen leere Höhlen sind. Ebenso kann ein

»Kopf« entstehen, wenn wir alles Material vor uns zusammennehmen. Doch jetzt kann dieser Kopf Halt und Orientierung bieten usw.

Wie schon gesagt: Was wir vor uns aufbauen, erscheint so, wie wir es uns erscheinen lassen – und wir kommen *uns* darin entgegen. In einem weiteren Schritt werden die Handlungsspuren unserer Hände im Tonfeld sensomotorisch-raumhaft aufgegriffen und ins Feld hinein erweitert. Sie werden zu Entwicklungsspuren, in denen wir uns in unser Feld entfalten. Wir greifen uns darin auf. Das Tonfeld wird zum Bewegungs- und zum Erkundungsfeld, in dem wir uns zu uns selbst und zu unseren Bedingungen und Möglichkeiten antreffen. Bedingungen und Möglichkeiten betreffen uns in Bezug auf das Material. Bei der Entfaltung in die ganze Fläche sind Forscher- und Pioniergeist gefragt. Halt findend in eigenen Handlungsspuren oder in der Rückversicherung des Rahmens gewinnt unser Tun Sicherheit und wir arbeiten uns langsam vor. In diesen ersten Anfängen erscheint das Tonfeld oft noch nicht als Feld, in dem wir uns orten. Vielmehr begeben wir uns mit unseren Fingern in etwas hinein, das uns mit seinem Material entgegensteht. Wir entdecken das Tonfeld als räumliches Handlungsgegenüber. Sein Material ist zum einen fremd und zum anderen nehmen wir uns darin in unseren vielen, oft zunächst kleinen haptischen Aktionen wahr. Jede Wiederholung lässt uns sicherer werden. Wir finden und fühlen uns dann frei, wenn wir genügend Eigenständigkeit gewonnen haben. Oft kommen jetzt beide Hände zusammen.

Die entstandenen Räume werden mit den Fingern aufgebrochen und bei Kindern zumeist mit Wasser aufgefüllt, das dann durch die Aufbrüche fließt und die eigene Bewegung weiterführt. Vorherrschend sind Einbohr- und Durchbohrbewegungen und insbesondere Pinzettgriffe von Daumen und Zeigefinger oder in der gegenseitigen Berührung der Zeigefinger beider Hände. Das Kind selbst ist es, das »da durchkommt« und zu sich kommt. In solche eigenen bipolaren Verknüpfungen kann der Begleiter mit seinen Händen einbezogen werden.

HS 4.4 Vitale Sammlungen

Die eigenen vitalen Sammlungen und Verselbstständigungen finden später in den Arbeiten von Kindern und Jugendlichen auch ihre vitale Gestalt. Es entstehen im Tonfeld »Wassertürme« bzw. »Vulkane«. Aus dem flächigen Beherrschen und Verteilen des Wassers wird nun der Umgang mit dem eigenen vitalen Erleben. Der »Wasserturm« verkörpert vitale Potenz. Und so wird dann bald aus dem Turm womöglich ein »Vulkan«, aus dem

Wasser »Lava«. Das kann »gefährlich« sein für uns selbst, wenn die Zeit dafür noch nicht ganz da ist, oder für andere ob der eigenen Gefährlichkeit.

Das greifbare Material versetzt uns in Bezug auf Hemmung und Impuls unserer Bewegung in eine besondere vital-emotionale Spannung. Es geht nicht nur mehr um Hemmung und um Impuls und einen stabilen Selbst- und Weltbezug zu unserer Äußerung, sondern zu unserer vitalen Teilnahme und Teilhabe. Wir finden uns in dem, was wir tun. Wie das gelingt, legt die Basis zu zukünftigem Selbstgefühl gegenüber Dingen, die anstehen und zu bewältigen sind. In welcher Lage wir uns befinden und fühlen, zeigt sich in der Spannung des Handlungsgestus, in dem wir einerseits in das Material hineingehen und hineingehen wollen und in dem wir andererseits gehemmt sind. Wir halten uns nicht in unserer Äußerung zu uns zurück, sondern sind in unserer Bewegung gehemmt. Das zeigt sich in Verfärbungen der Haut oder in Überspannungen von Hand und Fingern. Den Händen fehlt Elastizität und Beweglichkeit. Wie frei können wir gegenüber den Bedürfnissen sein, uns vital zu entfalten? Auf welchen Halt können wir zurückgreifen, sei es leiblich-vital im Gegenüber, sei es emotional und sozial in der Vermittlung? Der Raum, in den wir uns bewegen, ist nicht mehr als Gegenraum bestimmt, sondern als Beziehungs- und Begegnungsraum sowohl für den Vollzug unserer Bewegung als auch für unsere Wahrnehmung, in der wir uns bewegt erfahren.

Greifakte, in denen wir uns über das Feld verteilen und die ihre Evidenzen im Material hinterlassen, erscheinen als Befreiungen. Wir werden frei in und zu unserer vitalen Beweglichkeit. Dies wirkt zurück auf die bewegliche Polung in unserem Gleichgewicht. Die Spannung in unseren Händen löst sich in die gleichgewichtige Polung. Den Halt in solchen Bewegungsverteilungen über das Feld finden wir in unserem Gleichgewicht. Anders gesagt: Die Verteilung unserer Bewegung braucht einen gleichgewichtigen Halt im Leib. Der wird gefunden in der Links-/Rechtsorientierung. Unsere Bewegung muss links und rechts in den Armen abgefedert werden, wollen wir uns aus unserer Spannung lösen und beweglich werden. Eine solche Druckorientierung geht aller Richtungsorientierung in Haltepunkten der symbolischen Bewegung voraus. Stabilisiert werden die Körperachsen rechts – links für die gleichgewichtige Organisation, in der Kinder sich leiblich-körperlich halten in ihrer Verlagerung auf das Tonfeld.

Schon Bekanntes soll hier noch ein wenig vertieft werden: Der gleichgewichtige Halt wird bewirkt im vitalen Auffassen und Sich-Entfalten. Die vitale Entfaltung gewinnt ihr stabiles Gerüst in der gleichgewichtigen Zentrierung. Zunächst konnte im Zuge der Verlagerung das Gleichgewicht nur gehalten werden, indem eine Hand sich auf dem Tisch oder Tonfeld abstützte, während die andere griff. Oder ein Arm hielt sich in Fechterstellung eingeknickt senkrecht, um das Gleichgewicht zu halten. Beides geschah im Wechsel. Jetzt – in *Handlungssituation 4* – nehmen wir uns auf in unserer Dynamik. In der wechselseitigen Widerstandserfahrung Tonfeld – Leib, in den wechselseitigen Polungen unserer Hände rechts – links winkeln sich die Arme im Ellbogen ab. Das hat zur Folge, dass das Gleichgewicht ausgeglichen werden kann in den beiden Ellenbogen. Leib und Körper können sich über die Ellbogen wie mit einer Jonglierstange frei im Gleichgewicht halten. Damit sind im Tonfeld im Zuge der Verlagerung ein gegenseitiges Pendant und eine gegenseitige Polung zum eigenen Gleichgewicht tendiert.

HS 4.5 Wozu Wasser gut ist und was wir mit ihm offenbaren

Das Wasser erscheint für die Ausbreitung der Bewegung in vielfacher Funktion:

(1.) Dazu gehören seine *Geräusche* – oft am Anfang als leibliche Sinnenbewegung. Im Wasserbehälter kommt es durch Fingerbewegungen zu hellen plätschernden Geräuschen und Berührungen.

(2.) In Kinderarbeiten dient es dann der *Verbreitung* auf dem Feld und der *Verflüssigung* (solution) des Materials und damit seiner besseren Durchdringung. Dass dabei die Gestaltung nicht möglich ist, ist noch nicht im Fokus und wird in Kauf genommen. Es platscht auf. – Der Verzicht auf Wasser ist dann ein großer Entwicklungsschritt.

(3.) Als Ergänzung und *Symbol der eigenen Bewegungen* im Feld: Das Wasser bahnt Wege, folgt ihnen und füllt sie aus. Es fließt in Einbohrungen und Ritzungen. Durchbohrungen der Finger bahnen dem Wasser seinen Weg. »Flüsse«, die so benannt werden, präsentieren die eigene Bewegung. Sachlich fließt nur Wasser; »Fische« oder anderes »Getier« – Vitales ist noch nicht erwacht.

(4.) Wasser kann ich mit einem Schwamm verteilen oder entfernen. Weiterhin kann ich es anhalten und in Fluss bringen. Diese *Wasserflussvarianten* sind vor allem für Kinder eine spannende Entdeckung – und durchaus auch für schon ältere Lebenspioniere. Wir erfahren darin uns zu uns in unserem Feld, nehmen uns darin auf. Es kommt zu ersten, kurzfristigen Gestaltungen: Der Wasserfluss durchströmt einen »Tunnel« im Sinne eines »Nicht mehr da« und eines »Wieder da«. Er kann auch versiegen oder unterirdisch verlaufen, oder er lässt sich abdecken und überbauen.

(5.) Das Leiten des Wassers wandelt sich – eine vitalere Funktion – ins *Beherrschen*: Den Wasserfluss, also die Bewegung in das Feld, kann ich anhalten, unterbrechen oder anstauen. Ich kann bestimmen, wie, wann, wo und wohin es fließt. Ich mache mir meinen Bewegungsfluss zu eigen. Auf den Rückhalt folgt der Fluss, auf den Fluss der Rückhalt. Später dann entstehen Beckenanlagen, in denen wir das Wasser beherrschen. Oder Staumauern entstehen, die das Wasser sammeln und Abflüsse bekommen. Oder ein Becken wird mit Wasser gefüllt, ein anderes bleibt mithilfe eines Schwamms trocken usw.

(6.) Aus dem »Bewegungsstoff« Wasser wird nun bald der *Stoff der vitalen Libido. Wir* stauen uns, fließen aus usw. Es entstehen »Wassertürme« bzw. »Vulkane« – angefüllt mit Wasser. Aus dem flächigen Beherrschen und Verteilen des Wassers finden wir nun zum Umgang und zur Gestaltung des eigenen vitalen Erlebens. Der »Wasserturm« zentriert noch die Verteilung. Menschen könnten aber weggeschwemmt werden. Die eigene Aggression meldet sich. Der brodelnde, fließ- und ausbruchfähige »Vulkan« ist schon als solcher gefährlich. Vielleicht vertritt er das vitale Element des Vaters sowie das eigene. Das kann, wie gesagt, »für mich gefährlich sein«, wenn die Zeit dafür, dass ich mich darin übernehmen kann, noch nicht da ist – oder aber: »Ich kann gefährlich sein«, wenn ich mich darin zeige und übernehme.

(7.) Wasser dient sodann der *sensorisch-vitalen Aneignung*. Haptomorphe Gestaltbildungen, »einen Berg« etwa oder »einen Turm«, streiche ich mit Wasser ein, um sie dann zu zerstören und mir ihr »Material« anzueignen. Bindungen bzw. Objektbesetzungen werden aufgelöst, indem das Objekt der Bindung auf diese Weise haptisch-destruktiv angeeignet wird. Das kann auch zu Beginn die Materialfläche sein. Sie wird mit Wasser eingestrichen und dann aufgebrochen.

(8.) Vielfältig sind dann später die (möglicherweise rituellen) Erneuerungen und Wiederbelebungen, die durch Wasser bewirkt werden.

In diesen acht Beispielen ist Wasser beschrieben, wie es uns bewegt. Als eigenes Thema betrachten möchte ich im Folgenden das Phänomen Wasser im homöostatischen Ausgleich und die Aufteilung des Tonfeldes in Verbindungen bzw. Trennungen durch Flüsse der eigenen Libido.

HS 4.6 Wasserverteilungen und homöostatischer Ausgleich

Ein besonderes Thema in Kinder- oder Erwachsenenarbeiten sind die Verteilungen von Wasser im homöostatischen Ausgleich; es geht um das sich Ausgleichen im Haushalt biologisch-innerer Bezüge. Das können in Erwachsenenarbeiten zum Beispiel Hinweise auf Menstruationsstörungen oder auf Kinderwunsch sein.

Beispiel
Eine Frau, Mitte 30, setzte sich vor das Tonfeld, und nachdem sie alles geprüft hatte, goss sie Wasser auf das flache Feld und hielt und bewegte es rhythmisch in ihren Armen. Nichts Weiteres geschah während vier Sitzungen. Wohl aber dies: Sie kam so mit sich selbst in einen inneren Ausgleich.

Ein solches Sich-Ausgleichen mit Wasser kann in Kinderarbeiten das Bettnässen (Enuresis) betreffen. Kinder sammeln Wasser in Becken, schichten um, stauen auf, bringen in Fluss oder lassen es ab. Sie bohren Durchgänge, sodass Wassertore entstehen usw. Das *Beherrschen* des (auch inneren) Wasserflusses steht an zum Ausgleich, nicht Fertigkeiten zum Stau oder zum Abfluss. Dem äußeren Tun, in dem ein Kind sich erlebt, folgen innere Korrespondenzen. Bei älteren Kindern geht es oft darum, eine Stabilisierung *zu sich* zu empfinden – vor allem und ausgeprägt dann, wenn ihnen im Beziehungsfeld ihrer Eltern ein verlässlicher Halt fehlt.

Beispiel
So baute ein achtjähriger Junge über fünf Sitzungen eine Tempelanlage, die dann zwar von Wasser überflutet wurde, deren Kammern aber dem Wasser standhielten. In der Tempelanlage suchte er Halt, Dauer und Orientierung für sich. Als er sie gefunden hatte, hörte sein Bettnässen auf!

»Unzeitgemäßes« Einnässen meldet sich als Symptom. Es kann auch Symptom sein für mangelnde Selbstgewissheit, mangelnden Halt und/oder Überforderung im Bedürfnis nach eigener vitaler Verselbstständigung im womöglich zu wenig Raum gebenden Beziehungsfeld der Eltern. Einkoten signalisiert nicht selten zurückgehaltene Eigenvitalität.

Zu beachten ist: Kinder mit dem Symptom Bettnässen können oft über Stunden hin mit Eifer Wasseranlagen bauen; das Wasser kann fließen und es kann gestaut werden – doch des Nachts bleibt alles beim Alten, das heißt: Die Information, die sie gewonnen haben, beschränkt sich auf die intime Nischensituation der Arbeit am Tonfeld mit dem Begleiter. Es kann sich zwar eine Sicherheit aufbauen, doch sie gelangt nicht nach außen in den Alltag. Es kommt nicht zur Ablösung, in der das Kind sich zu sich versteht. Hier sollte der Begleiter für Ablösung sorgen. Er kann zum Beispiel über Fotografien der Endgestalten auf dem Tonfeld dem Kind eine Dokumentation seines Tuns vorlegen, das es als Urheber seiner Bewegung zeigt. Oder er kann von sich aus die Aggression zur Ablösung übernehmen, die das Kind nicht leistet, indem er beispielsweise dem Kind erklärt, dass er es einfach »blöde« findet, dass es noch einnässt usw. Am besten ist es, Worte zu nutzen, die geeignet sind, dass das Kind sich aus seinen Gewohnheiten ablösen kann. Das Kind spricht dann gleichsam zu sich selbst. Kann es sich darin hören und fühlen, ist oft das Bettnässen vorbei.

Bildgruppe D:
Ein Kind am Tonfeld
Diese Sequenz entstand bei Diana Schandermani (Arbeit am Tonfeld, Berlin).

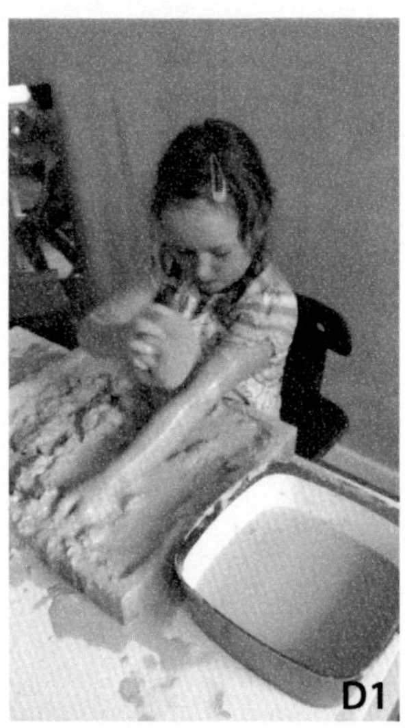

Sensomotorische Aktionen führen zu eigenen Bedürfnissen

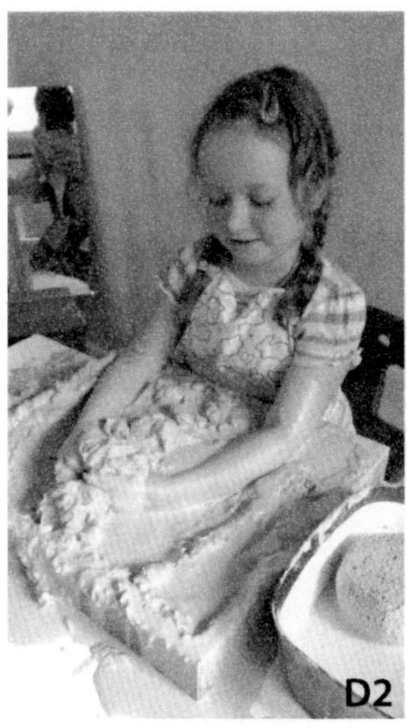

Zusammenführungen im Gleichgewicht

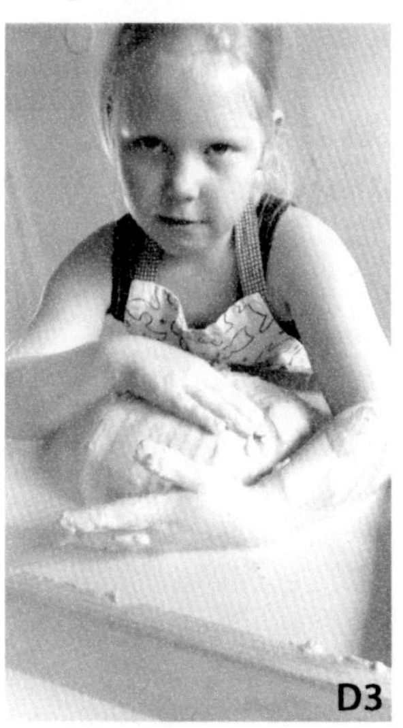

Eigenes In-Besitz-Nehmen und Haben (1)

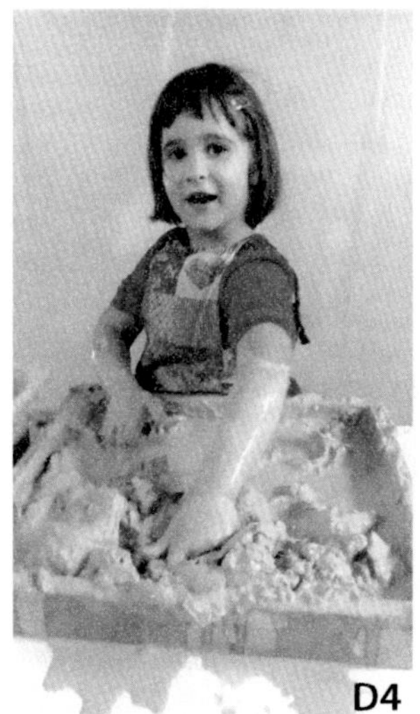

Eigenes In-Besitz-Nehmen und Haben (2)

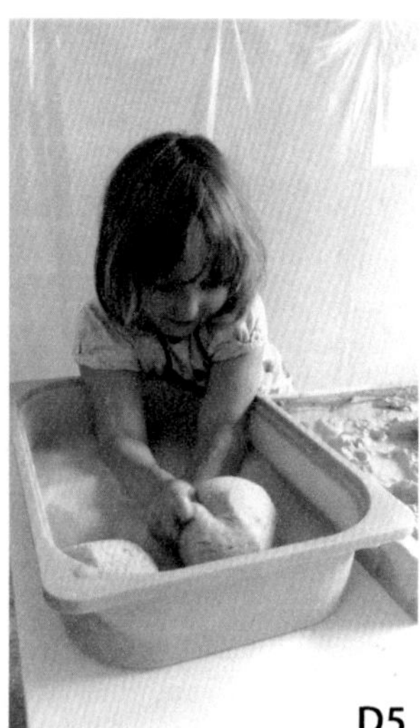

Eigenes In-Besitz-Nehmen und Haben (3)

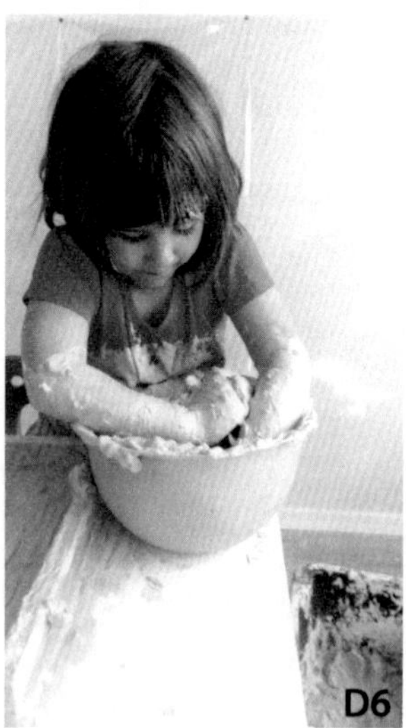

Eigenes In-Besitz-Nehmen und Haben (4)

HS 4.7 Positionierungen außerhalb des Tonfeldes

Bei *Handlungssituation 4* zeigt sich möglicherweise, dass vitale Einlassungen ins Tonfeld – haptisches Bezugnehmen wäre ja jetzt das Thema – jemandem (noch) nicht möglich sind. Er findet im Tonfeld dazu (noch) nicht den Raum und den Platz, sei es aufgrund einer (mitgebrachten) emotionalen Besetzung, sei es aufgrund einer biografisch geprägten Scheu. Beides findet dann der Betroffene möglicherweise auf dem Tisch neben oder vor dem Tonfeld. Die Begleiterin sollte es jedenfalls so anbieten, das heißt etwa: Liegt eine vitale Blockierung vor, erweist es sich bei Kindern als beliebt, draußen auf dem Tisch aus einem Tonklumpen eine Ton-Pizza zu schlagen und in Mustern mit Tonteilchen zu belegen. Oft klebt nach einem solchen Manöver die Pizza auf dem Tisch fest und will dann wieder neu angelegt werden, was das Kind aber überhaupt nicht stört. Darum sollte es auch den Begleiter nicht stören.

Es geht jetzt um einen eigenen Platz außerhalb, der Tätigkeit zulässt und Eigenwahrnehmung (Tiefensensibilität) ermöglicht. Ganze Anlagen könnten um das Tonfeld herum entstehen, wenn es selbst keinen Platz für Entfaltung bietet. Eine Variante: Ältere Kinder und Erwachsene stellen einzelne, im Tonfeld selbst entstandene Gestaltungen außerhalb des Feldes ab, die dann ihren Platz offenbar »außerhalb« haben sollen. Deren Bedeutung soll dann der Begleiter erraten, oder: Am Ende der Sitzung erzählt dazu ihr Erschaffer seine eigene Geschichte.

HS 4.8 Wir erschließen unser Feld in eigenen Örtlichkeiten

HS 4.8.1 Verknüpfungen von Aktionsorten zu Feld und Raumeinheiten

In dem, was wir tun und was im Tonfeld und seinem Material seinen Niederschlag findet, nehmen wir uns bipolar wahr zu uns. Derart verorten wir uns auf bzw. in dem Feld. Aus Aktionen, die sich weiter in die Fläche des Feldes verteilen, werden Aktionsorte, die wir verbinden. Ihr da und da und da wird verknüpft zu räumlichen Anlagen. Zunächst erfolgen einfache Verbindungen mit dem Finger. Verstreutes und Vereinzeltes wird zusammengebracht. Optisch nehmen wir die Phänomene unseres Tuns im Feld in Beziehungszusammenhängen wahr, die die Gestalttheorie dargestellt hat: Wir erleben »Zerstreutes«, »Vereinzeltes«, »Benachbartes« oder »Zusammengehöriges«, »Zentriertes«, »Auseinanderfallendes« und sind je und je zu uns selbst, zu unserem Einssein angesprochen. Die Verbindungslinien bilden dann im Feld gleichsam eine »Infrastruktur«. Sie werden zu »Wegen«, zu »Straßen« oder zu »Flüssen«. Das Feld wird zu einem Raum verschiedener Örtlichkeiten oder Wohnstätten. Die zunächst nur flächige, zufällige Verbreitung unserer Bewegung erfährt einen Zusammenhang in der Raum- und Feldgestaltung mit einzelnen unterschiedlichen Bedeutungen (Stadt – Land – Fluss). Geschieht eine solche Verbindung nicht, finden wir uns auch (noch) nicht zur Einheit mit uns, zum Bei-uns-selbst-zu-Hause-Sein. Die Aktionen in das Feld erscheinen dann erst einmal noch als (unverheilte) Brüche: »Eingriffe«, »Einschläge«, »Verletzungen«.

HS 4.8.2 Vitale Aufbrüche und sinnenhafte Berührungen

Die Aktionen in das Tonfeld führen zu eigenen vitalen Sättigungen, die das Material mit seinem Widerstand als herausforderndes Gegenüber erscheinen lassen. Dies geschieht (lebensgeschichtlich) zumeist in der Zeit des Schuleintritts. Auf die Herausforderung reagieren wir als Akteur am Tonfeld reafferent damit, das Material aufzubrechen und neue Räume zu entdecken. Das Material kommt uns – so das Erleben – widerständig und zugleich vital angreifbar entgegen, und es kommt uns – so unser Erleben – widerständig und zugleich angreifbar entgegen, und es versetzt uns selbst durch beides in eine besondere vital-emotionale Spannung und Erregung zwischen vitaler Wahrnehmung und vitalem Tun, zumeist ohne Wasser. Wir fühlen uns jetzt wirkmächtig im Feld, zugleich aber fühlen wir uns angesprochen zu uns.

Nun ist die Situation die, dass wir uns mit einem Mal zu uns selbst erfahren. Diese Selbsterfahrung betrifft unser sinnenhaftes Selbsterleben. Es setzt das ein, was Erik Erikson als »Autonome« oder aber als »Scham« und »Minderwertigkeit« bezeichnet hat (Erikson, 1966). In Greifakten wird das Material ausgehoben, oder eine Hand schiebt sich darunter. Dabei kann es sein, dass auf der rückseitigen Handfläche eine ungewohnte Berührung erfahren wird. Solche ersten eigenen, sensorisch-intimen Zu-sich-Berührungen in der eigenen Bewegung werden häufig tabuartig empfunden. Sie sind »geheim«, geschehen »verborgen« usw. Kinder können darin aber auch »Gold« fühlen (Jungen) oder »Edelsteine« (Mädchen). Als »Tabu« erscheint die bipolare eigene Sinnenberührung. Das Erleben ist intim. Die Kamera muss ausgeschaltet werden, der Begleiter muss die Augen schließen – was geschieht, wird mit dem Rücken verdeckt.

HS 4.8.3 Raumbezüge – Feldbezüge – Selbstbezüge

Der Akteur erlebt schon früh mit dem, was er tut, dass er sich einlässt in seinen Raum: von vorne am Rahmen nach oben, nach rechts und nach links. Die »experimentierenden Handlungen« haben alle den einen Selbstzweck, uns in ihnen wahrzunehmen (Gehlen, 1956, S. 3). In sie eingewebt sind sowohl – als Motor gleichsam – der Selbst- und Bedürfnisbezug sowie der Sach- oder Gestaltbezug, in dem wir uns entelechisch verwirklichen und in dem wir uns entwickelnd äußern und verstehen. Zunehmend polen wir uns in unserer Bewegung. Das Tonfeld wird zum Feld für unsere Bewegung sowie für die Gestaltung und Verteilung in unserer Bewegung. Zumeist zur Zeit des Schuleintritts orten wir uns dann in unserer Bewegung, bipolar bewegt zu uns, wie zu dem, was uns in unserem Feld zu uns sinnenhaft begegnet und anspricht.

Bei all dieser zwar mental gerichteten, aber doch unwillkürlichen »virtuellen Power« erweist sich das haptisch handelnde »Ich« noch nicht als das selbst gestaltende, noch nicht als das sich zu sich verstehende Organ, sondern noch als sehr verletzlich, da es über seine haptischen Äußerungen am Tonfeld (noch) nicht frei verfügt – sie geschehen ihm. Seine selbstkongruente »Autonomie« (Erikson, 1966) steht noch auf schwachen Füßen; sie wird sich im Laufe der weiteren Handlungssituationen merklich stabilisieren. Wenn diese Lebenssituation bzw. *Handlungssituation 4*, in der wir uns zu uns wahrnehmen in dem, was wir tun bzw. was durch uns mit uns geschieht, nicht gelingt, werden wir später in unserem Selbstgefühl, in dem wir uns von Anderen her zu uns verstehen, versucht sein, uns einzupanzern bzw. uns selbstisolierend – an wiederum »ohne uns« Geschehende – anzupassen.

Und eines ist ganz gewiss: Unsere Bewegung – hier ja längst verstanden als Lebensgrundmotorik – ist elementar-schöpferisch. Sie lässt Repräsentanzen erscheinen, in denen wir uns nicht nur in unserem Tun und unserer Bewegung wiederfinden können, sondern in deren Gestaltung wir uns auch in unserer Bewegung auf dem Feld erhalten und entfalten können. Die dauerhaften Präsenzen unserer Bewegung – »da« und »da« und »da« – festigen sich zu einer Landschaft. Entsprechend werden aus den Aktionen der Hände ins bzw. im Material Gestaltungen mit eigenen Bedeutungen. Was wir tun und worin wir uns fühlen, wird zur leiblich-sinnenhaften Repräsentanz, in der wir nach und nach uns verstehen. So ist es immer ein Erleben, in dem wir uns zu uns verstehen, wenn die Finger ein Loch stechen, Wasser hineingießen und wenn es bei nochmaligem Hineinstechen spritzt. Solche Entdeckungen von Zweck, Mittel und Erfolg aktionaler Verknüpfungen erweitern sich zu neuem Sinn, wenn da der Einstich als

»Brunnen« erscheint, der Wasser birgt oder trocken ist. In jedem Fall ist das eine wie das andere bedeutsam. Es ist von realsymbolischer Bedeutung – denn der »Brunnen« bin ich in meiner Bewegung –, ob er Wasser hat, ob er es freigibt, ob er es freigeben kann oder ob er es gar nicht hat, weil er versiegt ist, sich verausgabt hat, nicht mehr weiß, wozu er eigentlich da ist etc. Ob dieser »Brunnen« sein Wasser nun endlich bekommt, indem ich es hier und jetzt hineingebe, ist eine Frage an mich und *meine* aktuale Lebendigkeit und Entschlossenheit zur Erfüllung – ja, diese Frage betrifft unsere Vitalität und unsere Selbstannahme. Wir treffen uns selbst in der Frage und der momentanen Antwortmöglichkeit an.

Der Brunnen erscheint bereits als Geste in unserer Bewegung. Die Art des Einstichs zeigt, ob die Bewegung ins Material hineinführt, ob sie einen Zugang schafft zu etwas, was da ist, oder ob sie etwas eröffnet, das durch sie frei werden will. Was als »Einstich« erscheint, ist Resultat und Gestalt unserer Bewegung und macht dann als Gestalt die Bedeutung des »Brunnens« aus. Der »Brunnen« hat seine Bedeutung in uns selbst, wenn unsere Hände ihn etwa als Lebensbrunnen umfassen. Im Feld kann er der Bewässerung dienen. Er kann Wasser bewahren in der »Wüste« usw. Er kann uns dienen als Ort der Belebung und Stärkung. Vielleicht ist sein Wasser zu reinigen, wenn es (wodurch?) »vergiftet« ist.

Fazit: Geste und Bewegung beinhalten entelechische Zielvorgaben und erscheinen nach und nach im haptischen Werden am Tonfeld in sich andeutender und schließlich offenbarer, evidenter Gestalt.

Noch ein Weiteres: Unsere Erfahrungen sind immer auch – variabel freilich – die Erfahrungen Anderer, sonst könnten wir uns in ihnen nicht zu uns verstehen und umgekehrt. Und was ist und wann beginnt Begegnung? Wir fügen uns im haptischen Geschehen ein in einen weltlichen und kollektiven Zusammenhang, das heißt beispielsweise: »Straßen« und »Wege« eröffnen Beziehung. Was dies in den Arbeiten Erwachsener bedeuten kann, mag folgendes Beispiel erahnen lassen:

Beispiel

Eine junge Frau, Ende 20, hatte alle möglichen Exzesse hinter sich. Nach einigen Sitzungen sammelten sich ihre Hände auf dem Feld um einen Berg. Dann begann sie, mit Zeige- und Mittelfinger beider Hände rhythmisch streichend Rillen vom Berg her *zu sich hin* zu ziehen. »Das ist eine Autobahn.« Sie atmete rhythmisch auf und sagte dann: »Ich habe das Gefühl, nicht mehr alleine zu sein.« Das wurde zum Leitsatz.

Handlungssituationen in der Arbeit am Tonfeld sind Lebenssituationen. Ersteres spiegelt Letzteres. Und jeder, jede, der bzw. die dies erlebt, kommt an die Schwelle einer großen, faszinierenden Entdeckung der »symbolisierten Bewegung«, die uns als verborgenes Wissen in unserer Bewegung ausrichtet und aufnimmt und mit uns selbst verbindet. Die Vorlagen dieses »Bewegungswissens« ergeben sich aus den Erfahrungen unserer eigenen Biografie und allgemein-menschlich aus dem kollektiven, archetypischen Erleben zu uns selbst, in dem wir uns zeigen und uns begegnen. Angestrebt und befreiend ist, wie gesagt, nicht analytische Deutung, sondern evidentes Erkennen und Verstehen.

In Kinderarbeiten können dann im »Iglu« auf der Eisfläche »ein Mann«, »eine Frau« und »ein Kind« wohnen, die es »kuschelig« haben. Kinder wie Erwachsene schaffen sich so aber keineswegs eine ideale Welt bzw. eine Traumwelt, sondern erleben sozusagen handfest, leiblich-sinnenhaft die Erfüllung ihrer Bewegung. Ist diese erfüllt, haben sie in ihrer Bewegung Sicherheit und Gewissheit gewonnen gegenüber dem, was da jetzt ist, sowie zu weiterem Aufbruch.

Am Tonfeld orientieren wir uns in der Schöpfung unserer Bewegung. Unsere Wirklichkeit ist aufgebaut und funktioniert nach den gleichen Naturregeln wie unsere natürliche Welt. Sonst wären haptisches Geschehen und sinnenhaft-leibliche Orientierung nicht möglich. Kinder können auch eine eigene Welt oder verborgene Nischen entdecken mit unterirdischen Räumen, die familiären Schutz und Geborgenheit bieten für sich bzw. für Tiere wie Maulwürfe, Mäuse. Wenigstens hier können Kinder tanken und sich in ihrer Bewegung erfüllen. Ganz wichtig: Die Gestaltungen und Welten, denen wir im Tonfeld begegnen und in denen wir uns begegnen, sind keine Als-ob-Wirklichkeiten. Nicht die haptischen Sinne, sondern der luftige Verstand unterscheidet zwischen Gestaltung und Abbild von etwas. Fakt ist aber: Wir finden uns *in* und *zu* ihnen vor. Es geht dem voraus die Gestaltung unserer Bewegung, in der wir uns zu uns bipolar – Ich und Das – verstehen.

Ein weiterer Aspekt: Die »Eisfläche« bedeutet nicht eine erstarrende Berührung. »Kalt« erscheint nicht als Wesensqualität, sondern als äußere Tatsachenwelt; auf einer Eisfläche ist es eben unter anderem »kalt«, aber man kann sich einrichten. Kindern und Erwachsenen begegnet sie sowohl als Örtlichkeit sowie als innere und umgebende Befindlichkeit. Oder: Der »Fels«, auf den wir in unserer Bewegung treffen, erscheint »schroff« oder »steil«. Das fordert uns in unserer Bewegung heraus. Bedeutungen und Reminiszenzen auf ein entsprechendes Erleben bleiben so lange Hintergrundwissen, bis die reale Situation im Tonfeld gelöst ist. Dann kann es einfließen und die aktuale Handlungssituation als Lebenssituation erweitern. Als Wesensqualität hingegen begegnet »kalt« als etwas substanziell in der Bewegung Anrührendes, das gleichsam dingfest wird, und erscheint im Material. Der innere Tatsachenverhalt kommt als äußerer entgegen. Derart erscheinen auch traumatische Erlebnisse als Hemmung zu uns in unserer Bewegung. Wir sind angesprochen, sie aufzuheben im Drang nach uns selbst.

In einem derartigen Tatsachenverhalt erscheinen auch traumatische Ereignisse. Wir können darauf angesprochen werden, sie zu lösen. Wir finden uns und das, was wir antreffen, in einem sensomotorisch-berührenden Zusammenhang. Indem sich derart qualitativ haptisch-berührende Zuordnungen und Bezüge zeigen, stellt sich zugleich in der Bewegung die Aufforderung, den entsprechenden Zugang zu finden. Das traumatische Ereignis erscheint als Unterbrechung und Verhinderung im Fluss der Bewegung und diese Verhinderung ist aufzuheben. Die Unterbrechung – nicht das Trauma selbst – wird zur Handlungssituation. Es erscheint als aktuale Handlungssituation in unserer Bewegung. Die Frage des Begleiters lautet: »Was wollen Sie tun?« Niemals: »Was bedeutet das für Sie?«

Die Tatsachen, zu denen wir uns am Tonfeld aufgefordert fühlen und uns zugemutet sind, sind überwiegend bestimmt von den Verhältnissen, in denen wir uns als Kinder in die Lebenssituation von Eltern, von Vater, von Mutter eingefunden haben. Wir begegnen uns darin räumlich-sinnenhaft im Spiegel unserer Bewegung. Wir sind in unseren Wahrnehmungen nach unseren Erfahrungen geprägt und können uns jetzt darin aufgreifen. Manchmal braucht es da eben einen »Eisbrecher«. Das Tonfeld wird in unserer Bewegung zum »gelebten Raum« (Dürckheim, 1930), in dem wir uns vollziehen und in dem wir uns in und zu unserem Vollzug begegnen. Ich möchte ein Zitat von Dürckheim hier noch einmal wiederholen:

> »Im gelebten Raum ist der Mensch mit seiner ganzen Wesens-, Wert- und Lebenswirklichkeit drin. Räumliche Gegenwart ist sinnenhafte Mannigfaltigkeit in Ganzheiten, deren Sinnzentrum letzten Endes das personale Gesamtselbst ist. Als solche ist sie das, was sie ist, nur als Raum dieses lebendigen Selbstes. Der gelebte Raum ist für das Selbst Medium seiner leibhaftigen Verwirklichung, Gegenform oder Verbreiterung, Bedroher oder Bewahrer, Durchgang oder Bleibe, Fremde oder Heimat, Material, Erfüllungsort und Entfaltungsmöglichkeit, Widerstand und Grenze, Organ und Gegenspieler dieses Selbstes in seiner überdauernden und seiner augenblicklichen Seins- und Lebenswirklichkeit« (ebd., S. 389).

Wir vollziehen uns in ihm zugleich, wie wir ihm darin in unserer Bewegung begegnen. Er erscheint als »Handlungsraum« und als konkreter

»Lebensraum des erlebenden Subjektes« (ebd., S. 396). Was wir antreffen, erscheint in eigenen Sinn- und Sinnenqualitäten. Dürckheim sprach von »Anmutungen«, die uns auffordern als dynamisch überdauernde Strukturen unserer Bewegung. Er schied sie in »Artungsqualitäten«, »Stimmungsqualitäten« und »Stellungsqualitäten« (ebd., S. 441). C. G. Jungs Archetypenlehre gehört ebenfalls hierher.

Handlungssituation 5: Vitale Verselbstständigungen

HS 5.1 Aneignungen des Materials

In den *Handlungssituationen 1* bis *4* richteten wir uns in unserem Tun auf die Entfaltung unserer Bewegung auf der Tonfeldfläche, bzw. zeigten uns in unserer haptischen Wirksamkeit im flächigen Raum des Tonfeldes. Haben wir so unsere Ausbreitung gefunden und das Tonfeld haptisch ausgelotet, steht die vitale Aneignung des Materials an. Der Halt im Feld zu unserem Gleichgewicht (s. o. *HS 3.4* und *3.6.2*) und unsere vitale, haptisch-sensomotorische Entfaltung ins Feld, in der die Greifbarkeit und die vielfältigen haptischen Möglichkeiten entdeckt wurden, richteten sich noch nicht auf die Aneignung des Materials. Dies steht nun an. Das Material zeigt sich dazu in seinem *-bar*-Charakter – von ihm sprachen wir bereits an zwei anderen Stellen (*Kapitel 3.4.8* und *Kapitel 5, HS 3.8.1*) – nicht nur haptisch zugänglich und greifbar, sondern auch widerständig-herausfordernd, was spezifische Bedürfnisse in dieser Situation weckt. Gefragt erleben wir unser Tun jetzt zur vitalen Verselbstständigung und Sättigung, und beides bedeutet und zielt auf Aneignung (des Materials). Diese Bedürfnis-Entdeckungen führen uns zum einen in die Realität unserer Lust- und Machtgefühle und zum anderen – wenn wir uns aufs Aneignen einlassen – in unsere Kraft und unseren Selbststand.

Wir erfahren uns jetzt zugleich herausgefordert zu uns in einem vitalen Mangel. Das Thema Aneignen und Nehmen offenbart – möglicherweise sehr deutlich – biografisch verursachte Hemmungen sowie dadurch erwachsenen Mangel und ebenso folgerichtig eine mehr oder weniger starke Bedürftigkeit. Erfahrungen von Mangel – biografisch bedingt – färben diese Aneignungen qualitativ: Wir zeigen uns erregt in unserer Bewegung, gierig, stockend, unsicher oder aggressiv. Das Material, das wir greifen, und unser Greifen selbst erscheinen in unserer Verhinderung und unserer Gier, vom Material (etwas) zu nehmen: Mangel und Verhinderung werden zum vehementen Handlungsmotiv. Dementsprechend stehen jetzt Aktionen und Erfahrungen an zu nehmen, sinnenhaft einzudringen, zu durchdringen und in Besitz zu nehmen.

Das Setting für unser haptisches Erleben bietet dazu ganz ursprüngliche Möglichkeiten. Niemand verhindert oder verbietet, niemand macht uns Angst oder droht. Die Verhinderungen, auf die wir stoßen und die uns vielleicht blockieren, erscheinen selbst als virtuelle Herausforderungen in der Bipolarität unserer Bewegung. Und so können wir sie in unserem Drang zur Erfüllung und im Drang nach uns selbst angehen. Eine offene Frage geht einzig dahin: Wie können wir uns in unserer Bewegung jetzt wirklich erfüllen, sättigen, verstehen? Bleibt die Bewegungsenergie zur Aneignung wiederum unerfüllt, zeigt sich das in defizienten Phantasmen.

Vier unterschiedliche Aktionsphasen sind es, die jetzt anstehen. Diese sind der oralen, der ödipalen, der phallischen und der analen Entwicklungs- und Bedürfnisphase zuzuordnen, wobei sich »ödipal« und »phallisch« unterscheiden lassen (s. u. *HS 5.1.1–5.1.4*). Sie erscheinen jetzt jedoch nicht als psychosexuelle Entwicklungsphasen im Sinne Freuds, sondern als haptische Entwicklungs- und Bedürfnisphasen, das heißt: Deutlich wird, dass uns die Haptik nicht nur auf das Lustprinzip verweist, sondern zugleich auf das Realitätsprinzip; es geht um konkrete Aneignungen von vitalen, sinnenhaften Möglichkeiten sowie um Erfüllungen unserer Bewegung. Lustbefriedigung und Lustgewinn haben einen durchaus nüchternen, praktischen Zweck. Und umgekehrt: Die »Arbeit« am und im Tonfeld darf Spaß machen und macht es auch; denn es geht um nichts Geringeres als darum, uns zu uns selbst zu erfüllen. Für unsere weitere Entwicklung legen wir ganz neue vitale »Hintergrunderfüllungen« an. Dieser durch Arnold Gehlen in die Anthropogenese eingeführte Begriff bezeichnet den Erfahrungsschatz und das Rüstzeug, das wir in unserer Bewegung für unsere vitale Verselbstständigung anlegen und für anstehende bzw. kommende Herausforderungen als Resilienz-Quelle abrufen können.

Unter der soeben benutzten Qualifizierung »defizient« – ich komme kurz noch einmal auf das Thema Mangel zurück – verstehe ich einen Bruch zwischen dem vitalen Bedürfnis (zu nehmen, einzudringen, zu durchdringen, in Besitz zu nehmen) und der blockierten vital-leiblichen Befriedigung und Erfüllung. Der vitale Impuls wird gehindert und gleichsam »umgebogen« von eigenen (hintergrund-defizitären) Vorstellungen (Phantasmen). Ein solches »Umbiegen« zeigt sich bis in verspannte Physiognomien der Gestik unserer Hände. Der vitale natürliche Anspruch wird abgebremst, zurückgehalten. Er schockgefriert sozusagen, ohne dass wir uns reafferent lebendig zukommen. Damit erfüllt sich auch nicht die Bewegung.

Martin Dornes (* 1950; Soziologe, Psychologe, Psychotherapeut; Forschungsschwerpunkte in den Bereichen Entwicklungspsychologie, Sozialisationstheorie, Familienforschung und Eltern-Kind-Beziehung) führt zur Theorie dieser Phänomenologie aus:

> »Eine mögliche Konsequenz dieser Betrachtungsweise ist, dass das Vorherrschen von Triebbedürfnissen sowohl beim Kind als auch in der analytischen Situation nicht unbedingt eine Bestätigung der Triebtheorie ist, sondern das pathologische Resultat einer Entwicklung sein kann, in welcher der Spielraum für die freie Entfaltung des Selbst zu klein war« (Dornes, 2002, S. 27).

Das kann ich aus vielen haptischen Prozessen am Tonfeld bestätigen. Diesen »Spielraum« können wir in der Arbeit am Tonfeld jedoch umfänglich wiedergewinnen, da wir uns in dem, was wir tun, nicht nur subjektiv als Handelnde erleben, sondern auch objektivieren, uns als Handelnde behandeln und uns (wieder oder endlich) als Regisseur unseres Lebens aufnehmen, erfüllen und verstehen.

HS 5.1.1 Haptisch-orale Aktionen

Das Material, auf das wir stoßen, erscheint *nehmbar* und *greifbar*. Und so treffen wir zu uns selbst an, und zwar jetzt in *Handlungssituation 5* in unserem Verhältnis von Bekommen-Haben und Nehmen. In beidem kann ein Mangel bestehen, niemals aber nur in einem: Wir haben nicht nehmen können, weil wir nicht bekommen haben, und das Bekommen ist an unser Nehmen geknüpft. In der Arbeit am Tonfeld ist das Nehmen ganz und gar mit dem Auch-Bekommen verbunden. Hier im haptischen Dialog erinnert sich allerdings unser Nehmen zunächst – wenn es denn, wie gesagt, lebensgeschichtlich zu unserem Skript gehört hat – an das Nicht-bekommen-Haben. Jetzt und hier kommt es dann primär zu einem – wenn auch vielleicht nicht ganz hemmungsfreien – vitalen Nehmen, bis beides fraglos wird: das Nehmen und das Bekommen.

Noch eine Nuance: Die in dieser *Handlungssituation 5* in unserer »Bewegungsweisheit« verspürten Aufforderung zum »Nehmen« verweist darauf, dass da ein Angebot ist zu nehmen und dass wir nehmen können. Jetzt sind wir gefragt, uns auch zu nehmen; denn jetzt hier am Tonfeld besteht keine Gefahr für uns, wenn wir uns »erdreisten« zu nehmen. Nehmen wir uns allerdings nicht, bleibt das hervordrängende Bedürfnis in unserer Bewegung unerfüllt. Sie und damit wir selbst bleiben unbefriedigt.

Kinder und Erwachsene nehmen sich, wenn es denn wirklich geschieht, indem sie sich mit vitalem Eifer holen. Was sie sich da holen und nehmen, ist ihr Nicht-bekommen-Haben – und sie eignen sich jetzt auf der aktiven Seite ihrer Bipolarität ihr Nehmen-Können an. Was sie dabei bekommen – das Material, das sie mit ihren Händen halten oder zu sich hergeholt und aufgetürmt haben –, ist die spür- und sichtbare Bestätigung dafür, dass sie sich aktiv haben nehmen können – und dass sie bekommen haben. Der Selbstzweck des Nehmens ist also das Nehmen selbst und das Bekommen – und das betrifft, biografisch verortet und verzeitigt, ganz frühe Situationen und Zeiten.

Übrigens: Für dieses elementare Bedürfnis zu nehmen kann das Setting geändert werden: Statt aus dem Tonfeld kann sie oder er aus dem Behälter, in dem der Ton aufbewahrt wird, den Ton nehmen. Der Begleiter kann den Behälter halten, und der bzw. die Nehmende kann die »Beute« dann in das (vom Begleiter zuvor ohne Inhalt bereitgestellte) leere Tonfeld fest eindrücken (dabei wird der Basissinn Tiefensensibilität ausgiebig mobilisiert). Notabene: Mitunter kriecht ein Kind auch fast in den Behälter hinein. Man stelle sich hier etwa einen mittelgroßen Sack mit Blumenerde vor.

Das soeben Beschriebene skizziert eine Vorerfahrung zu Akten der späteren Entwicklung, des späteren Prozessgeschehens am Tonfeld, in denen wir uns für uns etwas nehmen aus etwas, hier aus dem Materialbehälter des Tons oder aus dem Tonfeld selbst. Zum generellen Nehmen-Können kommt dann also noch hinzu: das Nehmen aus etwas. Das, *woraus* wir uns nehmen, erscheint als bzw. thematisiert ein bestimmtes Anderes innerhalb unserer Bedürfnisse; es wird zu einem eigenen Anderen, aus dem wir uns nehmen oder das wir nehmen.

Insbesondere bei älteren Kindern von circa acht bis zwölf Jahren können das Nehmen und das Nehmen aus etwas in Schlachtszenen münden. Mit großem Ernst und ohne Gier (!) wird ein Schwein oder ein anderes Tier geschlachtet, ausgeweidet usw. Hat sich das Kind in seiner Erbarmungslosigkeit erfüllt, was zumeist wenige Sitzungen dauert, so ist wirklich und wirksam ein Ausgleich hergestellt. Wir treffen hier auf das, was als »oral-sadistische Phase oder kannibalistische Phase« (vgl. Abraham, 1999) bekannt ist. Die Zerstückelung des Objekts und das lebendige Erleben, es sich von Grund auf destruktiv anzueignen, bedeutet dessen Einverleibung in die Sinne, und es bedeutet für das Bedürfnis unserer Bewegung Erfüllung und Integration. Wir stellen unseren bipolaren Ausgleich (wieder) her. Bei Erwachsenen kann eine vital-sinnenhafte Aneignung auch über die Haut erfolgen. Was wir vorfinden, wird eingestrichen in die Poren der Haut.

Was geschieht hier? Wir haben uns nicht sättigen können in unserem Nehmen, weil wir uns nicht haben nehmen können, nehmen dürfen! Und hier ist entwicklungsgeschichtlich von ganz natürlichen Maßen des Nehmens und Bekommens am Beginn einer Lebensgeschichte die Rede. Also: Wir haben uns unser Nehmen nicht so aneignen können, dass wir uns darin zu uns zu erfüllen vermochten. Dies kann tatsächlich *jetzt* geschehen. Das Tonmaterial bietet sich uns an. Wir können uns – dem Maß unserer Bewegungsweisheit entsprechend – nehmen, uns in unserem Nehmen sättigen. Das Bestreben, bekommen zu wollen, was ja lebensgeschichtliche (Alltags-) Beziehungen häufig so spannungsreich auflädt – dieses Bestreben können wir hier und jetzt haptisch ausgleichen.

Solches Nehmen kann die gesamte frühe Versorgung und Interaktion betreffen. Wir können unsere Position darin, die Melanie Klein (1886–1960; österr.-brit. Psychoanalytikerin, eine der Pionierinnen der Kinderpsychoanalyse) plastisch als »paranoid-schizoid« bezeichnete, auflösen, indem wir uns aus der »Verfolgung« durch unsere Bedürfnisse retten (vgl. Klein, 1995). Wir haben uns nicht nehmen können; es war uns nicht möglich, uns das Nehmen-Können anzueignen; wir haben uns nicht verselbstständigen und uns damit weder aus der dyadischen Beziehung lösen können noch aus der Bindung an unsere Bedürfnisse. Der Mangel löst sich niemals in Luft auf, sondern mündet im Gegenteil in Permanenz: Wir bekommen nie genug. Kein noch so großes Angebot *von außen* kann diesen Grundmangel je befriedigen. Denn wir müssen *uns selbst bewegend* tätig werden und uns in unseren Möglichkeiten aktiv erfüllen. Das Tonfeld mit seinem Material bietet genau diese Möglichkeit, dass wir uns in unserer Bewegung umfänglich erleben und vollenden können.

HS 5.1.2 Haptisch-phallische Aktionen

Der Widerstand des Materials fordert dazu heraus, ihn zu durchdringen in phallisch-haptischen Aktionen – ein Thema insbesondere bei Kindern am Tonfeld, aber durchaus auch bei Erwachsenen. Sie durchdringen das Feld, brechen es entdeckend auf. Ein Tabu- oder Intimitätserleben stellt sich nicht ein. Das Kind will sogar gesehen werden bei dem, was es da tut. Auch hier hat das Tun seinen eigenen Zweck und Erfolg: Durchdringen bedeutet zugleich ein Sich-Aneignen. Dann bohrt jemand mit einem Finger oder gar der Faust in Feldrichtungen nach oben oder nach links oder rechts, hebt das Material womöglich heraus und trägt es als seinen Besitz durch den Arbeitsraum.

In dem, was da jetzt und so jetzt geschieht, vollziehen sich Freistellungen gegenüber den Eltern zu deren primärem Haben. In diesen vital-aktiven, haptisch-phallischen Aktionen und Freistellungen erleben wir uns in der Entfaltung *unserer* eigenen vitalen Autonomie, in der wir *uns gewiss werden* am »elterlichen« Widerstand – in Gestalt des Tonfeldes und seiner Gegenkraft –, den wir nun durchdringen, erspüren und darin uns frei stellen. Jetzt ist nicht das Nehmen intendiert, sondern das vitale Durchdringen.

Dem *Soll* zu unserer Autonomie steht auch jetzt ein *Ist* gegenüber, und wieder geht es darum, wie wir uns entscheiden und wie wir uns in der Intention unserer Bewegung erfüllen bzw. erfüllen können. Dem Drang und der Chance in unserer Bewegung stehen vielleicht virtuell eine Verhinderung oder ein »elterliches« Verbot gegenüber. Dann würden wir uns vorfinden im Widerstreit von Entscheidungen: Affekte können sich melden, wir brechen ab, wir gehen über zu Ersatzhandlungen oder Ersatzreden, stechen oder schlagen motorisch auf das Gegenüber ein. Oder: Es können sich auch Überforderungsgefühle einmischen, das heißt haptisch: Wir fühlen uns dem Material und seiner Gegenkraft (noch) nicht gewachsen. Nutzen wir zum Durchdringen phallische Hilfsobjekte, treffen wir womöglich auf eine weitere eigene Hilflosigkeit, die zu gebrauchen. Gerade Jungen sind Meister im ungelenken Gebrauch.

Sind – im gleichen oder späteren Setting – auf einmal die Zeit reif und unsere Bewegung ebenbürtig dem Anstehenden, erleben wir mit Freude und Stolz, was wir tun und uns jetzt möglich ist zu tun, sowie das Gelingen unserer Intention, in dem wir uns jetzt kraftvoll zu uns einholen und dabei uns antreffen, das heißt, in dem wir spüren, wie das ist, sagen zu können: Das war, das bin jetzt ich. Wir verstehen uns nun zu uns selbst, menschlich wie individuell, auch bestärkt vom Anerkennen und Verstehen des Begleiters.

Alle spätere Positionierung und alle Durchsetzung fußen auf diesem haptisch-phallischen Erleben, ebenso alle Aktionen, in denen das kompakte Material in Korrespondenz zu unserem Leib durchlässig werden kann. Das Durchdringen wird zum positionierenden Raum- und Leiberleben, in dem wir uns zu uns verstehen und sinnenhaft-vital erleben.

HS 5.1.3 Haptisch-ödipale Aktionen

Die empfangsbereite Materialvorlage (Ton im Feld) und unsere Berührung dieses Materials erscheinen jetzt in Korrespondenz zu eigenen Tendenzen und Bedürfnissen. Aus dem intentional richtungsbestimmten und offenen Durchdringen wird ein Einstechen oder Eindringen, in dem wir uns bipolar zu »etwas« und zu uns selbst erwarten und zukommen. Wozu wir uns erwarten, ist eingebunden als eigenes und fremdes Motiv in die Bewegung. Die Fremdwahrnehmung des Materials erscheint auch hier als Selbstwahrnehmung und umgekehrt, jedoch mit einer entscheidenden Erweiterung: Unser Lustempfinden erfüllt und sättigt sich nicht mehr nur in sensomotorischen Sinnesempfindungen und Sinnenerleben. Vielmehr erleben wir uns zu einem uns ergänzend Anderen in unserer Bewegung. Dieses Andere wiederum erscheint bipolar, es macht uns einerseits als ein Anderes aus und gehört zudem wesenhaft zu uns. Das Feld des primären Narzissmus, in dem wir uns zu uns mit unserem Umfeld in gegenseitigen gleichgewichtigen oder ungleichgewichtigen Austauschprozessen befinden, bricht auf.

Aus dem – noch objektgebundenen – gerichteten Durchdringen des Materials und dem Entdecken des eigenen vitalen Vermögens wird jetzt ein gezieltes Eindringen und ein Einholen in sinnenhaft-vitalen Bedürfnissen. Das Material ist nun nicht mehr bloß die -bare Entsprechung in unserer Bewegung, sondern weckt in unserer Bewegung qualitativ als Gegenüber ödipale Sinnen- und Handlungsbedürfnisse. Also nicht das Material präsentiert sich ödipal – das ist ein folgenschwerer Irrtum –, sondern unsere Bewegung bzw. unsere Beziehung. Diese beiden sind es, die das Material dann so erscheinen lassen, dass wir es uns ödipal aneignen können. Wäre dem nicht so, könnten wir uns nicht vital verselbstständigen. Das gilt sowohl in den Arbeiten Jugendlicher wie auch Erwachsener. Hier können sich sexuelle Fantasien einstellen, die aus der real-haptischen Sinnenberührung in der Bewegung herausführen. Der Hinweis des Begleiters, mehr Material zu nehmen, lässt zumeist aus diesen Fantasien (wieder) vitale Verselbstständigungen werden. Oft haben diese Fantasien ihren Grund in unerfüllten ödipalen Bedürfnissen. Wir treffen uns vielleicht auch hier am Tonfeld wieder in unerfüllt gebliebenen Bedürfnissen unserer Bewegung, und wieder treffen wir im Drang nach Erfüllung in unserer Bewegung vielleicht auf eigene Verhinderungen. Angezeigt ist, wie gesagt, die sinnenhaft-vitale Verselbstständigung. Sie schließt in Kinderarbeiten ein die geschlechtliche Präsenz als Mädchen bzw. Junge.

Was nun ansteht und im Tonfeld geschehen kann, zeigt sich konkret beispielsweise so: Jemand höhlt Innenräume aus, erweitert »Lochhöhlungen«, dabei findet er oder sie einen Schatz. Bei Jungen ist dies, wie schon einmal erwähnt, meist »Gold«, bei Mädchen sind es »Edelsteine«. Mit dem »Fund« findet eine Ablösung aus intimen Tabu-Orten statt: Das Geschehen ist öffentlich. Kinder wollen sich zeigen in dem, was sie tun oder getan haben, und wollen sich darin sozusagen vor sich selbst aufwerten. Dies ist gemeint, wenn sie die »Lochhöhle« wieder verschließen, wenn sie ihren »Schatz« wieder verbergen – hier geschieht Aneignen, und zwar von »dem« und von »sich selbst«. Manche empfinden das sogar als ein Aufheben in einem »Schatzkästchen«.

Für den Entwicklungsprozess ist noch etwas wichtig. Kinder beginnen, sich in ihrem ödipalen Lusterleben in der eigenen Bewegung zu sich zu erleben. Damit entdecken sie sich in ihrer ganz eigenen Identität. Sie fangen an, sich entsprechend aus Normen herauszustellen. Mädchen und Jungen können sich dazu mit Material einschlämmen. Der Junge wird, wie schon in anderen Zusammenhängen ausgeführt, zum »Schlammmonster«, das Mädchen zur »Schlammhexe«.

HS 5.1.4 Haptisch-anale Aktionen

Das Zu-Uns, wenn es sich nun stabilisiert, weckt das Bedürfnis, »unser« Material nicht nur als Ziel unserer leiblich-vitalen Bedürfnisse bzw. unseres Mangelausgleichs aufzunehmen, sondern es uns voll anzueignen. Im Bedürfnis nach dem »Haben« und dem »Verfügen-Können« des Materials treffen wir uns an zu »haptisch-analen Aktionen«. Das Material ist sowohl Bedürfnis- als auch Beziehungsstoff, in dem wir uns ausdrücken und finden, in dem wir uns äußern und unsere Welt gewinnen: Da ist es ein großer Entwicklungsschritt, wenn wir uns seiner total bemächtigen und uns mit ihm ausbreiten. Kinder bringen dazu alles Material zusammen, füllen es in den Wassertopf, der neben dem Tonfeld steht, und entdecken, wie toll das ist, ihn in Besitz zu nehmen. Es folgen vehemente lustvolle Einbohrungen mit einzelnen Fingern, bis Hände und Finger das Ganze mit viel Wasser durchkneten. Solches ausgiebige Durchgreifen meint: Die orale Aggression, bei der die Zähne ihr Material zerkleinern, kommt an ihr Ziel. Hier sind Zähne nun die Hände. Da wird natürlich das Material kräftig durch die Finger gepresst, sodass es tüchtig knatscht und »unanständige« Geräusche hören lässt. Auf solche vitalen Aneignungen folgt als Nächstes das Verbreiten bzw. Besetzen: Wir markieren den Raum als unseren eigenen Raum, beispielsweise durch eine Abfolge von Handabdrücken. Oder: Kinder »putzen« den Tisch, indem sie ihn mit Ton einreiben.

Kurz zusammengefasst: Die haptisch-anale Aneignung kennt drei große Themenkreise: die haptisch-aggressiv-lustvolle Aneignung und Durchdringung des Materials, das sich aneignende In-Besitz-Nehmen des Materials und drittens die in Besitz nehmende Ausbreitung bzw. Konstanzsicherung im Raum.

HS 5.2 Aktionselemente in der Haptik

HS 5.2.1 Das Abstoßen zu sich

Ganz neue Bewegungsimpulse melden sich: Wir brechen nicht nur selbst auf in das Feld, sondern wir brechen das Feld auf. Wir geben dazu nicht nur einen Standpunkt auf, um einen anderen zu gewinnen, sondern wir geben auch die bisherige Orientierung auf. Dazu brauchen wir jetzt vitale Sicherheit und Vertrauen in unsere Bewegung, um uns im Feld auf einen anderen Stand und Grund zu verlassen, um uns zu uns zu überschreiten, das heißt, um (über unsere bisherige, mehr oder weniger passive Werdegeschichte hinaus) aktiv bei uns selbst anzukommen: Wenn wir das Feld durchdringen, durchdringen wir uns selbst – und stellen uns frei *zu uns selbst*, das meint zu uns als diese »Person«. Durchdringen zeigt sich in der haptischen Gestaltsprache auch als Aggression und Destruktion, bildlich gesprochen: Altbauten werden eingerissen, um neuen, ganz und gar unsrigen Platz und Raum zu geben. So erwacht die Identität mit uns.

Dieses überschreitende Zu-Uns bedeutet Wandlung und damit Zerstörung im Sinne von »etwas darf und muss sterben«, aber auch Aneignung und Umwandlung von dem, worin wir uns vorgefunden haben. Unter dem Aspekt Aneignung (= Erostrieb) und Zerstörung (= Todesstrieb) hat Sigmund Freud, wie Erich Fromm (1979) zeigte, zwei gegenläufige Bewegungsmotivationen und Antriebe benannt. Sie bestimmen die Haptik: Wir erhalten mittels dieser vitalen Bewegungskräfte eine tiefe Einsicht in das, was Menschsein in der Weise der Individuation ausmacht. Das Tonfeld erscheint nun nicht mehr nur in sensorisch-qualitativ-leiblichen Qualitäten in Bezug auf unsere Bewegung und unsere Orientierung im Feld. Es erscheint nicht mehr nur als ein Ort unserer Bewegung, sondern als ein Ort der Gestaltung; es wird zum Ort unseres eigenen Vollzugs und des Vollzuges unserer ureigenen, »eins-samen« Geschichte. Dieses schöpferische, elementare Zu-Sich verlangt ein Abstoßen vom Anderen und ein Feststellen zu sich in *seiner* Realität.

Es war Donald W. Winnicott, der eine solche Auseinandersetzung dem Realitätsprinzip zuordnete: »Meine These besagt, dass Destruktion ihre Rolle bei der Entstehung der Realität spielt, indem sie das Objekt außerhalb des Selbst ansiedelt. Damit das geschehen kann, sind günstige Voraussetzungen erforderlich« (Winnicott, 1995, S. 106). Letztere sind im Prozess am Tonfeld die Sicherheit und der Halt des Settings. Zugleich wird damit das Objekt eingebunden in unsere Geschichte. Wir erschaffen hier und jetzt unsere Geschichte. Und wir erschaffen durch sie die Identität mit uns selbst.

HS 5.2.2 Wiederholungen, affektive Einbrüche und Verzerrungen

Die Haptik hat in der Arbeit am Tonfeld ein Ziel: Sie mutet uns zu, dass wir zu uns finden. Dabei ist sie sehr hartnäckig, klar, andauernd und geduldig. Aus der drängenden entelechischen Bewegung zu uns können wir nicht aussteigen! Aber – und das war an anderen Stellen bereits die Beobachtung – wir können auch jetzt in Abbrüchen, Wiederholungen und Unerfülltheiten stecken bleiben. Es kann zu plötzlichen Abbrüchen in unserer Bewegung kommen, oder zu Sinnverzerrungen oder affektiven Einbrüchen, in denen sich der Realbezug und die Kontinuität des Geschehens auf Wiederholungen beschränken. Das, was aktuell ansteht, fordert Ablösungen aus alten inneren oder äußeren Bindungen. Unsere Bewegungsweisheit konfrontiert uns einerseits mit unserer Biografie, mit ihren lebensgeschichtlichen Bedingungen und Bedürfnissen und andererseits mit dem entelechischen Drang zu uns sowie zum Ausgleich mit uns, zum Ankommen bei uns, jenseits von Biografie. Sie stellt uns in die Entscheidung und Freiheit eines Ist und eines Solls.

Wie gesagt: Wir können aus diesem Gefüge affektiv ausbrechen, haben dann allerdings nichts zu uns bewirkt. Es kann sein, dass plötzlich unsere Handlungskontinuität Einbrüche erfährt. »Geheime«, faszinierende Bedeutsamkeiten zeigen sich, die den Akteur in seinem Tun ganz in Beschlag nehmen. Sogar seine Sprache kann sich verändern, indem sie plötzlich in einen Flüsterton oder in Kleinkindsprache fällt. Deren Intonation kann Rollen und Internalisierungen annehmen, als spräche auf einmal jemand Anderer. Dies alles kommt bei Kindern und auch bei Erwachsenen vor. Oder im Feld ergeben sich willkürliche Zusammenhänge: Wie selbstverständlich kommt des Nachts ein »Elefant mit Regenschirm« ins Zimmer. Eine Blumenblüte birgt eine giftige Schlange. Ein Elefantenrüssel taucht ohne Motiv in den zuvor angelegten Brunnen. Und all das erscheint wie selbstverständlich.

Was tun? Distanz sowie behutsame Selbstreflexion im Wahrnehmungsvorgang sind angesagt, angeregt durch den Begleiter. Er befragt das Geschehen auf seine Sinnwertigkeit hin: »Was macht denn die Schlange in der Blume?« Damit erhält die Situation nochmals eine Öffnung. Der haptische Selbstdialog kann nochmals neu einsetzen, mit geschlossenen Augen, Hände und Finger erspüren, was da ist im Feld, und horchen gleichsam hinein, und der Begleiter fügt hinzu: »Geben Sie einfach jedem Impuls nach!«

HS 5.3 Die Anlage von Symmetrien und Aufbruch

HS 5.3.1 Entscheidungen zu Aggression und Erhalt

Beispiel 1
Ein Mädchen, etwa sechsjährig, hatte einen großen Teich angelegt, und in dem Teich schwammen »Fische«, große und kleine. Die großen fraßen die kleinen. Das sollte nicht sein. Und so baute es durch den Teich »eine Mauer«. Auf der einen Seite waren jetzt die kleinen Fische, auf der anderen die großen. – Jetzt hielt es inne. Die großen hatten nichts zu fressen. Nach kurzer Überlegung baute es an den Rand einen »Futterständer«. Er enthielt Futter für große Fische und anderes Futter für kleine. Damit war das Problem gelöst.

HS 5.3.2 Das Böse kommt in die Welt

Beispiel 2
Lisa hatte im Tonfeld eine Art Paradiesgärtchen geformt, ausgehend von einem Quadrat mit Zugängen. In die Mitte stellte sie einen Hasen. Als sie sich den Hasen anschaute, gefiel ihr eines seiner Ohren nicht. Dieses Ohr sollte erneuert werden. Dazu aber musste Lisa das Ohr abreißen und erneuern. Das konnte sie aber nicht. Guter Rat war teuer. Dann hatte das Mädchen auf einmal eine Idee. Oben links im Feld war ein Gebirge. Da wohnte »eine Hexe«. Die konnte das Ohr des Hasen erneuern. Mit der Hexe gelang das Werk. Nur stand Lisa vor einem neuen Problem. Was sollte jetzt mit der Hexe geschehen? Auch hier hatte sie eine Lösung: Sie wurde vergraben unter der Schwelle eines Zugangs; denn in das Gärtchen hinein sollte sie nun doch nicht.

HS 5.3.3 Die große Destruktion

Beispiel 3
Niko, sieben Jahre, zeichnete bzw. baute teils als Ritzbild, teils dreidimensional mit unendlich viel Sorgsamkeit ein Haus in der Mitte des Tonfeldes – dazu noch einen Garten und Blumenkäs-

ten, einen Zaun und einen Weg. Oben rechts war eine Sonne. Alles erschien sehr gerade und fein. Gegen Ende der Sitzung kam dann noch eine »Regenrinne« hinzu und die führte in ein Loch in der Erde. Das Loch bekam etwas Wasser – und nun gab es kein großes Halten mehr: Zuerst verschwand ein Finger des Jungen in dem Loch, während er ob der Anstrengung in eine Gestik verfiel, die Gesehenwerden und Anerkennung einforderte. Da nichts Negatives vom Begleiter kam, brach Niko jetzt alles auf: Der Garten wurde zu einer schlammigen Grube. Das Häuschen verschwand darin nach kurzem, aufblickendem Bedenken. Wie ein Demiurg schuf er das Chaos einer – seiner – neuen Welt.

In allen drei Beispielen galt es, gegen alles Normative, bis hin in die Natur, die eigene Lebensidentität in Szene zu setzen. Die beiden letzten Beispiele zeigen als Voraussetzungen zur haptischen Aggression und haptischen Destruktion den Halt in Symmetrien. Symmetrien können auch angelegt werden in Reihungen. Dazu füllen Erwachsene vielleicht das ganze Tonfeld mit immer gleichen Kugeln.

Die Haptik, unser vitaler Beziehungssinn, lebt von Aggression und Destruktion. Sie ist alles andere als friedfertig: Da geht es um Stechen, Bohren, Nehmen, Ergreifen, Eindringen, Auseinandersetzen – und in allem geht es um uns und um den natürlichen Lebensdrang nach Entfaltung. Selbst wenn die Hände streichen und ihr Gegenüber innig berühren, geht es nach einer Weile um seine destruktive Aneignung, das heißt: Etwas ist aufzugeben, weil es nicht (mehr) zutreffend ist; etwas ist neu zu gestalten, weil alte Formen nicht mehr passen. Gefragt ist jetzt die eigene Entsprechung und Übereinstimmung mit uns selbst und mit dem, was uns begegnet.

Auch diesem unseren befreienden, wesensimmanenten »Soll« können in dieser Handlungssituation mächtige Bewegungsphantasmen entgegenstehen, beispielsweise: Schon ein Kind – es fürchtet ja nichts so sehr wie Liebesentzug – fängt an, sich anzupassen und seine vitale Lebendigkeit »normkonform« zu verstecken. Nicht selten dauert es biografisch einige Jahre, oft viele Jahre, bis wir anfangen, zu uns selbst in unseren ureigenen Lebensimpulsen (wieder) aufzuwachen und aufzubrechen, uns sozusagen wirklich zu bewegen. Bewegung bedeutet: Aufbruch – und der uns zustehende Selbsterhalt, das heißt, die uns zukommende Selbstgewinnung fordert selbstkongruente Verwirklichung, und dies bedeutet in der Regel: Wandlung, Überwindung innerer und äußerer Widerstände, und daher »Aggression« und »Destruktion«.

Haptische Vitalität erscheint als Gestaltungskraft zu uns, in der wir uns in all unseren (wiederum inneren und äußeren) Bezügen »in die Hand nehmen«, uns zu uns erleben, uns wie eine Raupe entpuppen – und noch ein Bild: uns selbst in unser Leben gebären. Resultat ist nicht eine neue Eigenschaft, sondern ein qualitativ stark energetischer Selbsterhalt (Selbstgewinn) und ein neuer, passender Bezugszusammenhang. Daniel N. Stern (1934–2012; US-amerik. Säuglingsforscher und Psychoanalytiker) sprach von »Vitalitätsformen«, die ihren Ausdruck und ihre Dynamik haben aufgrund unserer aufbrechenden Bewegung: »Diese Dynamik ist Energie, Kraft in Bewegung, Leistung. Dynamik ist aber auch die im Prozess befindliche Umwandlung« (Stern, 2011, S. 16). Letztere ist »Teil unserer episodischen Erinnerungen« (ebd., S. 22), die in der Berührung des Tonfeldes und seines Materials als Erlebnisse oder als Bildgestaltungen in uns aufsteigen, sozusagen unsere Bewegung und Hände füllen und dann sichtbar werden im Feld. Was wir darin gestisch und formend einfangen, bewegt uns, ist Gestalt unserer Bewegung – anders gesagt: Von dem sind *wir* bewegt und in dem äußern wir *uns*, in hier und jetzt selbstkongruenter Gestalt.

In unseren Aus- und Aufbruchbewegungen erleben wir uns in der Welt unserer Vitalnatur. Da können symbolisch Tiere erscheinen, und in ersten sensomotorischen Aktionen am Tonfeld mimen die Greifgeräusche Laute wilder Tiere, die dann aber schlafen gehen. Später sind die Flüsse bevölkert von Haien, Piranhas, Krokodilen etc. Wohl in Entsprechung zur schnappenden Hand erscheint das Krokodil als bevorzugte Aggressionsgestalt. All diese Tiere sind übrigens zunächst Wassertiere. In ihnen manifestiert sich unser vitaler Grund. Später übernehmen sie Funktionen, sie verteidigen, schützen, wehren ab etc. Ein starker Fisch kann zum Leittier werden, an den wir uns halten können. Wenn Landtiere auftreten, betrifft dies unsere Ausbreitung auf dem Feld. Im »Wolf« bietet sich auf dem Feld Orientierung an, der »kranke Hund« kann gepflegt werden usw.

Bildgruppe E:
Eigenwahrnehmung – Eigenbestimmung

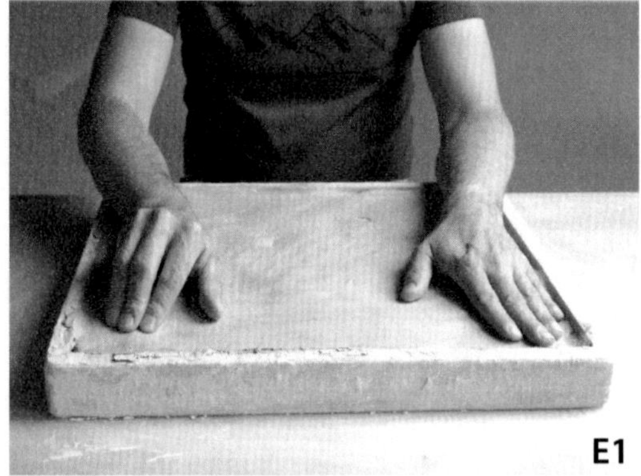

E1 *Impuls, mir zu nehmen (rechte Hand) – Halt und Vergewisserung (linke Hand)*

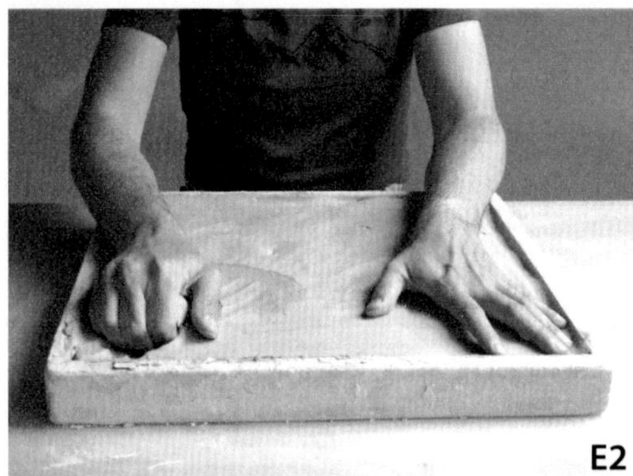

E2 *Bedürfnis nach Nehmen und Halt*

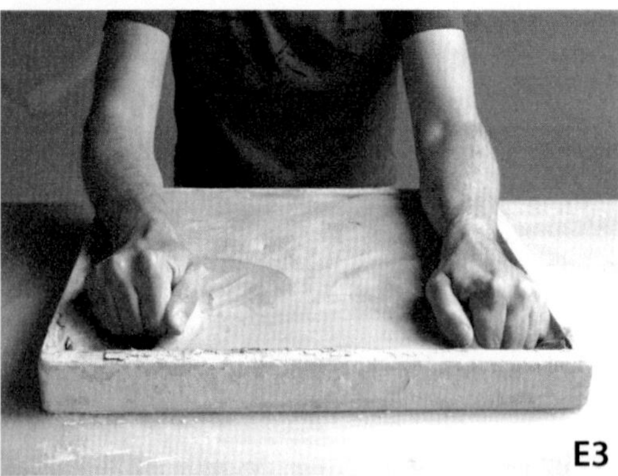

E3 *Bedürfnis nach gleichgewichtigem festen Halt*

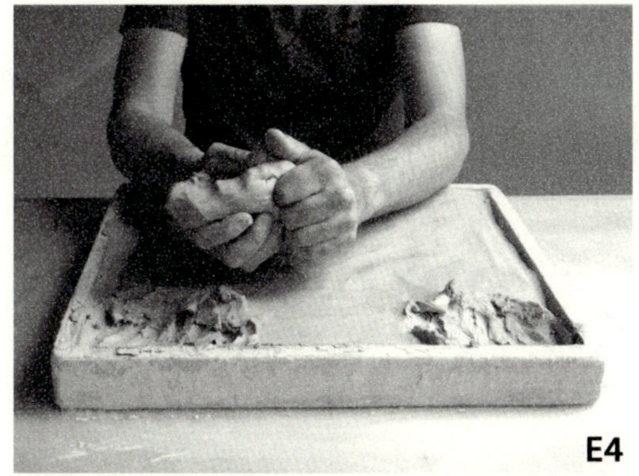

E4 *Das Genommene erscheint fremd*

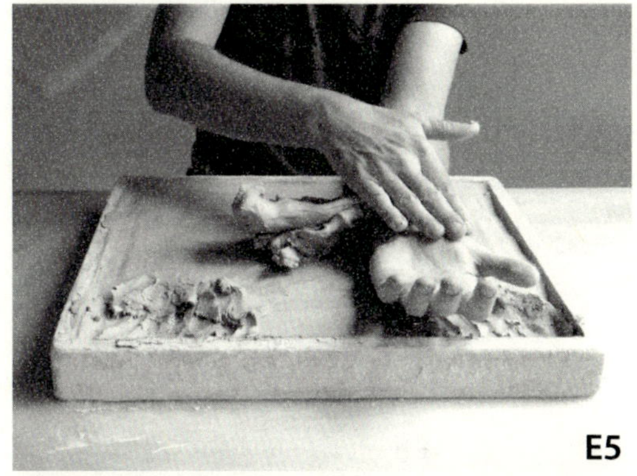

E5 *Bedürfnis nach Eigenwahrnehmung in der Druckberührung (links)*

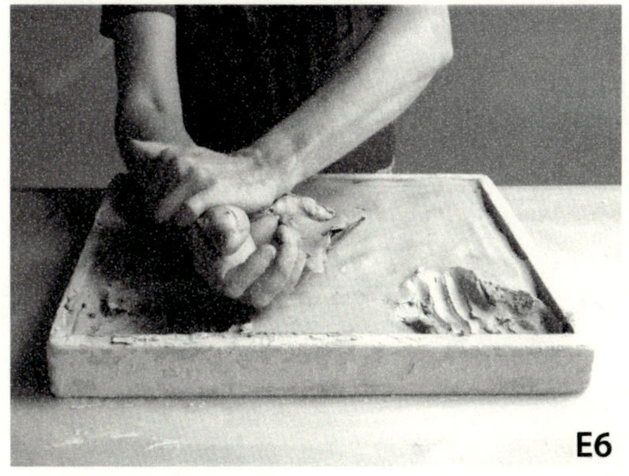

E6 *Bedürfnis nach Eigenwahrnehmung in der Druckberührung (rechts)*

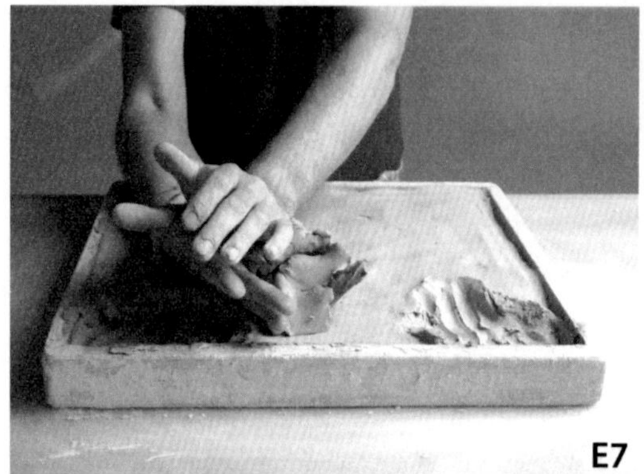

E7 *Gegenseitige Eigen- und Fremdwahrnehmung*

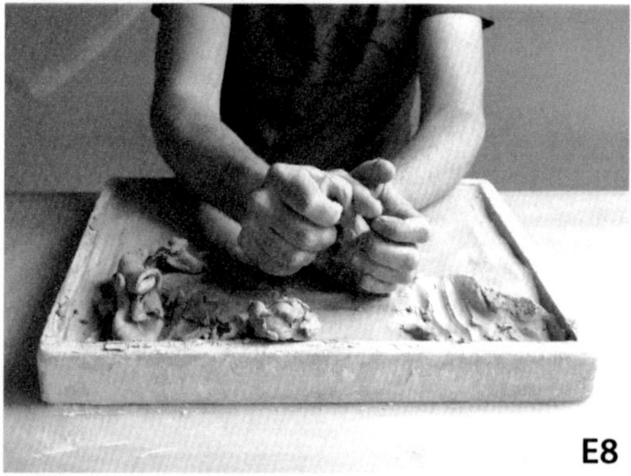

E8 *Vitale Destruktion und Eigenberührung*

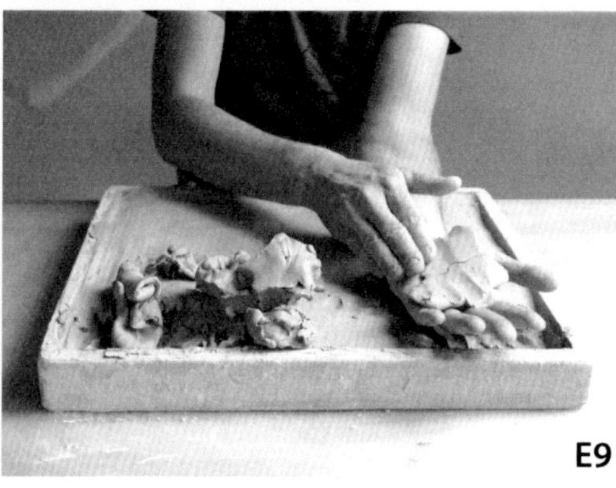

E9 *Belebung der Innenhand*

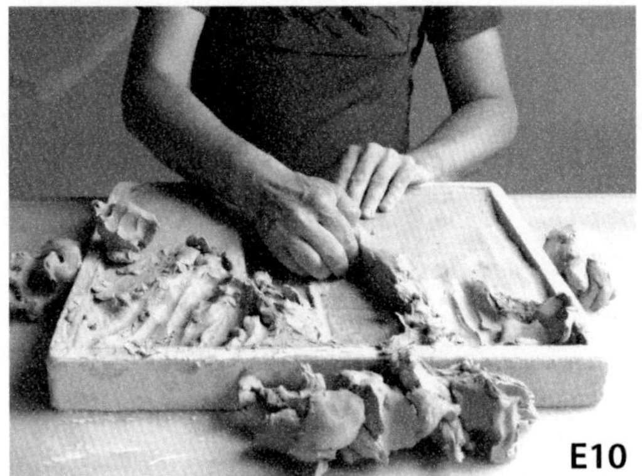

E10 *Eigene vitale Bestimmung*

HS 5.4 Dienstfunktionen haptischer Aggression und Destruktion

Haptische Aggression und Destruktion sind vitale Lebensbedürfnisse. Sie stellen sich ein, wenn wir uns leiblich-vital zu uns sättigen müssen und wenn wir uns in dem, worin wir uns zu uns begegnen, nicht genügen. Sie stehen also im Dienst unseres Ausgleichs und unserer Verwirklichung, und wir gewinnen in ihnen unsere Position. – Folgende Dienstfunktionen seien genannt:

(1.) *Wenn wir uns zurückgehalten oder blockiert fühlen in der Umsetzung unseres vehementen Bewegungsdranges:* Dann gilt es, den Stau aufzulösen und eine geeignete Polung für unsere Bewegung zu finden. – Das kann geschehen, wenn vom Begleiter entsprechend zu den Forderungen der jeweiligen Handlungssituation eine Handlungsaktion angeboten wird, in der wir die negativen Bewegungsphantasmen, wie sie M. Palágyi nennt, die uns ihnen passiv-folgend sein lassen, aktiv beiseite lassen können. Wenn das Feld zum Beispiel »nicht erlaubt«, dass wir uns gestalten, kann sich hierfür zur eigenen Positionierung der Raum vor oder neben dem Tonfeld auf dem Tisch anbieten. Eine geeignete Polung zum vitalen Umgang kann auch das »kritische Detail« in der Gestaltung sein, das uns zu uns anspricht: Eine Bergkuppe etwa, die wir umfassen, kann den Impuls freisetzten, sie aufzubrechen und zu öffnen, sodass sie uns freigibt in unserer Bewegung. Ein Stück Ton, das wir beiseitelegen, kann Bedeutung bekommen und veranlassen, dass wir uns wieder in das Feld einbringen können. Der Bewegungsvollzug wird sich dann leiblich-aktiv neu verlagern und ausleben.

(2.) *Wenn wir uns leiblich-vital nicht einbringen können, weil uns der innere bzw. äußere Halt fehlt:* Dann gilt es, Sicherungen und Verlässlichkeiten zu schaffen, damit wir den Sprung riskieren und aus alten Befindlichkeiten heraustreten können. Der Begleiter kann für unseren Halt im Spannungs-Erlebnisfeld zwischen uns und unserem Gegenüber darauf verweisen, den Rahmen des Tonfeldes mit seinen vier Ecken intensiv zu umgreifen, abzuspüren. Rahmen und Ecken fühlen sich hart und kantig an – o. k., die sind, wie sie sind, und wir fühlen sie so oder so; und mit diesem Fühlen und Ertasten spüren wir nach und nach ein zuvor mangelndes und nun lebendiger werdendes *Selbstgefühl.* Die Gewissheit dieses Kontaktes mit dem Feld da vor uns sowie die Gewissheit unseres Tastens und Erlebens bilden einerseits allmählich bipolaren Halt, und zwar bei uns selbst und am Feld-Gegenüber, inspirieren dabei andererseits die zuvor gebremste Bewegungsdynamik und münden sodann organisch in unseren wieder angereicherten Bewegungsdrang und in die Selbstgestaltung.

(3.) *Wenn wir uns nicht zukommen in dem, was wir tun:* Dann schlägt jemand etwa auf das Tonfeld als ein Gegenüber ein, ohne sich selbst vital-sinnenhaft wahrzunehmen und zu begegnen. – Was hier mangelt, ist das passende Gegenüber, von dem her wir zwischenmenschlich-interaktiv Begegnung und Vermittlung erfahren können. Der Begleiter gibt – dem monologisch-efferenten Impulsgeschehen gleichsam widersprechend – den Hinweis, doch »ganz viel« Material zu nehmen und durchzuwirken. Als Gegenüber nimmt dann das Material möglicherweise sogar physiognomische Züge an, die uns reafferent zu Aktionen einladen, in denen wir uns zu uns verstehen können. So kann das Gegenüber als positive Vatergestalt reafferent Halt bieten oder als negative Gestalt zur Auseinandersetzung herausfordern, je nachdem, welcher Impuls sich in unserer Bewegung aufgebaut hat. Es verweist uns – so oder so – auf jeden Fall darauf, unsere Position im Feld – auch aggressiv oder destruktiv – zu unserem Zwecke wahrzunehmen.

(4.) *Wenn wir das Empfinden haben, leer zurückzubleiben:* Wir haben das Feld ausgeräumt; doch um nun selbst darin aufzutreten und zu verstehen, fehlt es uns an Hintergrunderfüllungen zur vollen vitalen Selbstständigkeit: Das Feld, das wir uns bereitet haben, können wir nicht als das Unsrige einnehmen. Dies kann zwei Ursachen haben. Die erste betrifft die mangelnde Anlage einer Reafferenzkopie (vgl. *Kapitel 3.2.3 [1]*): Wir haben das Material zwar herausgelegt, doch ohne uns in diesen Akten zu uns selbst zu fühlen und uns vital zuzukommen. Wir haben uns gleichsam zu uns aus unserem Tun und aus dem Material nichts nehmen können. Das Widerstandserlebnis, das nach den Worten Max Schelers »die Wurzel alles Habens von ›Realität‹, von Wirklichkeit ist« – hier der eigenen –, wurde übergangen (Scheler, 1974, S. 136). Es besteht der Impuls, das Material wieder ins Tonfeld hereinzunehmen, um dieses Mal zu nehmen, was wir für uns brauchen. – Die zweite Ursache betrifft die Übernahme von uns selbst in dem, was wir getan haben. Wir sollten in der Reafferenz unserer Bewegung zu uns stehen; was wir aber tun, ist ein Wieder-Hineinnehmen des Materials und ein sorgsames Auskleiden der Fläche. Wir machen uns selbst unsichtbar oder nicht geschehend. Um ohne Erschrecken oder Leergefühl dazu stehen zu können, dass wir im Drang nach uns selbst vehement und aggressiv-vital das Feld aufgeteilt oder ausgeräumt haben, um *selbst* darin aufzutreten, fehlt es uns womöglich an vitalem Eigenbewusstsein, einer Sicherheit zu uns selbst. Dies sollten wir in den Jahren unserer Kindheit schon im schlichten Nehmen – natürlicherweise – angelegt haben.

(5.) *Wenn wir aufgrund von traumatischen Erlebnissen im Zu-Uns bzw. im Zum-Anderen blockiert und verhindert sind:* Dann geht es zuerst darum, uns zu positionieren in der leiblich-gleichgewichtigen Eigenwahrnehmung. Dies geschieht über den leiblichen innersensomotorischen Bewegungsaufbau in der Fortsetzung und der Aufnahme von Druck und Gegendruck der Arme zum Tonfeld und umgekehrt (grundlegendes Erleben, Faszien und Skelettaufbau). – Sodann geht es darum, einen eigenen Stand zu bekommen gegenüber dem, was uns vom Tonfeld her entgegenkommt und uns in unserer Bewegung blockiert. Dazu müssen wir uns freistellen zu dem, was uns bipolar, aktiv wie passiv, bewegt. Wir müssen also (wieder) zu unserer eigenen Mitte und zur Beweglichkeit in ihr im Gegenüber zu uns und dem Tonfeld kommen. Dies kann über einen rituellen Umgang geschehen: Das Tonfeld wird umfahren, besonders markiert, ausgewaschen usw. – Schließlich zeigen sich traumatische Blockaden in Wiederholungen, seien es Abbrüche im Zuge der Bewegung, seien es Verzerrungen in der Gestaltung. Gefragt ist (wieder) eine mentale, in der eigenen Realität gegründete Position gegenüber dem, was aktual geschieht. Haben wir diese Position, werden wir im befreiten Gegen vielleicht vehement haptisch-aggressiv und -destruktiv unsere Stellung in dem Feld einnehmen.

Folgende Frage stellt sich in alledem: Welche Sicherheit und welche Gewissheit müssten wir uns erwerben, damit wir uns haptisch-aggressiv und -destruktiv auf das Tonfeld bzw. auf das, was uns von unserer bisherigen Gestaltung nicht genügt, einlassen können? Die beiden folgenden Arbeiten mit Kindern zeigen dies deutlich.

Beispiel 1

Max, ein siebenjähriger Junge, hatte Schwierigkeiten im Sozialkontakt. Er hatte ein recht geringes Selbstwertgefühl. Auffallend war seine Dyspraxie. Wenn er sich mit alltäglichen Handlungen und Fertigkeiten konfrontiert sah, gab er schnell auf. Er konnte beispielsweise keine Schuhe zubinden, nur mühsam einen Knopf schließen usw. Auch konnte er nicht Fahrrad fahren.

Es dauerte eine Weile, bis Max genügend Vertrauen hatte, ohne seine gewohnte Begleitperson mit mir alleine zu sein. Versteckspiele brachten Sicherheit. Am Tonfeld dann ergriff er das Material nur mit spitzen Fingern oder drückte es nur zaghaft. Seine Bewegungen waren ansonsten hastig und unkontrolliert. Über meine Rückmeldungen gewann er etwas Halt. Auffallend war, dass er das, was er im Tonfeld tat, im Raum spielte. So versteckte er ein Stück Ton unter einer Tonplatte. Dann stand er auf und versteckte sich in einem Kartonhaus, das im Raum stand. Dazu rief er für das Tonstück und dann für sich laut: »Hilfe, ich will hier raus!« Er spielte seine selbst erlittenen Situationen aus.

Dann geschah etwas Merkwürdiges: Max lies ein »Papierschiff« im Wasserbecken schwimmen. Er wollte feststellen, ob es sich »ergibt« (ob es untergeht). Immer wieder ließ er das Schiff unter den Wasserstrahl fahren. In den folgenden Stunden wurde aus dem Papier eine »Tonmaus«. Und diese Tonmaus starb nun alle erdenklichen Tode. Die Maus zerfiel, wurde durch den Abfluss gedrückt usw., bis sie wirklich tot war. Während die Maus im heißen Wasser starb, spielte Max Restaurant. Er bot Flüssigkeiten an in bunten Gläsern. Er fing an, im Tonfeld eine Höhle zu bauen. Wusste er nicht weiter, schaute er, ob die Maus schon »gestorben« war. Schließlich strich er mit goldener Farbe die »Maus« an. Wieder wanderte sie durch den Ausguss. – Aber dann entdeckte Max ein Stückchen Ton, das golden war: »Die Maus hat überlebt!« Die Maus starb noch eine Weile, als sei es ein gewohntes Ritual. Dann setzte er sie in eine Schüssel und trocknete sie ab. »Endlich atmet sie wieder.« Eine zweite Maus entstand, und für beide wurde dann ein Haus gebaut.

In der Folge agierte Max selbstständig in dem Tonfeld. Er gestaltete einen See, in den er mit der ganzen Hand hineingriff. – Er lernte in der Tagesklinikschule Lesen und auch Schreiben; und mit einem Stützrad lernte er Fahrradfahren.

Diesen Bericht verdanke ich meiner Tochter Veronika Deuser; diese Arbeit fand statt während ihres Ambulanz-Praktikums in einer Klinik.

Thema des Jungen war nicht seine Dyspraxie, sondern seine Handlungskonstanz: Die Ambivalenz von Zerstören und Erhalten darin schienen traumatisch besetzt zu sein. Erst als sein Objekt, die Maus, überlebte, erlebte er Sicherheit. Eine solche Sicherheit kann auch die Elternsymmetrie bieten, wie folgendes Beispiel zeigt:

Beispiel 2

Ein fünfjähriges Mädchen, Paula, drängte sich distanzlos an die Begleitung. Das tat es auch im Alltag im Kindergarten, sodass schon Vermutungen von sexuellen Übergriffen aufkamen, die dem Mädchen widerfahren sein könnten. – Sie redete altklug daher, umkreiste das Tonfeld, ließ sich aber weiter nicht darauf ein.

In der nächsten Stunde traf sie dann eine etwas veränderte Situation an: Neben dem Tonfeld stand nun nicht nur die Schale mit Wasser, sondern auch ein kleiner Bär. Schon an der Tür sah sie den Bären, nahm ihn sogleich und malträtierte ihn in dem Tonfeld. Sie grub ihn ein, stampfte darauf, grub ihn wieder aus und wiederholte einige Male diesen Vorgang. All dies geschah zwar mit einem hohen Grad an Destruktivität, doch auch mit einem großen Ernst und einem großen Selbstverständnis. Der Bär schien dazu da zu sein, vernichtet und wieder hervorgeholt zu werden. Die Weg-und-da-Aktionen (s. u. *HS 5.5*) wiederholten sich in den folgenden Stunden, hörten danach ganz auf. Die Intention auf die Präsenz von Papa war erfüllt.

Hintergrund: Die Eltern des Mädchens hatten sich getrennt und es selbst fühlte sich seitdem nicht nur in seiner prinzessinnenhaften Existenz betrogen und alleine gelassen, sondern ihm fehlte zu seiner eigenen vitalen Verwirklichung die Sicherheit in der elterlichen Symmetrie. Sein Papa fehlte darin, und sein Verlust forderte nun (eigentlich viel zu früh für ein fünfjähriges Kind) ein stabilisierendes Maß an Aneignung eigenen Gleichgewichts. Das Hilfsobjekt Bär war da ein willkommener Anlass, den fehlenden Vater-Pol zu ersetzen und sich so bipolar mit sich selbst auszugleichen.

Was nun folgte, war, dass Paula das ganze Material mit viel Wasser für sich nutzte und mit ihren ganzen Armen hineinging. Sie setzte sich so, in sich gefestigt, über alle vermeintlichen Normen hinweg.

HS 5.5 »Weg-und-da«-Aktionen zur Versicherung realer Objektkonstanz

Im Anschluss an die soeben genannten Beispiele sei erinnert an Sigmund Freud: Mit dem »Todestrieb« führte er einen seiner umstrittensten Begriffe in die Theorie der Psychoanalyse ein. Der Todestrieb – oft auch im Plural *die Todestriebe* – bilde den Gegenpol zu den Lebenstrieben (Eros). Freud selbst betonte, dass es sich bei seinen Überlegungen zum Todestrieb um »weitausholende Spekulation« handele (Freud, 1923; vgl. Fromm, 1979). Was er als »Trieb« bezeichnete, zeigt sich als Struktur in der Bewegung der Haptik: Es geht im Zu-Uns um Aufbruch und um Destruktion, und es geht um deren stimmige Koordinierung. Wir vergewissern uns dabei unserer selbst. Haptische Aggression und Destruktion bewegen uns, unsere biografische Geschichte vergegenwärtigend und zu neuem Aufbruch und Ankommen bei uns; Letzteres ist der Beginn einer neuen Geschichte, die wir selbst anstoßen.

In unserer Vorgeschichte waren möglicherweise Mutter oder Vater oder vielleicht auch beide für die adäquate Polung und damit für die Sicherheit und für den Ausgleich in unserer eigenen – kindlichen und daher noch auszubildenden – Gleichgewichtsorganisation nicht nährend, fördernd und erlebbar präsent. Dann bleibt eine »Leerstelle« in unserem Bewegungspotenzial und in unserem Bedürfnis, sie auszufüllen. Dazu stellt die Begleiterin am Tonfeld – das gehört, wie erwähnt, zur Realfunktion der Haptik (s. o. *Kapitel 2.2.5*) – spontan Hilfsbedingungen und Hilfsmöglichkeiten (s. o. »Hilfsobjekt« bei *HS 4.2*) bereit; man könnte hier auch von haptischer Prothese, Aktions-, Bewegungshilfe sprechen. Das entsprechende »Prothese-Objekt« erhält im Tonfeld seine symbolische und stellvertretende Realfunktion. So erlebt ein Kind Gewissheit für verfügbare Präsenz, besonders dann, wenn das »Objekt« seine Vernichtung oder sein Vergrabenwordensein »überlebt« (vgl. Winnicott, 1984). Klassisches Beispiel hierfür ist das Spiel des Jungen im Alter von eineinhalb Jahren, das Sigmund Freud beobachtete. Hier ging es um die Verfügbarkeit über die Präsenz der Mutter:

> »Das Kind hatte eine Holzspule, die mit einem Bindfaden umwickelt war. Es fiel ihm nie ein, sie am Boden hinter sich herzuziehen, also Wagen mit ihm zu spielen, sondern es warf die am Faden gehaltene Spule mit großem Geschick über den Rand seines verhängten Bettchens, so dass sie darin verschwand. [...] [Es] zog dann die Spule am Faden wieder aus dem Bett heraus, begrüßte aber deren Erscheinen jetzt mit einem freudigen ›Da‹. Das war also das komplette Spiel, Verschwinden und Wiederkommen« (Freud, 1923, S. 11)

– weg und da.

Auf vitale Bedürfnisse und Aneignungen folgen in der Entwicklung später emotionale Bedürfnisse und Aneignungen (für die ödipale Situation

z. B.) und weiterhin mentale Forderungen (z. B. für die Feldorientierung des »Ich«).

Sehr beliebt bei Kindern ist für die mangelnde väterliche Interaktion der Schneemann als symbolische Figur. Das Kind ist oft selbst erkaltet in seinen Bezügen. Der Schneemann wird aufgebaut, häufig dann mit Wasser eingestrichen und vehement zerstört.

Beispiel
Umfassender ging es zunächst bei einem fünfjährigen Jungen zu: Der Schneemann kam unter den Weihnachtsbaum und bekam Geschenke (es war gerade Weihnachtszeit). Doch dann wurde die ganze Szenerie eingewässert und das Feld vital im Zuge haptischer Destruktion und Aneignung eingeknetet – und so angeeignet, in einem Akt eigener Individuierung.

Handlungssituation 6: Ausgleich und Beweglichkeit im Beziehungsfeld der Eltern

HS 6.1 Orientierungen im Beziehungsfeld der Eltern

HS 6.1.1 Polung und Beweglichkeit im Eltern-Gleichgewicht

Mit zunehmend gleichgewichtiger Eigenständigkeit in dem, was wir tun, ändern sich die Bedürfnisse in unserer Verlagerung auf das Tonfeld, sowie bezüglich unserer Polung und Bewegung im Feld. Zunehmend fangen wir an, uns in unserer Bewegung zu orientieren. Das bedeutet auch, dass wir in unserer Bewegung frei werden zu uns: Was uns im Tonfeld begegnet, können wir für uns nutzen. Ein »schwieriger Berg« kann bestiegen werden, ein »Geröllfeld« kann einen »Weg« oder einen »Brunnen« bekommen. Aktuale Bewegungssituationen, symbolisierte Lebenssituationen in unserer Bewegung, können wir für uns klären, das heißt, wir können unsere Entfaltung und Beweglichkeit in ihnen finden.

Mit der *Handlungssituation 6* rücken der haptische Dialog und der Halt in ihm in die bipolare gleichgewichtige Polung und Orientierung. Zunehmend erfahren wir uns selbstständig in unserer *Bewegung*. Die Handlungskompetenz mit dem Gefühl für eigene Wirksamkeit und eigene vitale Wirkmächtigkeit erweitert sich in unserer Bewegung und wird hineingenommen in unsere Geschichte. Wir beginnen, uns zu übernehmen in unseren aktualen Bedingungen, in und zu denen wir uns vorfinden.

Damit übernehmen wir uns in unserer biografischen und individuellen Geschichte, der Geschichte, die wir haben und die sich in ihren Bedingungen am Tonfeld zeigt, sowie der Geschichte, die wir sind, und in der wir uns auseinandersetzen zu uns selbst. Was am Tonfeld an Handlungsimpulsen in unserer Bewegung uns zu uns selbst herausfordert, das sind nun nicht mehr vital-haptische Herausforderungen zu unserer vitalen Verselbstständigung, sondern Herausforderungen zum stimmigen Umgang mit ihnen und zu unserer Freistellung in unserer Bewegung.

In all unseren Bedingungen, zu denen wir uns antreffen als Folge unserer Bewegung, in der wir uns äußern, treffen wir im haptischen Geschehen auf unsere Möglichkeiten. Den Berg als »Hindernis« können wir – je nach Vorgabe unserer Bewegung – umgehen, besteigen, tunnelähnlich durchbohren usw. Nun, mit der neuen Handlungssituation, wird die Örtlichkeit unserer Bewegung zur Örtlichkeit von uns in unserem Feld. Aus den dynamischen Gegenläufen und Gegenpaaren, oben – unten, rechts – links, hoch – tief, rau – glatt usw. in unserer Bewegung, werden im Pendant zum Körperschema (nicht mehr nur im Pendant zur gleichgewichtigen Bewegung) polige Aufteilungen des Feldes, zu denen wir uns selbst ausrichten, orientieren und polen. Der gelebte Raum, die räumliche Gestalt unseres Bewegungsvollzugs, erhält sein Subjekt, das sich in ihm objektiviert und *sein Feld* anlegt. Dies kann sicher und selbstbewusst geschehen, nachdem es sich zu sich gesättigt hat. Die Erwartungen und Erfahrungen unserer Bewegung(en) sind bestimmt von den Polen unserer Eltern, in denen wir uns zu uns erfahren konnten. Mit der gleichgewichtigenden Polung unserer Bewegung auf das Tonfeld erwarten wir uns zu uns, und zwar in und mit den (Hintergrund-)Erfahrungen, in denen wir lernten, uns zu orientieren im Beziehungsfeld der Eltern.

So ist unsere komplette »Aufführung« am Tonfeld einerseits bestimmt von hier und jetzt dialogischen (Lebens-)Bedürfnissen an uns (= wir als handelndes Subjekt) und an das Gegenüber Tonfeld (= wir als gestaltbares Objekt). Andererseits ist sie bestimmt von den Bedingungen, in denen wir uns in unseren Bewegungsimpulsen bzw. -stopps, -hemmnissen etc. erleben, und dies sind solche, in denen wir uns erfahren haben im Beziehungsfeld der Eltern. – Es folgt eine Übersicht über den Aufbau.

HS 6.1.2 Was meint »Eltern« und »Elternfeld«?

»Elternfeld« – das betrifft *erstens* das mütterliche Beziehungsfeld in der frühen Versorgung und Präsenz (angezeigt im Bedürfnis des Hautsinns) und darüber hinaus das mütterliche Selbstfeld in dieser Versorgung: Wir greifen uns auf, wie die Mutter sich zu sich selbst in ihren Lebensbezügen erfahren hat und wie sie dies – was ja ihr eigenes Bedingtsein ausmachte – an uns vermittelte, uns nährend oder immerzu auf eigene Sättigung wartend. – Es betrifft *zweitens* das väterliche Beziehungsfeld in der frühen Haltvermittlung und Präsenz für uns: Sättigung oder Ungenügen sind wiederum erkennbar am Tonfeld in Maß und Vermögen unserer Selbstwahrnehmung (angezeigt im Bedürfnis nach Tiefensensibilität) und darüber hinaus in Maß und Vermögen zu Aufbruch und Selbstbehauptung. – Es betrifft *drittens* das elterliche Beziehungsfeld im Bezug zu uns, und zwar den zwischen Mutter und Vater wechselseitig aktiv-passiven Bezug zueinander sowie deren Bezug zu ihrer eigenen (Erst-)Familiensituation – dies alles fließt zu uns über (erkennbar in unserem Bedürfnis nach Halt in unserem Gleichgewichtsinn).

Fazit: Die Elternpole erscheinen als Pole unseres (Un-)Gleichgewichtes. Ein ganz elementares Thema eröffnet sich für die Arbeit am Tonfeld: Ausgleich und Gleichgewicht. Die Gegenseitigkeit thematisiert sich hier zunächst örtlich: zu einer zu Gleichgewicht hin tendierenden Gegenseitigkeit rechts und links, oben und unten. Die Mittelachsen werden nicht nur überschritten zum Halt im Gleichgewicht, sondern eigens angelegt. Daraus erwächst ein ganz neues Ordnungsschema für unsere sodann mehr als örtliche Wahrnehmung. Es umfasst unsere emotionalen Bedürfnisse und unsere physiologischen Bedürfnisse. Anders gesagt: Wir treffen unsere Elterngeschichte an in den mehrschichtigen Bedürfnissen zu unserem eltern-unabhängigen Gleichgewicht und Selbststand.

HS 6.2 Verankerungen in den Polen des Gleichgewichtes

Im Zuge unserer Verlagerung ins Tonfeld sind wir angewiesen auf den zeitgleichen Erhalt unseres Gleichgewichts – im Sinne seiner Vergewisserung bzw. Stabilisierung; andernfalls würden wir vom Stuhl fallen oder wir würden in unser Tonfeld-Gegenüber kippen. Es ist ja so: Der Erhalt unseres Gleichgewichts und der Stand darin erschaffen überhaupt erst ein »Gegenüber« und den »Stand«, in dem wir uns zukommen bzw. uns erwarten können in dieser Beziehung. Zu solcher Begegnung erleben wir aus eigenem Im-Gleichgewicht-Sein nun auch einen passenden Objekthalt, der es uns ermöglicht, uns vital mit unseren Bedürfnissen freizustellen, mit anderen Worten: Wir können uns jetzt in dieser stabilen Bipolarität *zu uns* abstoßen, uns von unserem Gegenüber her zu uns selbst verstehen, uns in unserem Gleichgewicht stabilisieren und rückerfahren. Aus dieser vitalen Verselbstständigung zu uns und der vitalen Identität mit uns folgt unser Selbststand.

Kurzer Rückblick: Dazu waren wir angewiesen auf stabilen Halt und auf beweglichen Ausgleich. Den gewannen wir über die Beweglichkeit und gleichgewichtige Polung unserer Hände auf das Tonfeld, vornehmlich über Greifbewegungen bis in die Innenhand und sodann in beweglichen Überschreitungen der Mittelachse. Wir kamen uns links und rechts zu und gewannen die Stabilität und Beweglichkeit unserer Aufrichte.

Mit dieser Stabilität und Eigenheit können wir uns jetzt »gefahrlos« verlagern ins eigene Gleichgewicht und in den Ausgleich mit dem Feld als dem Ort unserer Beziehungserfahrung (s. o. *HS 6.1*).

Damit ereignet sich ein entscheidender Wandel: Die vitale haptische Bedürfnisorientierung im Greifen und Nehmen geht über in die vitale Beziehungsorientierung zu Halt und Ausgleich. Aus der Suche nach vitaler (Ich-)Identität wird die Suche nach Ausgleich und Eigenständigkeit. Wir – insbesondere Kinder – kommen an in der Gestaltung unserer urselbst geschaffenen Geschichte und unseres Standes darin.

HS 6.3 Wie Feldorientierung anfängt: Örtlichkeiten auf dem Feld und eigene Zentrierungen

Eine solche Feldorientierung beginnt damit, dass die haptischen Aktionen unserer Hände im Feld zu Örtlichkeiten unserer Bewegung werden. Aus einem nur deklarierenden »Da und da« wird ein differenzierteres »Hier und da«, das uns unterschiedlich aufnimmt. Mit unserem weiteren Einlassen werden solche Örtlichkeiten verbunden zu einem »Von hier nach da«. Aus Örtlichkeiten werden Regionen. Dann erst kommt es zu Ordnungen und Verteilungen nach dem Körperschema: nach oben im Feld – von oben nach unten – nach rechts – nach links etc. So bildet sich aus unserer und für unsere Bewegung eine Feldgestaltung.

Die eigene Bewegung gewinnt schöpferische, gestalterische Präsenz, indem sie das Feld – diesen Lebensraum – bevölkert mit Tieren, einzeln, paarweise, offen, versteckt. Diese verkörpern unsere eigene, freie vitale Libido in der Gestaltung unserer Bewegung und ihrer Bedürfnisse. Die Tiere zeigen sich, verstecken sich, suchen Gemeinsamkeit, Vereinzelung, Schutz oder hintergründigen Angriff. Sie suchen Nahrung. Lauftiere oder wilde Tiere bekommen ihren Lebensbereich ebenso wie Vögel oder Wassergetier. Wir – und das gilt insbesondere für Kinder – zeigen uns auf unserem Feld im Wie unserer (haptischen) Präsenz als Gegenüber zu unserem erlebten Umraum und können uns darin selbst bestimmen. Wir gewinnen uns in unserer eigenen Welt. Wir haben sie in unserer Bewegung im Dialog zu uns, unseren Bedingungen und unseren Möglichkeiten. Damit werden wir uns unserer selbst sicherer. Und wir werden in unserem Ich freier und beweglicher. Wir können uns übernehmen in der Sorge für uns.

Es kommt in unserem Lebensfeld zu »guten Orten«, »schlechten Orten«, »gefährlichen Orten«, »sichereren Orten« usw. Wir erfahren uns zu uns, im Gegenüber zu anderen Örtlichkeiten. Eine solche Unterscheidung beginnt bei Kinderarbeiten zum Beispiel damit, dass ein Kind seinen Raum im Tonfeld verlässt und in eigenen vitalen Aktionen Pizza schlägt. Oder: Für einen sechsjährigen Jungen fand sich außerhalb des Tonfeldes ein »Storchennest« mit drei Eiern und einem Eltern-»Storch«: »Vater-Storch wurde auf der Jagd erschossen, und Mutter-Storch kommt von der Jagd.« In der Folge entstand immer wieder außerhalb des Tonfeldes das Nest oder die Schale (»für Mama«), während das Material im Feld in einem sensomotorischen Chaos verblieb.

Die Haptik ist immer ein Tun zu uns, und darin können wir uns auch zu uns und unseren Bedürfnissen finden. Wir begegnen uns – und sollten vom Begleiter auf diese Begegnung bestärkend angesprochen werden. Das festigt, kräftigt, stabilisiert unseren Selbststand. In seiner Kraft können wir dann selbst unwirtliche Örtlichkeiten als Herausforderung annehmen. Ein Beispiel: Die ganze Tonfläche lassen wir als »Eisfläche« erscheinen (vgl. *Kapitel 3.4.4*). Darauf bauen wir für uns und unsere Bedürfnisse einen »Iglu«, entfachen dann ein »Feuer«. Im Iglu lebt eine »Familie«. Zur Versorgung dienen Fische, die wir gefangen haben. Wenn aus weiteren Bewegungsimpulsen sich Mangelfrequenzen spüren lassen, dann können wir auch sie fundiert und kreativ angehen.

Was aber lässt das Tonfeld in unserer Bewegung zur »Eisfläche«, zu einem winterlichen, frostigen Phänomen werden? Und was fordert uns derart heraus? Wir treffen uns an zu unserem Feld und darin zu uns in den Phänomenologien und Impulsen unserer Bewegung. In unser Bewegungsrepertoire haben wir uns aufgenommen mit all unserem Erleben im Beziehungsfeld der Eltern. Im haptischen Individuationsprozess des Zu-Uns stellt das Beziehungsfeld der Eltern als ein für unsere Eigenentwicklung normativer Sachbezug den Rang einer elementaren Bedingung dar. Das Tonfeld in seiner Widerständigkeit und Formbarkeit bietet – ohne Androhung eines Liebesentzugs – jedem Akteur eine umfängliche Möglichkeit als Feld und Material, unsere aktuell virulent werdende(n) Bedingung(en) – wie etwa in Gestalt einer »Eisfläche« – aufzugreifen, uns in ihnen aufzugreifen mit unseren Bedürfnissen, und diese Bedingung(en) zu transformieren, zu durchdringen, umzuwandeln. Simultan mündet unser Tun in unseren Ausgleich und damit bei uns selbst: frei von, frei für.

HS 6.4 Das Tonfeld als Bewegungsraum

Indem wir uns in unserem Tonfelddialog zu uns selbst ausrichten, legen wir uns unser Feld an. Da ragt rechts oder oben ein »schroffer Berg« auf, der uns entgegensteht, und in unserer Bewegungsdynamik regt sich ein Impuls, uns ihm gegenüber zu verhalten. Das Ganze kann mit feststellenden Anpassungen beginnen. Wir nehmen zum Beispiel vorsichtig taktil wahr, was uns begegnet: Wir nehmen uns wahr im Bezug zu dem, was wir empfinden, wenn wir diesem »schroffen Berg«, ihn berührend, begegnen. Eigenempfindungen zu uns lassen uns sicherer werden im Kontakt mit uns selbst und dem Gegenüber. Mit der dann wachsenden Eigenständigkeit werden wir beweglich in unserem Feld, und mit unserer Eigenständigkeit, mit unserer zunehmenden Sicherheit gewinnen wir Orientierung für unsere Bewegung im Tonfeldraum. Mit anderen Worten: Wir werden immer dialogfähiger, dialogbereiter, und das Dialogspektrum weitet sich aus: von unsicherer Scheu, sanfter Berührung bis vitaler Auseinandersetzung und Aggression, je nachdem, was ansteht im aktuellen Prozessgeschehen zu uns. Die Zu-uns-Richtung in der Haptik fordert zu dieser Orientierung heraus. Es beginnt mit der Orientierung unserer Bewegung. Ohne sie verlieren wir uns. Das mag folgendes Beispiel zeigen:

Beispiel

Manuel, sieben Jahre, sah das Tonfeld, entdeckte im Raum eine kleine Dose und erkannte sofort den Zusammenhang. Jedenfalls war sogleich das ganze Tonfeld eine Rennbahn. Er war Niko Rossberg (der bekannte Formel 1-Fahrer) und raste mit höllischem Vergnügen und mit entsprechenden Geräuschen über die Piste. Seine Welt war das Rennen, alles andere gab es nicht. Variationen gab es nur in den Kurven, wenn er an den Rand des Tonfeldes kam. »Ich brauche jetzt …« Halb Selbstgespräch, halb Mitteilung versicherte er sich aller Aufmerksamkeiten für seinen gefährlichen Mut. Die bekam er vom Begleiter.

In der zweiten Stunde war dann eine Unterbrechung möglich. Auf einer Geraden brachte der Begleiter mit verbalem Zuruf eine neue Aktion ein: Boxenstopp! Schlagartig änderte sich die

Szene: Rasen – Boxenstopp – Rasen – Boxenstopp. Immerhin: *einmal* ein Anhalten und eine Beziehung. – In weiteren Stunden wurde der Boxenstopp erweitert durch Reifenwechsel usw.

Plötzlich kam etwas ganz Neues: Das Auto wurde in das Tonmaterial gedrückt. Dann häufte Manuel noch Material darüber und schlug auf das Ganze kräftig mit einer Faust. Als Nächstes grub er das Auto aus, betrachtete es kurz, um es dann wieder einzugraben. Diesmal wurde es von einem Berg bedeckt, wie wenn er sich sein bewegtes Gefährt, das heißt seine Bewegungsunruhe, aneignen bzw. gründlich beruhigen wollte. Kurz darauf brach er den Berg wieder auf, und das Ganze wiederholte sich. Dabei wurde er ganz ruhig. Das viele Sprechen hörte auf. Das Auto schien zu einem liebevollen Objekt zu werden.

In weiteren Stunden gestaltete Manuel eine Landschaft mit einem hohen Berg und einer großen Höhle. In diese kam unter anderem das Auto als sein Besitz. In ihr sei es »warm und gemütlich«. Der Junge fühlte sich nun in seiner Bewegung eingebunden, zu Hause. – Ein »steiler Weg« führte dahin.

Weitere Verselbstständigungsaktionen suchen nicht mehr das eigene Feld, sondern die eigene Position innerhalb des Feldes. Die Zuordnungen werden zu je eigenen Zuteilungen. Das große Thema beginnt: die Trennung der »Eltern«-Pole. Konkret: Ein »vereister Fluss« blockiert zum Beispiel den Ausgleich zwischen und den Zugang zum rechten und linken Feldraum, und erst ein »Eisbrecher« stellt den Zugang (wieder) her, das heißt stellt für unser Gleichgewicht die eigene Mittelachse wieder her. Der Zwischenraum bzw. das Qualitätserleben desselben – »vereister Fluss« – steht hier also infrage als eigener eisiger Freiraum und als erstarrte Vertikale; es steht an unser Ausgleich, unser Ins-Gleichgewicht-Kommen im Beziehungsfeld der Eltern, der zwei. Haptisch gesagt: Eine Triangulierung bahnt sich bei uns an, das heißt eine Dreierunion zwischen Mittelachse (= wir) und den Polungen rechts und links (Eltern bzw. die Zwei). Bis zum zwölften Lebensjahr spiegelt sich bei der Arbeit am Tonfeld diese dreifache Verankerung primär wider über das Bedürfnis nach vertikalem Aufbruch innerhalb der zwei, also innerhalb des Beziehungsfeldes der Eltern (sich erleben als »Dritter im Bunde«). Später dann – biografiegeschichtlich ab circa zwölf Jahren – bricht dieser Dreierbund als sekundäres Beziehungsfeld auf – beginnende Trennung im Sinne der personalen Selbstständigkeit steht an, Individuierung (das primäre Beziehungsfeld ist die bloß gleichgewichtige Bewegungsverteilung in den Polen rechts – links und ihrer Mittigen Vertikalen).

Jene Dreierunion – die entwicklungsgeschichtliche Grundlage menschlicher Entfaltung in der Polung des Gleichgewichts im aufrechten Gang – verlangt eine sichere Verlagerung zu und einen sicheren Halt in der Zwei. Am Tonfeld zeigt sich dies so: Wir müssen zuerst ganz gut in der Zwei ankommen, das heißt links – rechts. Das betrifft ebenso unsere *beiden* Hände, unsere sichere Polung im Gleichgewicht. Das können wir erleben in zwei freien, vorbehaltlosen Griffen ins Feld – rechts und links –, die uns halten und die zugleich wir halten. Es kann auch ein Gegenüber sein, das unsere beiden Hände aufnimmt, wie etwa eine »Höhle«, eine »Garage« usw.

Beispiel

So bei einem Jungen, Ende sieben Jahre, mit der Diagnose ADHS. Er hatte seine beiden Hände in das Tonmaterial hineingewühlt und wollte noch weiteren Ton um seine Hände. »Da soll kein Wasser reinkommen.« Zur Probe sollte der Begleiter Wasser darauf schütten. Es gab noch kleine Leckstellen, die der Begleiter ausbessern sollte. – Langsam brachen dann, nach einer guten Weile, seine Finger die Höhlen auf. »Das wird jetzt alles vernichtet.« Seine Hände wurden zur »Tötungsmaschine«, wie er gewichtig sagte: Er presste das Material durch seine Finger. Aus dem »Töten« wurde wirkmächtiges Aufnehmen und »Tanken« von Leben: Seine Hände hinterließen in ihren haptischen Aggressionen und Destruktionen physiognomisch in dem Material nach und nach ein Feld von allerlei Getier – er eignete sich seine vitale Basis an.

Immer wieder ist festzustellen, dass Kinder mit der Diagnose ADHS bestrebt sind, sich einen stabilen Schutzraum zu schaffen. Ist dieser hergestellt, können sie sich auf die Aneignung des Materials und auf ihre haptische Entfaltung einlassen.

HS 6.5 Zusammenfassung: Freistellungen im Beziehungsfeld der Eltern

In symbolisierten Bewegungen (s. o. dazu ausführlich: *Kapitel 3.1.3* und *Kapitel 5, HS 3.8.3*) legen wir unseren Raum an, und für unsere Bewegung darin bieten sie Anhaltspunkte und Orientierungen. Dieser Bewegungsraum (s. o. *HS 6.4*) bezieht seine räumliche Ordnung und seine Struktur aus den Polungen unseres Gleichgewichtes. Seine inhaltliche Struktur und Spannung bezieht er aus den gegensätzlichen Auffassungen unserer Bipolarität im Beziehungsfeld der Eltern. »Vater« und »Mutter«, »männliches« und »weibliches«, aktives und passives Erleben usw. erscheinen im Beziehungsfeld der Eltern. In dieser Auffassung finden wir uns aktual am Tonfeld vor, und zwar in dem unter Umständen verschütteten, aber immer noch wachen Bestreben, zur eigenen gleichgewichtigen Polung und zum Bestreben nach Ausgleich darin. Zunächst einmal tun wir das, indem wir uns an den Sachbezug anpassen und uns dazu in unseren Möglichkeiten entdecken und entfalten. Mit diesem Selbstbewusstsein können wir uns dann in dem Feld zentrieren, unseren Raum anlegen (s. *HS 6.3*) und uns danach in unserer Bewegung ausrichten. Regionen und Orte entstehen, »gute« und »schlechte«, zu denen wir uns positionieren können.

In der Folge werden aus den Aufteilungen des Feldes Teilungen und Aneignungen. Das gilt insbesondere für Einteilungen in Quadrate oder Zweiteilungen.

Die Zuordnungen werden prägnanter als hier und dort, und nun geht es um Trennungen bzw. Verbindungen zwischen ihnen. Der »Fluss« trennt, der Weg« verbindet. Über den »Fluss« kann eine »Brücke« verbinden. Eine solche Verbindung macht die Trennung rückgängig und das widerspricht dem Reafferenzprinzip, welches verlangt, dass Impuls und Rückmeldung einander entsprechen sollen. Geschieht das nicht, kommt es zu einer umständlichen Prozedur: Oft hält die Brücke nicht, sie bricht ein. Ein Pfeiler in der Mitte stützt sie vielleicht noch eine Weile, bis dieser überdeckte kleine Phallus für Aufbruch sorgt zwischen den Polen. – Oder: Das Feld wird in vier Bereiche mandalaartig aufgebaut: Symmetrien zur vitalen Aneignung oder Trennungen. Die Zwischenräume werden zu unseren eigenen Räumen, in denen wir uns in unseren Achsen in das Feld ausrichten. In ihnen entsteht Raum für unsere vitale Libido und für uns selbst in diesem Zwischenraum, in dem wir dann uns in unseren Bedürfnissen und zu unseren Möglichkeiten entfalten können. Die Einteilungen im Feld werden zu Abgrenzungen, in denen wir uns wahrnehmen können. Das Tonfeld wird geteilt: mittig-horizontal in einen oberen und einen unteren Part, oder vertikal, sodass ein rechter und ein linker Teil entstehen. Infrage steht jetzt, was die beiden Teile verknüpft. Als Nächstes geht es dann um unseren eigenen Aufbruch und Raum dazwischen.

Handlungssituation 7: Aufbruch aus dem Beziehungsfeld der Eltern

HS 7.1 Aus dem Streben nach Ausgleich wird Gegenseitigkeit

Kinder nach etwa neun Jahren Lebenszeit öffnen die Armbeugen, strecken beide Arme ins Tonfeld und suchen in ihm dann für das Gleichgewicht in den Händen – links und rechts – nach widerständigem, das heißt sich stabil anfühlendem Halt. Dazu greifen sie rechts und links, sich zugleich abstoßend vom Feld, in die Tonfläche. Hier sind jetzt nicht mehr die vitalen Bedingungen zum Greifen und die Polungen zum Ausgleich und zum Gleichgewicht im Beziehungsfeld der Eltern gefragt, sondern der innere wie äußere Halt zur eigenen vitalen Bestimmung und Auseinandersetzung. Die Präsenz des Gegenübers wird geprüft einerseits auf den Halt, den es bietet, um sich daran zu sich abzustoßen, und andererseits auf die soziale und mentale Orientierung, in der wir uns dazu fühlen und zu uns selbst verstehen können. Gefragt sind die Bedingungen zum Aufbruch aus den Erfahrungen im Beziehungsfeld der Eltern.

Nochmals als psychophysisches Entwicklungsgeschehen beobachtet: Das körperliche Wachstum, das die physischen wie biologischen Vorgaben und Bedingungen gibt und stellt, in denen wir uns äußern und zukommen, erfordert zu unserem Selbstverständnis ab etwa dem neunten Lebensjahr zweierlei: vom Gegenüber einen spürbar widerständigen Halt zu uns und ein entsprechendes Verständnis zu uns selbst. Beides macht dann die vielleicht vehementen Ablösungsprozesse und die womöglich verzweifelten und desolaten Orientierungsversuche aus, die die Pubertätszeit kennzeichnen. Es geht um die Voraussetzungen zu unserer individuellen wie sozialen Eigenständigkeit. Beides zeigt sich in der Arbeit am Tonfeld so: Die Hände ertasten, ergreifen und erschaffen sich im Sinne der Realitätsfunktion der Haptik das stabile Gegenüber, an dem wir uns zu uns selbst passend erleben können. Im Beziehungsfeld der Eltern wird dann nicht mehr nur nach Präsenz zum Ausgleich gesucht (das war Thema der *Handlungssituation 6*), sondern vor allem nach Orientierungen zu unserem Herauswachsen und zu unserem energetisch eigenen Stand im Feld.

Also: Aus der Suche beider gestreckten Arme und zugreifenden Hände (so beginnt nun *Handlungssituation 7*) nach gleichgewichtiger Polung ins Feld (links – rechts) wird die Suche nach erlebbarer Gegenseitigkeit, nach widerständiger Polarität. Dies ist Voraussetzung für das, was dann entelechisch ansteht: der entwicklungslogische Aufbruch aus dem Beziehungsfeld der Eltern in die Eigenständigkeit.

Deutlich zeigt sich dieses Bedürfnis, wenn wir deutlich fühlbare und sichtbare Handabdrücke sozusagen ins Feld stempeln. Während sich im Zuge von haptisch-analen Aktionen Handabdrücke markierend über Tonfeld und Tisch (dazu s. o. *HS 5.1.4*) verteilt haben, machen wir jetzt Abdrücke, um uns – bildlich gesprochen klingt das so – beim Erstellen dieser unserer Visitenkarte als Kreator und Inhalt *wahr*zunehmen und zu vergewissern in *unserem Eigenbezug*. Dies geschieht am Tonfeld nicht selten im Stehen! Der Handabdruck wird jetzt zur Evidenz, zum sichtbaren Zeichen von uns selbst, in dem wir uns zu unserer eigenen Identität aufnehmen.

Der Abdruck im Feld hat übrigens noch ein Pendant, und zwar als Abdruck des Materials in unseren Händen: Das Tonmaterial hat sich während unseres Tuns in unsere Hände gedrückt. Wir fühlen das deutlich und legen dann beide wieder – oft mit erneutem Nachdruck – aneinander: Hände und Feld. Zur eigenen Vergewisserung wiederholen wir noch einmal den ganzen Vorgang. Zumeist erleben wir ihn erst als abgeschlossen, wenn wir unsere Hände schlussendlich anschauen und zeigen und uns so zu unserem Tun, zu unserem Aufbruch bekennen. Das ist bei Kindern und Erwachsenen gleichermaßen zu beobachten.

HS 7.1.1 Wenn Gegenseitigkeit nicht stattfindet

Das haptische Tun am Tonfeld vermittelt uns immerzu an uns selbst. Die Frage ist nur: Wie können wir uns dabei vollumfänglich aufnehmen? Während wir uns in unseren haptischen Aktionen, wenn sie dem Alter nach anstehen, sättigen und zu uns selbst verstehen können, bleiben sie bestehen, wenn wir nicht zu unserer Identität und Selbstwahrnehmung haben finden können, weil niemand da war, durch den wir uns verstehen konnten.

Beispiel

Tim ist 14 Jahre. Seit er eineinhalb Jahre alt war, wurde er in Tagesheimen untergebracht, war in medizinischen und in psychiatrischen Kliniken. Er lebte während dieser ersten 18 Monate seines Lebens bei seiner labilen Mutter. Sie bemühte sich nach ihren möglichen Kräften sehr, doch schaffte sie es leider nicht, ihm den Halt, die Konstanz sowie mütterliche Versorgung ausreichend angedeihen zu lassen, welche er als Baby und Kleinkind gebraucht hätte. Der leibliche Vater ist seit elf Jahren nicht mehr erreichbar für den Jungen. Zum Stiefvater besteht auch kein passendes Verhältnis.

Tim gewinnt Zutrauen zum Setting am Tonfeld. In den ersten beiden Stunden entdeckt er das Material. In der dritten Stunde kommt es dann zu Brüchen: Er entdeckt sich in dem, was er tut, und das wird schwierig. Er erwacht zu seinen nicht orientierten Bedürfnissen. Er schiebt herausfordernd das Tonfeld mit durchgemengtem Material und Wasserresten zu mir und wieder zurück, sodass Material und Wasser über den Tisch auf den Boden pladdern. Ich bin nur am Wischen. Auf meine Ansprache hin, dies zu unterlassen, reagiert er nicht. Er freut sich über seine Aktionen.

Als ich ihn weiter anspreche, beginnt er, in der Mitte des Tonfeldes mit der Handinnenfläche einen freien Raum zu schaffen und zeichnet ein großes Hakenkreuz hinein. »Gewalt«. Tim schaut mich herausfordernd triumphierend und grinsend, aber auch erwartungsvoll hilflos an – wie wenn er einen Hinweis bräuchte, Material und Wasser im Tonfeld für sich nutzen zu können. Ein ganz anderer Ton und eine ganz andere Sprache mussten her: »Ich glaube, du hättest Mama auch gerne für dich gehabt.« Er schaut mich irritiert an und sagt: »Ja.« Tim schaut von mir weg. »Woher weißt du das?«, fragt er mich. »Das erzählen mir deine Hände«, antworte ich. (Es war die Art, in der er auf die Berührung von Ton und Wasser reagierte.) Er lehnt sich zurück und sagt mehrmals zu mir: »Ich kann nicht mehr, ich habe Kopfschmerzen – die Psychologen in der Klinik haben mich dann immer gehen lassen, wenn ich das sage.« Ich schaue ihn an und antworte, dass es *seine* Tonfeldstunde sei und er könne selbst entscheiden, wann sie endet.

Als Tim eine Woche darauf wieder am Tonfeld sitzt, sage ich zu ihm: »Es hat keinen Zweck, gemeinsam weiterzuarbeiten, wenn du nicht willst.« Tim schaut mich aufmerksam an. Ich fahre fort: »Ich glaube aber, du kannst ganz viel für dich tun. Ich weiß ja, dass du, was du brauchtest, nicht hattest. Aber du kannst es dir hier holen.« Ich warte einen Moment und frage ihn: »Willst du weitermachen und was für dich tun oder lassen wir's?« Im gleichen Augenblick nickt er heftig und sagt mit klarer Stimme: »Weitermachen.«

Tim beginnt sofort damit, den Ton im Tonfeld sensomotorisch zu bearbeiten. In Wasserrinnen nimmt er Berührung auf. Zwischendurch versucht er immer mal wieder, fast unwillkürlich, den Ton zu mir zu schieben. »Ich glaube, Tim braucht was«, sage ich. Jetzt fühlt er nach, was er getan hat. Die Berührung wird mehr. In den nächsten Stunden reicht ihm sein Tun nicht. Wieder und wieder lässt sich Tim seine Arme von mir mit warmem Ton einpacken – über solches Nachnähren gewinnt er sozialen Bezug.

Am Schluss der siebten Sitzung sagt er zu mir, ohne mich direkt anzusprechen: »Ich will von den Nazis weg. Sie sind jeden Tag da, auch in der Schule, und wenn ich sage, ich kann nicht, kontrollieren sie, was ich mache.« – »Die haben bestimmt nicht so viel durchgemacht wie du. Wenn die das wissen, lassen sie dich in Ruhe.« – Darin konnte sich der Junge finden. Irgendwie war das wirksam. Tim hatte für sich etwas gefunden.

Bericht von Diana Schandermani

Insbesondere Kinder mit traumatischen Erlebnissen können ihre eigenen Bezüge wieder erleben und gewinnen. Was thematisch ansteht, ist nicht das traumatisch Erlebte, auch nicht eine neue Verhaltensstrategie, sondern die Selbstvergewisserung im Drang und der Verhinderung der eigenen Bewegung. Die Arbeit am Tonfeld wird zur lebendigen Erprobung im Feld der eigenen Herausforderung.

Das Zu-Uns verlangt seine Grenzen, innerhalb derer wir uns aufgreifen können. Und in diesen Grenzen gilt es, uns zu uns zu verstehen und eigenen Halt und eigene Orientierung zu gewinnen. Dies gilt für alle früheren Handlungssituationen. Da bezogen sich die Grenzen auf die Pole unserer Wahrnehmung. Mit der *Handlungssituation 7* wird dieses Bedürfnis zur eigenen Forderung nach einem Gegenüber, von dem her wir uns zu uns leiblich vital, emotional und sozial zukommen und verstehen können. Der Halt zur Auseinandersetzung wird zur existenziellen Forderung. Findet sie nicht statt, kommt es, wie in dem Beispiel oben, zu »antisozialen« Aktionen, wie sie D.W. Winnicott bezeichnete. Die Auseinandersetzungen in früheren Situationen galten der passenden Präsenz zum Ausgleich und zum Gleichgewicht. Zu beachten war, ob und wie eine solche möglich werden konnte, leiblich – etwa aufgrund mangelnder sensorischer Integration – oder emotional in Bezug auf die eigenen Möglichkeiten zur haptischen Aggression und Destruktion. Auch hier wollen wir zu uns angesprochen werden. Doch galt dieses Selbstverständnis noch ganz der Versicherung unserer eigenen schöpferischen Beweglichkeit und Fantasie. Ohne eine solche Beachtung verarmen wir. Wir agieren leer, gewissermaßen bodenlos und haltlos. – Der Begleiter kann dann ein Kind sozusagen zu sich selbst einsammeln: Er rollt einen Ball auf das Kind zu …; oder: Wenn es unkoordiniert auf das Feld schlägt, klatscht der Begleiter rhythmisch in die Hände ... Darauf zielen auch alle das Tun begleitende, beschreibende Benennungen wie etwa: »Da hast du ja ...«; oder: »Da ist ein Berg, oder? Den können die Hände hinuntergehen«; oder klare Feststellungen: »Da ist ein Turm – den hat Hans gemacht.« Um den Urheber seines Tuns auf sich zu fokussieren, sollte das Kind mit Namen angesprochen werden.

Solche Präsenzen zeigen sich auf einmal in deklarativen Gesten, in denen ein Kind im Material auf etwas zeigt. Selbst wenn das Kind nicht weiß, was es finden oder gestalten soll, zeigt es auf etwas, was noch nicht sichtbar, aber doch schon da ist. Es fängt an, seinen »Möglichkeitsraum« zu entdecken (Kahn & Masud, 1990). Damit verändert sich auch die Kommunikation mit dem Begleiter: Aus dem haltend, begleitend kommentierenden und feststellenden Dialog wird jetzt ein Dialog, der sich auf das Mögliche sowie auf den Zugang und den Gewinn zu diesem Möglichen bezieht im sozialen Bezug. Das Tonfeld erhält eine verborgene Dimension, zu der das Kind sich verstehen lernt. – Wichtig ist auch, dass ihm zugemutet wird, dass es wissen könnte, was etwa so klingt: »Lena, weißt du schon, was du machen willst?« Jetzt, mit der *Handlungssituation 7*, sollen wir uns in diesem Verständnis zu uns selbst übernehmen und darin in unserem Feld unsere Präsenz gewinnen.

HS 7.1.2 Eine neue Wahrnehmung von Mutter und Vater

Ein junger Mensch – wie gesagt, ab etwa neun Jahren – ist entwicklungslogisch gerufen, sich in sich verändernden Themen menschlicher biologisch-physiologischer wie auch psychologischer Gleichgewichtsbedingungen aufzugreifen, und damit entstehen neue Entwicklungsbedürfnisse bzw. -perspektiven. Dazu gehört vor allem – persongeschichtlich – der Wandel in der Bedeutung und im Verhältnis zu Mutter und Vater.

Aus Mutter *und* Vater werden – weniger oder stark ausgeprägt – Mutter *oder* Vater. Eine Hinpolung wird dominant, wobei die andere in den Hintergrund tritt. Das zeigt sich bekanntlich bis ins reale Alltagsleben, in dem ein Kind – als Tochter oder Sohn – sich selbst eher zu Mutter oder eher zu Vater hin versteht. Rollenverteilungen und Familienstand tun das Ihre dazu. Entscheidend aber ist nun die bipolare Polung, in der ein Kind in der Vorpubertät sich zu sich in seinem Gleichgewicht fühlt oder nicht fühlt. Es kann sein, dass sich ein Kind in keinem Bezug, in keiner Halt vermittelnden Polung – weder bei Mutter, noch bei Vater – erleben kann: Vater lässt die lebendige Begegnung vermissen, Mutter kann nicht wirklich sättigen. Im oft unerkannten Untergrund zeigt sich ein solcher Mangel bei einem jungen Menschen als zornige Erwartung, als sich verbergende Enttäuschung bzw. als ganz stille Sehnsucht. Was es auch sei – all dies verlangt später in der Erwachsenenzeit nach ganz eigenen Lösungen (s. u. *HS 9*).

Was geschieht mit solch lebensgeschichtlichen Hintergründen, was tun Menschen mit solchen Vorerfahrungen in der Arbeit am Tonfeld – was ist der haptische Zugang der aktuellen *Handlungssituation 7*?

Die Bewegung zu uns selbst zielt, wir sahen es bereits vorhin, erst einmal ab auf die eigene, uns selbst stabilisierende Polung auf das Feld und auf die Sicherheit und Gewissheit, dass das Tonfeld und sein Material, unser leibhaftiges Gegenüber, sozusagen zu uns steht, uns standhält, uns Stand vermittelt. Wir brauchen – wie immer in der Haptik – ein Gegenüber, an dem wir uns entsprechend zukommen können. Das ist das haptische Realitätsprinzip. Ein solches Gegenüber ist die Voraussetzung dafür, dass wir uns zu uns selbst freistellen können mit allem stabilisierenden Halt, den wir uns in der Auseinandersetzung holen und den wir für uns erwerben müssen.

Wir sind bipolar zur eigenen inneren wie äußeren Selbstständigkeit in unserem Feld aufgefordert. Hier tauchen dann zwei Fragen auf: Welche Sicherheit zu uns selbst, welche Orientierung haben uns Mutter und Vater geboten bzw. vermittelt zur eigenen Orientierung? Welche Anerkennung haben wir bekommen für unsere wirklich eigene Freistellung, zu unserem eigenen Stand, ja, auch zur Lösung aus ihrem Versorgungs- und Beziehungsfeld? Angesprochen sind Mutter und Vater – nun allerdings nicht mehr als Gleichgewichtspole, sondern als je einzelne, umfassende Orientierungspole zu unserer eigenen Bipolarität und zu unserem eigenen, von ihnen unabhängigem vitalen Lebensbezug. Ödipale Bezüge rücken jetzt in das Bedürfnis nach eigener Orientierung. Alles gehört in unser Feld. Doch wie auch immer: Wir sind zu uns selbst angesprochen. Und: Ein »Nicht«, ein »Kaum« oder »Zu wenig« als Antworten auf die soeben gestellten Erlebensfragen, der Mangel also, erscheinen bzw. erleben wir jetzt am Tonfeld als Motivation, als Antrieb und Herausforderung zu uns selbst: Die Erfüllung liegt bei uns. Im haptischen Geschehen können wir im Setting der Arbeit am Tonfeld eine eigene Orientierung aufbauen.

Das Tonfeld wird zum Beziehungsfeld unseres inneren und äußeren Beziehungszusammenhangs. Das löst uns heraus aus dem Beziehungs- und Bestimmungsfeld der Eltern. Es erscheint dann eine »Grundgestaltung«, in der wir erfahren, dass wir einen existenziellen Grund haben, aus dem und in dem wir *uns* zukommen. Das können Gestaltungen und Anlagen sein eines eigenen Raumes (später erscheint er als »innere Heimat«), oder es können flächige Gesichter oder Masken erscheinen, die stärkenden Dialog anbieten – so bei dem Mädchen Alia:

Beispiel

Alia ist ein syrisches Mädchen, dessen Eltern unabhängig voneinander vor 14 Jahren aus Syrien geflohen sind und sich in einem Flüchtlingslager in Deutschland kennengelernt haben. Alia selbst ist in Deutschland geboren. Als Erstgeborene von drei Schwestern bekam sie die psychische Instabilität der hoch traumatisierten Eltern mit. Alia war schon früh auffällig, sehr zurückgezogen und ernst. Es fällt ihr sehr schwer, Vertrauen zu fassen. Sie zieht sich im Kontakt völlig zurück, spricht nicht mehr, zeigt keine Aktivität. So wartet sie völlig passiv, bis die Zeit des Kontaktes vorbei ist. In der Schule hat sie enorme Leistungsschwierigkeiten und bekommt deshalb Nachhilfe. Gelingt es der Nachhilfelehrerin nicht, zu ihr eine Beziehung aufzubauen, so sitzt Alia völlig passiv da, holt weder Stifte noch Hefte aus der Tasche.

Auch zu mir kam Alia völlig zurückgezogen und ernst. Im haptischen Geschehen ließ sie sich ansprechen. In der ersten Stunde ging es um gegenseitigen Halt sowohl zu mir als auch zum Tonfeld. Anfangs musste ich mitmachen; dann begann Alia, sich auf der Fläche auszubreiten. In der nächsten Stunde schaffte sie sich – nach meinem anfänglichen Mittun – selbst einen Halt, und zwar so:

Zu Beginn zieht Alia in der Mitte des Tonfeldes eine kleine kreisförmige Bahn, die sie mehr und mehr vertieft. Mit dem Material formt sie in der linken Handfläche eine handtellergroße Maske. Die Augen, Nase und Mund sind ausgespart – es erinnert mich an eine Maske der Inkas. Die Maske legt sie dann in der Mitte des Tonfeldes ab. Ihre Hand hatte sich vom Ton eingefärbt. Und nun nimmt sie mit den Fingern der rechten Hand von der Oberfläche des Tonfeldes her etwas Material und streicht mit einem Finger eine hauchdünne Schicht Ton auf ihre linke Handfläche. Die Mitte der Hand betonte sie. Das Mädchen ist ganz bei sich in seinem Tun mit den Händen. Und schaut immer wieder zu mir als Begleiterin hin. Ich bin da und sehe es darin. Anschließend streicht Alia mit der mit Ton eingestrichenen Hand die Fläche des Tonfeldes ein und nimmt sie sensorisch ein. Dabei ist sie ganz still. Am Schluss erklärt sie (!), sie wolle mit der Hand die Schwester erschrecken.

Bericht von Veronika Deuser

HS 7.1.3 Vital-emotionale Auseinandersetzungen und innerer Halt

Mit der Streckung der Hände und Arme ins Feld sind wir, wie gesagt, zu unserem poligen Halt in den Händen angewiesen auf einen äußeren Halt (im Tonfeld), von dem her wir uns zu uns abstoßen und verstehen können; zum anderen suchen wir einen Halt, in dem wir unsere Orientierung finden und uns versichern können. Das Erste erscheint biografisch bestimmt als Gegenfigur zu uns, das Zweite erscheint als Orientierungspol, durch den wir uns zentrieren zu uns selbst. Darin ist nicht mehr die Dauer einer Konstanz präsentiert, sondern die Dauer einer Ordnung. Sie zeigt sich beispielsweise als ein mittig ausgehobenes Quadrat, ein kleiner viereckiger Quader, als eine kleine »kostbare Kugel« oder als ein Gestaltbild aus der menschliche Tradition wie eine Pyramide oder eine Königsmaske.

Was wir im Tonfeld erwarten zum gleichgewichtigen Ausgleich in unserer Bewegung, ist nicht mehr sensomotorische und vitale Entfaltung oder Ausgleich zwischen uns und den Polen im Feld, noch ein Ausgleich zwischen den Polen selbst: links und rechts oder oben und unten. Es geht um unser Selbstverständnis, in dem wir uns im Feld zentrieren wollen. Dieses Wollen nimmt unsere vitalen Freistellungen oder Nicht-Freistellungen auf, die wir in unsere Bewegung aufgenommen haben. Letztere begegnen als emotionale Herausforderung zum Feld.

Auch »falsche« oder »leere« Anpassungen und Orientierungen an die frühe(n) Leitfigur(en) für die eigene geschlechtliche Orientierung wie Mutter bzw. Vater sind abzulösen und neu zu bestimmen. Dazu sind wir angewiesen auf einen Stand als Basis, um uns zu uns selbst ausrichten und verstehen zu können. Basis für uns und unsere Selbststandfindung bzw. -verwirklichung kann – etwa mit Pubertätsbeginn – nicht mehr die Mutter und/oder der Vater sein; zu beiden gilt es dann, eigens eine neue Bezugsbasis zu entwickeln, da die Individuationsthemen nun deutlich andere sind als in unseren Kinderjahren.

Hier kann also kein uns angemessener Gleichgewichtspol mehr sein, sondern was es jetzt braucht, ist ein Pol in und zu uns selbst, in und von dem her wir uns aus unserer eigenen Mitte verstehen. Das kann, wie vorhin kurz angedeutet, eine Orientierungspolung sein: Dann formen wir beispielsweise mittig im Tonfeld ein Quadrat; oder es entsteht als Garant unserer Reifewandlung ein Fels oder Stein. Oder es zeigt sich ein (symbolischer) Rückhalt in überkommenen Religionen, wie etwa den alten Ägyptern, ihrem Sonnenkult und der Präsenz der Wiederkehr. Oder unser Bedürfnis bringt eine kleine Kugel hervor, die in unseren Händen als Stimulans erscheint für unsere Selbstbelebung, auch als eine eigene Handlungs- und

Lebensgarantie; zumeist beobachtet der Begleiter dabei, wie ihr Erzeuger sie als eine echte »Kostbarkeit« in Händen hält, dann an den Rand des Feldes legt und sie nach einer Weile hineinnimmt in die weitere haptische Arbeit, bis hin in eine gründliche Destruktion des Tonmaterials, und zwar real-symbolisch für den eigenen Prozess. Solche Garanten geben Halt und Sicherheit für unseren bipolaren Halt.

Wir können, was wir für die Forderungen in unserer Bewegung brauchen, uns gegenüber sozusagen dingfest machen, vor uns aufbauen. So häuft ein Kind das ganze Material in der Mitte des Tonfeldes auf und rennt mit großem Anlauf dagegen. Es soll halten! Es sollte Halt, Widerstand und Konstanz zeigen! Der Begleiter kann dazu das Tonfeld auf dessen Gegenseite festhalten und dem Kind das Gefühl seines Haltes vermitteln.

Je stärker der Entwicklungsdrang die Bewegungsdynamik füllt, umso emotional-vitaler verläuft ein solches Geschehen am Tonfeld. Ein Kind erlebt dabei die eigene Wirklichkeit, in der es sich durchsetzen und finden kann. Hat es sich zu sich herausgestellt, wird das Gegenüber zum eigenen Feld. Oder es wird zum Ort neuer Orientierungen. So erlebte es auch Bernd, von dem das folgende Beispiel berichtet:

Beispiel

Bernd kam mit knapp zehn Jahren zu uns in die Sonderschule (Förderschule und Erziehungshilfe) und in die begleitende Tagesgruppe (Jugendhilfe). Bernd war wegen seines auffälligen Sozialverhaltens in einer öffentlichen Schule nicht mehr tragbar. Seine Akte war sehr dick. Hinweise zu Aufenthalten in der Kinder- und Jugendpsychiatrie gehörten auch dazu. Der letzte Facharzt diagnostizierte ADHS und verordnete ihm *Medikinet*. Auf unseren Wunsch hin wurde die Medikamentengabe verschoben; wir wollten uns ein Bild von Bernd ohne Medikamente machen können. Die Medikamente wurden, in Absprache mit dem Arzt, immer weiter nach hinten verschoben – am Schluss der Arbeit am Tonfeld brauchte der Junge sie nicht mehr.

Ganz zu Anfang beobachteten wir nicht nur Bernds unsicheres Auftreten, sondern auch seine eingeschränkte Sprachentwicklung. Er sprach fast nur in Einwortsätzen. In der ersten Tonfeldstunde drückte Bernd seine Hände sehr fest auf das Tonfeld. Dabei entstanden im Ton seine Abdrücke. Der Begleiter erklärte ihm, dass das seine Hände seien und dass seine Hände da am besten hineinpassten. Bernd wehrte sich sehr heftig gegen diese Aussage. Er war der Meinung, andere Hände passten da genauso hinein. Was entstand, wurde vehement zerstört.

Über das Vertrauen des Begleiters lernte er, mit sich allmählich in einen Dialog zu kommen. Zu Beginn war der Begleiter übrigens nicht sicher, ob er selbst zum Opfer des Schlagens werden könnte. Er rückte aber dennoch eng an das Feld heran und schuf im verbalen behutsamen Kommentieren und im Blickkontakt eine Verbindung zu Bernd und dem Tonfeld. Einmal war Bernd erstaunt, als der Begleiter ihn in seinem Tun mehrmals bestätigte, und fragte ihn: »Warum wiederholst du das?« Die Antwort des Begleiters: »Weil ich das wirklich meine und mich freue.« Bernd war zufrieden. Die Beziehung wurde nicht mehr infrage gestellt.

Im Tonfeld entstanden eigene erste Orte, in denen er sich selbst verlässlich werden konnte. Sicherheit gewann er dann in einem Setting, als er alles Material zusammengetragen hatte, sich mit der Brust auf das Tonfeld legte und der Begleiter dabei noch das ganze Tonfeld unter ihm drehte. Dann stieg er auf den Tisch und setzte sich auf das Tonfeld. Diese Position »auf allem« machte ihn mächtig stolz.

Nach 16 Sitzungen – über ein Schuljahr verteilt – erklärte er: »Jetzt ist gut!« Parallel dazu hat sich sein Verhalten in der Schule stark gebessert. Wir suchten eine öffentliche Schule. Diese durfte Bernd dann tatsächlich zum nächsten Schuljahr besuchen. – Bernd konnte sich jetzt gestalten und hat auch sein Leben in dieser neuen Schule gestalten können. Er war sehr stolz darüber.

Bericht von Manfred Weigele

Mitunter wird bei der Zerstörung im Tonfeld auch ein kleiner Teil bewahrt. Ein kleines Stück wird genommen und häufig dem Begleiter gegeben: eine eigene überdauernde Garantie.

HS 7.2 Zentrierungen im Feld: Das eigene Werk

In dieser *Handlungssituation 7* kommt es dann zu »werkmächtigen« Gestaltungen, in denen wir uns zu uns selbst einfinden. Erwartet ist dabei – vor allem bei Jüngeren – Anerkennung durch den Begleiter, durch die sie sich in ihrem ganz neuen Lebensterrain bestätigt finden und sozusagen am richtigen Ort zur rechten Zeit.

Beispiel
Ein Beispiel hierfür ist Joys, ein elfjähriger Junge, der über sein Tun lernte, sich zu sich selbst zu verstehen – unterstützt in der Anerkennung seines Begleiters und seines schulischen Umfeldes. Er besuchte die Sonderschule. Das Tonfeld wurde für ihn zum Ort eigener leiblich-vitaler Gestaltung. Indem er haptisch zu sich fand, fand er auch wieder zu seinem Umfeld: Seine Unruhe glich sich aus. Der Gipfel war, als er eine handtellergroße Tonkugel auf dem Kopf in seine Klasse balancierte.

Im Tonfeld kann auch ein ganz konkretes Objekt gestaltet werden, zum Beispiel das Auto einer besonderen Marke, ein spezifisches Schiff, oder – von Erwachsenen – eine Art künstlerische Arbeit. Hier ist der Fokus des Geschehens: Wir richten uns aus auf unser Werk und platzieren uns selbst darin mittig in unserer Welt. Das Geschaffen-Haben, in dem wir uns begegnen und in dem wir gesehen werden, erfüllt uns mit Freude und Genugtuung. Denn der reale Selbstwert definiert sich in dieser Handlungssituation – Ausbruch aus dem Beziehungsfeld der Eltern – über unser *Werk* und über *unser* Werk.

HS 7.3 Konstruktionen – Konstrukte: Was erscheint?

Ein solches »Werk«, wie soeben genannt, erscheint stimmig mit uns, wenn es eingebunden ist in die eigene vitale, schöpferische Basis und wenn diese schöpferische Basis auch eine mitmenschliche Basis hat, das heißt: Wer ein Werk gestaltet, ist kein Wunderkind, sondern schöpft aus menschlich-gemeinsamem Gestaltungsdrang. Was da entsteht, kann sodann nochmals unterschiedlichen Ursprungs sein; wir schauen genauer hin:

Kreative *Konstruktionen* stehen mitunter im Gegensatz zu willentlich geplanten *Konstrukten*. Von *Konstruktion* spreche ich im haptischen Aufbau, wenn die Hände im Aufbau einer Gestaltung beweglich den haptischen Dialog aufgreifen und ihm folgen; *er* lässt uns entdecken, was wir tun. Wir können uns erwarten. – Von *Konstrukt* spreche ich, wenn zwischen unseren vitalen und spontanen Bewegungsimpulsen eine vitale Hemmung einsetzt. Wir begegnen dann nicht mehr uns selbst in der Kontinuität unserer lebendig fließenden und überraschenden Erwartungen. Vielmehr mischen sich in die offenen, die Gegenseitigkeit bestimmenden und gestaltenden Bewegungsimpulse Hemmungen zu uns selbst ein. Wir finden uns konfrontiert mit der defizitären Seite unserer schöpferisch-vitalen Gestaltungspotenz.

Die Destruktion in unserem Tun wird zudem nicht schöpferisch frei zur neuen Gestaltung, sondern richtet sich auf uns selbst in unserer Gestaltung, das heißt: Was wir tun, hat keinen Halt in uns selbst. Nicht, weil es nicht sinnenhaft-vital und mental-konzeptfrei geschieht, sondern weil – vor allem bei Aktionen männlicher Jugendlicher zu beobachten – sich jemand in seinem Tun unsicher erlebt, unterschätzt.

Das sieht dann in Gestaltungen am Tonfeld etwa so aus: Ein »Baum« hat viele Äste; aber sie brechen ab, weil der Stamm zu dünn ist und die Äste zu dick sind. – Hier wäre es vergeblich und kurzsichtig, wenn der Begleiter kluge Ratschläge gäbe wie: »Die Äste halten nur, wenn der Stamm dicker wird«, oder wenn er gar aktiv helfen würde. Was jetzt nottut, ist der verbal unterstützende Rückbezug des Geschehens auf Aneignungen des Materials, wie vor allem in *HS 5.1* beschrieben. – Lebenszeitlich hat hier zumeist keine selbstverständliche vitale Verselbstständigung bzw. keine elterliche, insbesondere väterliche Unterstützung dazu stattgefunden. Infrage steht ja nicht die Stabilität des Baumes und seiner Äste, sondern die Stabilität oder Instabilität, in der wir uns zu uns empfinden und verstehen, in der wir uns ausdrücken bzw. eher verbergen in unserer gestalterischen Potenz und unserer Zentrierung darin. – Dies könnte am Tonfeld so aussehen: Da presst jemand den »Stamm« des »Baumes« mit einem so aggressiven Gestus zusammen, dass dessen Material durch die Finger quillt. Solch eine defizitäre Handlung verweist auf einen Mangel an (biografisch) natürlichen, frühen Aneignungen (vgl. *HS 5*). Allmachts- und ebenso Ohnmachtsfantasien stellen sich daher – jetzt am Tonfeld – ein, bis hin zum bipolaren Hass auf uns selbst und der Zerstörung dessen, worin wir uns begegnen könnten: Wir haben uns nicht frei entwickeln können zu unserer vitalen, natürlichen Eigenständigkeit, die Voraussetzung ja dafür ist, unser Leben selbst in die Hand (!) zu nehmen.

Aber: Der vitale, haptisch-aggressive oder -destruktive Rückgriff auf das Material sowie der Beistand des Begleiters in diesem Setting erlauben es uns, dass wir uns hier und jetzt in den sinnenhaften Berührungen und Aktionen im Tonfeld unser vitales Lebens-»Material« (Libido) wieder bzw. neu aneignen können – Berühren und Berührtwerden wecken die echten Lebensgeister!

HS 7.4 Zu sich selbst heraustreten

»Zu uns berührt« – dies zu erleben verlangt zugleich, dass wir Stellung beziehen; aber die »Arbeit« am Tonfeld beginnt noch früher: Wir finden uns in dieser *Handlungssituation 7* zu uns selbst herausgefordert. »Zu-uns-Selbst« heißt nun nicht mehr, dass wir uns allein zu uns befinden im und zum Äußerungsdrang unserer Bewegung, sondern zielt darauf, dass wir uns jetzt in erster Linie zu uns selbst befinden in all den »dysfunktionalen« Internalisierungen, die wir, als »Lebensschutz« angenommen, in der Regel von den Eltern übernommen haben. Am Tonfeld zeigen Jugendliche, aber auch Erwachsene – vorausgesetzt, sie sind Betroffene – in gestisch oft affektierten Attitüden Bindungen und Internalisierungen, in denen sie ein sich wiederholendes und überdauerndes Verhalten eingespeichert haben, das der gegenwärtigen Situation bzw. uns selbst entwicklungsgeschichtlich natürlich nicht gerecht werden kann. Vitale, zumeist ödipale Verselbstständigungen haben nicht stattgefunden. Da hat sich jemand noch nicht freigestellt bzw. freistellen können zu sich selbst und noch keine angemessene Eigenständigkeit erworben.

Beispiel

Tanja, elfeinhalb Jahre, wurde von einer Lehrerin im Einverständnis mit der Mutter zur Arbeit am Tonfeld angemeldet. Zur Vorgeschichte: Tanja weigerte sich, in die Schule zu gehen. Von der Mutter bekam sie entsprechende Entschuldigungen, so etwa, als ihr Meerschweinchen starb und sie es drei Wochen betrauern musste etc.

Die ersten zwei Stunden der Tonfeldarbeit wurden kurz vorher von der Mutter abgesagt, Tanja fühle sich zu schwach und könne das Elternhaus nicht verlassen. In der dritten Stunde kam das Mädchen dann. Sie war sehr unruhig, zitterte, ging aber zielstrebig auf das Tonfeld zu und griff gleich in den Ton. Sie hatte jetzt etwas in der Hand und das ließ sie ruhiger werden. Die Hände mit dem Ton erinnerten sie an einen Elefanten und so baute sie mit der Begleiterin einen Elefanten.

In der vierten Stunde kam Tanja wieder zitternd, aber zielstrebig in den Raum und setzte sich gleich an das Tonfeld. Sie hatte jetzt Strickzeug mitgebracht. Das Tonfeld wurde gemustert, aber sie ging nicht weiter darauf ein.

In der fünften Stunde stand eine kleine Ente auf dem Rand des Tonfeldes. (Ich ging davon aus, dass Tanjas »falsche« Bindungen in der mütterlichen Interaktion lägen. Eine solche Interaktion könnte das Hilfsobjekt Ente aufnehmen, auch wenn Tanja eigentlich schon zu alt für solche Symbolisierungen war. Ich war gespannt.) Sie kam herein und gleich ging's auch los:

»Was soll die Ente da!« – und wischte sie von dem Feld ins Zimmer. Dort wurde sie nicht weiter beachtet. Stattdessen nahm sie wieder ihr Stricken auf und hielt unendliche Reden, wobei sie mich genau beobachtete.

Zur sechsten Stunde stand wieder die Ente da. Diesmal hatte Tanja kein Strickzeug dabei. Nach einigen Umständen ließ sie im Tonfeld eine Flusslandschaft entstehen, nahm die Ente hinzu und baute ein Haus für sie. Am Ende der Stunde schloss sie die Ente in das Haus ein, verriegelte die Türen und füllte über einen Spalt im Dach Wasser hinein. Als es voll war, schloss sie das Loch, die Ente wurde »ertränkt«.

Am Beginn der siebten Stunde hatte sie einen Plan. Wieder war die Ente da. Tanja errichtete mit viel Material ein Kreuz und heftete die Ente daran; um das Kreuz formte sie mehrere Rinnen und begann dann, vorsichtig Wasser auf das Kreuz zu schütten, bis die Rillen voll waren. Tanja war sichtlich zufrieden.

Zwischenzeitlich hatte der Kinderarzt von Tanja einen Hormonspiegel angeordnet; dieser zeigte, dass Tanjas Körper begann, Hormone abzubauen. Ihre Bindung an die Mutter war so stark, dass ihr Körper dabei war, deren Menopause zu übernehmen! So waren das Kreuz, an das die Ente kam, und die »Blutrinnen« verständlich. Der Kinderarzt schlug Alarm – mit dem Ergebnis, dass die Mutter alle weiteren Sitzungen abbrach und erklärte, in einer Psychiatrie nach einem gemeinsamen Zimmer für sich und Tanja zu suchen.

Wir wissen nicht, ob ihr das gelungen ist. Auch der Kinderarzt wurde nicht mehr kontaktiert.

Bericht von Anna Deuser

HS 7.5 Die personale Präsenz im »Ich«

HS 7.5.1 Das Ich als Instanz der Entscheidung

Im Zuge der Evolution hat sich zwischen efferentem Bewegungsimpuls und reafferenter Rückmeldung in unserer Bipolarität eine Instanz gebildet, in der wir in unserer menschlichen Geschichte lernten und lernen, uns zu uns selbst in unserem Gleichgewicht zu verstehen sowie uns zu entscheiden in und zu dem, was wir tun und was uns begegnet. Diese bipolar-lebensräumlich ausgerichtete Instanz (ich zu mir) bezeichne ich hier mit »Ich«. In diesem Ich zentrieren sich unser leibliches und seelisches Fühlen und unser Selbstbewusstsein. Beide sind gleichsam die Quelle dafür, wie wir uns bipolar – zu uns und zu unserem Gegenüber hin – artikulieren und präsentieren, wie wir reagieren, wie wir uns einlassen oder widersetzen.

HS 7.5.2 Das »Ich« erhält im Feld Repräsentanz

In dieser *Handlungssituation 7* bringen wir uns zu uns selbst und zu unserem Umfeld in Stellung, bereit zum Aufbruch aus dem Beziehungsfeld der Eltern und zum Aufbruch zu unseren eigenen Bedürfnissen und Möglichkeiten. Dieser doppelte Aufbruch ist geknüpft an die Frage: Wie können wir dazu unsere aktive Präsenz gewinnen und was brauchen wir dafür?

Aus dem »Gelebten Raum« (s. o. *Kapitel 3.4.4*) wird nun das eigene Lebensfeld. Das bedeutet, dass uns das Tonfeld nicht nur als Handlungsort zukommt und zur Verfügung steht, sondern auch als unser eigenes Lebensfeld, und zwar mit der nun uns selbst aufgetragenen Sorge um uns (s. o. *HS 7.1.2*). Das »Ich« hat sich als Träger seiner Erfahrungen zu sich gesättigt, sodass es als figürliche Repräsentanz in seinem Feld erscheint. Das Zu-Uns wird in ihr gleichsam zum eigenen, auf seine Lage Antwort gebenden Organ. Mittels einer kleinen Figur oder eines Fingers suchen wir dann zu all unserem Gegenüber (Personen, Situationen, Widerfahrnisse) den eigenen Erhalt. Welchen Stand haben bzw. zeigen wir in unserem Feld? Wir können uns zu uns getrieben fühlen. Kein Gegenüber bietet einen stabilen Bezug. Was gestaltet wird, wird gleich wieder zerschlagen. Es kommt zu endlosen Wiederholungen, in denen wir uns bestenfalls zu unserem Tun verstehen. Ein haptischer Dialog kann nicht entstehen. Oder die Repräsentanzfigur wird zum Trickster (engl.: Gauner, Bösewicht; mythol.: Verwirrer), der im Feld zu verschwinden oder sich schnell anzupassen vermag.

Es kann auch sein, dass das, was da ziellos, kraftlos geschieht, stecken bleibt. Das »Ich« beginnt einen großen Redefluss, in dem der Begleiter bezirzt und eingenebelt wird. Fakt ist: Das handelnde »Ich« erlebt sich in seiner Ohnmacht. So können sich in vielen Sitzungen (lebensgeschichtliche) hilflose Schul- oder Familiensituationen wiederholen. Die Basis kommt in unser Fühlen, wenn wir selbst uns zu dem, was wir tun, mittels des Begleiters wahrnehmen können.

HS 7.6 Orientierung und Stärkung in zentralen Polungen

Zum Ausklang der *Handlungssituation 7* seien deren markanten und typischen haptischen Aktionen noch einmal zusammengefasst. Zur eigenen Polung und Orientierung auf dem Feld – im Zuge des Aufbruchs *aus* sowie des Aufbruchs *zu* (s. o.) – wird seine Mitte gesucht und betont (s. auch *HS 7.1.2*). Zu beobachten und zu unterscheiden sind im Tonfeldgeschehen folgende Phänomene:

(1.) Zentrale geometrische Polungen in der Mitte können sich herausbilden; quadratisch wird zum Beispiel das Material ausgehoben und die Anlage mandalaartig erweitert.

(2.) Entstehen können sakrale Bauwerke wie eine »Kirche« oder Pyramide, die eine geschichtliche Dauer und einen geschichtlichen Grund repräsentieren. Zentral entsteht eine kleine Pyramide, ein alter Turm usw. Wir können uns in diesen Gestaltungen rückbinden und darin zu uns selbst Gewissheit empfinden. Wir erleben uns zu uns gleichsam legitimiert und gegründet in menschlicher Tradition;

(3.) Statt solch mittiger Anlagen kann sich auch eine kleine, aber bedeutsam erscheinende und daher »besondere« Kugel herausbilden, die eigens beiseitegelegt wird. In ihr gewinnen und vergewissern wir unseren exzentrischen, »transpersonalen« Pol, durch den wir die Gewissheit zu uns selbst erfahren in unserer Bipolarität mit ihren wechselnden Standpunkten;

(4.) Es können sich (zumeist kleine) Figuren formen, die in die Mitte des Tonfeldes gesetzt werden. Es sind oft Tiergestalten wie »Esel«, »Hund«, Katze«, »Hase«. Die Untauglichkeit und Indifferenz solcher Figuren zur Vermittlung einer orientierenden Zentrierung zeigt sich daran, dass sie sinnigerweise unvollkommen sind. Den Tieren fehlt etwas: Der »Hase« hat nur ein Ohr, »die Katze« keinen Schwanz, »der Hund« nur drei Beine. Weist die Begleiterin auf einen solchen Mangel hin, bekommt sie zu hören, dass das »selbstverständlich« sei: Diese Katze hat eben keinen Schwanz. Keinesfalls sollte der Begleiter auf eine »Richtigstellung« verweisen! In solchen defizitären symbolischen Bewegungen präsentiert sich die Kraftlosigkeit unserer Ich-Instanz (s. o. *HS 7.5.2*) und oft auch die nicht mehr passende soziale Orientierung, nach der wir uns als Kind ausgerichtet haben. Übrigens: Einmal gestaltet, finden solche Gestalten zumeist keine Beachtung mehr – da ist auch jetzt ein verborgenes Wissen im entelechischen Vorwärtsdrang unserer Bewegungsdynamik.

Handlungssituation 8: Aufbau der eigenen Lebensbasis

HS 8.1 Aus der Orientierung auf dem Feld wird Orientierung zu uns selbst – die eigene Situation

Der Aufbruch aus dem Beziehungsfeld der Eltern mündet in die Orientierung des »Ich« auf dem Feld. Um die Entwicklung aufzuzeigen, die hinter uns liegt, sei der Vergleich mit einer Dreiecks- bzw. Rautenkonstruktion erlaubt: Wenn die beiden Hände uns rechts und links auf dem Tonfeld abstützen, bilden die Ober- und Unterarme bis in die Hände eine gleichsam offene Rautenform. Die Arme scheren, vom Schultergelenk kommend, mehr oder weniger bis zu den Polen des Ellbogengelenks aus und kommen dann rechts und links auf dem Tonfeld an. Das ergibt die Rautenform. Sieht man die Arme als Schenkel eines Dreiecks, so ergeben sich zwei Hypotenusen: die erste in der Polung der beiden Ellbogen, die zweite auf dem Tonfeld in der Polung zwischen den beiden Händen. Die Mitte der Hypotenusen bestimmt die gleichgewichtige Achse unserer Vertikalen. Dieser Prozess der gleichgewichtigen Verselbstständigung und Freistellung wurde schon beschrieben in *HS 3.7.* Hier soll er nochmals in einem Bildgeschehen verdeutlicht werden.

Das Tonfeld vergleiche ich gern mit einem schwankenden Boot, das die Gleichgewichtsbewegungen von uns aufnimmt und wiedergibt. Gleichgewichtsbewegung geschieht so, dass wir uns, um Halt im Feld zu gewinnen, rechts und links in unserer Bewegung ausgleichen müssen. Zunächst halten wir uns – uns schwankend austarierend – in den Ellbogen. Dieser Ausgleich in unserer Bewegung bekommt sein Pendant über den Handkontakt im Tonfeld, sodass wir dort unseren Ausgleich finden und unsere Bewegung auch im Feld rechts und links polen können. Wir gewinnen nun auf unserem Boot unseren zweipoligen Stand. Die Hypotenuse unseres Dreiecks wird hier zur Waage unserer gleichgewichtigen Polung auf dem Tonfeld. Ihre Endpunkte in den Händen sind gleichsam die Gewichte, die nach Ausgleich verlangen. – Mit dieser Polung auf dem Feld vollzieht sich parallel die Orientierung zu uns selbst. So beginnt diese neue *Handlungssituation 8.* Wir treten zu uns selbst heraus ins Feld.

Dies geschieht – biografisch und entwicklungsgeschichtlich gesehen – im 16. Lebensjahr. Welchen Halt haben wir jetzt zu uns selbst zur Verfügung? Eine wohl erste Revision *de vie* findet statt: Der junge Mann, die junge Frau erlebt sich sozusagen ausgespannt zwischen einem immensen Aufbruch und einem »Wie?« und »Wohin?«. Mit anderen Worten: Da ist ein »Soll«, was drängt und bestimmt ist durch unsere leibliche Entwicklung – irgendwie fühlen wir uns wie »aus den Fugen« geraten. Und da ist als »Ist« ein Vakuum, in dem wir uns nicht mehr zu uns verstehen können. Vielleicht fühlen wir uns irgendwie nicht mehr zugehörig zu dem, was uns bislang umgab und umgibt, und müssen uns neu bestimmen. Es stellt sich jetzt auch lebenszeitlich nicht mehr die Frage nach einem zentralen Halt, sondern nach der Klärung zu sich selbst, und zwar bezogen auf unsere drei großen Erlebensräume: leiblich, emotional und sozial.

Das auf uns selbst fokussierte Setting der Arbeit am Tonfeld schafft hier als Basis die erforderliche uns eigene Situation. Wir erfahren uns »nur« zu uns – und der Begleiter vermittelt uns zu uns. Um *diesen* Selbsthalt geht es jetzt. Das Tonfeld mit seinem Material und auch der Begleiter sind als Handlungsgegenüber nun nicht mehr unser Thema, oder anders gesagt: Die Frage »Was soll ich tun?« stellt sich in dieser Situation uns nicht. Eher diese: »Was fange *ich* mit dem Ganzen an?« Wobei »das Ganze« die eigene Gesamtsituation meint, in der wir uns aktuell befinden und erleben, nicht nur am Tonfeld.

Alles kommt jetzt darauf an, dass der Begleiter für die weitere Haptische Diagnostik unser Bedürfnis in einem der drei Basisfelder erkennt, sei es zum leiblichen Halt, sei es zum emotionalen Halt, sei es zum mentalen Halt, in dem wir uns in uns selbst zentrieren und zu uns verstehen können.

Da es nicht mehr um die Zwei geht (wie in *Handlungssituation 6* und *7*), sondern um uns selbst, geht es um die eigene Lebensbasis. Wir kommen uns jetzt am Tonfeld in unserer Bewegung selbst zu. Erik Erikson sprach von »Ich-Identität« (Erikson, 1966, S. 107), in der solche Erfahrung sich versammelt und in ihr sich »aufspeichert«. Es geht bei der Ich-Identität primär um das Verstehen zu uns selbst. In ihm anzukommen, es fortan als unseren meisterlichen Begleiter in uns zu wissen – dazu ringen wir uns ab jetzt mit aller haptischen Vehemenz und allen dazugehörigen Brüchen gegenüber der Mitwelt als grundfeste Lebensbasis durch.

In dieser Situation fördert die Haptik aus uns keine Ungewissheit und Unsicherheit in ihrer Bipolarität zutage, sondern Selbstgewissheit. Gefragt wird – das spüren wir am Tonfeld – nach der Authentizität unseres Tuns, nach dessen Übereinstimmung mit uns selbst und nicht mit einem konditionierten Erbe. Was wir tun, wird gleichwohl zu einem Beziehungsgeschehen, in dem wir nach einer identitätsstiftenden Kohärenz mit uns selbst suchen. Das gilt – zurückgeschaut in die Zeit, in der Letzteres natürlicherweise Thema ist bzw. gewesen wäre, aber womöglich nicht organisch hat verlaufen können – insbesondere auch in unserer geschlechtlichen Orientierung; Jugendliche hatten zu gegebener Zeit oftmals zu wenig Raum und Halt für das, was da anstand. Es kann aber auch sein, dass wir aufgrund besonderer, lebensgeschichtlich desolater Situationen (s. u. dazu das *Beispiel* Erwin) erst im Tonfeld unser Gegenüber finden, in dem wir uns aufnehmen und stabilisieren können. Das Tonfeld wird dann, wörtlich gemeint, zum *Sana*torium (Gesundungsraum) unserer Selbstdarstellung, Selbstbegegnung und Selbsteinholung.

HS 8.2 Die Tonfeldarbeit als »Nischenerfahrung«

In besonders desolaten inneren und äußeren Lebensverhältnissen kann das Tonfeld mit seinen Möglichkeiten in früheren Lebensjahren schon zu einem Pol werden, in dem wir zu uns finden und uns zukommen: Dann fühlen und begegnen sich Menschen nun endlich selbst. Das Feld nimmt alles auf, was von jemandem zu ihm kommt. Dies spüren Kinder und Erwachsene gleichermaßen. Da geschieht, was geschieht, zumeist still und schweigsam. Es geht dann nicht um einen Handlungsprozess mit seinen Wandlungen, seinen Ausgleichstendenzen, seinen Krisen zwischen Bewegung und Wahrnehmung und der eigenen Zentrierung darin, sondern primär darum, dass wir ganz hier und jetzt *tun*, was uns stringent zu uns selbst zentriert.

Beispiel

So der gut siebenjährige Erwin: Man diagnostizierte am Beginn seines Lebens ein Down-Syndrom, was aber etwas später wieder infrage gestellt wurde. Zur weiteren Überprüfung waren während der ersten beiden Lebensjahre mehrere Klinikaufenthalte angesagt. Bei solcher Verunsicherung und Ungewissheit hatte die Mutter es äußerst schwer, Beziehung aufzubauen zu ihrem Kind.

Der Junge ist seiner Statur nach heute äußerst dünn und sehr aggressiv. Im Zuge seiner Einschulung wurde dann ein Asperger-Syndrom festgestellt.

Als Erwins erster Aufbau im Tonfeld erscheint ein Skelett mit Haaren und einem Penis. Der Junge stellte *sich* dar. Die schöpferisch-leibliche Potenz hat bezeichnenderweise keinen Stoff. – Es folgen weitere Sitzungen, in denen Erwin sich sprunghaft gehetzt über das Feld verteilt. Wenn ihn das Arbeiten zu sehr erschöpft, bricht die Gestaltung ab und es kommt – im Haus der Begleiterin – zu Such- und Findeaktionen. Einmal kam sie dabei selbst in Schrecken, weil sie ihn im Haus nicht fand: Eine große Rolle spielte für Erwin offenbar die Schaukel auf ihrem Balkon (!).

Erwin kam gerne zu den Sitzungen. In den letzten (es waren insgesamt 38 während zwei Jahren) ging es am Tonfeld um den Fisch Nemo, in dem er sich wiederfand – vielleicht auch in Beziehung zu seinem Vater. – Der Junge hatte es geschafft, sich in seiner Nische »Tonfeld« zu organisieren. Mit dem »Lebensabschnitt Gymnasium« wurde die Arbeit am Tonfeld aufgegeben.

Wir hörten aber, dass Erwin sich selbst nicht aufgegeben hat – so lasen wir in einem Bericht der Eltern, der hier angefügt ist, weil er sehr treffend die Möglichkeiten der Arbeit schildert:

»Es verging keine Woche, ohne dass uns Eltern seitens der Schule nicht von Verhaltensauffälligkeiten und Störungen des Unterrichts durch Erwin berichtet wurde. Da Erwin mit seinen Mitschülern und teils auch mit den Lehrern kaum zurechtkam, ging er nur ungern zur Schule. Er hatte auch körperliche Beschwerden und Bauchschmerzen. Im Gegensatz zur schulischen Umgebung bot die Arbeit am Tonfeld Erwin einen ›sicheren‹ Raum, den er gern besuchte und annahm. Im Anschluss an die Sitzungen wirkte er ausgeglichener, zufriedener. Er nahm die Arbeit als positive Erfahrung auf, da er auf seine eigene Initiative hin nach seinen Vorstellungen tätig werden konnte, während im Alltag, besonders in der Schule, äußere Impulse und Zwänge im Vordergrund standen. Die Arbeit förderte seine Individualität und stärkte sein Selbstvertrauen, was bei ihm zu mehr Öffnung führte. Im Schulalltag war er oft darauf angewiesen, sich zurückziehen zu können, sich zu verschließen. Er sprach davon, dass er sich ›unsichtbar‹ mache. Gelang der Rückzug im Alltag nicht, kam es zwangsläufig zu Konflikten. Durch die Arbeit am Tonfeld konnte der Bedarf nach Rückzug reduziert und eine offenere Haltung, ein positives Erleben erreicht werden. – Die Arbeit hat nicht nur Erwin genutzt und gefördert, sondern sie hat auch uns gezeigt, dass seine Störung beeinflussbar ist und eine Verbesserung erreicht werden kann. Das war auch für uns eine wichtige positive Erfahrung, die uns Mut machte und bestärkte.«

Dieser Bericht stammt von Evi Bauer

Die Nischenfunktion der Arbeit am Tonfeld, in der der Betreffende sich – wie kaum sonst – zu sich erlebt, lässt sich durchaus auch bei Erwachsenen finden.

Beispiel
Eine alleinerziehende Mutter kam über zwei Jahre hin im Abstand von zwei bis drei Monaten zur Arbeit am Tonfeld: Sobald sie sich auf das Tonfeld einließ, herrschte Schweigen. Und dann geschah immer das Gleiche: Sie nahm sich Material aus der Mitte und formte dort eine kleine Figur, die sie während des Rests der Stunde ausgestaltete. Wenn sie ging, stellte sie sie auf das Feld. Sie war fertig.

Worte des Begleiters richteten sich nur darauf, ihr Tun in »hintergründigen« Kommentaren zu fokussieren: »Steht ja in der Mitte« – »Hat ja einen eigenen Platz« usw. – Es geht bei solchen Nischensituationen für die Begleitung primär darum, wirklich da, wirklich dabei zu sein. Persönliche Fragen sind störend. Diese Begleitung und ihr eigenes Tun gaben dieser Frau von Mal zu Mal Sicherheit und Vertrauen. Sie fand so in sich selbst einen Stand. Das zeigte sich bei ihr (und dem Begleiter) darin, wie ihre Art der Begrüßung in der Gestik mehr Zuwendung bekam.

Ein Ende ihrer Arbeit war angezeigt, als sie plötzlich recht unvermittelt begann, davon zu erzählen, dass sie umziehen wolle in eine neue Wohnung.

Viele solcher Beispiele ließen sich anführen. – Oft ist es entweder nicht möglich, sprachlich mitzuteilen, was uns bewegt oder warum wir gekommen sind, oder jemand will gar nicht bzw. noch nicht wissen, was dieses oder jenes bedeutet, das er/sie tut bzw. getan hat. Der Begleiter sollte dies auf jeden Fall erkennen. Wir selbst teilen uns ja unübersehbar mit in dem, was wir tun, und zugleich nehmen wir uns darin auf. Und: Manchmal folgt erst nach zahlreichen Sitzungen vom Akteur selbst eine Erklärung: »Wissen Sie, warum ich komme?« Und dann folgt die Erzählung der Geschichte eines Überlebenskampfes mit dem eigenen Schicksal: Wenn wir uns wiedergefunden haben, können wir erzählen. Oder eben die Nische zu uns selbst bricht auf. Ein Umzug oder eine Reise stehen dann womöglich sogar an, wenn wir uns wieder *zu uns zentriert* haben.

Beispiel
Jörg, Ende 30, kam ins Arbeitszimmer, sah das Tonfeld: »Das sieht ja aus wie mein Computer!« Er war Programmierer, und das Ganze geschah in einer Zeit, als das Phänomen Computer noch eine echte Faszination hatte. Er setzte sich gleich davor,

legte sich mit den Armen um den Rahmen des Feldes und begann, von oben her mit den Händen komplizierte Anlagen und Verknüpfungen im Feld zu gestalten. Auf mehr als »ja« und »nein« belief sich der Dialog mit dem Begleiter nicht. – Jörg war gekommen auf Anraten seiner Frau, die drohte, ihn zu verlassen, da er sich so sehr abkapsle und wenig kommunikativ sei – wie hier am Tonfeld offenbar.

Die Haptik zeigte tatsächlich bald ihre Möglichkeiten. Die Gestik war zwar immer gleich. Weiterhin ging es ihm nicht um Benennungen oder gar Deutungen. Das beharrliche Setting, sein Erleben ganz bei sich und zu sich sowie die zugewandte, dauernde Präsenz der Begleitung motivierten Jörg und ließen ihn Ausgeglichenheit finden. Er entdeckte *sich* in seinen haptischen Entdeckungen. – Das Letzte war dann die Nachricht einer gemeinsamen größeren Reise mit seiner Frau.

Was wir in dieser Handlungssituation tun, verlangt kaum eine weitere (Er-)Klärung als diese, dass wir uns erfüllen im haptischen Dialog zu uns selbst.

HS 8.3 Erfahrungen zu uns

Beispiel

Ein zwölfjähriges behindertes Mädchen, Lisa, war tief schockiert vom Unfall ihrer Freundin, die sich durch einen heftigen Sturz ein Bein gebrochen hatte.

Für die Arbeit am Tonfeld legte die Begleiterin zu Beginn aus dem Tonfeld kurz vor Lisas Finger etwas Tonmaterial. In den ersten Stunden schob Lisa die Finger der einen Hand vor, legte sie auf das wenige Material und begann, vor sich hin zu erzählen: »Da war ein Krankenwagen, dann sind wir die Treppe heraufgegangen, Eva lag im Bett, da waren Blumen …« Ihre Geschichte holte sie sinnend immer wieder neu ein. Weitere Fragen blieben leer.

In zwölf Sitzungen wiederholte sich dies immer wieder. Doch der Bezug ihrer Hände zum Material und ihre Erzählung veränderten sich. Und damit veränderte sich auch Lisa. Konkret: Zuerst lagen die Finger beidhändig nur unbewegt auf der Tonfläche. Dann nahmen sie die Berührung mit dem Material auf. Die Hände zeigten eine Gestik. Einzelne Finger verlagerten sich mit etwas Druck auf das Material. Dann begannen Daumen und Zeigefinger der einen Hand zu zerreiben, was sie anfassten. Die andere Hand lag derweil nur auf. Lisas Sprache bekam mehr Intonation. Die Begleiterin erzählte von den Gefühlen der Freundin, dass die sich wohl freue, wenn Lisa zu ihr käme usw. Lisa ging nicht darauf ein, nahm es aber wohl auf.

In einer der nächsten Stunden dann reicherte sie ihr Erzählen an: Die Lage der Freundin im Bett, die Blumen und dann auch der Umstand, dass sie jetzt wieder gehen könne, wurden wichtig. Und: Die andere Hand kam nun im Gestus hinzu. Inzwischen hatte sie ihre Finger mit Druck auf den Ton gebracht, und wenn sie erzählte, drückten die Finger in das Material und schoben es – ganz entschlossen – ein Stück weg.

Lisa zeigte sich zunehmend als der Lage gewachsen. Gegen den erlebten plötzlichen Einbruch ins Alltagsgeschehen setzte sie sich nun zur Wehr. »Sie ist nicht mehr Opfer, sondern selbst wieder da«, wie uns ihre Betreuer sagten, die sie zu uns empfohlen hatten.

Dieser Bericht wurde mir von einer Heilpädagogin übermittelt.

Dieses Ausgleichsgeschehen, diese seelische und mentale Befriedung, die sich bei dem Mädchen vollzog, betrifft die Wiederherstellung unserer Lebensbezüge und unserer vitalen Beweglichkeit in ihnen. Das Tonfeld wird zu unserem Lebensfeld für das, was ansteht zu erleben.

Beispiel

Maria, ein zehnjähriges Mädchen, formte vier Kugeln und legte ein dickes Tonstück darauf. »Ein Auto – nein, ein Kinderwagen!« Das Ganze legte Maria dann nach außen neben das Tonfeld. Dann formte sie eine »Mutter« und setzte sie auf den Rand des Tonfeldes. »Die ist zu dick!« Sie knetete dann deren Figur zu einem Klumpen und formte nun daraus einen »Vater« und merkte dann an: »Der hat zu klobige Füße!«

Wieder knetete sie die Figur weg und formte jetzt »eine Leiche«; diese bekam ein Messer in den Bauch und wurde in den Kinderwagen gelegt. Dann übersprang sie immer wieder mit den Händen das Gebilde. »Das sind Pferde!« Sie bekam Wut und schlug auf das Feld. Die Begleiterin empfahl Maria, für die

Pferde das Feld auf den Boden zu stellen. Sofort stimmte sie zu, zog Schuhe und Strümpfe aus und stampfte auf dem Feld umher.

Die Orientierung, die sie jetzt im Feld (und natürlich auch sonst) suchte, war ihr durch ein traumatisches Erlebnis abhandengekommen: Als sie knapp vier Jahre jung war, tötete sich ihr Onkel. Er hatte mit ihrer Familie zusammengelebt. Marias Familie war zwar sehr geschockt, aber niemand sprach jemals darüber. Die Kleine blieb allein mit dem unerfüllten Beziehungs- und Klärungsbedürfnis einer Vierjährigen. Niemand sah, fühlte das oder widmete sich ihrer Not, ihrer Verzweiflung, Trauer und Wut. – Da war es höchst überfällig, wahr und wirksam, als das Mädchen mit ihrer vitalen Gründung (als Halt-/Standsuche) bei den Füßen anfing …

HS 8.4 Die Frage nach Sinngehalt und Authentizität

Nach solch andrängenden Phasen, wie sie in den beiden letzten Beispielen zu beobachten waren, stellen sich – je nach Lebensphase und Lebensthema – Fragen nach dem Sinngehalt dessen, was wir tun bzw. getan haben. Dieser bestimmt sich generell nach dem Erleben und Empfinden, die wir selbst darin wahrnehmen. Der natürliche Narzissmus zu uns – sich gestaltend und profilierend an einem Anderen (hier dem Tonfeld) – erweitert nun das bewegte, bewegende Engagement zu uns hin zur Sorge auch um das Andere. Auffallend ist dann beispielsweise ein oft bedingungsloses Gerechtigkeitsgefühl, in dem wir uns äußern. Wir erfahren uns jetzt nicht mehr nur bemüht um uns mittels eines Gegenübers, sondern erleben uns in der Intention zu uns zugleich als uns beziehend auf ein Gegenüber und dieses einbeziehend – ein deutlicher Perspektivenwechsel.

Lebensgeschichtlich sähe dies so aus: Die Lebensphase der Pubertät steht an, also die Zeit um 14 bis 16 Jahre, plus, minus. So entscheidend wie hier wird nur noch im Übergang in die dritte Lebensphase, ab etwa 45 Jahren, nach Authentizität gefragt. Ein je radikales »Ist« und »Soll« eröffnen und begegnen sich. Ureigene Lebensbedürfnisse zu uns werden wach. Da steht die Frage mittendrin: Wie haben wir uns bisher zu uns sättigen und verstehen können? Haben wir überhaupt? Was haben wir zu uns bekommen bzw. nicht bekommen? »Ewige« Vorwürfe an unser elterliches Umfeld stellen sich ebenso ein wie Dankbarkeiten. Dieses entwicklungsgeschichtlich berechtigte »Zu-uns«-Bedürfnis wurde gesättigt, vernachlässigt oder aber verfehlt, vielleicht sogar missbraucht. Je nachdem – das sich daraus ergebende Grundgefühl in uns hat unser leibliches, emotionales und soziales Gedächtnis positiv oder negativ »aufgespeichert«: ein Wort von Erik Erikson (1966, S. 107). Dieses »trinitarische Gedächtnis« kennt kein Reset. Solche Speicherungen beeinflussen unseren Entwicklungshiatus oft tief greifend bezüglich unseres Selbst- und Weltverständnisses.

Die *Handlungssituation 8* zielt unter anderem vor allem auf die »Speicherthemen«, die sich sozusagen mit uns ans Tonfeld gesetzt haben und unweigerlich hervordrängen bei der Suche bzw. Klärung der *wirklich eigenen* Lebensbasis, bei der Frage nach dem Sinngehalt unseres Bisher und unseres Jetzt sowie bei der Frage, was unsere Authentizität ausmacht bzw. was unsere Bedürfnisse dazu sind und – nun hoffentlich – unüberhörbar, unüberfühlbar sagen.

Es kann es sein, dass wir uns – nochmals zurückgeblickt die Zeit des lebenszeitlich anstehenden Auf- und Umbruchs, der Pubertät – eigene Räume schufen für soziale Sinnorientierungen – Peergroups etwa – oder in eigenen Dialogen (Tagebücher usw.) Druck abließen und Orientierung suchten. Jetzt – wenn wir am Tonfeld da sind – bietet die Haptik eine beachtliche, ja, phänomenale Unterstützung, da wir uns in ihr in unserem eigenen Tun und Dasein begegnen. Unsere Außenwelt erscheint am Tonfeld als Innenwelt und umgekehrt. Selbst die Abschottung erscheint hier als Dialog, in dem wir *uns* aufnehmen, uns ernst nehmen, uns selbst wirklich sehen und – wenn es so gemeint ist – wirklich lieben können. Wie kann das sein? Voraussetzung ist, dass der bzw. die uns Begleitende uns sieht in diesem unseren oft leidenschaftlichen Dialog, in dem wir stumm vor dem Tonfeld sitzen, und zwar gerade dann. Denn, wie schmerzlich erst einmal: Um authentisch zu sein, verweigern wir uns. Wem? Uns! Ja, wir treffen hier am Tonfeld immer: uns selbst.

Alles kommt gerade dann darauf an, uns wiederzufinden in einer eigenen Geste oder einer Aussage des Begleiters, jenseits all des »Aufgespeicherten«! Finden und fühlen wir uns jetzt zu uns angesprochen, bekommt das, was wir tun, ein echtes »Ich«, das sich – ja, es ist so und auch zu beobachten – in Berührung und Gegenberührung nach dem alten Symbol der sich selbst gebärenden Kreisschlange (»Uroboros«) zukommt und erfährt. Und dann ist es meist ganz still am Tonfeld ... Und dann, dann können wir uns wirklich und wirksam zu uns aufgreifen im Lebensfeld.

Das Heimfinden zum Zu-Uns kann auch individuelle, traumatische Erlebnisse erinnern lassen – sei es leiblich (als schwere Krankheit, Behinderung oder Gewalt), sei es emotional (eine 17-Jährige fand am Tonfeld in ihren Händen das kleine Häschen, das der Vater schlachten wollte), sei es sozial (als zu dickes Kind, mit dem niemand spielen wollte). Und nun die

Frage nach Sinngehalt und Authentizität? Da geht es nicht um eine Gestaltung im Tonfeld, sondern um Einfühlung in den Austausch dieses haptischen und mitmenschlich begleiteten Settings: als eigenes Sich-Begegnen und Sich-Spüren in der Selbstbewegung, sowie als Erleben dieses jetzt sinnenhaften Gegenübers von Feldraum und Ton, sowie als Wahrnehmen der mitmenschlichen Präsenz des uns Begleitenden, nur dafür ist er da. Jugendliche können sich in diesem weiten Raum positionieren, können im haptischen Geschehen aufbrechen, sich selbst befreien aus ihren »Ich-sollte-eigentlich-gar-nicht-da-sein«-Antworten, die so oft zu bitteren Symptomen, zu einer Antiwelt gegen sich selbst geworden sind wie Bulimie, Magersucht oder Ritzen. Hier und jetzt kann es geschehen (und ist es geschehen), dass sich ein junger Mensch endlich wiederentdeckt. Wenn es geschieht, sind im Raum mindestens zwei Menschen glücklich ...

HS 8.5 Wir finden uns wieder

Ja, die Haptik holt uns ein: zu uns – wir können uns wiederfinden und antreffen in jedem Detail, was wir am Tonfeld tun und was geschieht. Unsere Identität und Authentizität zeigen sich sowie die Realität, in der wir uns darin sinnenhaft-leiblich erleben. Was wir tun, bestätigt uns. Wir erscheinen in unserer eigenen Antwort. In dem, was wir gestaltet haben in unserer Bewegung, haben wir *uns* gestaltet. So hat das, was wir tun, eine objektive, letztlich nicht auslotbare Subjektivität. Im Tonfeld sieht dies so aus: Es kann eine Landschaft erscheinen, in der wir Heimat erinnern und in der wir uns jetzt neu beheimaten. Oder es kann mir eine plötzliche Identität aufblitzen: Was mir in meinem Tun begegnet, bin Ich. Oder wir nehmen uns auf in unseren Bewegungs- und Handlungsaktionen und gewinnen auf dem Feld unsere »raumbezogene Identität«. Dies soll im Folgenden in Beispielen deutlicher werden.

HS 8.5.1 Die innere Heimat

Das Feld unserer Berührung kann als Landschaft erscheinen, in der wir uns in einem besonderen Erleben wahrnehmen und erinnern. Das Erinnern geschieht ganz leiblich. Das zeigt sich bis in den Gestus des Tuns: Auf einmal sind die Hände erfüllt von dem, was sie tun. Und was sie dann tun, wird in ihnen zugleich erwartet. Zumeist sind es Erinnerungen von Orten der Kindheit mit einem besonders tiefen Erlebnisgehalt, in denen und in dem wir uns nun neu begegnen. Zum einen gibt es objektiv einen solchen Ort, etwa als Garten aus der Kindheit oder als konkrete Landschaft, zum anderen vergegenwärtigt er uns einen besonderen Gehalt von Heimat. Worin und wozu wir uns jetzt vorfinden, berührt uns im haptischen Vollzug als inneres und als äußeres Geschehen. Das Seelische durchlebt den Raum und lässt ihn bedeutend sein, und die Seele erhält in ihm ihren Ort. Wir erfahren eine »innere Außenwelt« (vgl. Gehlen, 1956, S. 85), in der wir uns (wieder) ganzheitlich zu uns selbst in aller Realität fühlen.

Beispiel

Ein türkischer Jugendlicher, 17 Jahre, entwarf eine Landschaft, ein Dorf, einen Brunnen. Auf Nachfrage erklärte er, dass sei sein Zuhause, seine Oma lebe da noch. Die Begleiterin meinte, er könne ja wieder einmal dorthin fliegen, das sei ja nicht mehr so teuer usw.

In der Supervision sagte sie später: »Als ich das Flugzeug erwähnte, hatte ich das Gefühl, den Jungen zu verlieren.« Zuhause ist »innere Heimat« und meint nicht den konkreten Ort, sondern eine *wesenhafte* Beziehung, in der wir uns *in unserem Tun* und *Erinnern* finden und verstehen können. Was »damals« erlebt wurde, steigt jetzt im Erleben der Berührung wieder auf, aber nicht emotional blockierend wie bei einem Trauma, sondern gründend. So hat es wohl der junge Mann am Tonfeld gespürt – was er erinnert, ist jetzt, hier in seinen Händen, in seinen Sinnen, in seinem Herzen: innere Heimat.

»Heimat« gehört, wie es Otto Friedrich Bollnow beschreibt († 1991; dt. Philosoph und Pädagoge), zu den »seltsamen Begriffen«, in denen wir wieder »das Ganze der Lebensbezüge« erfahren, in denen wir gründen. Heimat ist demzufolge nicht primär ein Ort, sondern vor allem ein »Verhältnis-Begriff« (Bollnow, 1935): »Innere Heimat«, ehemals ein Ort, ein Land, jetzt eine Erinnerung an »daheim sein« – beides fühlt sich an wie »bei uns angekommen« und beides erlebt sich als gegenwärtig.

HS 8.5.2 »Das bin ich«

Da gibt es in dieser Handlungssituation noch eine weitere Nuance: Wir können uns am Tonfeld jetzt wiederfinden in dem, was wir getan haben, in unserer ganzen Person: »Das bin ich!« Ausgang und Ziel – der bisherigen Arbeit am Tonfeld – kommen in uns selbst zusammen: Und das bin ich.

Ein Erwachsener hielt ein figurartiges Stückchen Ton in die Luft: Und immer wieder: »Das bin ich!« Er meinte natürlich nicht die kleine Figur allein, sondern den ganzen Prozess, in dem er sich zukam.

Aus der Feststellung des Seinsverständnisses und Lebensgefühls der Aufklärung »Ich denke, also bin ich« wird die Feststellung der Haptik: »Ich komme mir zu, also bin ich.« Darin stecken die Themen der Realität des manifest-leiblichen »Da-Seins« und die Perspektive der Transzendenz nach dem »Zu-mir-Sein«.

Ein Mann, Anfang 50, erklärte nach einem Setting am Tonfeld zu seinem Tun: »Ich bin mein eigener Gekreuzigter – und irgendwie erlöse ich mich auch darin.« In der Identität mit uns treffen wir uns bipolar an: uns gestaltend *und* uns zu uns entdeckend. Dazu folgendes Beispiel.

Beispiel

Eine junge Frau, Anfang 20, hatte das Feld ausgeräumt und fand sich nun mit ihren Händen in dem leeren Feld. »Da ist nichts.« Die Hände zogen sich zusammen. Lange Pause. Eine winzige Pochbewegung mit einem Zeigefinger war auf einmal zu sehen. Der Begleiter: »Dein Finger pocht.« Sie griff die Bewegung verstärkend auf. Ein Poch-Ton kam hinzu. Sie beugte sich mit dem Ohr darüber. Das Klopfen wurde rhythmisch. Und dann auf einmal: »Das bin ich, bin ich, bin ich!« Immer kräftiger wurde der Rhythmus. Dann hielt es sie nicht mehr auf dem Stuhl. Sie sprang auf, hüpfte im Zimmer umher und rief: »Das bin ich! – Das bin ich! – Das bin ich!«

Ein neues Leben sollte anfangen. Sie hatte Kinderlähmung gehabt und hinkte. Hinter ihrer »schönen Schwester« hatte sie sich immer zurückgesetzt gefühlt.

So kann es sich anfühlen, so kann es aussehen: *sich* finden, *sich* entdecken, bei *sich* ankommen. Da sind Freude, Friede – tiefe Seinserfahrung.

HS 8.5.3 Zu sich im Handlungsvollzug und im Raumbezug

Ein Identitäts-, ein Selbstgefühl setzt bereits ein, wenn wir uns im Halt des Gegenübers (Tonfeld und Ton) in unserer Bewegung kontinuierlich zu uns rückerfahren und uns darin – so allmählich wie die Sonne aufgeht – *zu uns* erleben, verstehen. Identität bzw. Selbstbewusstsein fußt auch auf gegenseitiger Kontinuität, gegenseitiger Aufforderung und gegenseitiger Gewissheit – ich berühre und gestalte das – das berührt und gestaltet mich. Identität ist somit auch ein Verhältnis-, ein Bezugsbegriff. Er ist geknüpft an identitätsstiftende Kohärenzen: Wir gewinnen Halt bei uns selbst, wenn wir zweifelsfrei erfahren und erleben: »Ich komme mir zu in meiner Bewegung – *und* ich erfahre ein Gegenüber, an dem ich mir zukommen kann.« Diese Erfahrung der Haptik am Tonfeld stabilisiert unsere Beziehung zu uns selbst und setzt uns zugleich frei, offen für Das und Dich …

Beispiel bei einer Rekonvaleszenz

Ein solch wiederholtes Erleben kann unter anderem als *Rekonvaleszenz nach Drogenmissbrauch* ganz wichtig sein: Schweigend finden zum Beispiel auf dem flachen Tonfeld immer ähnliche Bewegungszüge statt; es kommt zu keiner punktuellen Greifbewegung, sondern die Bewegungen verteilen sich über das flache Feld. Die Hände werden dabei nicht vom Material abgehoben. Sie behalten im Handwurzelbereich Verbindung mit ihm. Sie werden im Halt zum Material über das Feld geschoben, bis sie nach oben gelangt sind; erst dann werden sie wieder zurückgenommen Die Finger der Hände klappen aufs Feld und heben sich in der Her-Bewegung wieder ab – wie wenn ein Abheben der ganzen Hand einen Beziehungsverlust bedeuten würde. Dieses Tun findet wortlos statt. Es wird kommentiert oder kommuniziert nur mit einigen Schnaufern, in denen die Hin- bzw. Rückbewegung erwartet wird.

Für einen Beobachter könnte diese Arbeit mühsam erscheinen, weil scheinbar nichts geschieht. Als Aktion erkennbar sind nur die Bewegungsvollzüge auf dem flachen Feld. Sensomotorische Umsprünge finden nicht statt. Doch – und das ist das oft verblüffende Ergebnis solcher Aktionen: In dieser Zeit, während über viele, viele Stunden hin – für den Beobachter optisch – immer das Gleiche geschieht (bis zu zwei Jahre lang!), verändert sich »still und unbemerkt« der faktische soziale Rahmen des am Tonfeld Wirkenden, auch wenn dieser zum Begleiter hin kein Wort darüber verliert: »Still und unbemerkt« für Letzteren findet der Mit-*sich*-Schaffende beispielsweise einen Freund, eine Freundin, eine Arbeitsstelle, zieht um etc. Der Begleiter erfährt nichts von alledem – allenfalls auf Nachfrage in der letzten Sitzung; auch er gehört, wie das Tonfeld, in das Erfahrungsmuster der Bewegung (s. o.), das angelegt ist auf die Erfahrung von Konstanz. Ganz allmählich sättigen sich so und so sehr wirksam die Bewegungszüge – und damit ist für diesen Menschen die Arbeit am Tonfeld erst einmal am Ziel.

Beispiel aus der Pubertätsphase

Solche Bewegungszüge können sich auch in der *Pubertätsphase* zeigen. Sie erweitern sich dann aber bald von der Fläche auf den Flächenraum: Die parallelen Bewegungsführungen von oben nach unten und von unten nach oben gehen über in kreisende, immer wieder ihre Spuren wegstreichende und wieder anlegende Bewegungen, bis auf einmal in einer Mitte ein kleines dornartiges Gebilde auftritt, das zum Zentrum der Bewegung wird. Immer wieder kommen die kreisenden Hände dahin zurück. In ihm gewinnt der Betreffende Zentrierung. Diese ist vom Begleiter bestätigend anzusprechen.

In der Pubertätszeit geht es bei solchem Tun um innere bzw. äußere Sinnorientierungen: Der Jugendliche sieht im Alltagsgeschehen keinen Sinn in dem, was er tut – er kommt sich nicht zu in dem, was er tut. Ein solcher Sinn wird gewöhnlich auch nicht schulisch vermittelt. Das führt dann zur Schulverweigerung, zum sozialen Rückzug usw. Oft sind dies Jugendliche mit einem hohen Grad von Intelligenz.

Bei Traumatisierung

Ein solcher Prozess, in dem wir dann doch zu uns selbst und zu unserer Mitwelt als Ich verbindlich bzw. vertrauend werden, kann insbesondere *bei Traumatisierungen* lange andauern. Auch wenn eine Mitte erscheint, streicht ihr Kreator sie in sphärischen Bewegungen wieder bezugslos weg; die Bewegung der Hände findet keinen sensomotorischen Halt, sondern »schwingt« gleichsam sphärisch, wurzellos über das Feld. Eine »raumbezogene Identität«, wie es Peter Weichhart (* 1947 in Wien; Prof. em. für Humangeografie) nennt, stellt sich nicht ein. Es wird keine Zentrierung gewonnen im Raum unserer Bewegung (Weichhart, 2006, S. 39). Bis allmählich ein Vertrauen ganz verborgen gekeimt ist und sein Licht (wieder) aufdämmern kann.

HS 8.6 Rückbindungen an die vitale Basis

HS 8.6.1 Über Hochleitungen

Rückbindungen an die vitale Basis geschehen oft in dieser Handlungssituation in komplizierten Anlagen im Tonfeld: Auf Stelzen oder Masten werden Tonschnüre als »Fernleitung« über das Feld geführt. »Hochspannungsleitungen« legt da jemand an oder »Hochtrassen«, gespeist durch »Transformatoren« und »Wasserwerke«, die dann – oft erst nach mehreren Sitzungen – in schlichten Gewässerlandschaften münden. Oft kommt es dann zu Biotopen, in denen die eigenen Sinne zu erleben sind.

Beispiel
Tobias, Ende 15 Jahre, baute weitgehend schweigend ein Hochleitungsnetz über das ganze Tonfeld. Die Stelle, von der er sich das Material dazu genommen hatte, gestalteten seine Hände in weiteren Sitzungen zu einem »Kraftwerk«. Neben diesem Kraftwerk entstand dann eine Kläranlage mit einem Röhrensystem zu einem kleinen Teich, rechts unten. Wasser kam hinzu. Aus dem Kraftwerk wurde dann ein Wasserwerk mit Staudamm, das im Umfeld Teiche speiste. Die Teiche füllte Tobias mit Fischen. Im Weiteren öffnete er alle Teiche zu *einem* großen Teich – dies machte er zunächst nur mit den Fingern, bis er nach und nach in ein vitales Greifen wechselte, dem schließlich sein ganzes Werk zum Opfer fiel.

Diese haptische Destruktion und deren Energie brauchte es, um sich sein Feld anzueignen und sich in seiner sinnenhaften Vitalität zu erleben und zu gründen. Dies war das Ergebnis von acht Sitzungen. Immer wieder begann er zuvor mit den Verstrebungen der Leitungen, bis er sich allmählich vortastete nach unten, in das Reich der Sinne (Wasser, Staudamm, Teiche, Fische).

Oder:

Beispiel
Eine junge Frau ließ aus zunächst geformten Tonstäben dreidimensional eine Mandala-Konstruktion entstehen. In die Mitte platzierte sie einen Brunnen, nahm dann Wasser hinzu und knetete das Ganze vital, lustvoll durch.

Ähnlich der Weg von der fast minutiösen, stillen Arbeit – hin zum sinnenhaften Element Wasser, das dann alle vitalen Geister aufweckte – und dann die nur scheinbare Chaosphase: Ankommen und gründen in der eigenen Vitalität.

HS 8.6.2 Über komplizierte Bildgeschichten

Häufig geht unser Bezugfinden zu unserer vitalen Basis hervor aus abenteuerlichen Begegnungen, die als (Bild-)Geschichten erzählt und gestaltet werden. Da erlebt man sich beispielsweise bei einer gefahrvollen Suche nach einem ganz unbestimmten »Schatz«. Der Weg führt über gefährliche Abgründe und Eisfelder; »alte weise Männer« müssen dazu befragt werden, hilfreiche Tiere kommen hinzu – und am Schluss: Schatzfindung!

Das Tonfeld wird hierbei zum Sinnenfeld, oft zum »Biotop«. Die eigenen Vergewisserungen führen in die Welt der Sinne, meist in das Urelement Wasser. »Am Anfang ist das Wasser«, könnte ein Fötus im Biotop des Fruchtwassers vermuten – der ersten vitalen Basis überhaupt.

Es kann aber auch umgekehrt sein: Es könnte nicht um unsere vitale Basis und unseren lebendigen Wiederbezug zu ihr gehen, sondern darum, dass sich ein neuer Lebensabschnitt ankündigt: Der »Schatz«, der dann gefunden wird, ist nicht sinnenhaftes, flexibles Wasser, sondern das stabile Element »Sand«, sprich Erde, Fundament für …

Die Bildfolgen, die in die eine und die andere entwicklungsthematische Richtung am Tonfeld entstehen, erinnern an den Wandlungs- und »Individuationsprozess«, den C. G. Jung aufdeckte, in dem wir uns zu uns selbst begegnen und aufnehmen. Doch um einen *Wandlungs*prozess handelt es sich *hier* nicht. Das Ganze kann eher als »*Initiations*reise« betrachtet werden, bei der bestimmte Aufgaben zu lösen sind. Sie hat den Zweck, uns Sicherheit zu geben zur Auf- und Annahme unserer vitalen Basis bzw. einer nächsten Lebensthematik.

In der weiteren Entwicklung – in den *Handlungssituationen 9* und *10* – führen Sequenzen von Destruktion und Erneuerung zu einem stabilen, sich behauptenden »Ich«.

Handlungssituation 9: Wir behaupten uns

HS 9.1 Der Sprung mit 18 Jahren – Was Arbeiten von Kindern und Jugendlichen von denen Erwachsener unterscheidet

Wenn Erwachsene vor dem Tonfeld sitzen und sich auf die Arbeit ausrichten, rücken sie sich meist erst einmal auf dem Stuhl in ihrer Aufrichte zurecht und bringen das Tonfeld zu sich in die vermutlich passende Lage. In meiner Arbeit-am-Tonfeld-Sprache gesagt: »Sie stellen sich so bipolar in ihrem Subjekt- und Objektbezug fest (s. o. *HS 2*) und holen sich und das Tonfeld ein in die Gegenseitigkeit, das heißt, sie schaffen sich ihre haptische Realität, um dann einen Halt zu suchen in Eigen- bzw. Fremdberührungen.«

Dies macht in dieser Weise weder ein Kind noch ein Jugendlicher. Bis ins 18. Lebensjahr erkunden sie dieses gegenseitige Zueinander, indem sie das Tonfeld zunächst mit einem Finger oder einer Hand berührend antippen, sich dann zurücknehmen, um danach – neugierig oder sicherer geworden – sich weiter einzulassen. Dabei suchen sie für ihr Gleichgewicht auf dem Tonfeld gleichgewichtigen Halt und eigene Zentrierung darin. Erwachsene verfügen gewöhnlich über solchen Halt – darum können sie sich gleichgewichtig ausrichten und zurechtrücken und dann das Tonfeld in ihr Gleichgewicht einbeziehen. Kinder müssen sich zu ihrem Gleichgewicht erst über den gegenseitigen Ausgleich im Beziehungsfeld der Eltern stabilisieren (s. o. *Handlungssituation 6*), um sich dann zu sich selbst auf dem Feld zu zentrieren. Die Schwierigkeit für beide kann darin bestehen, die Beziehung in dieser Gegenseitigkeit aufzunehmen.

Mit 18 Jahren zeigt sich, wenn keine leiblichen Behinderungen vorliegen, eine neue Stufe der Verselbstständigung: Der junge Mensch richtet sich gleichgewichtig aus in *seinem* Gleichgewicht, nicht mehr in den Polungen seiner Eltern. Damit geht es in der Verlagerung aufs Tonfeld nicht mehr um den Erwerb von Gleichgewicht und Zentrierung, sondern um die *eigene Positionierung* darin. Die Pole im Tonfeld – zu den Händen oder den Armen – erscheinen nicht mehr symbolisiert als Elternbilder, in denen wir Halt und Freistellung suchen, sondern sie erscheinen als Pole zu unserem eigenen Gleichgewicht rechts und links, in dem wir uns in das Feld einlassen und verlagern. In diesen Polen suchen oder finden sie Halt zu weiteren Einlassungen, ob als Rückhalt, Basis oder »Startplatz« oder weiterer Aufbruch.

Die Szenerie der vitalen Auseinandersetzung erhält einen ganz neuen Sinn: Intendiert ist nun, unsere eigene Position zu gewinnen in dem Feld und nicht mehr »nur« unseren Stand.

HS 9.2 Aus Widerständigem wird Gegenständliches

Verbunden mit der Position in unserem Feld ist die Auseinandersetzung zu dem, was uns begegnet und was uns zu uns selbst und unserem Selbstwert entgegensteht. Beides erleben wir im haptischen, greifenden Kontakt mit dem Tonfeld als Anspruch in unserer Bewegung, der uns von außen wie von innen bewegt Was uns entzweit und auffordert zu uns, sind eigene Wertbestimmungen. Der frühere vitale Anspruch erhält eine neue Motivation. Was uns entgegensteht, verlangt im haptischen Bezug, dass wir tätig werden und uns vertreten sowie Stellungnahme und »Gegen-Stand« in diesem Bezug gewinnen.

In dem, was wir jetzt tun, gewinnen wir unsere personale Realität im Kontext und in der Herausforderung unseres sozialen Umfeldes bzw. im Gegenüber zu ihm bzw. in Absetzung von ihm. Es erscheint entsprechend symbolisiert als Qualität oder Gestalt in unserer Bewegung. Doch davon später. Während das Widerständige des Materials schon als Vorlage unsere Vitalität und unsere Emotionalität herausfordert, erscheint es jetzt in der gegenständlichen Herausforderung und nicht mehr zur Befriedigung von bloß vital-destruktiven und -aggressiven Greifaktionen. Das geschieht in drei Bedeutungen: Erstens brechen wir darin zu uns auf und lösen die Verhinderung zu uns selbst; zweitens nehmen wir uns darin wahr in unserer vitalen leiblichen Präsenz und Wertigkeit; wir werden zu unserem eigenen Anwalt (oft gehen wir gegen gefühltes Unrecht an); drittens legen wir darin in unserer Bewegung die »Reafferenzkopie« an (s. o. dazu *Kapitel 3.2.3[1]*), in der wir später gehalten sind, uns zu übernehmen in dem, was wir getan haben. – Die Gegenständlichkeit des Materials verlangt die eigene Stellungnahme. Wir sollen uns behaupten.

HS 9.3 Was heißt »Behauptung«?

Mit der Erwachsenenzeit verändern sich, wie gesagt, die bipolaren Verhältnisse und Positionierungen im Gleichgewicht. In den frühen Lebensjahren ging es um die Bestimmung und Stabilisierung der eigenen Mitte zwischen den (Eltern-)Polen der Zwei, sei es als Aufbruch, sei es als Beweglichkeit zum eigenen Gleichgewicht, und es ging dann später während der Pubertät um die Zentrierung im eigenen Handlungs- und Raumbezug. Nun verlagern wir uns in unserer eigenen gleichgewichtigen Beweglichkeit rechts und links auf das Feld und nehmen uns darin mittig auf, und zwar in unserer vertikalen Polung – sei es, dass wir uns leiblich aufrichten, sei es, dass wir uns in unserer Vertikalen auf das Feld hin ausrichten. Diese Aufrichtung bzw. Ausrichtung bezeichne ich als »Behauptung«. Sie erhält Gestalt im entsprechenden »Kampf« zum Gegenüber, das uns entgegensteht. Während die frühere Auseinandersetzung die eigene Verselbstständigung und Freistellung betraf, ist nun die eigene Präsenz gefragt. Die Identität mit uns betrifft nun die Übereinstimmung mit uns, in der wir uns eigenständig bestimmen gegenüber einem Anderen, von dem wir uns absetzen. Aus dem Streben nach Objekthalt – auf dem Feld – wird das Bestreben nach Subjekterhalt und Subjektkontinuität. Und: Die Behauptung verlangt Destruktion und Durchsetzung, doch zugleich Begrenzung und Wandlung, in der wir uns neu zukommen. Zu dem konfrontativen, vertikal ausgerichteten Tun erhalten wir Beweglichkeit und Halt durch unsere gleichgewichtigen Pole, in denen wir uns rechts- uns linksseitig abstützen.

Die Übernahme dieser Beweglichkeit in das weitere Prozessgeschehen kann blockiert sein: Die Hände kommen mittig nicht zusammen, oder eine Stützung rechts und links mag wohl stattfinden, etwa über ein Aufbrechen des Feldes rechts und links, doch das Material dazwischen bleibt unberührt und bildet einen festen Steg, der die Beweglichkeit behindert, was besagt: Wir sind zu uns in unserer Mittelachse verhindert. Solche sozusagen unausgestaltete Gestaltbildung, die im Feldraum *zwischen* links und rechts unberührt bleibt, bezeichne ich als »Produktionsgestalt«. Sie repräsentiert meist eine negative Familiensaga, die sehr oft patriarchal bestimmt ist und an der wir in unserer Bewegung bis heute partizipieren. Vom Begleiter ist dann hinzuweisen auf den sinnenhaften Halt rechts und links (»Wie fühlt sich der Raum da an oder der Boden?«) oder auf die leiblich gleichgewichtige Beweglichkeit darin (»Rechts – links, ist da ein Impuls? Wenn einer kommt, geben Sie dem einfach nach!«). Die Produktionsgestalt selbst sollte jetzt noch nicht auf eine Bedeutung angesprochen werden. Über die Polung auf rechts und links kann sie aufgebrochen werden. Damit ist sie als Hindernis für die Bewegung beseitigt. Zumeist wird sie nun von zwei Seiten her unterhöhlt, damit die Hände zusammenfinden – zielführend hin zu unserer »Behauptung«. Erweitert auf die aktuale Handlungssituation insgesamt kann dann im Schlussgespräch (s. u. *Kapitel 6.5*) nach ihrer Bedeutung gefragt werden.

HS 9.4 Die Phasen der Behauptung

Die »Behauptung« hat aktualgenetisch vier Phasen mit ihren Entscheidungen.

(1.) Wir finden uns im haptisch-dialogischen Bezug aufgefordert, Stellung zu beziehen gegenüber dem, was für uns in unserer Bewegung ansteht. Es gilt, uns aus inneren und äußeren Bindungen und Wertvorstellungen, die unserem Entwicklungsschritt entgegenstehen, zu uns freizustellen, zu uns aufzubrechen.

(2.) Dazu steht jetzt an, im Tonfeld einen Stand zu gewinnen, in dem wir Halt und Position haben, in dem wir uns »gegen-ständlich« bipolar zu uns und zu dem, was uns entgegensteht, ausrichten, also als Stand zu uns und als Stand zu dem, was uns negierend bzw. widerständig entgegenkommt.

(3.) Wir greifen – selbst »gegen-ständlich« – auf, was uns entgegensteht und gestalten die »Primärgestalt als Bedingung« (s. o. *Kapitel 3.2.3*) in ihrem Verhältnis zu uns. In diesem vital-emotionalen Handgemenge zwischen haptischer Aggression und vitaler Selbstwahrnehmung klärt sich unser Verhältnis – von Bindung und Aufbruch (s. [1.]) – und wird in seiner Gegenseitigkeit prägnant. Dabei drängt es uns, unseren inneren Anspruch zu erfüllen, durchzusetzen. Und das Außen drängt, provoziert Entscheidung.

(4.) Es folgt die »Primärgestalt als Möglichkeit«, das heißt, eine Lösung der gerade skizzierten Spannung ist angesagt. Die Primärgestalt als Möglichkeit kennt zwei Stufen: Die erste betrifft die ureigene Durchsetzung bzw. die Destruktion der Primärgestalt als Bedingung. Diese Destruktion hat Selbstzweck (s. o. *Kapitel 2.1.4*, *2.2.4* und *2.4*). Die zweite Stufe betrifft die bejahende Übernahme unseres Tuns und unsere neue Positionierung im Feld.

Das Tonfeld wird Raum und Ort zu uns selbst. Aus dem Ausgleich mit uns tritt die eigene Erfüllung in den Fokus unseres Tuns und unserer Entscheidung. Was uns entgegensteht, fordert uns zu uns selbst heraus. Das Material erscheint als Erfahrungspedant zu unserer Handlungs- und erweitert zu unserer Lebenssituation – entsprechend qualitativ oder physiognomisch. Es fordert uns einerseits heraus, uns unseren Raum anzulegen als Gegenraum zu unserem Fremdraum, uns darin, je nach Anforderung, zu schützen, einzurichten, zu erweitern usw. Sodann fordert es uns heraus, in ihm unseren eigenen Stand als »Gegen-Stand« einzunehmen. Die Entwicklungsbedingungen und Entwicklungsforderungen der früheren Handlungsphasen erscheinen nun als Grundbedingungen, die uns verhindernd entgegenstehen. Gleichsam »dazwischen« brechen wir zu uns auf: Wir stoßen in unserem Feld auf Altes, das uns noch Schutz gibt, und auf Neues, das einzugehen wir noch nicht ganz riskieren. Die Aufforderung zu uns selbst kann von unserer Bewegung evoziert sein – wir stoßen auf unsere Verhinderung – oder von unserer Wahrnehmung – wir fühlen uns zu uns in einer Bindung, die uns verhindert. Wir sollen aufbrechen zu uns.

Da dieses »Gegen-Ständliche« sich sowohl als ein Pendant zu unserer entelechischen Bewegungsdynamik aufdrängt, als auch als biografische Altlast sich in unserer Bewegungsorganisation eingenistet hat, treffen wir aktualgenetisch auf unsere lebensgeschichtlichen Bedingungen. Wir können sie jetzt und hier aufgreifen als (wörtlich gemeint) »Vor-Kommnisse« in unserer Bewegung und uns in unserer Bewegung neu entfalten gemäß unseren Bedürfnissen; wir haben jetzt die Möglichkeit, uns zu uns zu behaupten gegen … und unseres Raumes im Umfeld zu vergewissern. Zugleich erscheint diese Vergewisserung als Entwicklungsforderung.

HS 9.5 »Behauptung« und Destruktion

Behauptung verlangt zum eigenen vitalen Stand haptische Aggression und zur Übernahme dieser Aggression verlangt sie Destruktion. – Kurz ein Blick zurück, um diesen Vorgang in seinem Entwicklungsprozess zu verstehen: Erste vitale Akte erschienen als bloße Eingriffe in das Material. Sie meldeten sich im Erleben als Aggression erst, wenn sie verknüpft waren mit traumatischen Erlebnissen. Als natürlich können wir sie betrachten im Sinne der vitalen unteren Basis der eigenen Vitalität (bei Kindern als virtuelle Phantasmen wie »Krokodile«, »Piranhas« usw.; vgl. *Handlungssituation 4*). Auch die Erfüllungen von Bedürfnisansprüchen im Material erschienen noch als »natürliche« Aktionen (vgl. *Handlungssituation 5*) und nicht als Aggression. Im Beziehungsaustausch dann bezogen sich aggressive Aktionen als Bewegungsphantasmen und emotionale Äußerungen auf unerfüllte, ungesättigte Ansprüche. Gaben zum Beispiel waren vergiftet, im Krieg der Zwei bekriegten sich rechts und links usw. (vgl. *Handlungssituation 6*). Der gegenseitige Ausgleich zum eigenen Erhalt war blockiert. Lösungen mussten gefunden werden.

Mit der weiteren Sättigung der Eigenwerdung gewann dann auch das Material als Gegenüber seine Eigenheit. Ein entscheidender Entwicklungsschritt in die Selbstständigkeit! Unser Tun, wir selbst in unserem Tun rückten in die eigene Verantwortlichkeit. Das Greifen wurde zu einem Greifen von etwas aus Etwas bzw. zu einem Greifen in Etwas hinein und damit wurde es zu einem aggressiven und destruktiven Akt. Wir mussten uns vital zu uns selbst im Gegenüber zu einem Anderen verantworten. Wir könnten sagen: »Das Böse« (nicht moralisch zu verstehen) kam in die Welt und verlangte Integration, verlangte unseren eigenen Aufbruch in unseren individuellen Lebensprozess (haptisch gesagt: »Als Kraft, die stets das Böse *tut* und doch das Gute schafft«).

Unser Verhältnis zum Feld bekam im Material jetzt zwei Pole: Der eine präsentiert das Zu-Uns, der andere das Gegenüber dazu. Wir gewannen die eigene Stellung in unserem Feld und dann Zentrierung (*Handlungssituation 7* und *8*). – Die »Behauptung« nun verlangt den eigenen Stand. Das Zu-Uns wird zu einem Zu-uns-Selbst, und wir sind herausgefordert, die Identität mit uns in Bezug zu unserem Selbstwert herzustellen. Dies geschieht, wie beschrieben, mittels aggressiver und destruktiver Akte in gegenständlichen Entsprechungen zu unserem Gegenüber. Die haptische Aggression und Destruktion sind dabei nicht nur eingebunden in den vitalen Anspruch unserer Entwicklung, sondern zugleich auch in unseren eigenen, individuellen Selbstwertanspruch. Unsere vitale Verselbstständigung im bzw. – freigestellt – am Gegenüber schafft uns dieses Gegenüber, sättigte uns derart zu uns selbst, dass wir uns nun zu uns im »Gegen-Stand« zu dem befinden, was uns begegnet.

HS 9.6 Vom »Gegen-Stand« zur Tat und zur Übernahme der Tat

Im »Gegen-Stand« sind wir zu uns selbst herausgefordert. Dies kann mehr als Befreiung oder mehr als Auseinandersetzung erlebt werden. Beide Male ist das Bewusstsein zu uns der eine Teil des Geschehens, der andere ist die Tat, in der wir uns realisieren und übernehmen, sei es erfüllend oder sei es, dass wir uns zu uns selbst in der Nichtvollendung übernehmen: »Ich kann« – bzw. »Ich kann nicht«.

Die Motive zu solcher Entscheidung liegen einerseits in der biografisch-lebensgeschichtlichen Schwellensituation, in der wir uns gemäß unseren Bedingungen entscheiden müssen. *Wir* haben die Entscheidung – zu uns. Wir treffen auch hier wie immer im haptischen Geschehen der Arbeit am Tonfeld im »Gegenüber« durch unsere Bewegung auf innere und äußere biografische Bedingungen. Nur: Wozu wir uns hier zur Entscheidung antreffen, betrifft nicht nur die vitale Aneignung des haptischen Handlungserwerbs noch nur die Freistellung zu und von einem Gegenüber. Was hier ansteht zur Objektivierung sind wir selbst in unserem individuellen menschlichen Verständnis und Verhältnis. Es ist die Freistellung zu uns, und dies betrifft auch das, was wir mit uns selbst tun, bis hin in die Aggression oder die Destruktion, in denen wir uns entgegenstellen, behaupten, klären.

Allerdings: Ein bloßes Zerstören wäre ein quasi-bewusstloser motorisch-affekthafter Akt. Wir wollen uns ja bewusst in neuem Stand und neuer Identität wiederfinden in dem, was wir tun und wie wir es tun. Also muss es auch eine »Kultur« in uns geben, in die Aggression und Destruktion eingebettet sind (vgl. bereits *HS 9.5*). Wir greifen in dieser Handlungssituation nicht nur in ein Ordnungsverhältnis ein, übertreten es und werden dadurch »Ich«: als unser gleichsam erster »Sündenfall« (wörtlich: als uns individuierende Sonderung), indem wir uns für uns etwas nehmen (vgl. *HS 5.3.2*), indem wir etwas tun, worin wir uns in unserer individuellen Eigenheit als Ich-Selbst vortragen.

Beweggrund sind nicht allein Mangelbedürfnisse leiblich-vitaler Art, nicht nur der Drang nach individueller Verselbstständigung oder Eigenzentrierung, sondern: Ausschlaggebend ist das letztlich menschlich – im wörtlichen Sinn – irrationale schöpferische Selbstbedürfnis in unserer Bewegung. Was wir tun, bezeichnet unseren Aufbruch. Aggression und Destruktion werden Akte eigener individueller und menschlicher Verwirklichung. Wir brechen auf zu uns selbst. Was uns entgegensteht, hemmt uns zu uns selbst.

Es ist ein tiefes, schwer auszulotendes menschliches Gefühl, das dieses Freiwerden und dieses Heraustreten aus negativen, verhindernden Bedingungen nicht nur als Erfüllung, sondern auch als einen Akt der »Schuld« empfinden und erscheinen lässt. Und wenn wir uns dann noch in dem, was wir getan haben, präsentieren und zeigen sollen – was wir getan haben, verlangt nach entsprechender Gestalt im Tonfeld oder leiblich in uns selbst in unserer vertikalen Präsenz –, dann steigt oft ein Gefühl auf von Scham und von Einsamkeit. Das geschieht vor allen Dingen dann, wenn der emotional-vitale Aspekt in unserem Tun zurücktritt. Wir erfahren uns zu unserer Bipolarität in der distanzierenden Absetzung zu einem Anderen. Wenn wir sagen: »Wir behaupten uns gegen etwas«, können wir also auch sagen: »Wir behaupten uns zu uns.«

Beispiel
Eine 57-jährige Frau, traumatisiert durch Missbrauch und von ihren Lebensbedingungen restlos überfordert, griff unendlich langsam in das »schwere« Material hinein. Nach gut einer halben Stunde hatte sie einen kleinen Platz in dem Feld. Und wieder dauerte es lange, dass sie ihn nicht wieder zuschüttete, sondern für sich erkannte und den ersten Buchstaben *ihres* Namens einzeichnete. Und dann: »Warum ist das so schwer?!«

HS 9.7 Erscheinungsformen der Behauptung

HS 9.7.1 Uns selbst erleben im »Gegen« zu uns

In der »Behauptung« sind die Akte unseres Tuns nicht nur vital- oder zweckbestimmt motiviert zur Verselbstständigung und Zentrierung im Feld, sondern sie sind im Wesentlichen bestimmt von unserem individuellen Drang, uns *selbst* zu verwirklichen und zu realisieren. Dieses »Selbst« wird Ausgangs- und Zielpunkt. Gefragt ist die Identität mit uns angesichts des Gegen und angesichts der Verhinderung, in der wir uns befinden. Wir finden uns vor gegen ein Anderes, das uns entgegensteht. Es steht uns entgegen als *unsere* Verhinderung. Wir sind verhindert in unserem personalen Auftreten und unserem freien Stand, sowohl im Tonfeld wie auch erweitert in unserem Lebensumfeld. Es gilt auch hier: Wir treffen uns bipolar zu uns an in den Forderungen unserer Bewegung. Sie erscheinen als innere und äußere Herausforderungen, zu uns selbst zu stehen. *Was* uns entgegensteht, gehört in das erweiterte Umfeld. Im aktualen haptischen Geschehen begegnen wir in aller Realität und Wirklichkeit unseren eigenen Forderungen. Wir treffen auf die Bedingungen zu uns, die uns schicksalhaft – und nicht nur biografisch – ausmachen, und nicht nur zu unserer Genese, sondern zu unserem Selbstsein. Das »Gegen«, zu dem wir uns erleben, erleben wir als ein Gegen zu uns selbst. Zum einen ist die Seite des *Gegen* betont und zum anderen die Seite *zu uns selbst.*

In der Behauptung erleben wir uns efferent wie reafferent in unserer Bewegung zur Forderung nach Durchsetzung wie nach Erfüllung. Das Zu-Uns wird als eigene Aufgabe – im doppelten Sinn – begriffen. Wir schälen uns aus umfassenden Bindungen zu uns selbst heraus und werden selbstständig. Das »Gegen«, in dem wir uns zu uns leiblich befinden und fühlen, muss also bipolar mit uns erfüllt sein. Dazu müssen wir uns in dem, was wir tun, zu uns erleben. Wenn wir zu einem Freiraum zu uns kommen wollen, können wir nicht einfach nur Material entfernen und herauslegen, sondern müssen uns leidenschaftlich in unserem Tun *wahr*nehmen. Darauf achtet der Begleiter. Auch wenn wir Material nur vehement herauslegen, reicht das nicht. Das Zu-uns-Erleben ist so noch nicht geöffnet, und darum können wir uns auch nicht reafferent erwarten. Der Begleiter kann den Gegendruck ansprechen, der beim Nehmen des Materials in den Innenhänden entsteht, und danach fragen, wie sich unser Greifen in den Innenhänden anfühlt. So wird der lebendige Eigenbezug beim Räumen des Feldes geweckt, präsent, bewusst. Geschieht dies nicht und ist das Feld dann leer, kann es sein, dass das Getane sich jetzt ebenso leer anfühlt: Wir sind uns nicht erfüllend zugekommen, weil wir im Tun *und* Wahrnehmen unseres Tuns nicht *uns selbst* erwartet haben. Bestenfalls wird dann das ganze Material wieder eingeräumt – und alles beginnt noch einmal von vorne.

HS 9.7.2 Die Behauptung in … und die Behauptung gegen …

In der Behauptung ist unser Ort im Tonfeld, in dem wir unseren Stand finden (s. o. *HS 9.4*), der Gegen-Ort zum übrigen Feld. Wir gewinnen in ihm ein Gegen zu etwas, das wir von uns weggeschafft haben, und dieses, was wir weggeschafft haben, erscheint in seinem Gegen als Pendant zu unserem Freiräumen. Denn das Freiräumen des Raumes ist ein Freiräumen zu uns. So erscheint auch das Gegen, zu dem wir uns antreffen, in unserer Bewegung, und zwar als Bewegung zu uns, also als Aufforderung, uns mit uns auszugleichen und so uns zu entwickeln.

Der Ort wird zu unserem Standort im Feld. Wir können uns in ihm zu uns behaupten oder uns in ihm gegen etwas behaupten. Im ersten Fall richten wir uns in diesem Ort ein – es kann dort ein ganz eigenes lebendiges Feld als Landschaft entstehen, mit einem »Fluss«, einem »Haus«, mit »Feldern« usw. Wir können in diesem »Kulturraum« Freiraum gewinnen gegenüber dem uns umgebenden »Naturraum«. Wir richten uns zu uns ein, indem wir uns beispielsweise mit unseren flachen Händen hineinstützen oder ihn mit Wasser ausstreichen. Das Material, das wir dafür weggeschafft haben, wandelt sich zur zugehörigen Begrenzung unseres Raumes: etwa als eine »Berglandschaft«, von der »Bergbäche« in unser »Tal« fließen.

Mit der eigenen Sättigung und Stärkung wird unser Raum möglicherweise mit einem Mal »eng«. »Eng« verlangt dann Ausweitung und Aufbruch, Behauptung gegen ..., was wir vorhin als »uns gegen etwas behaupten« angesprochen haben. Unsere Freifläche gibt dazu dann Halt und muss gegenüber dem »Gegen« in Gestalt des Umfeldes verteidigt werden. Was da entgegensteht, fordert unseren vitalen Einsatz. Es erscheint beispielsweise physiognomisch als einholende Gegenwelle, als verschlingendes Maul usw., jedenfalls als bedrohliche vitale Gestalt, die uns entgegensteht. Zu unserem Erhalt ist »Kampf« angesagt. Für den gegenwärtigen Moment – und erweitert für den biografisch-sozialen Kontext – ist gefordert, dass wir uns behaupten, und zwar nicht aus Machtgründen, sondern aus eigenem Entwicklungsdrang zu uns. Mögliche Destruktion und Aggression dienen jetzt nicht dem vitalen Erhalt und der vitalen Verselbstständigung: Nun sind wir gehalten, zu uns selbst aufzubrechen, und sobald wir uns darin wahrnehmen, meldet sich nicht mehr nur eine Maxime für den Ausgleich, sondern für die eigene Entscheidung und Unterscheidung. Da ist die Zerstörung des Gegenübers und da ist der Aufbruch aus uns selbst. Wir vertreten uns selbst und treten zu uns selbst heraus. Im Ersteren treffen wir auf unsere Lebensbedingungen. Was wir zerstören, aus dem treten wir heraus. Heraustreten heißt hier: unsere Mitte und unsere Vertikale gewinnen.

HS 9.7.3 Die vitale Behauptung – Von der vitalen Sättigung zur gegenständlichen Freistellung

Das »Gegen« zur Behauptung kann hervorgehen aus einem vitalen Eingreifen beider Hände ins Material. Die Erfahrung der Fülle und des »-bar« im Greifen können danach verlangen, alles Material zu nehmen. Wir können uns schon im Greifen sättigen, oder wir erfahren im Material ein Gegen bzw. ein Gegenüber. Was wir greifen, wird mittig oder oben vor uns zusammengetragen. Wir treten gegenüber und fallen gleichsam heraus aus unserer Bewegung, propriozeptiv gesättigt. Was wir dann sehen, ist physiognomisch durch unsere Greifakte bestimmt. Es erscheinen Köpfe, die uns hilfreich zukommen. Die »vitale Behauptung« stellt uns zu uns selbst in die entsprechende Auseinandersetzung mit unserem Gegenüber – wir könnten auch sagen: mit unserem Anderen – heraus. Wir stoßen oder treffen in unserer Bewegung auf unser entgegenstehendes Gegenüber und sollen nun uns in diesem Eigenimpuls, in dem wir uns zukommen, reafferent aufgreifen und in dem, was wir tun, unsere eigene Position in dem Feld gewinnen.

Was uns zur Behauptung animiert, präsentiert aktual das »ewige« Drama zum eigenen Stand in unserem Werden. Die Analytische Psychologie bezeichnete diese Auseinandersetzung als »Individuationsprozess« und als »Heldenweg« für unser Ich. Sie fand unendliche Beispiele und Überlieferungen in Literatur und Religion (s. u. *Exkurs*, nach *HS 9.7.6*). In der Arbeit am Tonfeld erscheint diese Bildgestaltung als Konsequenz unseres Tuns, in dem wir uns zu uns sättigen und auseinandersetzen in den Erfahrungen unserer Bewegung. Diese Gegenständlichkeit kann, wie gesagt, hervorgehen aus leiblich-vitalem, haptischem Greifen und der Erfahrung eines schier unbegrenzt greifbaren »-bar«, in dem wir uns sättigen, oder aus der eigenen Feldbestimmung, in der wir auf ein »Gegen« stoßen. Das »Gegen« selbst wird erfüllt oder aufgehoben, indem wir das Gegenüber – und damit dank unserer Bipolarität – uns selbst aufbrechen und teilen. Unser eigener Weg wird dabei frei. Dazu sind wir angewiesen auf vitalen Halt – dieses Angewiesensein kehrt immer wieder, wenn ein markanter Entwicklungsschritt ansteht; wir streichen uns etwa realsymbolisch mit Wasser Hände und Arme ein, um uns stärken; wir versichern uns so unserer Gleichgewichtspole, um uns zu stabilisieren. Wir sind zudem angewiesen auf einen eigenen Wertebestand, der uns gleichsam »legitimiert« zu dem, was zu tun ansteht. Er erscheint in der Arbeit dann als »Kostbarkeit einer kleinen Kugel«.

Für die gleichgewichtige Bewegungsorganisation heißt dies, dass wir leiblich in den Polungen unseres Gleichgewichtes ankommen bei uns selbst und Stand und Halt gewinnen in unserer Vertikalen. »Behaupten« heißt in dieser Perspektive, dass wir uns physiologisch polen in unserer Aufrichte, das heißt in unserem Aufrecht- bzw. wirklichen Da-Sein.

HS 9.7.4 Die Behauptung gegenüber äußeren Instanzen

Dieser Behauptungsprozess verlangt Auseinandersetzung mit herrschenden Repräsentanten als Träger einer Orientierungs- und Ordnungsfunktion. Einerseits erleben wir Aufbruch und Befreiung, zumeist aus der Vaterwelt, andererseits – so fühlt es sich zunächst an – verletzen wir uns in unseren tradierten Ordnungen, wenn wir sie überschreiten und aufgeben. Das Thema »Verrat« spielt eine Rolle. Wir brechen auf zu uns selbst und brechen aus aus tradierten Wertgemeinschaften. Wir treten aus alten Paradigmen heraus, in denen wir uns bisher verstanden haben. Jemand bricht am Tonfeld zum Beispiel von einem kräftigen, phallisch mittig gesetzten Gebilde die Spitze ab. Ist das geschehen, setzt vielleicht ein bitterliches Weinen ein. Der Begleiter macht aufmerksam auf das genommene Stück. Es kann zur eigenen Gestaltung werden oder, von beiden Händen umfasst, zu einer Kugel geformt werden, in der wir zu uns selbst kommen. Es kann sich auch zu einer kleinen Kugel wandeln, die wir zunächst beiseitelegen. Wenn dann das Material ausgeräumt und das Feld frei ist, erhält sie in der Mitte des leeren Feldes ihren Platz als unvergängliche, überdauernde Präsenz.

Beispiel
Eine 30-jährige Frau hatte vor sich ein großes »Gegenüber« gebaut. Kurz darauf verspürte sie den Impuls, ihm die Spitze abzubrechen. Als sie es tatsächlich getan hatte und ihr Werk so sah, die abgebrochene Spitze in ihrer Hand, war sie über sich sehr erschrocken. Auf die Frage, was sie mit dem abgebrochenen Stück tun wolle, ebnete sie schweigend das ganze Feld ein und pflanzte das Stück in die Mitte ein: »Da kann es leben.« – So vollzog sie ihre Ablösung von ihrem großen, übermächtigen Vater.

Aufbruch und Destruktion (Abbruch) bedürfen oft eines rituellen Umgangs: Der mittige »Fels« etwa oder der »Turm« werden besonders bestiegen, oder quadratisch umrandet, oder umkreist und dann erst befreiend aufgebrochen.

HS 9.7.5 In der Gestik: Daumen versus Greifhand

Der Mensch ist das einzige Lebewesen, das ein Glied der Hand, den Daumen, der Hand gegenüberstellen kann. Das bringt nicht nur Vorteile beim Greifen mit sich – was wir greifen, kann geführt gerichtet werden, ein Speer zum Beispiel –, sondern zeigt auch im Handgestus unsere eigene Freistellung an. Geht es im frühen Klammergriff noch um ein haltend-greifendes Nehmen, bei dem der Daumen keine andere Rolle spielt, als den Fingern der Hand für ihre Aktion Platz zu lassen, so unterstützt er die Finger bald, wenn es um ein eigenes Haben geht. Dabei spannt der Daumen zum Greifen und Halten die Hand. Wenn die Hände auf dem Tonfeld aufliegen, können die Daumen mit oder ohne Spannung eng an den Händen anliegen, insbesondere dann, wenn die Finger gestreckt sind. Kommen die Hände dann in ein Greifen, können, wie gesagt, die Daumen den Fingern den Weg freimachen; sie können das umgreifende Nehmen des Materials auf der Gegenseite der Finger unterstützen oder sich abspreizen bis hin zu einer Spannung der Hand zwischen aufstützenden Fingern und sich aufrichtenden Handwurzeln. Daumen und Finger bekommen unterschiedliche Funktionen: Die Finger wollen aggressiv nehmen oder einstechen wie »Zähne« oder »Krallen«, während die Daumen einen Freiraum schaffen wollen. Dabei wird deutlich, dass die Daumen – jeweils der einen oder anderen Hand – den Drang des »Ich« zum eigenen Raum anzeigen und durchsetzen. Mit anderen Worten: Der oder die Daumen vertreten in der Gegenüberstellung zu den Fingern die Belange des »Ich« in dessen Gegenüberstellung zum Material. Sie können überdeckt werden von den Fingern, können den Halt wahrnehmen im Greifen der Finger, können eigens tätig werden, dann ziehen sich die Finger zusammen usw.

Entsteht dabei vorne im Feld zur Behauptung ein Eigenbereich und dahinter ein Fremdbereich, so gilt es, den Eigenbereich zu erweitern und schließlich für uns selbst einzunehmen. Bei diesem Tun kommt/kommen zumeist der oder die Daumen zum Einsatz. Mit ihnen machen wir wechselseitig rechts und links die Ecken des Tonfeldes frei und schieben das Material weg. Vielleicht werden die Daumen »vergessen«; dann wird die Arbeit mühsam, und der Begleiter kann an sie erinnern. Die Stellung von Daumen und Hand entscheidet im Greifakt in das Material über das Bedürfnis nach Schutz, Verhinderung oder Aufbruch. Die Frage nach der Bedeutung einer liegenden »Arkade« im Feld ergibt sich aus der Stellung, je nachdem, ob sie bergend erscheint, ob vorläufig abschirmend oder ob verhindernd.

Beispiel
Marion, Ende 30, setzte sich an das Tonfeld, legte recht bestimmt ihre Hände an den Rahmen. Dann nahm sie sich vorne im Feld Material, baute es vor sich auf, und zwar hinter dem Raum, den sie durch das Wegnehmen geschaffen hatte, nahm es von dort wieder auf, baute es nochmals vor sich auf ... Der Wall, der so entstand, wanderte auf diese Weise über das Tonfeld bis zu seinem hinteren Rand. Von dem (freien) Raum, der jeweils entstand, nahm sie keine Notiz. Sie griff das Material, baute es wieder vor sich auf, griff es wieder etc. etc.

Dabei schimpfte sie in einem fort, dass alle gegen sie seien in der Familie, insbesondere die Schwester. Je mehr sie an den hinteren Rand im Tonfeld kam, desto mehr wuchs das Material auf zu einem großen arkadenförmigen Wall. Schließlich kam sie so an die Grenze des Tonfeldes und damit an die Grenze ihres Tuns.

Darauf ein kurzes Innehalten – plötzlich ein mächtiger Schlag mit der flachen Hand, und der Wall war aufgebrochen. Etwas erschrocken hielt sie inne. Dann entdeckte sie ihre neue Möglichkeit: Sie griff die beiden entstandenen Teilstücke, rechts und links, richtete sie sich zu Pfosten links und rechts auf und sagte: »Da komme ich durch.«

HS 9.7.6 Behauptung als Entscheidungsweg zwischen Rückhalt und Aufbruch

Jede Handlungssituation beginnt damit, dass wir *zu uns heraustreten*. Wir sind Anfang wie Ziel. Wenn die Verselbstständigung zugleich als eigene Verwirklichung und als Weg zu uns selbst wahrgenommen wird, erleben wir unser Tun als »Behauptung«. Damit beginnt die Erwachsenen-Zeit, in der ansteht – aus Elternhaus und Schulsituation sich lösend –, eigenständig Stand in unserem Lebensfeld zu gewinnen. Die Arbeit am Tonfeld kann diesen großen Schritt, falls er lebenshistorisch nicht ganz vollzogen worden ist, als unvollendet aufrufen, in unserem Tun und Erleben präsent machen und vollenden.

Dazu verschaffen wir uns – das kennen wir schon – erst einmal aktual auf dem Feld einen Halt. Vorne entsteht zum Beispiel als Schutzraum eine Höhle, oder rechts und links werden zum Halt der Unterarme eigene zwei Räume geschaffen. Ist Halt gefunden, brechen die Hände auf. Aus den zwei

Polen im Halt des Gleichgewichtes suchen sie auf dem Feld zusammenzukommen, um sich weiter durchzufinden. Immer wieder wird zurückgegangen auf den Rückhalt rechts und links. Gleiches geschieht im Bezug auf die Höhle. Sie wird verlassen. Ein »Weg« führt heraus, doch jederzeit erlaubt es der »Weg«, auch wieder zurückzukommen. Im Aufbruch in das Feld können wir auch auf alte Leitgestaltungen stoßen. Sie bieten weder Orientierung noch Halt, erscheinen auch nicht als Hindernis in der Bewegung, sondern sind nur (noch) da wie eine alte Reminiszenz. Sie verlangen Entscheidung zu uns selbst. Gefragt sind oft Entscheidungen zu überfälligen Ablösungen von altvertrauten und bekannten Beziehungsverhältnissen zu Hause. So beispielsweise bei einer jungen Frau, 19 Jahre:

Beispiel

Clara griff sich Material mit beiden Händen und schichtete es rechts und links im Tonfeld auf. Dann entdeckte sie den so entstandenen freien Zwischenraum und brachte das noch restliche Material in diesen mittleren Freiraum. Nun holte sie das ganze Material von der rechten und linken Seite zurück und sammelte es in dieser Mitte. So wuchs in der Mitte ein massiver »Turmberg«. Der Turmberg stand auf der freien Raumfläche, die begrenzt war vom Rahmen des Tonfeldes.

Die jetzt freie Bodenfläche des Feldes um den Turmberg herum empfand sie als zu leer, und so nahm sie wieder Material vom Turmberg weg und verteilte es in dieser Fläche. Auffallend dabei war die beinah beiläufige und versteckte Art, wie sie dies tat. Immer wieder strich sie die Stellen vom Turm glatt, woraus sie sich soeben Material weggenommen hatte. Der Turmberg solle »rund« werden, erklärte sie. Dennoch ließ Clara aber nicht ab, von ihm Material zu nehmen und sein Rundsein von Mal zu Mal aufzubrechen. Einerseits ging es ihr um den Erhalt von »rund«, andererseits um Aufbruch.

Schließlich formte sie aus dem, was sie genommen hatte, eine Kugel – eine »Sonne«, sagte sie. Dann noch mehr Kugeln und legte sie um den Bergturm herum. Danach hatte sie die Idee, alle Kugeln auf dem Bergturm aufzuschichten. Dieses Werk hielt sogar.

Clara umfasste dann die Gestalt rund um ihr Fundament. Ihre Finger wurden dabei angespannt und unruhig – mit dem Daumen ging sie in den Bergturm hinein. Das hielten die Kugeln oben nicht mehr aus. Sie fielen herunter. Clara nahm sie und füllte damit den Boden des Feldes auf, legte anschließend ihre Arme darauf und fand das Ganze »wohltuend«.

Den Turmberg demontierte sie in der Folge weiter, ließ den Rest von ihm aber noch in der Mitte. »Ich weiß nicht, ob der drinbleiben soll?« Als sie den Eindruck hatte, dass er wackle »wie ein alter Zahn«, rührte sie nicht mehr daran. – Deutlich erlebte und gestaltete sie am Tonfeld in ihren Impulsen und Hin-und-her-Aktionen ihre inneren Verflechtungen, ihre Rückbindungs- und Neuorientierungsakte, ihre Freiheitsversuche.

Später sagte sie, sie habe ein Schuldgefühl empfunden, den Turmberg gänzlich zu entfernen. Das Bild vom »alten Wackelzahn« verwirrte sie. Sie fand aber dann, er solle »drinbleiben«.

Spannend war noch ihr spontanes Bild von der »Sonne«. Sie verkörpert zu allen Zeiten die Sicherheit des Aufbruchs als dauernde Wiederkehr.

Exkurs: Aufbruch zu sich selbst als Individuationsprozess – Parallelen zur Analytischen Psychologie C. G. Jungs (vgl. HS 9.7.3)

Die Gestaltungen des haptischen Bewegungs- und Wahrnehmungsprozesses entsprechen den »archetypischen« Bildern und Bildfolgen des »Kollektiven Unbewussten«, das C. G. Jung aufdeckte. Archetypen bezeichnete er als überkommene Erfahrungen und als »pattern of behaviour«. Als solche sind sie an der Schwelle des Bewusstseins Niederschläge und Bahnungen der Wahrnehmungen (mental und emotional unseres Verhaltens) und der menschlichen Beziehungen von uns selbst und unserer Welt. Was im Tonfeld in unseren Händen berührend und haptisch-sinnenhaft erscheint, erscheint in seiner psychischen oder seelischen Wahrnehmung als bewegendes, wesenhaft anmutendes, bedeutungsträchtiges und eigenes, lenkend ausrichtendes Gegenüber im Zu-Uns unserer Bewegung. So hat es etwas zu sagen, ob zum Beispiel »der Wackelzahn« im Beispiel oben die Mitte des Feldes markiert oder »die Sonne«. C. G. Jung kam für diese »archetypischen« Botschaften zu einer Begrifflichkeit, die Rudolf Otto († 1937; dt. Religionswissenschaftler) für das »Heilige« als das Numinose, das zutiefst Berührende, eingesetzt hatte: Es waren einerseits das »Tremendum«, das Erschütternde, andererseits das »Faszinosum«, das begeisternd Anziehende, und drittens das »Kreatürliche«, in dem wir uns zu uns selbst menschlich angesichts dieses Bewegenden befinden und wahrnehmen.

In dieser dreifachen Erlebnisbestimmung erleben wir uns im haptischen Geschehen. Dabei sollten wir nicht vergessen, dass wir uns zukommen aus einem Grund, über den wir nicht aktiv verfügen, in den wir vielmehr zu uns hineingestellt sind. Viktor von Weizsäcker nannte es »Grundverhältnis« (v. Weizsäcker, 1986, S. 201): Wir sollen Umgang und Dialog finden mit dem, was uns bewegt. Ein solcher Umgang kann rituelle Formen annehmen, in denen wir uns aneignen, was uns »numinos«, noch fremd und doch spürbar uns bewegend, entgegenkommt.

Gestaltungen dieses Bewegenden erscheinen in der Arbeit am Tonfeld zunächst als Repräsentanzen unserer Sensomotorik, in denen wir uns in unserer Bewegung verselbstständigen. Aus dem Zug des Fingers wird beispielsweise ein »Fluss«, und ab sofort gewinnen wir mit dem »Fluss« weiteren Umgang im Feld. Je mehr sich nun die Bedeutung unseres Tuns ins Feld verlagert, gewinnt der »Fluss« eine Eigenständigkeit, dessen »Fließen« uns wohin führt, das überschwemmen kann usw. Der Fluss erhält ein Eigenleben, das wir beherrschen oder nicht. Die Bindung an unsere Bewegung löst sich ab und der Fluss wird zur vitalen Libido. Weiter wird aus ihr der Vulkan mit seiner Lava. Der Sachbezug »Fluss«, »Wasserturm«, »Vulkan« schafft dann Sachbindungen, in denen wir uns auf unserem Feld ausbreiten können. Das vitale, gefährliche Element kann beherrscht werden. Oder andere Bildbeispiele: Aus »feurig« wird »Feuer«, aus »eisig« eine »Eisfläche« usw. Aus dem Bewegungs- und Fühlbezug wird Sachbezug. Bewegendes wird im Material des Tonfeldes objektiviert und erscheint als Bildgestaltung unserer Bewegung. Wir können *uns* darin – uns wandelnd, uns offenbarend – aufnehmen. Sach-Gestaltung wird zu Selbst-Gestaltung und auch umgekehrt: Ich zeigt sich im Das.

Einen solchen Bildprozess, in dem wir uns aktiv und passiv zukommen und aufgreifen, bezeichnete C. G. Jung als »Individuationsprozess«. Er vollzieht sich in der Haptik schon in der Sensomotorik. In der Haptik nehmen wir *uns selbst* in bzw. mittels unserer Bewegung auf, und zwar mit aktuell dem, worin wir in unserer Bewegung bewegt sind; wir nehmen uns auf im *Prozess* unserer Bewegung. Ein Beispiel: Ein genommenes Stück Ton wird auf dem Tisch oder dem Feld gerollt. Mit einem Mal erscheint es als »Schlange«. Sie wird zerstückelt und über das Feld zerstreut. Das Feld selbst wird nun »fruchtbar«. Wasser kommt hinzu und aus den Stücken werden »Pflanzen«, »Tiere« usw. Derart erleben wir in unseren Händen Schöpfung und Sinn. Die Wege oder die Sprache solcher Sinnzusammenhänge bezeichnete C. G. Jung als »archetypisch«. Die Bildwelt »blüht«, wenn wir in der Auseinandersetzung mit dem Gegenüber unsere eigene Beziehung finden zu unserer Orientierung und vitalen Verwirklichung in unserer Bewegung. Wir sollen uns darin in unserer menschlichen und individuellen Genese aufgreifen. Da gibt es »Drachenkämpfe«, in denen wir uns auseinandersetzen, und da gibt es ein »Haus«, in dem wir bei uns ankommen, oder einen »Lebensbaum«, in dem wir Verheißung erfahren, usw. Und zugleich kommen wir in etwas menschlich Gültigem an, in dem wir uns vollziehen.

Eine solche Bildwelt, die uns bewegt, tritt nicht zutage, wenn wir auf die physiologische Verlagerung und Polung angesprochen werden in unserer gleichgewichtigen Bewegungsorganisation. Es liegt am Begleiter, auf welche Art der Verselbstständigung wir angesprochen werden. Die gerollte »Schlange« etwa präsentiert auch die Rollbewegung, die wir in ihr aufnehmen und in der wir uns sättigen können. Kommt es zu dieser Sättigung, kann es sein, dass nun unsere Finger vital-beweglich in das Material einstechen. Statt einer vitalen Wahrnehmung mit entsprechenden Gestaltungen kommt es zu einer vitalen Bewegung. Das kann geschehen dank der gegenseitigen Verborgenheit von Bewegung und Wahrnehmung, wie Viktor von Weizsäcker feststellte (v. Weizsäcker, 1986, S. 203).

In den Bilderscheinungen begegnen wir allgemein-menschlichen Beziehungs- und Handlungsmustern, wie sie überliefert sind in Märchen, Mythen, Riten und Religionen. Unser Ich erlebt sich als ausführendes bzw. Antwort gebendes Organ gegenüber einem entelechisch ordnenden Prinzip, dem Selbst. Das »Selbst« ist im Sinne C. G. Jungs umfassender und anordnender, übersinnenhafter Pol, der hier beide Felder umfasst, aber nicht allein das des Bewusstseins und das des Unbewusstseins, sondern das der Bewegung und das der Wahrnehmung, in denen und zu denen wir uns bipolar verstehen und gestalten. Die psychische Energie und ihr Ordnungsbestreben, in dem wir uns wahrnehmen, erscheint in geladenen, »numinosen« Bewegtheiten und Bildern auf ein sich darin wahrnehmendes Ich hin ausrichtet. Die »Totale Subjektivität« erscheint in der Einheit von Bewegung und Wahrnehmung, von Psyche, Welt und sozialem Umfeld und hier als ein »relativ geschlossenes System« (Wolff, 1981, S. 189).

Wir greifen das, was uns bewegt, in unserer Bewegung auf und formen es in unserer Bewegung zur entsprechenden Bildgestalt. Halt gibt dazu der Begleiter: bestätigend, motivierend, ermunternd etc. Wir erleben uns zu uns und werden uns selbst zum Ereignis: »Das Bild wird zum Ereignis, das mich ergreift« (ebd., S. 121). Derart »erscheint auch das ›Ego‹ nun als Komponente des psychischen Raumes. Man ist selbst eine Figur in den Ereignissen, man hat u. U. in sie einzugreifen« (ebd., S. 126). Wir leben uns in dem, was uns begegnet. Wir erleben uns in einem autonomen Prozess, indem wir uns in dem, was bewegt, zu uns einholen.

> »Das kollektive Unbewusste […] erscheint als Bild des vereinigenden Prozesses selber in Form von typischen Situationen und Örtlichkeiten, von symbolischen Mitteln und Wegen, von hilfreichen oder gefährlichen Tieren, Pflanzen und Elementen. Bei alledem bleibt aber das Charakteristische des autonomen Prozesses bestehen: Das Ich erlebt in symbolisch dramatisierter Weise die objektiv-psychische Situation und ist in sie einbezogen« (ebd., S. 133).

Im haptischen Geschehen erscheint dieser »vereinigende Prozess« mit seinen Bildern als Beziehungsgeschehen mit dem, was uns in unserer Wahrnehmung bewegt und wir in seiner Gestalt klären. Entsprechende Bildgestalten orientieren uns in unserer Bewegung. Sie haben ihren Stellenwert, und in ihnen gestaltet und wandelt sich unsere Bewegung, wenn wir uns auf sie einlassen. Sie erscheinen als Sinn- und Bewegungswandler, als »Energietransformatoren« (Jacobi, 1971, S. 97). Da wir *uns* in diesem Prozess zukommen, geschieht eine Verlagerung in der Zentrierung: »Das Zentrum ist nun nicht mehr das Ego, sondern ein virtueller schöpferischer Punkt in der Mitte zwischen äußerer und innerer Realität« (ebd., S. 137), in dem wir uns neu zu uns verstehen.

Dieser Prozess dient dem Ausgleich mit uns selbst, fordert uns aber zugleich auch zu uns selbst heraus. Erich Neumann († 1960; dt.-israel. Psychologe und Psychoanalytiker), der die Arbeiten C. G. Jungs fokussiert und weitergeführt hat, spricht von zwei gegenläufigen bzw. aufeinander zulaufenden Achsen. Die eine ist die »Selbst-Ich-Achse«, in der sich das »Ich« nährt und stärkt. Die andere ist die »Ich-Selbst-Achse«, in der das Ich dann auf sein Potenzial zurückgreifen kann. Das »Selbst« meldet sich, wenn wir im Netzwerk unserer inneren und äußeren Verhältnisse keine verlässliche »Verbindungsstärke« haben aufbauen können, wie Manfred Spitzer es nennt (Spitzer, 1996, S. 33). Wie in einem dialogischen Schutzraum mit uns selbst bauen wir uns zu uns auf im Zuge unserer Bewegung. Dieses Konzept ist sehr brauchbar für eine Trauma-Aufarbeitung, nicht selten können durch Bildgestaltungen auch Traumatisierungen ausgeheilt werden. Hierzu ein Beispiel:

Beispiel

Ein junger Mann, Jonas, hatte sein Studium beendet, fand aber zu keiner weiteren Entscheidung. Traumatisch belastend war für ihn der Suizid seines Bruders. Über viele Sitzungen hin eröffnete sich ihm im Tonfeld eine mythische Welt von Bildern. Sie alle schilderten Erneuerungen: Der Held wurde vom Drachen verschluckt und fand einen Schatz – was an die

Nachtmeerfahrt erinnerte, die in vielen alten Mythen der Held durchzumachen hat. Sodann: Aus einer Höhle wurde eine Ähre geborgen – was erinnern ließ an die Mysterien von Eleusis. Wobei zu sagen ist: Der junge Mann verfügte über keine Kenntnisse von alldem! Sodann entstanden Mandalas mit einem Brunnen in der Mitte.

Jonas war sehr erfüllt und bewegt von all dem, was im Tonfeld geschah, und von den Darstellungen, die er nach getaner Arbeit erblickte. Im Alltag malte er die einzelnen Bilder noch mit Fingerfarben weiter.

Dann kam es zu einem Einbruch in die Bildwelt: Plötzlich hielt er inne. In beiden Händen Material haltend, schaute er auf: »Wissen Sie, das ist alles Ton!« Er schaute sich seine tonigen Hände an. »Ich möchte jetzt meine Hände waschen.« Er war soeben aus der Bildwelt herausgetreten und in seiner Realität angekommen. Die geschichts- und zeitlose Bildwelt hatte ihn mit ihren Sinngeschichten umhüllt wie ein Kokon, in dem er sich regenerieren konnte. Die eigene propriozeptive Tätigkeit zuvor und das eigene Erkennen darin jetzt – sie hoben ihn zu sich heraus.

HS 9.8 Ablösungen zum eigenen Stand – Entscheidungen zur Reafferenz unserer Bewegung

Wir können zu uns ein »Gegen« aufbauen, ohne dieses »Gegen« reafferent aufzunehmen. Wir können alles Material zum Beispiel mittig sammeln, ohne zu einem eigenen Stand zu finden. Was wir hoch aufgebaut haben, verlangt nun nach einem Gegenlauf: Von oben wird es aufgebrochen, und aus dem entstandenen Innenraum wird Material geholt. Zunächst wird es noch zur Stabilisierung gebraucht, dann in den Händen gesammelt; dieses in den Händen Gesammelte ist die Repräsentanz unseres Ich. Diese »Behauptung« zu uns kann wieder zurückgenommen werden, wenn die Gestaltung wie hier – Ich-Sammlung – in eine Bildbedeutung rückt; deren eigene »Ladung« kann uns dann ganz erfüllen. Eine solche Bildwelt bietet auf der einen Seite heilen Schutz, sie kapselt uns gleichsam ein. Auf der anderen Seite verhindert sie die vitale Übernahme zu uns selbst im Zuge der Reafferenz. Dies geschieht sehr oft bei Traumatisierungen, seien sie an uns selbst erlebt, seien sie familiensystemisch übernommen in unserer Bewegung.

Beispiel
Eine Frau, etwa 30 Jahre, hatte mittig alles Material aufgeschichtet. Im Gegenlauf entstand ein großer »Brunnen«. Sie nahm sich aber nichts für sich selbst heraus, sondern er wurde zum »Brunnen der Frau Holle«. Sie ging nun einer eigenen, fantasiereichen Welt nach und schuf sich weiter in entsprechenden assoziativen Einfällen ihre eigene virtuelle Realität (gleichsam einen Tagtraum). Diese Realität hatte allerdings keine Verbindung zur haptisch-leiblich-sinnenhaften Realität hier am Tonfeld.

Ihre Arbeit rückte sie aus der »Behauptung« zu sich selbst weg und hin in den emotionalen Ausgleich, in die emotionale Sättigung mit sich und ihrer Mutter. Hintergrund: Ihrer Biografie nach trug sie mit an traumatischen Kriegserlebnissen ihrer Mutter.

Es kann auch jemand im haptischen Prozess am Tonfeld entscheiden, die eigenen aktual-realen und vitalen Möglichkeiten, die sich anbieten, nicht aufzugreifen, weil einer solchen Freistellung zu viel eigenes Schicksal entgegensteht.

Oder:

Beispiel
Silvia, Anfang 30, hatte im Tonfeld das Material aus dem vorderen und dem hinteren Bereich in der Mitte zusammengebracht. Die beiden Tonmengen trafen sich in einer aufragenden mittleren Gratlinie. Ihre Finger gingen dann mit Druck über diesen »Bergkamm«. So entstand eine Rille. Diese weitete Silvia aus, und es entstand so etwas wie ein »Weg« oder »Fluss«, der ein »aufgefaltetes Gebirge« teilt. – Dann hielt sie inne in ihrer Bewegung. Mit der Frage des Begleiters, ob sie ein Bild dazu habe, brach sie die Arbeit ganz ab. »Ich möchte nicht weitermachen.« Zu mir dann: »Sie wollen, dass dieser ›Weg‹ (!) in das Feld geht. Das tue ich nicht.« Eine weitere Erklärung gab sie nicht. Sie verließ den Arbeitsraum. Was sie aber vergessen hatte, war ein Ring, den sie zur Arbeit abgestreift hatte. Der Ring wurde zum weiteren Bindeglied. Am nächsten Tag rief sie an, sie habe ihren Ring liegen gelassen und ich könnte ihn wegwerfen, er sei nicht wertvoll. Das tat ich nicht. Ich hob ihn auf.

Gut ein halbes Jahr später rief sie an, ob ich den Ring noch habe. Sie schien beruhigt, als ich bejahte, und sagte, sie käme ihn holen. Wieder dauerte es einige Monate, bis sie einen Termin vereinbarte, um den Ring zu holen. Dann kam sie und erzählte ihre Geschichte: Die Arbeit sei ihr sehr nahegegangen. Sie habe gemerkt, dass sie das Gebirge teilen wollte. Dann sei ihr aber schlagartig in den Sinn gekommen, dass sie, täte sie dies wirklich, über ihre Verhältnisse hinaus handeln würde. Und das könne sie einfach nicht. Ihre Schwester sei tödlich verunglückt, und dies sei für die ganze Familie eine schwere Last. All das sei plötzlich aufgestiegen. – Um aus dem Ganzen herauszufinden, habe sie die Idee gehabt, an einem Nachmittag der Woche eine Malgruppe für Kinder anzubieten (Silvia arbeitete als Grafikerin). Das habe sie dann auch sehr angesprochen und ihr gutgetan. Immer wieder habe sie an den Ring gedacht und sei froh, dass ich ihn aufgehoben habe.

Sie kam, ihn abzuholen. Wie ein Schmuckstück zog sie ihren Ring an, als verborgene und aufgehobene Verbindung zu ihr selbst.

Oder:

Beispiel

Ein Mann, Anfang 50, hatte sein Leben in zwei klare Pole aufgeteilt: Ein halbes Jahr lang lebte er mit Frau und Kindern zu Hause. In dieser Zeit war er darauf angewiesen, Psychopharmaka zu nehmen. Das andere halbe Jahr schipperte er alleine in einer Hochseeyacht durchs Mittelmeer und über den Atlantik.

Im Tonfeld formte er mittig aus allem Material einen »Kopf«. Als er ihn vor sich sah, zeigte er in seiner Gestik eine Tendenz, mit einer Handkante den Kopf zu teilen; dann brach er ab: »Wenn ich das jetzt tue, gibt es eine Atomexplosion und alles fliegt auseinander.« Er hatte sicher recht.

HS 9.9 Behauptung als Ankommen bei uns selbst

Das Zu-Uns, in dem wir uns im haptischen Geschehen erfahren, kann uns nicht nur in unserer Bipolarität betreffen (innen – außen; aktiv – passiv), sondern kann uns selbst betreffen in unserem Bedürfnis nach einem Zusammenkommen mit uns selbst, einem Ankommen bei uns selbst. Was uns bewegt im haptischen Prozessgeschehen erscheint in der Beziehung zu uns selbst – nicht selten ja auch lebenshistorisch – als eigenes Fremdes, so auch jetzt am Tonfeld, auf Erfüllung, Annahme drängend, und kann nun wirklich ins Versöhnen münden.

Beispiel 1

Lis, eine junge Frau, 32, legte ihre Hände auf das Tonfeld, dann auch ihre Arme. Was sie suchte, war intensive Berührung; doch was sie erfuhr, war das Gegenteil: »Das ist ganz abweisend. Wie Beton.«

Sie suchte sodann mit der Rückseite ihrer Hände Berührung zur Tonfläche; doch auch hier lagen sie bloß auf und Lis bekam nichts zurück, spürte keine Resonanz. Das forderte sie offenbar mächtig heraus: Sie presste mit beiden Händen das Material in einer Mittelachse im Feld zusammen, als wenn sie etwas Bestimmtes zusammenfügen wollte. Sie tat dies mit den flachen Händen, ohne die Daumen zu benutzen! Das war natürlich sehr mühsam. Die Anstrengung ließ sie stöhnen und schnaufen. Schließlich kam sie mit ihren beiden Handwurzeln rhythmisch rechts und links zusammen. Sie war dabei emotional sehr bewegt. »Das hab ich jetzt!« Sie legte Hände und Kopf darauf.

Nach einer Weile nahm sie Wasser und strich die ganze Gestaltung ein. Sie legte sich dann mit den Unterarmen rechts und links in das Feld und umfasste das Mittelstück der Gestalt oben mit beiden Händen, spürte da hinein und sagte: »Ich habe jetzt das Gefühl, ich lenke einen Bob. Das ist wunderbar!«

Da war zwar – als Seelenbild – noch immer in ihr verborgen der »Eiskanal« als kalte Reminiszenz aus dem Beziehungsfeld zu ihren Eltern, aber Lis war beweglich geworden: *Sie* gestaltetet, *sie* lenkte, *sie* fühlte sich.

Oder:

Beispiel 2

Eine Frau brachte mittig alles Material zusammen und höhlte es aus. Optisch erkannte sie – nach getaner Arbeit – einen »ausgezackten Baumstumpf«. Sie schüttete Wasser hinein ... Und dann: »Ich brauche noch mehr Wasser!« Als sie dann nachfühlte: »Tief unten ist eine Quelle.« Über ihr Tun brach der Baumstumpf auf. Das so frei gewordene Material verstrich sie über das Feld – und genoss dabei die Berührungen des geschmeidigen Tonstoffes für ihre bzw. mit ihren beiden Armen.

Aus alten, nicht orientierenden (Vater-)Bezügen (vgl. *HS 7.1.1*) wurden Selbstbezüge.

HS 9.9 Emotionale Freistellungen

Unsere Eigenständigkeit berührt also nicht nur vitale, sondern auch emotionale Bindungen. Es kann sein, dass wir vehement Material aus dem Feld stoßen, dann aber doch spüren, dass wir leer ausgehen. Wir legen etwas ganz weit weg auf den Tisch, doch die Sehnsucht zu ihm bleibt bestehen und so holen wir es wieder ins Tonfeld hinein. Das kann sich wiederholen. Weites Weglegen ist oft ein Indiz für unser Bedürfnis, es »eigentlich« doch haben zu wollen. Das Geschehen wird dramatisch, wenn wir plötzlich spüren, dass zwischen dem, was wir von uns stoßen und nicht mehr wollen, und uns doch eine Bindung besteht. Die vitale Lösung kann stattfinden, wenn aus dem inneren Objekt, zu dem wir eigentlich Ausgleich suchten, ein äußeres Objekt wird und wir uns aus den Bindungen aggressiv und destruktiv lösen können. Das erscheint, wie an anderer Stelle beschrieben, als großes Thema in der Pubertät. Die emotionale Ablösung betrifft nun nicht mehr ein äußeres Objekt bzw. ein Jemand, sondern unsere emotionale Bindung daran. Nicht das, *was* ich meine zu lieben, soll ich zerstören, sondern *meine* Anhaftung, *meine* Bewunderung oder was es auch sei. Verlangt ist die eigene emotionale Entscheidung.

Beispiel

»Eigentlich gehört das zu mir«, sagte eine etwa 27-jährige Frau, Doro. Sie hatte Material vehement aus dem Feld geräumt, auf dem Tisch aufgehäuft und dann auf den Boden geworfen. Nun sah sie sich ihr Werk an. Sie holte das Ganze, was da unten lag, wieder ins Feld hinein, umfasste es und aus dem Umfassen wurde eine Umarmung. Sie erkannte in dem Etwas, das sie hielt, physiognomisch einen »Elefanten«. Sie formte ihn aus und setzte ihn oben links in das Feld. Er konnte aber nicht auf seinen Beinen stehen, sondern fiel immer wieder zusammen. Sie formte an ihm weiter, aber er bekam keinen eigenen Halt. Lange war Doro unentschieden. Dann fand sie: »Der schläft.« Als sie zum Schluss des Settings aufstand, sagte sie noch, wie zu sich selbst: »Der kann auch tot sein.«

Zum biografischen Hintergrund: Ihrer Bindung zum Vater standen zwar Doros ganz eigene Orientierung und Selbstständigkeit entgegen. Sicherlich hatte sie sich von ihrem Vater äußerlich abgelöst. Sie war ja sogar in eine andere Stadt gezogen, führte als alleinerziehende Mutter ihren eigenen Haushalt. Aber ihre (verborgene) emotionale Bindung an ihren Vater stand noch deutlich an als Thema ihrer Individuation. Es ging in ihrem sich jetzt vollziehenden Entwicklungsprozess um die emotionale Ambivalenz zwischen Bindung und Liebe, zwischen abneigungsfreiem Aufbruch zu sich selbst und zugleich anhaftungsfreier Loslösung von ihrem Urbezug in Gestalt ihres Vaters.

Handlungssituation 10: Überschreitungen zu uns selbst

Diese Situation betrifft (lebensgeschichtlich) die dritte Lebensphase, also die Zeit ab circa 45 Jahren. Angezeigt ist im haptischen Geschehen der »Gegenlauf« zu sich selbst. Aus dem Erwerb der eigenen Möglichkeit wird die Einsicht in die eigene Bedingtheit.

HS 10.1 Das Erschrecken zu sich selbst

In der Haptik überschreiten wir uns in unserer Bewegung zu uns selbst: Wir können uns zukommen, uns wiederfinden, uns mit uns selbst ausgleichen – und dies kann die Erlebnisqualität haben von erfüllend, sättigend, befreiend. Oder aber: Es kann die Erlebnisqualität von erschreckend haben, wenn wir in dem, was uns im haptischen Prozess begegnet, unserem eigenen Tun, unserer Realität begegnen. Wir erleben *uns* in dem, was uns begegnet und bewegt. Was wir tun, das sind wir.

Beispiel

Claus, Ende 50, setzte sich ans Tonfeld und sagte: Er wisse gar nicht, warum er eigentlich komme. Dann erging er sich erst einmal in allgemeinen Fragen zur Inneneinrichtung des Raumes, welchen Blick man habe durch die Fenster usw. Wenn Claus etwas gesagt hatte, fügte er häufig hinzu: »Das ist ja Unsinn!« Es war schwer zu verstehen, was er damit meinte und ob er zu sich sprach oder auf diese Weise sich mir mitteilen wollte.

Während er noch redete, begann er, mit einer Hand mittig aus dem Tonfeld etwas Material zu nehmen und nach oben rechts zu legen. Dann ritzte er wie absichtslos zur weiteren Bezeichnung zwei lange Linien rechts und links von oben nach unten um die Vertiefung, aus der er Ton genommen hatte. Das Material, das er anfangs oben hingelegt hatte, nahm er nun und strich es in die Vertiefung ein – nahm es wieder, gab es nochmals nach oben und strich es wieder ein. Das wiederholte er mehrere Male. Währenddessen redete er pausenlos, was ihm so einfiel, unterbrochen von der merkwürdigen Aussage: »Ist ja alles Unsinn«, bis er plötzlich auffuhr: »Das *ist* ja Unsinn!« Jetzt bezog sich der »Unsinn« auf sein Tun. Die Haptik holte ihn ein zu sich. Was er tat, generalisierte sich zu *seiner Gestalt*: »*Ich* tue Unsinn!«, und das erschütterte ihn tief.

In den nächsten Sitzungen konnte er sich aufgreifen. Leitsatz wurde: »Ich kann mich fühlen!«

HS 10.2 Gelebtes Leben – Einsichten zur dritten Lebensphase

Wir begegnen uns in dem, was wir tun, zu uns selbst nicht nur in derartigem Erschrecken, sondern auch in dem, was wir gelebt haben. Unsere Gestaltungen im Tonfeld werden zu Abläufen und Ordnungen unseres Lebensvollzugs und aktualgenetisch zur erlebten Erinnerung, in der Distanz unserer Geschichte. Und doch: In ihr nehmen wir *uns* auf. Oft wird das auch zum drängenden Motiv, die Arbeit am Tonfeld (noch entschiedener) aufzunehmen. Was wir tun, hat in uns selbst seinen Zeugen. Wir kommentieren oft, ob still für uns oder zum Begleiter, unser Erleben, etwa so: »Jetzt habe ich das getan/erlebt, und jetzt tue/erlebe ich das« usw. Wir treten mit uns nicht nur in einen haptischen Dialog, in dem wir uns zukommen, sondern auch mit unserem erlebten Uns-Zukommen. Manchmal geschieht dies schon in einer früheren Handlungssituation.

Beispiel 1a

So bei einer Frau, etwa 60 Jahre, Lilo. Sie nahm Beziehung zum Tonfeld auf, indem sie mit den Handwurzeln beider Hände das Feld tupfend abtastete, so, dass vor allen Dingen der Pulsbereich mit dem Tonmaterial in Berührung bekam. Doch als die Hände nach einer Weile begannen, über den gestreckten Fingerbereich ins Material hineinzulangen, wurden ihre Bewegungen hektisch. Sie nahm Wasser, brach das Feld auf, glättete es aber gleich wieder. Sie erklärte es sich selbst: »Das strengt mich jetzt sehr an. Ich gehe immer wieder hinein in das Material; dann ängstigt mich aber, was ich tue, und ich mache es wieder glatt. – Das tue ich im Alltag auch oft.«

Angesprochen auf das »Grundlegende Erleben« und ihre Gleichgewichtsorganisation fand Lilo sich zu einem neuen Bewegungserleben. Ein erneutes Tupfen in den Handwurzeln polte sie, rechts und links, und gab ihr den Halt, sich vertikal, aufrecht, mittig auf das Tonfeld auszurichten. Doch diese eigentlich kraftvolle Polung erlebte sie offenbar jetzt nicht als Impuls, vital und haptisch-aggressiv in das Material hineinzulangen, sondern um bei ihrer berührenden Streichbewegung ganz sich selbst zu erspüren und darin zu erleben: »Jetzt habe ich das Gefühl, ich bin ganz bei mir. Das erinnert mich daran, wenn ich male und in das Bild hineinhöre. Ich schreibe auch so Gedichte.« – Der Begleiter: »Ich glaube, Sie haben einen Notausgang gefunden.« – »Oh ja!« – Und während Lilo dann erzählte, nahm sie Wasser, strich die Fläche aus und glättete Unebenheiten. Dann legte sie beide Hände parallel mittig auf – und war »fertig«: bei sich angekommen.

In der dritten Lebensphase (etwa ab 45 Jahren) geht es oft nicht um eine Integration von bisher Ungelöstem, zum Beispiel von Hemmung und Aggression in der Äußerung auf das Tonfeld, sondern wesentlich darum, *sich selbst* wahrzunehmen im Vollzug der selbst gefundenen individuellen Lösungen. Die leiblich-sensitive Wahrnehmung in der Bewegung gebiert dann eine Lösung. Das Tun selbst wird zu einer bedeutsamen, symbolisierten Bewegung: zu einer Einsicht in das eigene Leben.

Beispiel 1b

Zum lebensgeschichtlichen Hintergrund: Ein traumatisches Erlebnis, als sie erst zwölf Jahre war, hat Lilo seit jener Zeit tief belastet: Sie allein fand damals ihren Vater nach einem schweren Schlaganfall auf, und seit der Zeit war der Vater für sie nicht mehr greifbar. Mit 16 Jahren begann sie, sich in eine ganz eigene Welt zu versetzen: Sie zeichnete oft und oft Gedichte, die sie las. Dann schrieb sie eigene. Das war in der Tat ihr »Notausgang«. Sie erlebte ihn als ihr »wahres Selbst«, als ihre Nische. Dies habe sie bis heute beibehalten, erzählte sie.

In ihrer Arbeit am Tonfeld wandelte sich während der folgenden Settings ihr »Rückzug«: Die Unebenheiten im Tonfeld strich sie zwar nach wie vor aus, aber sie machte sie nicht mehr total eben, das heißt, sie erlebte nun ihr Berühren bipolar, nicht mehr nur zurückgezogen in sich selbst, sondern im Kontakt mit dem Material. So eignete sie sich ihr Feld an. Diese ihre Weise des Aneignens erfolgte also nicht vital-dynamisch, schon gar nicht aggressiv, was sie erschreckte. Eine Spätfolge traumatischen Erlebens kann es durchaus sein, dass der Zugang zur natürlichen, haptischen vitalen Dynamik verstellt ist; das kann wie in diesem Beispiel durchaus erschrecken, wenn plötzlich alte Spuren noch einmal sichtbar, spürbar werden.

Oder:

Beispiel 2

Manuel, Mitte 50, schob in sehr langsamen Bewegungen parallel mit beiden Händen das Material des Tonfeldes nach hinten hoch. Dabei suchte er in den Handflächen nach Berührung, zugleich aber waren die Finger aggressiv gestreckt. Diese in seinen Händen ungelöste Bipolarität machte das Tun recht anstrengend. Er legte dann erst einmal eine Pause ein.

Sein Tun erinnerte ihn an zwei Figuren, die lebensgeschichtlich bestimmend waren: Da war zum einen sein zu Gewaltausbrüchen neigender Vater und zum anderen sein liebevoller Großvater. Das nun eigene haptische Tun am Tonfeld »provozierte« ihn, »rief hervor« seine lebensgeschichtlich hinterlegte Ambivalenz von Ab- und Zuneigung, Aktion und Rückzug, Überforderung und Hingabe – psychologisch: auf dem erlebten, aber nicht erlösten Hintergrund seiner beiden Doublebind-Beziehungen (Vater/Großvater). Diese Vorgeschichte holte ihn jetzt am Tonfeld, weil unerlöst, ein und zu sich selbst hervor, auch wenn er sich – mit Beginn einer biografisch neuen Lebensphase – mit Frau und Familie eine äußerlich erfolgreiche, sichere Existenz geschaffen hatte.

Eine solche Erfahrung kann uns tief als Selbsterkenntnis ansprechen. – Oder:

Beispiel 3
Mike, Ende 40, hatte selbstsicher und vital alles Material aus dem Feld geräumt. Als es dann leer war, hielt er inne. Er griff mehrmals Rahmen und Boden. Dann nahm er sich dabei selbst wahr. »Eigentlich bin ich damit alleine.«

Es geht in der für ihn anstehenden dritten Lebensphase auch um das Alleinsein(können) mit sich, treffender: um das Mit-sich-sein-Können.

Wir sind allein nicht mehr im Beisein eines Anderen, sondern wir sind allein zu uns. Hier verweist uns die Haptik auf tiefe Bedeutungen, in denen wir uns wiederfinden, gerade in Krisensituationen. So wird beispielsweise ein »Brunnen« zum »Lebensbrunnen«, ein »kleiner Berg« zum Halt, eine »Brücke« zur »Lebensverbindung«. In den Gestaltungen und Bildern im Tonfeld, die aus unserer Bewegung entstehen bzw. entstanden sind, erkennen wir *uns* wieder.

HS 10.3 Bei sich selbst ankommen

Bis zur »Behauptung« der *Handlungssituation 9* geht es in erster Line um einen Weg, um Erfüllung und Ausgleich. Ab der dritten Lebensphase geht es – entwicklungsgeschichtlich bzw. lebensgeschichtlich – um das Ankommen, in dem wir uns zu uns selbst erleben und verstehen. Das haptische Geschehen in der Arbeit am Tonfeld führt uns zu uns selbst. So lernen wir dauerhaft aus uns selbst und zu uns selbst Identität und Kontinuität.

Beispiel 1
Hajo, etwa 72 Jahre, der die Arbeit am Tonfeld »einfach mal kennenlernen wollte – ich habe schon öfter davon erzählen gehört« –, griff mit beiden Händen, nachdem er kurz die Tonfläche befühlt hatte, ziemlich vehement vom oberen Feld her mit den Fingern ins Material hinein. Als das Material dann auch seine Innenhände berührte, hielt Hajo kurz inne, formte dann eine Art Kugel, die alsbald zur Schale wurde. Daraus entstand ein »kleiner Drache«, daraus ein eher amorphes Gebilde, das er durchknetete.

Während dieser Gestaltungsschritte machte er kleine Pausen. Wenn er mit seinem Material-Gegenüber »sprach«, formte er es langsam, wie hineinhorchend, wie im Dialog mit sich. Die Pausen waren ihm wichtig für sein besinnliches Nachspüren, wie er später sagte. So sitze er auch oft in seinem Stuhl zu Hause. Dann fuhr er mit dem Kneten auf dem Feld fort. Es sah so aus, als wolle er über sein Kneten in etwas hineingehen. Er erzählte: Er habe etliche Therapien gemacht und immer nach eigenen Sinnzusammenhängen gesucht. Er habe sich auch überlegt, Pfarrer zu werden. Dieses sei es aber nicht gewesen.

Seine Erinnerungen ließen ihn noch einmal und jetzt noch kräftiger kneten. Auf meine Frage, wie ihm dies vorkomme, hielt er inne, spürte nach und sagte, er habe den Eindruck, das, was er jetzt in Händen habe, sei »leer« und gebe eigentlich nichts mehr her. Er legte dann den gekneteten Ton beiseite, griff tief ins Tonfeld, entdeckte den Boden *unter* dem Ton und begann, das Feld freizulegen. Dann stand Hajo auf und stemmte sich mit beiden Handflächen in das Feld, schaute auf zu mir und sagte: »Unglaublich, ich komme jetzt bei mir an.«

Das haptische Geschehen »vermengt« Geschichte und aktuales Geschehen wie ein Zeitraffer.

Beispiel 2

Philipp, Mitte 50, fand im Material auf dem flachen Tonfeld schwer einen Halt: Nichts kam in die Hände, obwohl ihnen sehr daran gelegen war, ein Gegenüber zu bekommen. Vom Begleiter angesprochen, er könne viel, ja, alles Material nehmen, entstand dann bald daraus ein großes Gegenüber, vor dem er sich in Position setzte und in das er vital hineingriff. Philipp versicherte sich seines Objektes, indem er es hochhob, umkehrte und kräftig zusammenpresste. »Das ist ganz solide, das hab' ich jetzt«, kommentierte er sein Tun.

Dann nahm er es in einem plötzlichen Entschluss und stellte es an den Rand des entstandenen Freiraums. Jetzt entdeckte er mit seinen Händen den Boden und fühlte: »Kraterlandschaft« – »aber neues Land«. Er fing an, erkundend den Boden zu glätten. Wasser kam hinzu. Plötzlich fühlte er: »Eine schöne Wiese, hier kann man anfangen.«

Das Objekt, das er in all dem, was er bisher tat, zu seinem Halt und seiner Auseinandersetzung gesucht hatte, ließ ihn auf einmal seine frühe Vaterbeziehung erleben und erinnern: Der Vater konnte ihm kein wirkliches Gegenüber sein. Er war verletzt aus der Gefangenschaft gekommen und – wie so oft in dieser Generation – emotional verstummt. »Das hat mich immer verunsichert«, sagte Philipp.

Es ist ein Kennzeichen der dritten Lebenszeit, dass es nicht mehr um die Auseinandersetzung und um die Herausbildung des »Ich« geht, sondern darum, uns aufzunehmen in den zeitgeschichtlichen und biografischen Bedingungen, die uns betrafen. Es geht um die Einsicht in die Lebensbedingungen, die eben waren, wie sie waren, und die jetzt durchfließen durch unsere Bewegung. Ihre Begrenzung, in der wir uns spüren, bestimmt unser Lebensskript oder hat es bestimmt.

Beispiel 3

Carla, etwa 65 Jahre alt, hatte sich vorne im Feld einen Freiraum geschaffen und das Material nach hinten aufgestapelt. Dann schob sie dort zum Tonfeldboden hin ihre Hände ein Stück weit unter das Material – und über dieses Berühren wurde sie mit einem Mal sehr hektisch, »panisch«, wie sie selbst später sagte. Aus Sensomotorik wurde bloße Motorik: Die Finger schnellten zurück und vor über die Feldfläche, wie wenn sie gebunden wären in den Schienen der beiden Handwurzeln.

Hier stand nun eine Umpolung und Richtungsänderung in der Bewegung an. Der Begleiter forderte sie direkt auf, den Druck in den Handwurzeln nicht nur als Halt für die Schiebebewegung in das Material zu benutzen, sondern als gleichgewichtigen Druck zur Vertikalen: »Sie können sich ja mal in den Boden einstützen. Sie können auch aufstehen und das Ganze (über die Verlagerung in das Feld) im Becken spüren.« – Diese Wortwahl ist bildhaft wichtig: »einstützen«, »Boden«, »aufstehen«, »im Becken spüren«! Das alles vermittelt Halt, eigenen Stand und eigene Aufrichte.

Carla beruhigte sich sogleich. Sie stand auf, stützte sich in das Feld und polte sich beweglich rechts und links in ihrem sich austarierenden Gleichgewicht. Nachdem sie sich (wieder) stabilisiert hatte, setzte sie sich und stützte sich im Feld in ihren Unterarmen ab, brachte ihre Arme zusammen in dem vorderen, leeren Raum des Tonfeldes und konnte sich dadurch so entlasten, dass sie sich ganz breit fühlte im Beckenbereich – nach einer Weile sagte Carla: »So kann ich 100 Jahre sitzen.«

HS 10.4 Einsichten im Ankommen – Das Andere als uns zugehöriger »Schatten«

Zum »Ankommen« stoßen wir auf ein Gegenüber, das uns zu unserer Entfaltung und Verwirklichung gegenständlich bzw. dialogisch herausfordert. Was uns herausfordert, bestimmt unsere Bewegung und ist von uns selbst in unserer Bewegung bestimmt. Wir sollen einen eigenen Stand gewinnen. *Was* uns entgegensteht, ist vor allem durch seinen »Gegen-Stand« zu uns bestimmt, sei es im Zuge des aktualgenetischen Prozesses unserer Bewegung, sei es zur Präsentation unseres Selbstwertes.

Kurzer Rückblick: Wir erfahren uns zu unserem Stand – bzw. zu uns selbst in unserem Stand – nicht selten verhindert bzw. als zu verwirklichen herausgefordert. Dies gehörte zur vorherigen *Handlungssituation 9*. Biografisch gesehen: In der dritten Lebensphase kann dieses Hindernde als eine uns hemmende Bedingung wahrgenommen werden, für die wir unsere eigenen Lösungen in unserem Leben gefunden haben *(HS 10.2)*. Möglicherweise können wir auch dazu aufgefordert sein, »trotzdem« eine bipolare Einheit mit uns selbst zu finden *(HS 10.3)*.

Eine ganz andere Lage stellt sich ein, wenn uns etwas entgegensteht im Zuge unserer Bewegung: Was wir bisher ausgelassen haben, was sich lebensgeschichtlich in der dritten Lebensphase meldet, in der wir uns – gemäß unserer Entelechie – zu uns selbst einholen. Carl Gustav Jungs »Individuationsprozess« hat hier seinen Platz, in dem wir zu uns selbst heraustreten. Die Konfrontation mit dem »Schatten« (einer uns in unserer Entwicklung überschattenden Bedingung) weckt die Einsicht, dass das Andere, das uns entgegensteht, in Wahrheit zu uns gehört. Es macht uns zu uns selbst aus in unserer gegensätzlichen Bipolarität. In unserer Behauptung steht ein Anderes uns gegenüber, was wir in seiner Zugehörigkeit zu uns – Anlässe dazu gibt es lebenshistorisch genug – von uns ausgeschlossen haben, bzw. von dem wir uns ausgeschlossen haben.

Treffen wir uns jetzt zu ihm an, dem »Schatten« – sozusagen kurz unter dem angestrebten Gipfel –, ist nicht Auseinandersetzung angesagt, sondern die Einsicht in seine Zugehörigkeit zu uns. Was uns begegnet, erscheint nicht mehr »nur« gegenständlich als eigenes Anderes, sondern in seiner Objektivität begegnet uns *unsere Subjektivität*. Das verleiht dem Geschehen seine vitale Selbsterkenntnis. Das Andere als Nicht-Ich wird zu einem Ich, in dem wir uns recht eigentlich zu uns erfahren.

Ein schönes, anschauliches Beispiel hierfür ist der Drachenkampf in der christlich-literarischen Georgs-Legende: Georg verdankt seine Heiligkeit (Erfüllung) dem Drachen, den er bekämpft. Seine Erfüllung steht als gerechte bzw. richtige Position dem Bereich des Dunklen in Gestalt des Drachens – was auch immer dazugehört an Triebhaftem und Lebensfeindlichem – entgegen und ist zu verteidigen. Sodann: Im Drachen begegnet das »Dunkle« als ethisch Anderes, das es unterzuordnen gilt, das aber zugleich zur eigenen vitalen Basis gehört. Und letztlich verdankt Georg dem Drachen seine eigene Existenz als Georg; wäre da nicht »der Drache«, wäre er auch nicht »*der* Georg«.

Im Schatten erscheint die eigene Gegenseite. Wenn Georg erkennt, vielleicht auch erst an seinem Lebensende, wann er genug »gegen« gekämpft hat und dass er sich selbst als sich behauptender Georg dem Antipol Drachen verdankt, könnte so etwas wie Sympathie zwischen beiden entstehen. Die zwei könnten sich gegenseitig in ihrem Schicksal verstehen, das sie in ihrer Antispannung aufeinander angewiesen sein lässt bzw. ließ. Sie werden die gegensätzlichen Zwei bleiben, aber können nun als bipolar einander zugehörig verstehen. Dann werden sich beide zur »Grundbedingung«: Der eine versteht sich durch den Anderen und kommt sich am Anderen zu.

Entsprechend können wir das, was uns im Tonfeld im Zuge unserer Behauptung als »Gegen« begegnet, auf dreierlei Weise weiterhin bestimmen: als »Schatten«, in dem wir *uns* erkennen, als Bedingung, die es zu erfüllen bzw. einzulösen gilt, und als uns zugehöriges Gegenüber.

HS 10.4.1 Das Gegenüber als »Schatten«

Als dieses Zugehörige kann uns begegnen, was wir in der Bewegung zu uns ausgelassen haben. Es kann dann, wie gesagt, im Sinne der analytischen Psychologie C. G. Jungs als »Schatten« bezeichnet werden – und betrifft unsere *vitale Lebensbedingung*. Es fordert uns auf, uns etwas zu erlauben, was wir uns sonst nicht erlauben oder was wir ausgeklammert haben aus unserem Lebensplan. Dies betrifft bei unserer (meist) vorherrschend mentalen Orientierung zunächst Forderungen unserer Sinne.

> **Beispiel 1**
> Benno, 45 Jahre jung, häufte am Tonfeld alles Material vor sich auf und brachte es dann mit Wasser und Bestreichen sozusagen in seinen Besitz. – Als er es am Schluss des Settings anschaute, war klar, dass das, was er gemacht hatte, ein »Schwein« war. Erst war er verwirrt und auch etwas peinlich berührt. Dann musste er lachen. Er lehnte sich zurück und klopfte mit einer

Hand bestätigend auf den Tisch. »Das ist für *mich*!« – »Das ist *mein* Schwein!« Er konnte es mit Humor nehmen.

Er nahm dann noch Wasser für das »Schwein« und rückte es dann auf seinen Schoß.

Oder:

Beispiel 2

Maria, Anfang 50, baute in der Mitte des Feldes einen Turm, auf den sie eine Figur stellte. Sie sagte, das sei sie selbst, »um weit in die Landschaft zu sehen«. Eine Treppe, deren Stufen sie in den Turm einstach, sollte den Zugang ermöglichen.

Als Maria sich dann das Ganze anschaute, erkannte sie, dass da oben auf dem Turm eine Figur stand, die die Arme ausbreitete. Es schaute aus, wie wenn da jemand um Hilfe rief. Die Treppe erschien ihr plötzlich wie eine »Schlange«, die den Turm hinaufwollte. Ärgerlich knetete sie alles zusammen. – So hatte sie sich das nicht vorgestellt!

Als sie dann ihr Geknetetes anschaute, sah sie einen Kopf. Unzweifelhaft hatte der jetzt Wolfszüge. Doch sie sagte: »Das ist ein Hund.« Dann versicherte sie: »Aber ein lieber Hund«. Sie wollte – nun mit offenen Augen – das »lieber« unbedingt deutlicher machen und hervorheben. Doch: Unter ihren (Wahrheit liebenden bzw. nicht lügen könnenden) Händen kam mehr und mehr der »Wolf« hervor. Offenbar wollte er (als ihr Schatten) partout von ihr angenommen werden.

In dem, was sie gestaltet hatte, zeigte sich Marias wahrer Konflikt: Der anfängliche »Überblick« mutierte zum Hilfeschrei, und dessen ursächlicher Grund meldete sich auch: Da kam statt einer rettenden »Treppe« eine »Schlange« aus Marias »Bewegungswissen« hervor. Jetzt geriet sie – noch nichts verstehend, was hier zur Klärung drängte – in Turbulenzen. Diese fanden ihren Höhepunkt in einem »Wolf«, den sie zunächst verharmlosend als lieben Hund sehen und erscheinen lassen wollte, der sich aber seiner eigenen Natur nach als, wie C. G. Jung sagen würde, »autonomer Komplex« bzw. in der Sprache der Arbeit am Tonfeld als »haptische Beziehungsgestalt« durchsetzte.

Der »Wolf« weist hier auf zwei Hintergründe bzw. Bedeutungen: auf einen biografischen in Marias emotional-bipolarer Vaterbeziehung und auf Marias eigene Neuausrichtung und

Orientierung als Gestalt annehmende, symbolisierte Bewegung: Der »Wolf« repräsentiert die vitale Instinktorientierung zu ihr selbst.

HS 10.4.2 Das Andere als unsere Bedingung

Das, woran wir uns zukommen, erscheint als unsere Bedingung: als Daseinsbedingung, als Entwicklungsbedingung und als Selbstbedingung. In den ersten beiden verstehen wir uns zu uns selbst aufgerufen in der Poligkeit des bipolaren Zueinanders unserer Gestaltung zu uns wie zum Tonfeld. Im Letzteren sehen wir uns durch das, was uns betrifft, zu uns selbst ausgemacht in doppelter Hinsicht: zum einen im aktualen haptischen Geschehen, zum anderen in unserem erlebten Lebensgeschehen. Die Situation, in der wir uns befinden, betrifft uns sowohl aktual wie erweitert lebensgeschichtlich, und diese gleichzeitig erlebte »Verschränkung« gibt uns zum einen die Freiheit der Distanz zu der gelebten und von uns erlebten Situation (weil eben wir uns darin antreffen!), andererseits gibt sie uns die unmittelbare Bedingung, dass wir darin da sind. Für uns gibt oder gab es ja keine andere Möglichkeit und Bedingung als die, in der wir uns erlebt haben.

Wenn sich nun das *Wie* einer Bedingung nicht einlöst in unsere Bewegung, sondern komplexqualitativ als autonomer Komplex in unserer Bewegung Eigenheit gewinnt, so können wir von einer Traumatisierung sprechen. Dazu gehören Vorkommnisse und Ereignisse, die wir als traumatischen Einbruch erfahren haben, wie etwa schwere Verletzungen, Operationen, Missbrauch oder Kriegserlebnisse usw. Was uns darin bipolar aktiv und passiv widerfuhr und bewegte, verharrt gleichsam ungeklärt und monolithisch als autonomer Komplex in unseren Bewegungsphantasmen. Das Zu-Uns in unserer Bewegung ist gestoppt oder unterbrochen. Wir können nun am Tonfeld Distanz, Stellung und wieder neue Beweglichkeit gewinnen, indem wir zum Beispiel positive bzw. negative Orte unseres Erlebens eingrenzen und bestimmen.

HS 10.5 Erinnerungen in sphärischen Bewegungen

Besonders tief berührend sind in der Arbeit am Tonfeld Erfahrungen, in denen wir eine Situation aktual erinnern, die uns sozusagen mit uns selbst zusammengebracht und uns geholfen hat – und jetzt hilft, in desolaten Bedingungen nicht unterzugehen. In ihr erleben wir uns aufs Neue in einem Bezug mit uns selbst, in dem wir uns tragend zugekommen sind. Solches tragende Erleben stand bzw. steht konträr zu unseren Alltagserfahrungen. Das erinnerte Erleben transzendiert uns in unseren bewussten Vorstellungen und Einschätzungen und schafft uns eine eigene Welt jenseits der Entzweiung (Dilthey, 1958, S. 29). Es erscheint haptisch-bipolar als streichendes Bewegungserleben oder als eine Gestaltung, in der wir uns erwarten und die wir »kennen«. Solches Erleben betrifft insbesondere die *Handlungssituation 2*, in der wir nach unseren lebensgeschichtlichen Erfahrungen auf dem Feld Halt und Orientierung suchen. Wir fühlen uns nicht im Drängen unserer Bewegung nach Gestalt(ung), sondern gleichsam zurückgenommen in unserem *Da-Sein in unserer Bewegung*.

Bei vielen Menschen hat es – oft in der frühen Kindheit mit vier oder fünf Jahren – etwas gegeben, das einfach umfassend nährend und erfüllend war, in dem sie sich selbst als ganz erleben konnten. Solchen Lebensraum können wir wieder erinnern. Da gab es beispielsweise das Seilhüpfen: Der Bogen des Seils hat gleichsam seinen Himmel und seine Erde, und wir springen begeistert hindurch. Oder: Die Begegnungen an einem heilen, natürlichen Ort, wie dem Garten der Großmutter oder auf einem Baum. Dann später die Erfahrung, dass wir uns in der Natur ganz tief zu uns angesprochen fühlten oder in einem Kirchenraum. Oder: Die Erfahrung, dass wir uns wieder zugekommen sind nach Unfällen oder nach schwerer Operation: Wir haben nicht nur überlebt, sondern Leben wie neu empfangen, und das lässt uns seitdem viele Dinge anders erwarten und sehen. – All solche Erfahrungen mögen wir vergessen haben, sie bleiben in uns wirksam und können sich zeigen in der Art, wie wir heute aufnehmen, was uns begegnet.

Beispiel 1

Eine Frau, Anfang 50, hielt mit einem Mal ein Stück Ton in den Händen, das sie in besonders inniger Weise strich und berührte. Der Begleiter sagte nach einer Weile: »Ich glaube, das kennen Sie.« Dann erzählte sie im Halt ihrer Bewegung, berührend und streichend: Sie war auf einem Bauernhof groß geworden, wo ein besonders harsches Klima herrschte. Wenn niemand da war, stieg sie als Kind vom Stuhl auf den Tisch und reichte an eine Marienstatue heran, deren Gesicht sie streichelte. Dieses Streicheln war jetzt auf einmal wieder da! – Für ihre derzeitige Lebenssituation bot diese Erfahrung einen ganz großen inneren Halt.

Oder:

Beispiel 2
Sonja, Ende 40 – sie war »Lehrerin geworden, weil ich gerne Kinder um mich haben wollte«. Als sie 16 war, habe ihr ein Frauenarzt auf sehr unsensible Weise mitgeteilt, dass sie selbst keine Kinder bekommen könne, weil ihr die entsprechenden Organe fehlten.

Im Tonfeld räumte sie dann das Feld aus, und in das leere Feld baute sie mittig einen kleinen flach gewölbten Hügel. Diesen Hügel umstrich sie immerzu. Ihre Bewegungen wurden innig und sphärisch. Über eine ganze Weile verdichtete sich das Geschehen. Dann schaute sie auf: »Wissen Sie, jetzt weiß und spür ich, was es heißt, schwanger zu sein.« Dieses innige mit sich Sein ließ sie dann im weiteren haptischen Prozess auch aggressiv agieren. Ihr neu entdeckter Selbstwert durfte sich auch auf diese Weise zeigen.

Als »sphärisch« bezeichne ich Bewegungen, die zwischen sinnenhaft-sensorischer Berührung und in ihr verborgenen und sich jetzt offenbarenden Bewegungen verlaufen. »Träger« der Bewegungen ist der bipolare Zwischenraum zwischen Berührendem und Berührtem, und in diesen Zwischenraum wächst eine Bedeutung hinein, die *uns selbst* in unserer Bewegung umfasst, uns in ihr erscheinen lässt und ins Verstehen mündet.

HS 10.6 Zentrierung in uns selbst – Separation und Gründung

Die bipolare Zentrierung in uns selbst, insbesondere in der dritten Lebensphase (dem späteren Erwachsenenalter), kann einhergehen mit der Ablösung aus alten, vertrauten Bezügen. Etwas, was gültig war, an dem wir uns zugekommen sind und uns verstanden haben, verliert seinen Sinn und seine Bedeutung. Das betrifft im Tonfeld das Material. Es wird ausgeräumt, weil es keine Entsprechungen mehr bietet. Es gibt nichts mehr her, weil es nichts mehr in sich hat. Sein Ausräumen oder Beiseitelegen geschieht nun nicht fordernd oder behauptend, sondern abschiedlich: Stück um Stück des Materials wird nachfühlend herausgelegt. Oder es erscheint uns »lästig« und dann auch »mühsam«, insbesondere im letzten Drittel der Arbeit.

Der ganze Vorgang geschieht zwar emotional-seelisch bewegt, doch ohne jeden vitalen Affekt. Es geht jetzt nicht mehr um Auseinandersetzung und um die Freistellung zu uns, sondern um Trennung und Ablösung aus alten gewohnten Vertrautheiten. Einen solchen Vorgang habe ich als »Separation« bezeichnet. Sie ist immer mit dem Gefühl einer Trauer verbunden. Wir lösen uns aus Bezügen, die unsere Welt (manchmal recht lange) ausgemacht haben. Wir lösen uns aus alten Bindungen, die wir zu unserem Selbstverständnis eingegangen sind und deren Wertfrage sich jetzt neu für uns stellt. Sie bildeten zuvor die Welt, die wir uns »tüchtig« aufgebaut hatten, zum Beispiel in Partnerschaft, Beruf, Familie und anderen Zugehörigkeiten.

Der Aufbruch daraus erscheint – wie immer im haptischen Geschehen – als ein Veranlasstsein in unserer Bewegung, ohne dass (sogleich) ein ursächlicher Grund zweifelsfrei anzugeben wäre. Was wir jetzt tun, fordert uns nur dazu heraus, *dass* wir es tun – es enthält aber keinen Drang, der uns gegen etwas ausrichtet, und keine Leidenschaft, uns zu gestalten. Im Gegenteil: Es kann uns, wie gesagt, erschrecken, dass wir im Material keine Polung (mehr) erfahren. Wir mögen danach hastig suchen; doch alles, was wir greifen, bleibt leer. Die Art, wie wir das Material erleben und herauslegen, korrespondiert mit den Erwartungen, in denen uns dann das freigelegte Tonfeld erscheint. Sein leerer Boden wird nun zum »Grund«, aus dem wir uns zukommen. Wir können uns in ihm erwarten oder er kann als Abgrund erscheinen, sodass wir uns erst einmal am Rahmen halten.

»Grund« entstammt übrigens als Begrifflichkeit der deutschen Mystik und bezeichnet ursprünglich das Erfahren einer Verknüpfung des eigenen Seelengrundes mit dem Grunde Gottes (vgl. Kunisch, 1929). Dabei erschien das Gefühlsmäßige mehr im »Herzensgrund«, das Geistige mehr im »Seelengrund«. In der Sprache der Haptik am Tonfeld: Wir finden uns ausgerichtet, angerührt und in evidentem Bezug zu einer Tiefe, in der wir uns verlässlich gründen bzw. uns gegründet erfahren – uns sättigend und gesättigt, uns erfüllend und erfüllt, bei uns ankommend und angekommen.

Nachlese

Die Haptik ist unsere Sinnenbewegung, in deren Beziehungssinn wir uns im Setting der Arbeit am Tonfeld äußern, zukommen und gestalten. Unsere Gestaltung ist bipolar: Sie nimmt im leiblichen Gestus unserer Hände auf, was ihnen im Feld begegnet, und sie erwartet und bestimmt ihrerseits durch ihren Gestus, was für uns ansteht. Wir erleben uns in unserer Gegenseitigkeit ganz in unseren Händen, sowohl leiblich zu uns wie zu unserer Welt, hier dem Tonfeld. Wir äußern uns und dazu kommt uns etwas entgegen.

Dem entsprechen wir und vernehmen unsere Äußerung als Antwort auf das, was wir erfahren. Umgekehrt ist das, was uns entgegenkommt, Antwort und Konsequenz unserer Erwartung. In solchem Zueinander verankern wir uns in unserer Welt. Was uns in diesem Dialog bewegt und motiviert, zeigt sich phänomenologisch in unserer Bewegung in dreifacher Weise:

- Was uns bewegt als Inneres, äußert sich.
- Als Äußeres stellt es sich der Aufnahme durch unsere Sinne.
- Indem es sich äußert, entlastet es uns, und wir werden frei, uns neu zu bestimmen.

Im haptischen Geschehen der Arbeit am Tonfeld erleben wir uns aktual zu uns und überdauernd zu uns selbst. Seine Dramatik und seine Leidenschaft erhält dieser Narzissmus durch seinen Bruch: Wir erfahren uns an einem Anderen, durch ein sächlich Anderes und durch ein mitmenschliches Gegenüber hindurch zu uns selbst! Unser Selbstbezug erscheint hier als Weltbezug und unser Weltbezug als Selbstbezug. Wir treffen immerzu *uns selbst* an – in all unseren Bezügen: in unseren inneren und unseren äußeren – nach innen zu uns, nach außen zu uns.

All dies erfährt von Person zu Person ganz konkrete, aktuelle, individuelle Besonderung, wenn wir den Weltbezug zum Tonfeld nutzen, um uns mit uns selbst auszugleichen. Forderungen von innen her richten uns auf unser Außen; Forderungen, die sich für uns im Außen stellen, wollen innerlich entschieden werden. Das korrespondierende Material des Tonfeldes gibt dies her.

Und ein Weiteres stellt seine Forderungen: Der haptische Bezug zum Tonfeld ruft Handlungssituationen hervor, in denen wir uns zu uns vorfinden, entdecken, erinnern, formen, transformieren, sättigen, erfüllen, verstehen. Das fortwährende Zu-Uns hat am Tonfeld nicht nur ein reales, weltliches, sinnenhaftes Gegenüber, sondern dieses Gegenüber schiebt sich gleichsam ein in das Zu-Uns. Und wir? Wir erwarten uns in unserer Bewegung zu dem, was uns da begegnet. Diese Erwartungen betreffen unser Lebensalter – Kinder eignen sich zum Beispiel das Material nach anderen Bedürfnissen an als Erwachsene. Doch beide finden sich erst einmal zum Tonfeld vor. Beide bestimmen nun das Tonfeld zu sich, nach ihren Bedürfnissen. Diese Bedürfnisse sind ganz individuell bestimmt, folgen aber bis in die Gleichgewichtsverteilung und Gleichgewichtsorganisation unserer anthropogenetischen Spur. Wenn wir uns in ihnen erfüllt bzw. sinnenhaft »gesättigt« haben, kommt es zu einem Bewegungsumbruch. Wir erfahren uns im haptischen Geschehen in phylogenetischen und individualgeschichtlichen Bedingungen, in denen wir uns zu uns gemäß unseren Lebensphasen und deren Lebensrufen zu erfüllen haben.

Die Arbeit am Tonfeld eröffnet uns den Raum, uns mit unseren Händen aufzugreifen und zu verstehen, sowohl in unseren Grenzen und Bedingungen als auch in unseren Möglichkeiten. Da unsere Lebens- und Handlungssituationen als Akte in unserer Bewegung erscheinen, werden am Tonfeld alle »emotionalen Wetterlagen« zur Handlungsmotivation, bis wir mit uns selbst unseren Ausgleich bzw. unser Ankommen bei uns selbst gefunden haben.

Damit beginnen wir, uns zu uns selbst aus einer Mitte zu verstehen, in der wir gründen. Diese Mitte gründet uns bipolar: Indem wir aktual aus uns heraustreten und vortragen, treten wir essenziell herein zu uns selbst – in einer uns ausreifenden Freiheit.

6. Die Begleitung am Tonfeld

6.1 Begleitung im Feld der Intersubjektivität

Eine zentrale Frage bei der Arbeit am Tonfeld ist, wie wir uns – hier und jetzt und generell in unserem Lebensfeld – zu uns verstehen und verstehen können, und zwar hier am Tonfeld, wie an anderer Stelle beschrieben, bereits dann, wenn wir den Arbeitsraum betreten. Das Verstehen schließt aktual den mitmenschlichen Bezug ein, in dem wir uns in Anwesenheit einer Begleiterin bzw. eines Begleiters am Tonfeld befinden. Ohne diesen Bezug ist kein Verstehen, weder Fremdverstehen noch Selbstverstehen, möglich. Wenn wir uns verstehen wollen, müssen wir uns auch in einem Verstandenwerden erleben können. Das bezeichnete Erik H. Erikson als »Urvertrauen«. Dieses zu vermitteln obliegt dem Begleiter. Es bedeutet und stärkt Halt, Sicherheit, Ruhe, Wahrheit. Immerhin treten wir im haptisch-dialogischen Prozess aus uns heraus. Das fordert Beziehungshalt, mitmenschlich wie räumlich, und fordert emotionalen Halt, das heißt sozialen Halt, indem wir uns an- und aufgenommen fühlen. Das gilt für jede der zehn Handlungssituationen.

Lebens- bzw. entwicklungshistorisch beginnt dies schon, wie Martin Dornes in seinen Büchern zur Säuglings- und Kleinkindforschung ausführt, in frühester Zeit. Wie haben wir uns in der eigenen Antwort auf unsere Bedürfnisse in unserem Tun erleben und entfalten können? Die Selbstständigkeit, das personale Gelingen und Wohlbefinden sind immer auch Ergebnisse von Kommunikation, in der wir uns zu uns verstehen konnten. Welche Anerkennung, Unterstützung, Freilassung, Zuwendung etc. haben wir darin bekommen?

In seiner allerersten Funktion ist der Begleiter mitmenschlicher Kommunikationspartner. Er hat uns abzuholen in der Intention zu uns selbst und uns so anzusprechen, dass wir uns in unseren Bedürfnissen (haptisch) aufgreifen können. Das Feld der mitmenschlichen Intersubjektivität und das Feld der haptischen Interobjektivität zwischen Tonfeld und unserem leiblich sich artikulierenden Verlangen ergänzen sich; im einen werden wir zur realen Entfaltung auf das Andere verwiesen. Die jeweils ganz eigenen Bedingungen, die sich uns in der Orientierung zu Raum, Begleiter und uns selbst stellen, ob sie als innere oder äußere erscheinen und auftreten, werden zu Handlungsmotiven, uns im Tonfeld zu klären. Es gilt also, die eigene Handlungsoption aufzugreifen. Das erweitert unsere Orientierung und unseren Prozess. Wir bekommen gleichsam ein haptisches Kommunikationsfeld, in dem wir uns zu uns »retten« können.

Der Begleiter wird in diesem Geschehen zum Vermittler im Sprung zu uns und später dann in der kathartischen Reise zu uns selbst. Wir teilen uns darin in unserem Anliegen zu uns selbst mit, insbesondere in der Dynamik, Physiologie und Physiognomik unserer Bewegungsgestik und unserer symbolisierten Bewegungen, das heißt in der Sprachvielfalt unserer Bewegung. In ihr »assistiert« uns der Begleiter, zu ihr inspiriert er uns, indem er uns darin zu uns anspricht. So können wir uns schon in unseren Bewegungsimpulsen aufgreifen und gestalten im Dialog zu uns selbst. Aus der unbewussten Mitteilung zwischen »Übertragung« und »Gegenübertragung« voreinander, die S. Freud entdeckte, wird ein gegenseitiges sinnenhaftes Kommunikations- und Umgangsgeschehen, in dem beide ihren lebendigen Beziehungsplatz finden. Die Orientierung ist nicht psychologisch, sondern phänomenologisch, daseinsorientiert. Sie gilt dem rechten haptischen Ausgleich und dem rechten haptischen Erhalt in der Bipolarität zu-uns.

Der Begleiter ist also Begleiter in unserem Bestreben *zu uns*. So ist er in seiner zweiten Funktion bewegt von der Sorge und vom Besorgen der uns gemäßen Vermittlung, sowohl der leiblich-sinnenhaften zu uns und dem Gegenüber Tonfeld als auch emotional im Halt zum Übergang zu uns, als auch mental zu unserem Selbstverständnis. Jedes dieser drei ist gefragt, wenn auch eines der Entwicklung nach im Vordergrund stehen kann. Für den Begleiter gilt es, die »Sprache« unserer Hände in ihrer Phänomenologie zu verstehen, sodass wir uns darin entfalten können. Übertragungen seitens des Begleiters würden einsetzen, wenn er das haptische Bedürfnis in den Händen des Akteurs nicht sehen kann, weil er selbst über das, was er die Hände des Akteurs tun sieht, nicht verfügt, bei sich selbst nicht kennt.

6.1.1 Im »mitsorgenden Voraus«

Die Haptik holt uns ein in das, was wir tun. Darin verorten und befinden wir uns fühlend. Damit wir *uns finden* in den Relationen und Bedürfnissen von Selbstbewegung und Selbstwahrnehmung, brauchen wir einen Pol außerhalb, über den wir einen Standpunkt zu uns einnehmen können. Diesen Pol bietet die Begleiterin bzw. der Begleiter. Über sie wird unsere Realität, in der und zu der wir uns erfahren, zu unserer Wirklichkeit. Aus Selbstbewegung wird Selbstwahrnehmung und umgekehrt. Wir können uns in unseren Bedingungen erfahren und unseren Umgang damit finden. Während wir uns ganz in dieser Spannung vollziehen, können sie uns von außen – als unsere Außenpole – in unseren Bedenken und unserem Anliegen sehen und passend vermitteln. Zum Letzteren müssen sie also bei sich selbst die Bewegungsphantasmen aufbringen, in denen sie uns in unserer Bewegung erwarten können. Ob diese stimmig sind, das heißt real angepasst an unsere Bewegung, wird sich dann zeigen. Zu dieser realen Anpassung gehört ebenso der reale Vollzug, in dem wir uns in unseren Händen vortragen zwischen Hemmung und Impuls, zwischen »Ist« und »Soll«. Auf sie sind wir anzusprechen. Defizite sind aufzuholen und anstehende Möglichkeiten zu ergreifen.

Die Begleiter haben hier eine katalytische Funktion. Diese betrifft zum einen die Dynamik des Handlungsprozesses (anregend oder abdeckend), zum anderen die Selektivität in der passenden Gestaltung (Prägnanz), drittens die bewusste Aufnahme als passende Vernetzung oder Information, und zwar sowohl leiblich (sinnenhaft-vital oder innersensomotorisch) als auch emotional (biochemisch wie affektregulierend), als auch mental (als leibliche Bewegungsinformation und als Selbstbewusstsein bzw. Einsicht in menschliche Genese). – Aus der Beziehung des uns zu uns Verstehens im partnerschaftlichen Dialog (insbesondere in Kinderarbeiten) erwächst bei der Arbeit am Tonfeld mit unserer eigenen zunehmenden haptischen Verselbstständigung der Selbstdialog zu uns, in dem wir unsere Wahrheit finden, entsprechend zur haptischen Realität, die im Tonfeld erscheint.

Die Begleiter haben also eine Doppelfunktion: Einerseits vermitteln sie den Halt und das Ankommen bei uns und andererseits vermitteln sie den Aufbruch zu uns und unseren Selbst(er)halt. Um *zu uns* aufzubrechen und *bei uns* anzukommen, müssen wir etwas verlassen, was bisher unser Halt war, wenn auch nur ein prothesenhafter. Dazu müssen wir das zu Verlassende – repräsentiert im Tonmaterial des Tonfeldes – zuvor aufbrechen und über die erforderliche Aggressions- und Destruktionsenergie verfügen, diesen Aufbruch zu vollziehen. Hier sind nicht selten die Begleiter als fürsorgende Vermittler gefragt. Martin Heidegger betrachtete vermittelnde »Fürsorge« ontologisch. Schwer einsichtig erscheint mir, warum er hier die Ontologie betont und nicht die Anthropologie. Er unterschied zwei Arten der »Fürsorge«, die – aus meiner Sicht – unmittelbar praktisch die Begleiter am Tonfeld betreffen (Heidegger, 1993, S. 122):

(1.) »Sie kann dem Anderen die ›Sorge‹ gleichsam abnehmen und im Besorgen sich an seine Stelle setzen, für ihn *einspringen*. Diese Fürsorge übernimmt das, was zu besorgen ist, für den Anderen. Dieser wird dabei aus seiner Stelle geworfen, er tritt zurück, um nachträglich das Besorgte als fertig Verfügbares zu übernehmen, bzw. sich ganz davon zu entlasten. In solcher Fürsorge kann der Andere zum Beherrschten und Abhängigen werden, mag diese Herrschaft auch eine stillschweigende sein und dem Beherrschten verborgen bleiben.«

(2.) Solcher Fürsorge gegenüber »besteht die Möglichkeit einer Fürsorge, die für den Anderen nicht so sehr einspringt, als dass sie ihm in seinem existenziellen Seinkönnen *vorausspringt*, nicht, um ihm die ›Sorge‹ abzunehmen, sondern erst eigentlich als solche zurückzugeben. Diese Fürsorge, die wesentlich die eigentliche Sorge – das heißt die Existenz des Anderen betrifft und nicht ein *Was*, das er besorgt, verhilft dem Anderen dazu, *in* seiner Sorge sich durchsichtig und *für* sie frei zu werden.«

Der Begleiter hält uns den Möglichkeitsraum, von dem immer wieder Donald W. Winnicott sprach, als reales Feld und als reale Möglichkeit für uns offen. Dies kann nur unmittelbar praktisch, Bezug nehmend geschehen, also so, dass seine Fürsorge auch die Bedingungen, die inneren und die äußeren, sieht und einschätzt, in denen wir bewegt und eventuell zugleich blockiert sind. Es geht hier nicht um Einfühlung, sondern um Einschätzung überprüfbarer, objektiv beobachtbarer Sachverhalte in der gegenseitigen Möglichkeit zwischen uns und dem Tonfeld. Es geht um die Realität und um die Wahrscheinlichkeit von Möglichkeiten.

Dieses mitsorgende Voraus in der Begleitung betrifft auch die jeweiligen Möglichkeiten für die Anforderungen der Handlungssituationen, in denen wir uns verwirklichen. Zu begleiten sind die Schritte und die Übergänge zu diesem Ziel. Sie können selbst zu Zielpunkten werden. Die Mitsorge unseres Begleiters betrifft die Bedingungen zu unseren Möglichkeiten einschließlich der Krisen, uns auf sie einzulassen. Krisen verweisen auf die leiblich-vitale, die emotionale und die soziale Basis von uns.

Allerdings erscheint das alles zunächst nur als *mögliches* Ziel. Ein passendes Resultat erscheint *möglich*. Diese Möglichkeit verbindet uns und den

Begleiter. Sie wird zur gemeinsamen Möglichkeit und zum gemeinsamen Risiko: Der Begleiter riskiert einen Irrtum. Denn er spricht uns auf eine Möglichkeit an und/oder stellt uns eine Möglichkeit vor, die erst wirkliche Möglichkeit wird, wenn wir sie in unserer Bewegung aufgreifen können. Der Begleiter ist also, wie gesagt, zu seiner Bestätigung auf unseren Vollzug angewiesen. Er kann uns daher nur eine Bedingung zu einer Möglichkeit anbieten, von der er – aufgrund vorheriger und aktueller Bobachtung – annimmt, dass sie unsere Möglichkeit trifft. Der Erweis liegt bei uns in unserer Bewegung. Gemeinsam bleibt uns und ihm der *Bezug auf die Möglichkeit* und beide verbindend ist das oft ergreifend leidenschaftliche *Bemühen um diese Möglichkeit*. Wenn dann das Mögliche eintritt, ist schwer zu sagen, ob unsere Bewegung durch unseren Begleiter ans Ziel gekommen ist, oder unser Begleiter durch unsere Bewegung – beides trifft zu.

Immer aber liegt die *Entscheidung* zu unserem Tun bei uns. So können wir selbst unsere Bewegungsintention abbrechen oder eine für unser Bewegungsprozessgefühl scheinbar unpassend anmutende Intervention der Begleitung ablehnen – dennoch: Maßgebend für uns selbst ist, dass sich mit einer derart von uns selbst gesetzten Grenze doch zugleich ein Horizont »darüber hinaus« aufgetan hat, einfach weil wir entschieden haben. Maßgebend für uns ist andererseits, dass wir ein Gemeinsames, ein gemeinsames Engagement spüren, wenn unser Begleiter seine Intervention – redlich im Bemühen und in der Sorge um uns – vorträgt. Allerdings sollte er, wenn wir uns entschieden haben, wieder still und in seinem Auf-uns-bezogen-Sein präsent sein. In solcher achtsamen Gemeinschaftlichkeit können wir uns bekräftigt zu uns verstehen.

Fürs Merkbuch zur Begleitung am Tonfeld: Um jemanden in seiner Intention zu verstehen, zu sich zu kommen, zeigt sich wirksames Begleiten vor allem auch darin, abzusehen von eigenen Vorstellungen und Bedürfnissen, abzusehen von verbalen Konstruktionen, die den Vorgang zu erklären vorgeben. Absoluten Vorrang hat, den Anderen wahrzunehmen, *ihn* in seiner Bewegung aufzunehmen, *ihn* darin zu verstehen – und erst zweitens Bedingungen aufzubieten zur Vollendung der Bewegung. So ergibt sich von selbst eine Empathie in aller Nähe und Distanz, ohne eine besondere, zu nahe Einfühlung. Wohl aber geht es darum, des Anderen »Sache« miterleben, in beobachtender Distanz.

Zum zu Beobachtenden gehört die Sprache des Prozessgeschehens: die Gestik, die leibliche Sinnesorganisation, ihre Verlagerung in das Feld, Gestaltbildungen in ihrer Korrespondenz zur Bewegung, der Aufbau von haptischer Aggression und Destruktion, Sättigungen in der Bewegung oder Bedürfnisse des Akteurs.

6.1.2 Zweckmäßigkeiten

Mit der »Entzweiung« im haptisch-bipolaren Geschehen »von uns – zu uns« und der Aufteilung unserer Bewegung in die beiden aktiv-passiven Pole eines berührenden und berührten Eigenen sowie eines berührenden und berührten Fremden ist im Verlangen unserer eigenen Bewegung eine neue Einheit zu erschaffen. In dem, was wir tun, sind wir intentional auf diese Einheit hin ausgerichtet. (Das gilt nicht nur für die Arbeit am Tonfeld.) Sie steht wie eine Lebensmaxime über uns, selbst wenn wir sie nicht erfüllen. Alles, was wir tun, steht unter dem einen Zweck, diese Einheit, die wir selbst sind, zu erwirken. Unter diesem Blickwinkel erscheint alles, was wir tun, symbolisch als Aussage dieses Zwecks bzw. Ausdruck dieses Wirkens.

In der Geschichte unseres Tuns, in seinen Konsequenzen und seinen Erlebnissen verstehen wir uns nachträglich zu uns selbst; die Zweckmäßigkeit der Handlungsakte am Tonfeld erschließt sich erst im Nachhinein. Zunächst erscheint das, was wir tun, als eine mehr oder minder leidenschaftliche Abfolge und Dramatik von Impulsen, Ereignissen und Geschehnissen. Was wir tun, ist – implizit – zwar zielbestimmt, aber nicht operational zielgerichtet; jederzeit können Abbrüche anstehen, neue Orientierungen und Entscheidungen. Die einzelnen Akte tragen ihr Warum in sich. Wir kommen uns in ihnen zu und brechen wieder auf, bis sich diese Unruhe allmählich legt und wir einen Standpunkt gewinnen oder bis wir uns erfüllen. Wir erleben uns am Tonfeld in einem Wirkzusammenhang von efferent und reafferent, von aktiv und passiv: Dynamiken, in denen wir uns ausdrücken, Impulse setzen und empfangen und uns schließlich zu uns selbst ausrichten, bis ein Geschehen im Ankommen sich erfüllt.

Vergleichbar ist das Ganze der Überquerung eines Bachbettes, das wir nicht überspringen können: Stattdessen schauen wir, dass wir von Stein zu Stein unseren Weg finden. Manche Steine im Bach schwanken und sind kipplig, manche sind fest, und immer schauen wir, dass wir keine nassen Schuhe bekommen. Sind wir schließlich am anderen Ufer angekommen und blicken zurück, entpuppt sich unser Gang als eine klare Ordnung und die Steine als Wegmuster, das genau so und nicht anders hätte verlaufen können. Vom Ende, vom Ankommen her sind wir klug und wissen um unseren Weg.

Auf unserem Weg erzeugt ein jeder Handlungsschritt einen weiteren Schritt, und bei allem, was wir tun, sind wir ganz bei uns. Wir vollziehen *uns*. Wir finden *uns* kipplig, *wir* suchen nach Sicherheiten, bleiben stehen, stärken uns, ruhen uns aus usw. Über allem steht die Einheit unseres Erlebens. Es umfasst die Einheit von Dynamik, Aktualität, Umwandlung und

Erfüllung des gesamten Zusammenhangs, der uns als inneres und als äußeres Geschehen in unserer Geschichte ausmacht. Wir erleben uns in der leiblich-vitalen Einheit von dem, was wir tun. Antrieb unseres Tuns ist ein weiter nicht erklärbar Bewegendes, dessen Ende und Abschluss sich für uns unverhofft einstellt. Über allem liegt »irgendwie« ein Sinn, ein So-tun-Müssen, das sich mit einem Mal erfüllt.

Der Begleiter darf seinerseits nicht empathisch dieser Dynamik und Emotion verfallen, sondern hat sich zu seiner Begleitung sorgsam zu orientieren an den Bedingungen und den Möglichkeiten, die sich im haptischen Beziehungsgeschehen zwischen Akteur und Tonfeld zeigen, an den Möglichkeiten zu den je eigenen Erfordernissen der jeweiligen *Handlungssituation*, die ansteht, an der Bewegungsgestaltung hinsichtlich Efferenz und Reafferenz sowie an der Sinn- und Bedeutungsabfolge der Gestaltbildungen.

6.2 Unser Begleiter – unser mitmenschlicher Part

In unserem Begleiter treffen wir auf unsere Mitwelt, in der wir uns zu uns versichern und verstehen. Von ihr sagt Helmuth Plessner, mit Arnold Gehlen Hauptvertreter der philosophischen Anthropologie: »Real ist die Mitwelt, wenn auch nur eine Person existiert, weil sie die mit der exzentrischen Positionsform gewährleistete Sphäre darstellt, die jeder Aussonderung in der ersten, zweiten, dritten Person Singularis und Pluralis zugrunde liegt« (Plessner, 2003, S. 377).

Wir finden uns vor zu uns von einem Anderen her, und wie wir uns vorfinden und zu uns verstehen, so erscheinen wir in unserer Subjektivität als eine bipolare »Geschehenseinheit« (v. Weizsäcker, 1986, S. 13), die sich in der Begegnung zunächst einmal nach bekannten Mustern in seiner Welt bestimmt und vorträgt. Wir halten uns zurück, preschen vor, verweigern Beziehung, sind neugierig-distanzlos, suchen nach Sicherheiten, erklären uns usw. All dies sind Antworten auf uns und unsere Situation, Fragestellungen aus Hoffnungen, Erwartungen und Enttäuschungen, in denen wir uns vortragen. In all dem wollen wir aufgenommen werden. Manchmal scheinen wir ein virtuelles Gegenüber mit uns als unser Anderes zu haben, das wir befrieden bzw. von dem wir uns lösen wollen. Das Bedürfnis nach eigener Freistellung zu uns zeigt sich oft schon als unsere Intention, wenn wir den Arbeitsraum betreten. Dann suchen wir erst einmal nach konkreten Orientierungen: leiblich zu uns, zum Begleiter, zum Raum, zur diffus anstehenden Aufgabe. Wie werden wir jetzt empfangen und wie können wir uns jetzt zu uns verstehen?

Und dann? Wir sind nun angewiesen auf einen mitmenschlichen Kontext und eine mitmenschliche Vermittlung, von der her wir dazu finden können, uns zu uns selbst und zu dem, was wir tun, zu verstehen. Eine solche Erfahrung ist Matrix und Voraussetzung jeder Bildungs- und jeder Beziehungsfähigkeit. Ein solches Verständnis entwickelt sich nicht in einer bloßen Anpassungsleistung, sondern ist individueller Lebensakt der Entscheidung und Orientierung. Handlungssituationen sind daher Lebenssituationen. Indem wir uns zu uns vorfinden, werden wir uns selbst als Person gegenständlich, wie es Arnold Gehlen formulierte (Gehlen, 1986, S. 85). Um diese Gegenständlichkeit zu entwickeln, sind wir angewiesen auf ein mitmenschliches Du; davon sprach immer wieder und insbesondere Martin Buber: Wir sind angewiesen auf den mitmenschlichen Dialog eines personalen Miteinanders, das uns abholt und anspricht, damit wir uns mitmenschlich zu orientieren und entsprechend einzugliedern vermögen, auf dass wir uns selbst ein Ich und ein Du werden können (Buber, 2006). Die Orientierung und die Objektivierung der personalen Erfahrung, in der wir uns zu uns verstehen, sind Ausgang und Ziel, unseren Anschluss zu finden an unsere strukturellen Bedürfnisse und Erfüllungen. Unsere Gestaltung ist dann der »Koinzidenzpunkt« (Dilthey, 1934, S. 198).

Die Begleitung richtet sich also auf unseren Drang und unser Bemühen, mit uns und unserer Welt den Ausgleich zu finden, auf den wir in unserer Bewegung und unserem »impliziten Wissen« von uns ausgerichtet sind. Über den Dialog mit unserem Begleiter können wir den Dialog mit uns aufnehmen als Ich, als Subjekt und als Selbst.

6.3 Orientierungen der Begleitung – Eine Reminiszenz auf Wilhelm Dilthey

Wenn Wilhelm Dilthey – am besten bezeichnet man ihn wohl als »Sozialanthropologen« – die Pädagogik als »geschlossenes System von Tätigkeit« bezeichnete, die auf die menschliche Bildung als Selbstzweck gerichtet ist (Dilthey, 1934, S. 191), und wenn er sagte, »Erziehung ist eine Funktion der Gesellschaft« (ebd., S. 192), so nimmt der Begleiter in der Arbeit am Tonfeld diese Funktion wahr. Dilthey führt aus: »*Bilden* ist jede Tätigkeit, welche die Vollkommenheit der Vorgänge in einer Seele erwirkt« (ebd., S. 191). Nichts anderes bezweckt die Arbeit am Tonfeld. Wenn Dilthey von »dem teleologischen Charakter des Seelenlebens, nach welchem in diesem allein in seinem Zentrum eine innere Befriedung aller strebenden Kräfte erreicht wird«, spricht, so gilt es in der Arbeit am Tonfeld, dieses Zentrum anzusprechen (ebd.). Dieser Dialogprozess erklärt sich durch sich selbst. Schon mit seiner bloßen Präsenz erfährt sich der Begleiter in einer solchen Funktion.

Maxime ist: »Betrachte den Menschen als Selbstzweck«, als Zweck zu sich (ebd.). Das gilt für die eigene Erfüllung wie für die Erfüllung der Aufgabe, zu der wir uns aufgefordert fühlen. Auf nichts anderes sind wir in der Haptik angelegt. Allerdings blieben wir auf unseren Erfahrungen samt ihrem Erleben sitzen, könnten wir uns in ihnen nicht kommunizieren und uns dabei nicht selbst verstehen. Wir präsentieren uns in dem, was wir tun, und wir realisieren uns darin zu unserer Entwicklung. Zu solcher Objektivierung sind wir als Menschen angelegt auf den intersubjektiven Austausch mit einem gemeinschaftlichen Umfeld. Ein solcher Austausch ist Bedingung für unsere Entwicklung. Frage ist dann: Wie können wir den passenden Austausch finden? Wie können wir uns in unserer Beziehung gestalten und verwirklichen? Unser Umfeld mit seinen Partnern ist eingebaut in unser Werden. Wie eingängig, flüssig und konstant begegnet es uns für unser Werden? Unser Umfeld korrespondiert zum Material des Tonfeldes, das uns aufnimmt und uns wiedergibt. Der vitale Anspruch, in dem wir uns erfahren, rückt in die menschliche Stellungnahme.

Dieses Werden verläuft in einer Zweckmäßigkeit und Konsequenz, einer Ästhetik, dass sich Regeln oder Kriterien dafür aufstellen lassen, wie wir uns darin erfüllen können. Es geht um eine zielorientierte Lenkung (Winnicott, 1995, S. 182ff.), bei der der Begleiter oder die Begleiterin die anthropogenetischen Bedingungen in der Handlungsentwicklung wie die Möglichkeiten der individuellen Leistung darin zu berücksichtigen hat, in und zu denen wir uns verstehen, klären und objektivieren in unseren Intentionen und Bedürfnissen.

Dazu steht die Begleitung vor der entscheidenden Frage, die Dilthey im Umbruch seiner Zeit immerhin schon 1888 für die Pädagogik stellt: »An welchem Punkt entspringt aus der Erkenntnis dessen, was ist, die Regel über das, was sein soll?« – Verstanden als praktische Hilfe und als Praxis teleologischer Ausrichtung (Dilthey, 1924, S. 62; s. zur Kontroverse dieses Satzes Herrmann, 1971, S. 53). Und die zweite Frage schließt sich an: Wie kann diese Regel vermittelt werden? – Wir finden uns vor zu einer Objektivität und Realität, die uns herausfordert, unsere Individualität in unseren eigenen Möglichkeiten und Orientierungen als ebendieser Mensch herauszubilden. Was braucht es, dass wir diesen Forderungen auch nachkommen können? Wille und Gefühl, die Dilthey hervorhob (vgl. Dilthey, 1924, S. 61), sind gleichsam die Organe, in denen wir uns verstehen; tiefer noch ist unsere Bewegung, in der wir uns artikulieren. Wie können wir uns darin so, gleichsam als »Typus Mensch« (ebd., S. 64), zu unserem teleologischen Zusammenhang organisieren, dass wir uns darin erfüllen können?

Dies ist unsere Zielbestimmung. Sie schließt ein die Bedingungen dazu, und zwar sowohl die objektiven wie die subjektiven, und geschieht in der Auffassung unserer Welt und unserer eigenen Auffassung. In ihnen fassen wir uns auf im Erleben unserer leiblichen, emotionalen und sozialen Lage: Unsere Hände werden zu »Fangarmen der Wirklichkeit« (ebd.). Wir begegnen uns darin im Bestreben nach unserer Erfüllung und wollen darin tätig werden. Es ist ein »entscheidender Unterschied, ob die Gefühle [die sich dann zeigen; Anm. d. A.] durchgehend in Handlungen überzugehen streben oder in Ausdruck und Aussprache verpuffen« (ebd.). »Solche Regungen, Gefühle und Triebe entscheiden über die Art, wie sich der Mensch in der Welt fühlt und diese behandelt« (ebd., S. 65).

Es geht also in der Begleitung um eine Hilfe zur Handlungspraxis und darin zur menschlich-individuellen Organisation, zu der wir ein Bedürfnis haben. »Zweckmäßigkeit« und »Vollkommenheit« darin sind »Normen« unterworfen und »Merkmalen«, nach denen wir uns richten können (ebd., S. 66). Solche Normen betreffen zum Beispiel in den frühen Handlungssituationen (der Arbeit am Tonfeld) die Verlagerungen aus unserem Gleichgewicht, die Anlage einer stabilen Triangulierung (des Hinzutretens eines Dritten zu einem Zweierbezug), den Aufbruch daraus und die Orientierung in der eigenen Vertikalen. Es sind »Regeln« von Zusammenhängen und Ausrichtungen darin, wie etwa Gegenläufe, nach und in denen unsere Entwicklung verläuft. »Wir können die Eigenschaften desjenigen Zusammenhangs bestimmen, der seinen Zweck auf ganz angemessene Weise erfüllt« – respektive nicht erfüllt (ebd., S. 67). Dieser »Zusammenhang« und unsere Ausrichtung darin sind eine dynamische Organisation, die sich regulierend organisiert in unserer Bewegung, in der wir unsere Welt aufgreifen. Auf sie sind wir vom Begleiter anzusprechen.

Dilthey spricht vom »Regulierungsapparat« in unserer Bewegung (ebd., S. 96). In ihr manifestieren sich die »Reaktionsweisen des Trieb- und Gefühlslebens« – wie es Dilthey 1888 höchst modern ausdrückte (immerhin gab es noch keine Tiefenpsychologie!):

> »Jede Lage der Kultur stellt zwischen diesen elementaren Kräften wie zwischen den sinnlichen Eindrücken eine inhaltliche Verbindung her. […] So entwickelt jede Epoche einen bestimmten Typus des Menschen, und was sie erringt, wirkt in die Folge. Auf jedem Standort der Menschheit kommt doch zugleich nur eine teilweise Vereinigung zu einem vollständigen Zusammenhang des Seelenlebens zustande; elementare Kräfte, die nicht in die Verbindung der Kultur gebracht sind, machen sich geltend: Schon hierdurch ist die Lebensdauer jeder Kulturstufe bestimmt« (ebd., S. 67).

Was Dilthey für die Kulturstufen benennt, gilt ebenso für die individuell-menschlichen Entwicklungsstufen oder Entwicklungsschritte. Hier ergeben sich Konsequenzen für die Begleitung:

> »Die Entwicklung jedes Kindes und jedes Erwachsenen hat die Vollkommenheit der Vorgänge und ihrer Verbindungen herzustellen, die im teleologischen Zusammenhang des Seelenlebens zusammenwirken. Ein solcher ›Zusammenhang‹ hat im Handlungsbezug und Handlungsvollzug sein Pendant. Für jeden Teil [für jede Handlungssequenz; Anm. d. A.] dieses Zusammenhangs gibt es eine solche Vollkommenheit der Beschaffenheit und Leistung, und diese ist die Grundbedingung aller Tüchtigkeit des Menschen. […] Die Vollkommenheit des Seelenlebens in seinen einzelnen Vorgängen und seinem Zusammenhang ist die allgemeine, im Menschen gelegene Bedingung, an welche die Erreichung jeden inhaltlichen Zieles gebunden ist« (ebd., S. 67f.).

Dilthey legt damit nicht eine Pädagogik vor, aber Anweisungen dazu; und er legt den Grund für die Verpflichtung in unserer Anthropogenese.

> »[…] für dieses alles ist die Vollkommenheit des teleologischen Zusammenhangs, den ein Seelenleben im Ineinandergreifen seiner Vorgänge bildet, die allgemeine Bedingung.
>
> Was in ihr gelegen ist, kann allgemeingültig (!) entwickelt werden« (ebd., S. 68).

Wir sind in unserer Lebensbewegung angelegt auf ein Voraus, von dem her wir uns einholen, und dieses Einholen geschieht nach Regeln.

Aufgabe der Begleitung ist es also, aus dem, was ist, zu erschließen, was sein möchte. Die Grundlagen dazu entspringen einer Phänomenologie, in der wir uns als Menschen zu uns und unserer Welt vergewissern und verstehen. Sie sind selbst geschichtliche Grundlagen eines eigenen Prozesses. »Die Grundvoraussetzung, die den Phänomenologen leitet, ist dabei die, dass wir mit jeder Erfahrung *mehr* erfahren als nur ein gegenständliches Faktum: nämlich die Seinsweise des Begegnenden ebenso wie die Struktur unserer Erfahrung selbst, die es freizulegen gilt« (Fuchs, 2000, S. 26). Ersteres betrifft die Kultur unserer Ontologie und unsere Lebenspraxis samt den Mitteln, in denen wir uns einholen und unseren Stand und unser Selbstbewusstsein gewinnen; das andere betrifft die Regeln, nach denen wir dies tun können. Das betrifft den Begleiter wie den zu Begleitenden. Beide erfahren sich neu.

6.4 Haptische Diagnostik

Die Optik lässt sehen, die Haptik lässt wahrnehmen. Die Optik fragt danach, was etwas ist und wie etwas ist; die Haptik fragt danach, wie etwas für uns erscheint und wie es für uns ist und wie es uns bewegt. Die Verknüpfung von Bewegung mit Wahrnehmung – und umgekehrt – bringt uns in der Haptik als Subjekt ein. Wahrnehmen wird zu einem Akt, in dem wir zeigen, wie wir uns verwirklichen. Verwirklichen ist ein Uns-Zeigen, und das Uns-Zeigen bewirkt, dass wir uns verwirklichen. Wie wir uns zeigen in dem, was wir wahrnehmen, ist zudem von existenzieller Bedeutung. Es betrifft uns zu uns selbst in unserem Welt- bzw. Außenbezug. Hier setzen die Gemeinsamkeit mit dem Begleiter und die *Haptische Diagnostik* ein.

In ihr gibt es zwei zusammengehörige Teile: die *Bedürfnisanalyse* und die *Entwicklungsanalyse*. Die Bedürfnisanalyse fragt nach den Bedingungen, unter denen wir (wieder) mit uns selbst zusammenkommen. Die Entwicklungsanalyse fragt nach den anthropogenetischen und individualgenetischen Bedingungen, in denen wir ausgerichtet sind, uns zu entfalten. Das eine nimmt das andere auf. Jeder haptische Akt bedeutet Aufbruch zu uns; und da wir mit jedem Aufbruch gewissermaßen fremdes Neuland betreten werden, steht sogleich – davon war immer mal wieder die Rede – die Frage vibrierend im Raum nach einem Halt für dieses Wagnis: leiblich, emotional und mental, sowie die Frage, was sich an Entwicklungsforderungen ankündigen mag.

Diese Fragen stellen sich bereits ganz am Anfang (*Handlungssituation 1* und *2*), etwa in der Weise: In welcher Stabilität und Beweglichkeit zeigen wir uns? Wie »gesättigt« sind wir für diesen »Pakt« mit uns in Richtung Neuland? Wie gebunden sind wir, dass wir unserer Intention nicht Folge leisten können? Oder: Was können wir erwarten und was kommt uns entgegen, wenn wir uns auf das Tonfeld einlassen? Welche – Halt, Vertrauen spendenden – Vermittlungen haben wir lebenshistorisch erfahren, welche erwarten wir jetzt zu erfahren? Und dann: Wonach streben wir für uns? Suchen wir nach Ausgleich im Beziehungsfeld der Eltern? Wollen wir uns behaupten? Suchen wir nach Grund?

Hier setzt die Haptische Diagnostik ein. Sie ist die Basis für das dynamische Beziehungsfeld und die Interaktion, in denen der Begleiter gefragt ist. Die Haptische Diagnostik zieht nicht nur Rückschlüsse aus unserem Gestus, sondern schließt daraus auf die tendierten Polungen, in denen wir uns haptisch im Tonfeld zukommen und aufnehmen können. Sie verhilft, dass wir den haptischen Dialog aufnehmen, in dem wir uns verwirklichen und nach Möglichkeit erfüllen können. Sie verhilft, dass wir aufnehmen können, was für uns ansteht.

6.4.1 Bedürfnisanalyse und Entwicklungsanalyse

Die *Haptische Diagnostik* richtet sich auf den Handlungsverlauf, auf den wir uns in unserer Bewegung ausrichten, in der wir uns gleichgewichtig in das Tonfeld verlagern und polen und in dem wir bestrebt sind, Ausgleich zu finden und bei uns selbst anzukommen. Gefragt sind die Bedingungen und die Möglichkeiten für den gleichgewichtigen Ausgleich und für die sich selbst verstehende Zentrierung darin. Auf ihr gründet der Dialog, in dem uns der Begleiter anspricht.

Die *Bedürfnisanalyse* richtet sich auf die entsprechende Polung zu uns selbst, auf die Möglichkeiten und Bedingungen zur bipolaren Erfüllung. Sie richtet sich darauf, wie wir uns in unseren leiblichen, emotionalen und sozialen Bedürfnissen sättigen und mental verstehen können. Die Bedürfnisanalyse betrifft unser aktuelles Nahziel.

Die *Entwicklungsanalyse* richtet sich auf den praktischen wie strukturellen Aufbau und Ablauf dieser Polung, in deren dynamischer Entwicklung wir uns menschlich in unserer Individualität vollziehen. Sie richtet sich auf unseren Prozess und auf die Zielorientierung darin. Für sie wird die Bedürfniserfüllung (z. B. in den Nahsinnen) zum Zweck, auf dem Feld anzukommen, um sich dort in der Bewegung zu entfalten. Die Entfaltung aber setzt die entsprechende Erfüllung voraus.

Schwerpunkte und Themenkreise der Bedürfnisanalyse:

- passende Erfüllungen in den Anforderungen der Handlungssituationen
- passende Polungen und Halt zum Gegenüber
- Ausgleich und Entlastung in den Basissinnen
- Entscheidungen zwischen leiblichem Rückbezug und Aufbruch
- Beweglichkeit versus Unbeweglichkeit im haptischen Vollzug
- leibliche Eigenwahrnehmung versus Fremdwahrnehmung
- haptisch-vitale Entfaltungen in Akten der Sensomotorik
- symbolisierte Bewegung und entsprechender Tatsachenverhalt
- mentale Vermittlungen zum Selbstverständnis

Schwerpunkte und Themenkreise der Entwicklungsanalyse:

- leibliche Organisationen in unserer Bewegung: Präsenz versus Positionierung
- Aufbau zu der gleichgewichtigen Freistellung

- Versicherungen im Handlungsprozess (z. B. zu haptischer Aggression und Destruktion)
- der Ausgleich in den Korrespondenzen von Bewegung und Gestaltung zwischen efferenter und reafferenter Bewegung
- Stadien im aktualgenetischen Aufbau der Gestalt
- biografische Lebensbedingung versus Handlungsbedingung
- Korrespondenzen zwischen Material und eigener Verselbstständigung
- Entwicklungsanforderungen der Bewegung und individuelle Krise
- Rekonstruktion und Prozessorientierung der haptischen Geschehnisse
- Rekonstruktion des Handlungsverlaufs im Schlussgespräch
- passende Verlagerungen vom äußeren Sinnengeschehen auf das innere Leibgeschehen und umgekehrt, im Zuge der »gegenseitigen Verborgenheit«

Für seinen Dialog mit uns achtet der Begleiter bzw. die Begleiterin bei sich selbst:

(1.) auf wahrnehmendes Erkennen des Prozesses, in dem wir uns befinden, und seiner haptischen Grundlage; hierzu gehören genaue Beobachtungen in der Beziehungsgestik der Hände sowie der leiblichen Präsenz bis hin in die Hautbelebung von Armen und Händen;

(2.) auf wahrnehmendes Erkennen des Voraus einer Bewegungsfantasie (s. o. *HS 3.2*), die unsere Bewegung in einer »schöpferisch vollendenden Synthese« zusammenfasst und Gestalt werden lässt;

(3.) sodann auf wahrnehmendes Geschick, passende, das heißt bedürfnisorientierte sowie entwicklungsorientierte Vermittlung anzubieten;

(4.) last but not least: auf personale, mitmenschliche Präsenz.

Die wahrnehmenden Beobachtungen richten sich unter anderem und insbesondere auf die Freistellung in unserer Bewegung und damit auf sinnenhaftleibliche Bedürfnisse des Tonfeld-Akteurs, auf aktiv-passive Bedürfnisse in dessen Eigen- und Fremdberührungen, auf Bedürfnisse nach beweglichen Feldverteilungen und gleichgewichtigen Verlagerungen, auf individuelle wie soziale Eingliederungen und Zentrierungen in unserem Feld.

Diese Bedürfnisse richten uns intentional aus im Entwicklungsverlauf unseres haptischen Prozesses am Tonfeld. Ein Bruch in einem Handlungsverlauf hat nicht nur biografische Ursachen, sondern auch entwicklungsgeschichtliche. Sind dann aktuelle Hintergrunderfüllungen zunächst das Thema? Geht es darum, Entwicklungsschritte nachzuholen, oder darum, sie einzuholen? Die Erfüllung in unserem Tun ist geknüpft an unsere (Vor-)Entwicklung. Hier ist wiederum das wachsame Auge und Gespür der Begleitung gefragt.

Während ein Bedürfnisimpuls sich auf die unmittelbare Handlungssituation bezieht, sind wir in unserer Entwicklung strukturell bzw. intentional ausgerichtet auf ein noch nicht Sichtbares, klar Erkennbares, Fühlbares. – Hier gehören in das Repertoire der Wahrnehmung seitens der Begleiterin, des Begleiters Fragen wie die folgenden: Wann lässt sich von einer »gesättigten Gestalt« sprechen? Welche Kriterien bestimmen den aktualgenetischen Prozessverlauf? Welche Bedeutung hat die gleichgewichtige Verlagerung der Hände: für die die Freistellung, für die Zentrierung, für eine Ablösung etc.? Welche Entwicklungsforderungen stellen sich dem Alter, der Lebensphase entsprechend?

Die Entwicklungsanalyse umfasst Sinnbestimmungen unseres Tuns. Ein Beispiel: Der Wunsch und das Bedürfnis nach einem passenden Gegenüber können sich emotional steigern zur affekthaften Forderung, oder die Zurückhaltung bis zur Hemmung und Letztere bis hin zur Verneinung. Was suchen wir darin für uns? Welche Antworten möchten wir finden? Betreffen sie vitale Bedürfnisse oder Entwicklungsbedürfnisse? Das eine ist vom anderen wohl nicht zu trennen. Doch für uns steht eins von beiden aktual immer im Vordergrund. Das hat die Haptische Diagnostik zu erkunden.

Die Haptische Diagnostik schaut sodann von Handlungssituation zu Handlungssituation nach unseren Bedingungen und nach unseren Möglichkeiten sowie nach der jeweils passenden Vermittlung. Sie kann außerdem einen Handlungsvorgang gliedern in ein aktuales haptisches Geschehen, ein Geschehen der individuellen Geschichte und in ein generell-menschliches Geschehen. Sie kann zu allem die Bedeutung abschätzen für die weitere Entwicklung, für jede weitere Handlungssituation.

In der Arbeit am Tonfeld wird unser Verhältnis von Ist und Soll in den Schlüsselszenen unserer Biografie deutlich, für uns erlebbar in Befindlichkeiten, Bewegungsdynamiken oder -hemmungen sowie in Einzel- oder Flächengestaltungen. Die Haptische Diagnostik richtet sich auf die individuelle Erfüllung von dem, was wir tun, sodann auf die entwicklungsgeschichtliche Einordnung unseres Tuns und drittens auf die Bedingungen zur haptisch-sinnenhaften Auseinandersetzung – begleitet von Fragen nach uns wie: Was soll ich tun? Was muss ich tun? Was kann ich tun? Was darf ich tun? Was will ich tun? Für diese Fragen, die uns umtreiben, ist der Begleiter die Person, an die wir uns richten. Wir möchten ja nicht darauf angesprochen werden, wie wir da sind, sondern vielmehr darauf, wie wir *nicht* da sind, aber da sein könnten. So bietet der Begleiter in seiner Präsenz und Person die entsprechende Hoffnung auf Erfüllung, Verselbstständigung und Verwirklichung.

6.4.2 Der Begleiter als »Daseinspartner«

Mitbewegt in seiner Wahrnehmung kann er unsere Bewegung virtuell erleben in den Sinnphänomenologien, in denen wir uns vortragen. Er bereitet bzw. bietet den Raum an für unsere Möglichkeiten, in dem wir uns selbst erwarten können; sodann bietet er uns Bedingungen an, dass wir uns in unseren Bedürfnissen und Möglichkeiten aufgreifen können. Ob wir das dann auch tun, ob seine virtuelle Wahrnehmung unsererseits Realität wird, bleibt natürlich offen bzw. wird unser haptischer Dialog erweisen.

Das Verhältnis zwischen uns und unserer Begleitung ist ein gegenseitiges: Unsere Wahrnehmung gibt zurück, was der Begleiter als Möglichkeit vorstellt. Ob und wie diese Möglichkeit eine wirkliche Möglichkeit ist für uns, haben wir zu entscheiden in unserer Bewegung. Diese sich gegenseitig erfüllende Orientierung im haptischen Vollzug bezeichnete Viktor von Weizsäcker als »Umgang«. Er betrifft das gegenseitige Verhältnis zum haptischen Objekt Tonfeld und das gegenseitige mitmenschliche Beziehungsverhältnis. Das eine bestimmt das andere. Das Erkennen, das in diesem »cyclomorphen« Verhältnis gewonnen wird, ist ein gemeinsames (soziales), ein gegenseitiges (objektives) sowie ebenso ein höchst subjektives; denn dieses Erkennen sagt etwas aus über das Verhältnis zu uns selbst und zu all dem, dem wir begegnen.

Würden wir (ohne Begleitung) mit uns alleine arbeiten, blieben wir bestenfalls narzisstisch hängen in unseren eigenen Assimilationen und deren Entfaltung. Wir mögen wohl etwas durchaus Bereicherndes tun können, doch zur eigenen Selbstständigkeit und Freistellung werden wir alleine nicht gelangen. Es besteht aufgrund unserer anthropologischen Voraussetzungen die Notwendigkeit einer mitverantwortlichen sozialen Gemeinschaftlichkeit, in der wir uns zu uns verstehen. Im Tierbereich wäre dies die Einbindung in den sozialen Verbund, in das Rudel, die Herde etc. Gerade der »Einzelzustand«, in dem wir auf uns verwiesen sind, verweist uns auf unsere mitmenschlichen Bindungen und Erwartungen. Unversehens rückt uns das zu berührende Andere – das Tonfeld – in den mitmenschlichen Kontext, aus dem wir uns zu uns verstehen.

Paul Christian (1910–1996; Gründervater der Heidelberger Schule, Anthropologische Medizin) hat diese Erfahrung prägnant so beschrieben:

> »Es ist demnach irrtümlich zu glauben, die Bindung an den anderen sei ein besonderer Akt, der sein kann oder nicht sein kann; es gibt keine besonderen ›Beziehungsfunktionen‹, ›Einfühlungsprozesse‹ oder dgl., und es wäre ein Irrtum, danach zu suchen. Denn wir können die Bipersonalität durch Zuwendung

und Bindung überhaupt nicht erzeugen, sondern nur gewähren lassen, verändern, in die Krise treiben oder zerstören, d. h. *von der Grenze her erfahren*: Die zwischenmenschliche Beziehungsdynamik der Personen kann in Beginn und Zerfall, Krise und Umformung daraufhin aufgeklärt werden, wie sie verwirklicht oder verhindert wurde – ihre Erzeugung ist nicht Objekt der Erklärung, sondern erkenntnistheoretische *Voraussetzung*« (Christian, 1952, S. 157).

Und weiter:

»Entzieht sich ein Partner aus einem gemeinsam intendierten Vorgang, so entsteht beim Gegensubjekt ein positives Leerbewusstsein: Es entsteht ein Vermissungserlebnis in Bezug darauf, dass jetzt ein Akt vollzogen wird, der nur mit dem Gegenakt des anderen zusammen eine Sinneinheit bilden würde« (ebd., S. 158).

Eine solche gegenseitige Gemeinsamkeit ist nötig: »Denn ein *anderer* kann *meine* Bestimmung u. U. adäquater erkennen und bei ihrer Verwirklichung besser mithelfen, als *ich* sie erkenne und verwirkliche« (ebd., S. 143).

Über die auf uns selbst gerichtete Präsenz und über die Bereitschaft des Begleiters, uns zu verstehen, werden wir uns selbst zum wichtigen Gegenüber. Wir gewinnen zu uns ein Verhältnis im haptischen Sinnen- und Handlungsraum Tonfeld, in dem wir uns begegnen, und zentrieren uns in unserer Bipolarität. Die Einzelsitzung mit einer Begleiterin bzw. einem Begleiter am Tonfeld hat hierin ihren großen Wert. Der haptische Umgang in unseren Sinnen ordnet sich ein in mitmenschlichen Umgang. Der sinnliche Erfahrungsakt wird zum Erfahrungsakt und Erfahrungserlebnis unseres eigenen Verstehens. Wir wollen werden, was wir (noch) nicht sind, aber sein möchten, und wir wollen uns in diesem Drang zu uns verstehen, in doppelter Resonanz: seitens des Tonfeldes und seines Inhalts sowie seitens der personalen Begleitung.

6.5 Das Schlussgespräch – Schöpferische Rekonstruktion von Handlungserleben und Handlungsentwicklung zum Verstehen

Das Ende einer Arbeit ist da, wenn wir uns mit uns ausgeglichen und bei uns angekommen sind. Auf »halbem Wege«, noch unterwegs sind wir an der Primärgestalt als Bedingung bzw. als Möglichkeit, wenn wir uns im Sprung zu uns begegnen, sei es in einer Ablösung *(Primärgestalt als Bedin-*

gung), sei es in einer neuen Zuwendung *(Primärgestalt als Möglichkeit)*. Das Ende des Prozesses tritt oft plötzlich und unerwartet ein. Es gibt nichts mehr zu tun – oder was nun ansteht, ist nicht zu tun. Oft sind wir verunsichert: Die Arbeit ist vielleicht doch nicht fertig. Oder wir sind so geschäftig in unserer Bewegung, dass wir ein Ziel, ein Ende nicht einbeziehen können. Auf ein stimmiges Ende sollte uns dann der Begleiter ansprechen. In seinem eigenen »Voraus« ist er bereits angekommen und erwartet uns.

Der Begleiter erkennt, wenn die Aktualgenese an ihr Ziel gekommen ist (s. o. *Kapitel 2.7*). Wir selbst sind so involviert in unseren Vollzug und daher vielleicht erst einmal eher irritiert, wenn wir uns zwar »irgendwie fertig« fühlen, aber auch das aktuell anstehende Handlungs- bzw. Bewegungsziel erreicht haben sollen. Was uns bewegte in unserer Bewegung, hat sich tatsächlich erfüllt; doch *wir zu uns* haben noch keine standfeste wahrnehmbare Gewissheit. Werden wir jetzt zu uns selbst und unserem Selbstgefühl vom Begleiter angesprochen, spüren wir – diese seine Resonanz aufnehmend und prüfend – real einen Ausgleich und einen Stand, das heißt: Ins Wahrnehmen gerufen, fühlen wir uns tatsächlich bei uns angekommen und finden uns nun sensitiv zu etwas vor, an dem und durch das wir uns zukommen.

Hier begleitet und mündet das Schlussgespräch in wahrnehmendes Erkennen: Jetzt und so, wie soeben beschrieben, können wir uns mit dem ins Ziel kommenden Handlungsgeschehen und seiner Genese aufnehmen – zum Beispiel mit dem Erleben, dass wir uns in dem vorhergehenden Prozess zuerst zu uns selbst freigestellt haben, dann kraft dieses Freistellens unseren (von niemandem sonst angesagten) vitalen Bedürfnissen nachgegangen sind und das Material durchgeknetet haben. Oder mit dem Erleben, dass wir uns in dem, was wir getan haben, unser Gegenüber vital angeeignet haben. Unser jeweils aktuales Bedürfnis zeigt sich und bahnt sich seinen Weg in verschiedenen Entwicklungsschritten – ans Ziel gekommen, erinnern wir uns und können uns darin erfüllt aufnehmen. Wir wollen uns verstehen: zu dem Drang, in dem wir agiert haben, und zu dem, was wir getan haben.

Hier geht es nicht um Erklärungen und Deutungen, auch nicht um die unserer Gestaltungen, sondern um das, was sich erfüllt hat. Und das ist der Handlungsprozess selbst, bzw. das sind wir selbst in unserem Handlungsprozess. Sein »Warum?« wird zur Lebensfrage. Zu fragen ist also nach dem, wie was geschehen ist und was es bedeutet *für uns*. Dies richtet sich auf eine ganz einfache Realität: Wie ist es gekommen, dass es gekommen ist, wie es ist? Aus dem erklärt sich dann der Prozess. Er erscheint als unsere reale Möglichkeit in unseren Bedingungen. Zu beschreiben ist die Phänomenologie des Handlungs- und Gestaltungsprozesses, samt seines Erlebens, seiner aktualen Bedingungen und Möglichkeiten sowie der Eingliederung in unseren generell-menschlichen und individuell-biografischen Beziehungszusammenhang.

Das Schlussgespräch vermittelt Einsicht in unseren Lebensprozess, der sich in unserem Gestaltungsprozess am Tonfeld vorgestellt hat bzw. vorstellt. Dazu geht es seitens des Begleiters um die Rekonstruktion des Prozesses, um seinen Erlebnisverlauf und – wenn geschehen – um seine Verhinderungen. Im Handlungsverlauf selbst hatten wir alle Hände voll zu tun, Ausblicke zu bekommen für unsere Bewegung und an ihr unbekanntes Ziel zu kommen. Jetzt – danach – können wir Einsicht finden in den zweckmäßigen Handlungs- und Sinnzusammenhang. Und ein Weiteres: Über alle Klippen hinweg sind wir uns zugekommen! Die Evidenz, die uns begegnet, ist die unsrige. Wir haben uns in unseren Möglichkeiten schöpferisch verwirklicht, sind über uns hinausgegangen, sind uns begegnet und haben uns nach unseren Möglichkeiten und Bedingungen zu uns entschieden. Es sollte im Schlussgespräch daher immer auch der »Festcharakter« des Erreichten anklingen, wenn das Handlungsgeschehen als schöpferischer individueller Vollzug erinnert und wiederholt wird, wofür es im Letzten kein Warum gibt, weil wir dieses Warum selbst sind.

Die folgende Auflistung macht die Aspekte und Schwerpunkte, die das Schlussgespräch erinnern kann, noch einmal handlungsanweisend und verstehend transparent:

(1.) Die *Erinnerung der Ereignisse*: »Da war doch ... Dann haben Sie ... Und dann geschah ...« usw. In solche Handlungsfolge können wir dann unser Erleben, unsere Fantasien und unsere Vorstellungen einbringen. Ein individuelles Sinngeschehen eröffnet sich im dialogischen Schlussgespräch. Die Aktionsfolge einzelner Ereignisse wird zum Aktionszusammenhang und damit zu unserem Zusammenhang im vitalen Vollzug. Das Ereignis wird zu unserem Ereignis und zum Vollzug unseres eigenen Werdens darin, was A. N. Whitehead unter den Begriffen »Prozess« und »Realität« zusammenzufassen suchte (Whitehead, 1984). In dieser Art das Schlussgespräch zu führen ist dann angebracht, wenn die Endgestaltung nicht selbst prägnant eine Klärung bringt.

(2.) Das Schlussgespräch kann den Akzent legen auf *die Bedingungen*, die sich uns gestellt haben, seien sie individualgeschichtlich-biografischer Art, seien sie biologisch-evolutionärer oder geistesgeschichtlicher Art. In dem, was wir getan haben, erfüllen wir unseren Beziehungsprozess, in den wir als Mensch in unserer Individualität gestellt sind. Eine Lebensschau kann sich einstellen.

(3.) Das Schlussgespräch kann sich auf *die Krisen* beziehen, die diesen Prozess bestimmt haben, und auf die Lösungen, die wir gefunden haben. Jeder Prozessverlauf zeigt in seinen Übergängen Krisen. Das Schlussgespräch kann die Krisensituationen herausheben und unsere Möglichkeiten des Umgangs mit ihnen. Der Begleiter kann sodann noch die Möglichkeit neuer Standpunkte ansprechen.

(4.) *Die Gestaltgenese schließt die Individualgenese ein*, in der wir uns in und zu unserer Bewegung erfahren haben. Dabei stoßen wir auf zentrale biografische Lebensbedingungen, die uns zu uns herausgefordert haben. Was uns bewegte, können wir nun erfüllen. Wir können uns in unserer Bewegung erfüllen. Was wir passiv erlebt haben, wurde aktiv zum Handlungsmotiv. Das Schlussgespräch kann diese Eigenmotivation erinnernd bestärken.

(5.) Nagelprobe jedes Prozesses am Tonfeld ist seine *Übertragbarkeit in das Alltagsgeschehen*. Die Arbeit am Tonfeld zeigt modellartig Lebenssituationen auf, die ihr Pendant und ihre Bewährung im Alltag haben. Das Alltagsgeschehen erscheint als die erweiterte Situation. Das Schlussgespräch kann Haltepunkte aufzeigen, die uns im sogenannten Alltäglichen immer wieder auf uns zurückführen bzw. fokussieren. Wir erfahren, dass wir über Hilfen verfügen für unsere Lebensbedürfnisse. Das gilt für entsprechende Orientierungen und Ausblicke, die wir dann im Alltag weiter aufgreifen können.

Literatur

Abraham, K. (1999). *Psychoanalytische Studien*. 2 Bde. Hrsg. von J. Cremerius. Gießen: Psychosozial-Verlag.

Anochin, P. (1967). *Das funktionale System als Grundlage der physiologischen Architektur des Verhaltensaktes*. Jena: G. Fischer.

Antonovsky, A. (1997). *Salutogenese. Zur Entmystifizierung der Gesundheit*. Erweiterte deutsche Ausgabe von A. Franke. Tübingen: dgvt-Verlag.

Aristoteles (1959). *Werke, Bd. 13: Über die Seele*. Übers. von W. Theiler. Darmstadt: Wissenschaftliche Buchgesellschaft.

Aristoteles (1989). *Werke, Bd. 11: Physikvorlesung*. Übers. von H. Wagner. Berlin: Akademie Verlag.

Ayres, J. (1992). *Bausteine der kindlichen Entwicklung. Die Bedeutung der Integration der Sinne für die Entwicklung des Kindes*. 2. Aufl. Berlin: Springer.

Bauer, J. (2008). *Prinzip Menschlichkeit – Warum wir von Natur aus kooperieren*. Aktualisierte Taschenbuchausgabe. München: Heyne.

Bernet, R., Kern, I., Marbach, E. (2016). *Edmund Husserl – Darstellung seines Denkens*. 2. Aufl. Hamburg: F. Meiner.

Bernhard-Hegglin, A. (1998). *Die therapeutische Begegnung. Verinnerlichung von Ich und Du*. Göttingen: Vandenhoeck & Ruprecht.

Bodamer, J. (1968). *Der gefährdete Mensch*. Freiburg i. Br.: Herder (= *Herder TB*, Bd. 321).

Bohm, D. (1985). *Die implizite Ordnung. Grundlagen eines dynamischen Holismus*. München: Dianus-Trikont.

Bollnow, O.F. (1935). *Der Mensch und seine Heimat. Anklamer Heimatkalender*. Strasburg (Uckermark): Schibri.

Brockmann, A.D. & Geiß, M.-L. (2011). *Sprechende Hände: Haptik und Haptischer Sinn als Entwicklungspotential*. Berlin: Pro Business.

Buber, M. (1979). *Ich und Du*. 10. Aufl. Heidelberg: Lambert Schneider.

Buber, M. (2006). *Das dialogische Prinzip – Ich und Du. Zwiesprache. Die Frage an den Einzelnen. Elemente des Zwischenmenschlichen. Zur Geschichte des dialogischen Prinzips*. 10. Aufl. Gütersloh: Gütersloher Verlagshaus.

Bürger-Prinz, H. (1950). *Motiv und Motivation*. Hamburg: Holler.

Buytendijk, F. (1938). Tier und Mensch. *Die neue Rundschau, 49*, S. 313–337.

Cassirer, E. (2010). Philosophie der symbolischen Formen, 3. Teil: Phänomenologie der Erkenntnis. In ders., *Gesammelte Werke. Hamburger Ausgabe, Bd. 13* (S. 145). Hamburg: F. Meiner.

Christian, P. (1952). *Das Personenverständnis im modernen medizinischen Denken*. Schriften der Studiengemeinschaft der evangelischen Akademie IX. Tübingen: Mohr.

Damásio, A. R. (1999). *Ich fühle, also bin ich – Die Entschlüsselung des Bewusstseins*. München: List.

Deecke, L. & Kornhuber, H. H. (1965). Hirnpotentialänderungen beim Menschen vor und nach Willkürbewegungen und passiven Bewegungen des Menschen: Bereitschaftspotential und reafferente Potentiale. In *Pflügers Archiv für die gesamte Physiologie des Menschen und der Tiere, Nr. 284* (S. 1–17). Berlin, New York: Springer.

Deecke, L. (2005). Freies Wollen und Handeln aus dem Urgrund der Seele. In M. F. Peschl (Hrsg.), *Die Rolle der Seele in der Kognitions- und Neurowissenschaft. Auf der Suche nach dem Substrat der Seele* (S. 63–108). Würzburg: Königshausen & Neumann.

Deecke, L. (2006). Die Gedanken sind frei – der Wille ist frei. Willensfestigung als psychotherapeutisches Behandlungselement. In O. Wiesmeyr & A. Batthyany (Hrsg.), *Sinn und Person. Beiträge zur Logotherapie und Existenzanalyse von Viktor E. Frankl* (S. 331–372). Weinheim, Basel: Beltz (= *Beltz-Taschenbuch*, Bd. 179).

Deuser, H. (Hrsg.). (2004). *Bewegung wird Gestalt. Der Handlungsdialog in der Arbeit am Tonfeld®*. Bremen: Doering.

Deuser, H. (Hrsg.). (2016). *Der haptische Sinn. Beiträge zur Arbeit am Tonfeld*. Dortmund: Modernes Lernen Borgmann.

Dilthey, W. (1924). *Gesammelte Schriften, Bd. VI: Die geistige Welt. Einführung in die Philosophie des Lebens*. Stuttgart, Göttingen: B. G. Teubner, Vandenhoeck & Ruprecht.

Dilthey, W. (1933). *Gesammelte Schriften, Bd. I: Einleitung in die Geisteswissenschaften. Versuch einer Grundlegung für das Studium der Gesellschaft und der Geschichte*. Stuttgart, Göttingen: B. G. Teubner, Vandenhoeck & Ruprecht.

Dilthey, W. (1934). *Gesammelte Schriften, Bd. IX: Pädagogik. Geschichte und Grundlinien des Systems*. Stuttgart, Göttingen: B. G. Teubner, Vandenhoeck & Ruprecht.

Dilthey, W. (1958). *Gesammelte Schriften, Bd. VII: Der Aufbau der geschichtlichen Welt in den Geisteswissenschaften*. Stuttgart, Göttingen: B. G. Teubner, Vandenhoeck & Ruprecht.

Dilthey, W. (1982). *Gesammelte Schriften, Bd. V: Die geistige Welt. Einführung in die Philosophie des Lebens*. 7. Aufl. Stuttgart, Göttingen: B. G. Teubner, Vandenhoeck & Ruprecht.

Dilthey, W. (1995). *Briefwechsel zwischen Wilhelm Dilthey und dem Grafen Paul Yorck von Wartenburg*. Hildesheim: Olms.

Dornes, M. (1997). *Die frühe Kindheit*. Frankfurt a. M.: S. Fischer (= *Fischer Taschenbuch*, Bd. 13548).

Dornes, M. (2000). *Die emotionale Welt des Kindes*. Frankfurt a. M.: S. Fischer (= *Fischer Taschenbuch*, Bd. 14715).

Dornes, M. (2002). *Der kompetente Säugling*. 3. Aufl. Frankfurt a. M.: S. Fischer (= *Fischer Taschenbuch*, Bd. 11263).

Dornes, M. (2006). *Die Seele des Kindes*. Frankfurt a. M.: S. Fischer (= *Fischer Taschenbuch*, Bd. 17051).

Dürckheim, K. Graf (1930). Untersuchungen zum gelebten Raum. In *Psychologische Optik*, 1, S. 382–480.

Dürckheim, K. Graf (1966). *Der Alltag als Übung. Vom Weg zur Verwandlung*. Bern: Huber, Hofgrefe AG.

Ehrenfels, C. v. (1916). *Kosmogonie*. Jena: Diederichs.

Ehrenfels, C.v. (1932). Über Gestaltqualitäten. In F. Weinhandl (Hrsg.) (1978), *Gestalthaftes Sehen. Ergebnisse und Aufgaben der Morphologie. Zum Hundertjährigen Geburtstag von Christian von Ehrenfels.* 2. Aufl. (S. 61–63). Darmstadt: Wissenschaftliche Buchgesellschaft.

Elbrecht, C. (2012). *Trauma Healing at the Clay Field. A Sensorimotor Art Therapy Approach.* London: Jessica Kingsley Publishers.

Elkana, Y. (1986). *Anthropologie der Erkenntnis. Die Entwicklung des Wissens als episches Theater einer listigen Vernunft.* Frankfurt a.M.: Suhrkamp.

Erikson, E.H. (1966). *Identität und Lebenszyklus.* Sonderausgabe zum 30jährigen Bestehen der Reihe suhrkamp taschenbuch wissenschaft. Frankfurt a.M.: Suhrkamp.

Fonagy, P., Gergely, G., Jurist, E.L. & Target, M. (2002). *Affektregulierung, Mentalisierung und die Entwicklung des Selbst.* Stuttgart: Klett-Cotta.

Franz, M.L.v. (1987). *Der ewige Jüngling. Der Puer Aeternus und der kreative Geist im Erwachsenen.* München: Kösel.

Freud, S. (1923). *Jenseits des Lustprinzips.* 2. Aufl. Leipzig, Wien, Zürich: Internationaler psychoanalytischer Verlag.

Fromm, E. (1974). *Anatomie der menschlichen Destruktivität.* Frankfurt a.M.: Rowohlt.

Fromm, E. (1979). *Sigmund Freuds Psychoanalyse.* Stuttgart: Deutsche Verlags-Anstalt.

Fuchs, T. (2000). *Leib, Raum, Person. Entwurf einer phänomenologischen Anthropologie.* Stuttgart: Klett-Cotta.

Gander, H.-H. (2006). *Selbstverständnis und Lebenswelt. Grundzüge einer phänomenologischen Hermeneutik im Ausgang von Husserl und Heidegger.* Habilitationsschrift. Frankfurt a.M.: Klostermann.

Gebser, J. (2015). *Ursprung und Gegenwart. Erster Teil: Die Fundamente der aperspektivischen Welt. Beitrag zu einer Geschichte der Bewusstwerdung.* Zürich: Chronos.

Gehlen, A. (1956). *Urmensch und Spätkultur. Philosophische Ergebnisse und Aussagen.* Bonn: Athenäum.

Gehlen, A. (1986). *Der Mensch, seine Natur und seine Stellung in der Welt.* Wiebelsheim: Aula.

Gipper, H. (Hrsg.). (1959). *Sprache – Schlüssel zur Welt.* Festschrift für Leo Weisgerber. Düsseldorf: Schwann.

Grieser, J. (2011). *Architektur des psychischen Raumes. Die Funktion des Dritten.* Gießen: Psychosozial-Verlag.

Groothoff, H.-H. (1988). *Wilhelm Dilthey – Zur Erneuerung der Theorie der Bildung und des Bildungswesens.* Hannover: Schroedel.

Groothoff, H.-H. & Reimers, E. (1963). *Ausgewählte Schriften zur Pädagogik und ihrer Begründung von I. Kant.* Paderborn: Schöningh.

Groothoff, H.-H. & Stallmann, M. (Hrsg.). (1961). *Pädagogisches Lexikon.* Im Auftrag des Deutschen Evangelischen Kirchentags. Stuttgart: Kreuz.

Grunwald, M. & Beyer, L. (2001). *Der bewegte Sinn. Grundlagen und Anwendungen zur haptischen Wahrnehmung.* Basel: Birkhäuser.

Hartmann, N. (1995). In Ritter, J., Gründer, K. & Gabriel, G. (Hrsg.) (1971–2007), *Historisches Wörterbuch der Philosophie: Bd. 9* (S. 925). Basel, Stuttgart: Schwabe.

Hegel, G.W.F. (1981). *Differenz des Fichteschen und Schellingschen Systems der Philosophie.* Stuttgart: Reclam.

Hegel, G.W.F. (1986). Die Idee des Kunstschönen. Drittes Kapitel, II. Die Handlung. In ders., *Werke in 20 Bänden, Bd. 13* (S. 233–315). Frankfurt a.M.: Suhrkamp.

Hegel, G.W.F. (1999). Wissenschaft der Logik II. Erster Teil. Die objektive Logik. Zweites Buch. Die Lehre vom Wesen. In ders., *Werke in 20 Bänden, Bd. 6* (S. 13–19). Frankfurt a.M.: Suhrkamp.

Heidegger, M. (1986). *Der Satz vom Grund*. 6. Aufl. Pfullingen: Neske.

Heidegger, M. (1993). *Sein und Zeit*. Tübingen: Niemeyer.

Held, K. (1980). *Heraklid, Parmenides und der Anfang der Philosophie und Wissenschaft. Eine phänomenologische Besinnung*. Berlin: De Gruyter.

Held, K. (1985). Einleitung. In ders., *Edmund Husserl. Die Phänomenologische Methode. Ausgewählte Texte I* (S. 5–51). Reclam Nr. 8084. Stuttgart: Ph. Reclam jun.

Herrmann, U. (1971). *Die Pädagogik Wilhelm Diltheys. Ihr wissenschaftstheoretischer Ansatz in Diltheys Theorie der Geisteswissenschaften*. Göttingen: Vandenhoeck & Ruprecht.

Hippius, R. (1934). *Erkennendes Tasten als Wahrnehmung und als Erkenntnisvorgang*. München: C.H. Beck.

Holst, E.v. (1969). Zur Verhaltensphysiologie bei Tieren und Menschen. In ders., *Gesammelte Abhandlungen in 2 Bänden, Bd. 1*. München: Piper.

Holst, E.v. & Mittelstaedt, H. (1950). Das Reafferenzprinzip. Wechselwirkungen zwischen Zentralnervensystem und Peripherie. *The Science of Nature – Naturwissenschaften, 37(20)*, 464–476.

Humboldt, W.v. (2002). *Werke I. Schriften zur Anthropologie und Geschichte*. Hrsg. von A. Flitner und K. Giel. Darmstadt: Wissenschaftliche Buchgesellschaft.

Husserl, E. (1928). *Logische Untersuchungen, 2. Band: Untersuchungen zur Phänomenologie und Theorie der Erkenntnis, I. Teil*. Tübingen: Niemeyer.

Hynes, W.J. & Doty, W.G. (1993). *Mystical Trickster Figures. Contures, Contexts, and Criticisme*. Tuscaloosa: The University of Alabama Press.

Jacobi, J. (1971). *Der Weg zur Individuation*. Zürich: Rascher.

Jacobi, J. (1972). *Die Psychologie von C.G. Jung. Eine Einführung in das Gesamtwerk*. 6. Aufl. Mit einem Geleitwort von C.G. Jung. Olten, Freiburg i.Br.: Walter.

Jonas, H. (1979). *Das Prinzip Verantwortung. Versuch einer Ethik für die technische Zivilisation*. Frankfurt a.M.: Insel.

Jost, L. (1960). *Sprache als wirkende Kraft. Ein Beitrag zur Geschichte und Kritik der energetischen Sprachauffassung seit W.v. Humboldt*. Bern: Paul Haupt.

Kahn, R. & Masud, M. (1990). *Erfahrungen im Möglichkeitsraum. Psychoanalytische Wege zum verborgenen Selbst*. Frankfurt a.M.: Suhrkamp.

Kant, I. (1963). *Ausgewählte Schriften zur Pädagogik und ihrer Begründung*. Hrsg. von H.-H. Groothoff. Paderborn: Schöningh.

Kant, I. (1983). *Werke in 10 Bänden, Bd. 6: Werke zur Ethik und Religionsphilosophie*. Sonderausgabe. Hrsg. von W. Weischedel. Darmstadt: Wissenschaftliche Buchgesellschaft.

Katz, D. (1969). *Der Aufbau der Tastwelt*. Darmstadt: Wissenschaftliche Buchgesellschaft.

Kaulbach, F. (1965). *Der Philosophische Begriff der Bewegung*. Wien, Köln: Böhlau.

Kegan, R. (1994). *Die Entwicklungsstufen des Selbst. Fortschritte und Krisen im menschlichen Leben*. München: Kindt.

Klages, L. (1986). *Sämtliche Werke. Bd. 6: Ausdruckskunde*. 2. Aufl. Hrsg. von E. Frauchinger u.a. Bonn: Bouvier.

Klein, M. (1962). *Das Seelenleben des Kleinkindes und andere Beiträge zur Psychoanalyse*. Stuttgart: Frommann-Holzboog.

Klein, M. (1995). *Gesammelte Schriften. Band 1, Teil 1, 1920–1945*. Stuttgart: Frommann-Holzboog.

König, K. (2017). *Sinnesentwicklung und Leiberfahrung. Heilpädagogische Gesichtspunkte zur Sinneslehre von Rudolf Steiner*. Stuttgart: Freies Geistesleben.

Krueger, F. (1924). *Der Strukturbegriff in der Psychologie*. Sonderdruck aus: Bericht über den 8. Kongress für experimentelle Psychologie in Leipzig 1923. Jena: S. Fischer.

Krueger, F. (1953). *Zur Philosophie und Psychologie der Ganzheit. Schriften aus den Jahren 1918–1940*. Hrsg. von E. Heuss. Berlin: Springer.

Kümmel, F. (1978). Zur Bestimmung der Formel: Pädagogik als Theorie einer Praxis. In *Zeitschrift für Pädagogik, 15. Beiheft: Die Theorie-Praxis-Diskussion in der Erziehungswissenschaft*, 121–126.

Kunisch, H. (1929). *Das Wort »Grund« in der Sprache der deutschen Mystik des 14. und 15. Jahrhunderts*. Osnabrück: Pagenkämper.

Leonardy, H. (1976). *Liebe und Person. Max Schelers Versuch eines phänomenologischen Personalismus*. Berlin: Springer.

Levine, P.A. (1999). *Trauma-Heilung: Das Erwachen des Tigers. Unsere Fähigkeit, traumatische Erfahrungen zu transformieren*. Aus dem Amerikanischen von T. Kierdorf und H. Höhr. Essen: Synthesis.

Levine, P.A. (2010). *Sprache ohne Worte. Wie unser Körper Trauma verarbeitet und uns in die innere Balance zurückführt*. Aus dem Amerikanischen von K. Petersen. München: Kösel.

Lusseyran, J. (1992). *Das wiedergefundene Licht. Die Lebensgeschichte eines Blinden im französischen Widerstand*. Stuttgart: dtv, Klett-Cotta.

Makkreel, R.A. (1991). *Dilthey – Philosoph der Geisteswissenschaften*. Frankfurt a.M.: Suhrkamp.

Matteucci, G. (2004). *Dilthey – Das Ästhetische als Relation*. Würzburg: Königshausen & Neumann.

Maturana, H.R. & Varela, F.J. (2009). *Der Baum der Erkenntnis. Die biologischen Wurzeln des menschlichen Erkennens*. 6. Aufl. Frankfurt a.M.: S. Fischer.

Matussek, P. (1967). Die Wahnwahrnehmung in der Sicht der Gestaltpsychologie. In F. Weinhandl (Hrsg.), *Gestalthaftes Sehen. Ergebnisse und Aufgaben der Morphologie. Zum Hundertjährigen Geburtstag von Christian von Ehrenfels* (S. 246–254). 2. Aufl. Darmstadt: Wissenschaftliche Buchgesellschaft.

Mead, G.H. (1968). *Geist, Identität und Gesellschaft*. Frankfurt a.M.: Suhrkamp.

Meinel, K. & Schnabel, G. (2007). *Bewegungslehre Sportmotorik. Abriss einer Theorie der sportlichen Motorik unter pädagogischem Aspekt*. Aachen: Meyer & Meyer.

Merleau-Ponty, M. (1966). Phänomenologie der Wahrnehmung. Berlin: De Gruyter (= *Phänomenologisch-psychologische Forschungen*, Bd. 7).

Merleau-Ponty, M. (1976). Die Struktur des Verhaltens. Berlin: De Gruyter (= *Phänomenologisch-psychologische Forschungen*, Bd. 13).

Merleau-Ponty, M. (2003). *Das Primat der Wahrnehmung*. Frankfurt a.M.: Suhrkamp.

Myers, T.W. (2010). *Anatomy Trains. Myofasziale Leitbahnen – für Manual- und Bewegungstherapeuten*. München: Urban & Fischer.

Neumann, E. (2004). *Ursprungsgeschichte des Bewusstseins*. Mit einem Vorwort von C.G. Jung. Düsseldorf: Patmos.

Neuweg, G.H. (2001). Könnerschaft und implizites Wissen. 2. Aufl. Münster i.W.: Waxmann (= *Internationale Hochschulschriften*, Bd. 311).

Nietzsche, F. (2012). *Gesammelte Werke*. Köln: Anaconda.

Orth, E.W. (1999). *Edmund Husserls »Krisis der europäischen Wissenschaften und die transzendentale Phänomenologie«.* Darmstadt: Wissenschaftliche Buchgesellschaft.

Otto, R. (2013). *Das Heilige. Über das Rationale in der Idee des Göttlichen und sein Verhältnis zum Rationalen.* München: C.H. Beck.

Palágyi, M. (1924). *Naturphilosophische Vorlesungen. Über die Grundprobleme des Bewusstseins und des Lebens.* Leipzig: J.A. Barth.

Piaget, J. (1975). *Gesammelte Werke, Bd. 1.* Stuttgart: Klett-Cotta.

Plessner, H. (1980–1985). *Gesammelte Schriften. 10 Bände.* Hrsg. von G. Dux u.a. Frankfurt a.M.: Suhrkamp.

Plessner, H. (2003). *Gesammelte Schriften. 10 Bände, Bd. VIII: Conditio humana.* Hrsg. von G. Dux u.a. Frankfurt a.M.: Suhrkamp (= *suhrkamp taschenbuch wissenschaft*, Bd. 1631).

Polanyi, M. (1985). *Implizites Wissen.* Frankfurt a.M.: Suhrkamp.

Porges, S.W. (2010). *Die Polyvagal-Theorie. Neurophysiologische Grundlagen der Therapie. Emotionen, Bindung, Kommunikation und ihre Entstehung.* Paderborn: Junfermann.

Rad, M.v. (1979). Gestaltkreis und Medizinische Anthropologie. Das Erbe Viktor von Weizsäckers. In P. Hahn (Hrsg.), *Psychologie des 20. Jahrhunderts. Bd. 1, Psychosomatik* (S. 186–194). Zürich: Kindler.

Révész, G. (1938). *Die Formenwelt des Tastsinnes. Erster Band: Grundlegung der Haptik und der Blindenpsychologie.* Den Haag: Nijhoff.

Révész, G. (1944). *Die menschliche Hand.* Basel: Karger.

Rilke, R.M. (1935). *Briefe aus Muzot, 1921–26.* Leipzig: Insel.

Rilke, R.M. (2001). *Duineser Elegien.* 9. Aufl. Frankfurt a.M.: Suhrkamp (= *Bibliothek Suhrkamp*, Bd. 468).

Ritter, J., Gründer, K. & Gabriel, G. (Hrsg.). (1971–2007). *Historisches Wörterbuch der Philosophie.* 13 Bde. Basel, Stuttgart: Schwabe.

Sack, M. (2005). *Von der Neuropathologie zur Phänomenologie.* Würzburg: Königshausen & Neumann.

Sander, F. & Volkelt, H. (1962). *Ganzheitspsychologie. Grundlagen, Ergebnisse, Anwendungen. Gesammelte Abhandlungen.* München: C.H. Beck.

Sartre, J.-P. (1982). *Die Transzendenz des Ego. Essays 1931–1939.* Reinbek: Rowohlt.

Schapp, W. (2004). *Beiträge zur Phänomenologie der Wahrnehmung.* 4. Aufl. Frankfurt a.M.: Klostermann (= *Klostermann Rote Reihe*, Bd. 62).

Scheler, M. (2014). *Der Formalismus in der Ethik und die materiale Wertethik. Neuer Versuch der Grundlegung eines ethischen Personalismus.* Hrsg. von C. Bermes unter Mitarbeit von A. Hand. Hamburg: F. Meiner.

Scheler, M. (1974). *Schriften zur Anthropologie.* Hrsg. von Martin Arndt. Stuttgart: Ph. Reclam jun.

Schmidinger, H. & Sedmak, C. (Hrsg.). (2008). *Der Mensch – ein Mängelwesen? Endlichkeit – Kompensation – Entwicklung.* Darmstadt: Wissenschaftliche Buchgesellschaft.

Schütz, A. & Luckmann, T. (1998). *Strukturen der Lebenswelt, Bd. 1.* Frankfurt a.M.: Suhrkamp (= *suhrkamp taschenbuch wissenschaft*, Bd. 284).

Schwarz, H. (1972). Sprache als Energeia. In J. Ritter, K. Gründer & G. Gabriel (Hrsg.) (1971–2007), *Historisches Wörterbuch der Philosophie, Bd. 2* (S. 492–494). Basel, Stuttgart: Schwabe.

Sloterdijk, P. (1990). Was heißt: Sich übernehmen? In P.M. Pflüger (Hrsg.), *Die Suche nach Sinn heute* (S. 66–94). Olten, Freiburg i.Br.: Walter.

Spielrein, S. (1912). Die Destruktion als Ursache des Werdens. In dies. (2002), *Sämtliche Schriften* (S. 98–143). Edition Kore. Gießen: Psychosozial-Verlag.

Spitzer, M. (1996). *Geist im Netz. Modelle für Lernen, Denken und Handeln*. Darmstadt: Spektrum.

Stern, D.N. (2011). *Ausdrucksformen der Vitalität*. Frankfurt a.M.: Brandes & Apsel.

Tembrock, G. (1977). Informationswechsel und Evolution. In K.-F. Wessel & F. Naumann (Hrsg.), *Struktur und Prozess* (S. 198–208). Berlin: Akademie.

Theunissen, M. (1965). *Der Andere. Studien zur Sozialontologie der Gegenwart*. 2. Aufl. Berlin: De Gruyter.

Trüb, H. (1951). *Heilung aus der Begegnung. Eine Auseinandersetzung mit der Psychologie C.G. Jungs*. Stuttgart: Klett-Cotta.

Volkman-Schluck, K.-H. (1979). *Die Metaphysik des Aristoteles*. Frankfurt a.M.: Suhrkamp.

Wagner, H. (1989). *Erläuterungen zu Aristoteles Werken, Bd. 11*. Berlin: De Gruyter.

Wagner, H. (2002). *Wilhelm von Humboldt – Anthropologie und Theorie der Menschenkenntnis*. Darmstadt: Wissenschaftliche Buchgesellschaft.

Walthes, R. (1978). *Zur Theorie der virtuellen Bewegung. Wahrnehmung, Bewegung und Sprache in der Waldorfpädagogik und bei Melchior Palágyi*. Dissertation. Marburg: Universität Marburg.

Wehr, M. & Weinmann, M. (Hrsg.). (2008). *Die Hand – Werkzeug des Geistes*. Heidelberg: Spektrum.

Weichhart, P., Weiske, C. & Werlen, B. (2006). *Place identity und Images. Das Beispiel Eisenhüttenstadt. (Abhandlung zur Geografie und Regionalkunde)*. Wien: Universität Wien Institut für Geographie und Regionalforschung.

Weinhandl, F. (Hrsg.). (1978). *Gestalthaftes Sehen. Ergebnisse und Aufgaben der Morphologie. Zum Hundertjährigen Geburtstag von Christian von Ehrenfels*. 2. Aufl. Darmstadt: Wissenschaftliche Buchgesellschaft.

Weizsäcker, C.F. v. (1977). *Der Garten des Menschlichen. Beiträge zur geschichtlichen Anthropologie*. München: Hanser.

Weizsäcker, V.v. (1946). *Anonyma*. Bern: Francke.

Weizsäcker, V.v. (1956). *Pathosophie*. Göttingen: Vandenhoeck & Ruprecht.

Weizsäcker, V.v. (1986). *Der Gestaltkreis. Theorie der Einheit von Wahrnehmen und Bewegen*. 5. Aufl. Stuttgart, New York: Thieme.

Wellek, A. (1955). *Ganzheitspsychologie und Strukturtheorie*. Bern: A. Francke.

Werner, H. (1959). *Einführung in die Entwicklungspsychologie*. 4. Aufl. München: J.A. Barth.

Whitehead, A.N. (1984). *Prozess und Realität. Entwurf einer Kosmologie*. Frankfurt a.M.: Suhrkamp.

Wilson, F.R. (2000). *Die Hand – Geniestreich der Evolution. Ihr Einfluss auf Gehirn, Sprache und Kultur des Menschen*. Stuttgart: Klett-Cotta.

Winnicott, D.W. (1984). *Von der Kinderheilkunde zur Psychoanalyse*. Frankfurt a.M.: Kindler.

Winnicott, D.W. (1995). *Vom Spiel zur Kreativität*. 8. Aufl. Stuttgart: Klett-Cotta.

Wohlfahrt, E. (1928). Der Auffassungsvorgang an kleinen Gestalten. Ein Beitrag zur Psychologie des Vorgestalterlebnisses. *Neue Psychologische Studien, 4*, 347-414.

Wolff, T. (1981). *Studien zu C.G. Jungs Psychologie*. Einsiedeln: Daimon.

Wyss, D. (1972). *Die tiefenpsychologischen Schulen von den Anfängen bis zur Gegenwart*. Göttingen: Vandenhoeck & Ruprecht.